消化器診療
最新ガイドライン

第5版

編集 **中島 淳**
横浜市立大学大学院医学研究科 肝胆膵消化器病学教室 主任教授

総合医学社

序　文

　本書の読者対象は，研修医，一般開業医，他科の医師，消化器内科医，消化器外科医です．

　まず，消化器以外を専門とする他科の医師や研修医・開業医などは，どのような診療ガイドライン（国内，海外，WHO など）が存在するのかも，なかなか把握しきれていないのが現状かと思われます．また多忙のため，調べるのも大変なことが多いと思います．そこで，そのような医師の方々を読者対象とした，「ガイドラインのためのガイド（Guideline's guide）」というべき本があれば，診療に非常に役に立つのではないかと考えたのが，本シリーズの主旨です．

　また消化器専門医でも，最近の医療の急速な進歩により，肝臓，消化管，膵臓・胆嚢領域と，広範な領域をカバーできていない状況と思いますので，消化器専門医にとっても，消化器領域で自分の専門外の領域の状況をチェックする意味で，非常に重要と思います．

　旧版が刊行され 2 年余りが過ぎました．多くの先生方にご好評をいただきましたが，この間各種ガイドラインで改訂等が多く行われましたので，今回大幅な改訂を行い『消化器診療 最新ガイドライン 第 5 版』として出版することになりました．

　本書では，以下に記載する最近発刊されたガイドラインの改訂内容が，各専門家の先生により加筆されており，この結果，最新の状況を一目でわかるようになっております（「ガイドラインの現況」の変更点を　　　　　で明示）．

　本書は，内外のさまざまなガイドラインの中から重要な情報を抽出し，非専門家でも理解できるように平易に記載いただき，その診療エッセンスをまとめていただくことが，コンセプトとなっております．多くのガイドラインをお手元に置くことなく，本書を紐解けば最新のエッセンスを即座にチェックすることができます．多忙な臨床現場で治療方針を決める際に，ぜひとも活用していただければ幸いです．

　2025 年 3 月

横浜市立大学大学院医学研究科 肝胆膵消化器病学教室 主任教授

中 島 淳

[本書で収載された，最近発行されたガイドライン]
- 日本消化器病学会 編：胃食道逆流症（GERD）診療ガイドライン 2021（改訂第 3 版）[2021 年]
- 日本食道学会 編：食道癌診療ガイドライン 2022 年版 [2022 年]
- 日本ヘリコバクター学会ガイドライン作成委員会 編：*H.pylori* 感染の診断と治療のガイドライン 2024 改訂版 [2024 年]

- 日本血液学会 編：造血器腫瘍診療ガイドライン 2023 年版　第 3 版［2023 年］
- 日本胃癌学会 編：胃癌治療ガイドライン医師用 2021 年 7 月改訂第 6 版［2021 年］
- 米国結腸直腸外科学会：急性結腸拡張症診療ガイドライン［2021 年］
- 日本感染症学会・日本化学療法学会：JAID/JSC 感染症治療ガイド 2023［2023 年］
- 日本化学療法学会・日本感染症学会 CDI 診療ガイドライン作成委員会 編：*Clostridioides difficile* 感染症診療ガイドライン 2022［2022 年］
- 日本医学放射線学会 編：画像診断ガイドライン 2021 年版［2021 年］
- 大腸癌研究会 編：遺伝性大腸癌診療ガイドライン 2024 年版［2024 年］
- 日本大腸肛門病学会 編：便失禁診療ガイドライン 2024 年版改訂第 2 版［2024 年］
- 日本消化管学会 編：便通異常症診療ガイドライン 2023―慢性便秘症［2023 年］
- 大腸癌研究会 編：大腸癌治療ガイドライン医師用 2022 年版［2022 年］
- 日本癌治療学会 編：GIST 診療ガイドライン 2024 年 4 月改訂（第 4 版）［2024 年］
- 全米総合がんセンターネットワーク（NCCN）：Guidelines Management of Immunotherapy-Related Toxicities［2024 年］
- 日本消化器内視鏡学会 編：大腸 cold polypectomy ガイドライン（大腸 ESD/EMR ガイドライン追補）［2021 年］
- 日本消化器内視鏡学会 編：クローン病小腸狭窄に対する内視鏡的バルーン拡張術ガイドライン（小腸内視鏡診療ガイドライン追補）［2021 年］
- 日本肝臓学会 編：B 型肝炎治療ガイドライン（第 4 版）［2022 年］
- 日本肝臓学会 編：C 型肝炎治療ガイドライン（第 8.3 版）［2024 年］
- 厚生労働省難治性疾患政策研究事業「難治性の肝・胆道疾患に関する調査研究」班：原発性胆汁性胆管炎（PBC）の診療ガイドライン（2023 年）［2023 年］
- 厚生労働省：自己免疫性肝炎（AIH）診療ガイドライン（2021 年）［2022 年］
- 厚生労働省：健康に配慮した飲酒に関するガイドライン［2024 年］
- 欧州肝臓学会 他：EASL-EASD-EASO Clinical Practice Guidelines on the management of metabolic dysfunction-associated steatotic liver disease（MASLD）［2024 年］
- 日本肝臓学会 編：肝癌診療ガイドライン 2021 年版［2021 年］
- 日本肝胆膵外科学会 編：転移性肝がん診療ガイドライン［2021 年］
- 日本消化器病学会 編：胆石症診療ガイドライン 2021（改訂第 3 版）［2021 年］
- 国際膵臓学会ワーキンググループ：IPMN 国際診療ガイドライン［日本語版］（2024 年版）［2024 年］
- 急性胆管炎・胆嚢炎診療ガイドライン改訂出版委員会 編：急性胆管炎・胆嚢炎診療ガイドライン 2018（第 3 版）［2018 年］
- 急性膵炎診療ガイドライン 2021 改訂出版委員会 編：急性膵炎診療ガイドライン 2021 第 5 版［2021 年］
- 日本消化器病学会 編：慢性膵炎診療ガイドライン 2021（改訂第 3 版）［2021 年］
- 日本膵臓学会膵癌診療ガイドライン改訂委員会 編：膵癌診療ガイドライン 2022 年版　第 6 版［2022 年］
- 日本膵・胆管合流異常研究会，日本胆道学会 編：膵・胆管合流異常／先天性胆道拡張症診療ガイドライン（改訂第 2 版）［2024 年］

執筆者一覧

● 編集

中島　淳　横浜市立大学大学院医学研究科 肝胆膵消化器病学教室 主任教授

● 執筆 （掲載順）

川見　典之　日本医科大学 消化器内科学

岩切　勝彦　日本医科大学 消化器内科学

塩飽　洋生　福岡大学医学部 消化器外科

井上　晴洋　昭和大学江東豊洲病院
消化器センター

長谷川　傑　福岡大学医学部 消化器外科

竹内　優志　慶應義塾大学医学部 外科学
（一般・消化器）

川久保博文　慶應義塾大学医学部 外科学
（一般・消化器）

北川　雄光　慶應義塾大学医学部 外科学
（一般・消化器）

日高　央　北里大学医学部 消化器内科学

岩崎秀一郎　北里大学医学部 消化器内科学

草野　央　北里大学医学部 消化器内科学

中村　拳　日本医科大学武蔵小杉病院
消化器内科
日本医科大学 消化器内科学

阿川　周平　日本医科大学武蔵小杉病院
消化器内科
日本医科大学 消化器内科学

二神　生爾　日本医科大学武蔵小杉病院
消化器内科
日本医科大学 消化器内科学

鎌田　智有　川崎医科大学 健康管理学

村尾　高久　川崎医科大学 健康管理学

小林　幸夫　名戸ヶ谷病院 内科

片岡　幹統　国際医療福祉大学三田病院
消化器内科

瀬戸　泰之　国立がん研究センター中央病院

真弓　俊彦　中京病院 ICU

長谷川　泉　中京病院 消化器内科

林　英司　中京病院 外科

大久保秀則　さがみ林間病院 消化器内科
内視鏡センター

壷井　章克　広島大学病院 消化器内科

岡　志郎　広島大学病院 消化器内科

小笠原尚高　愛知医科大学 消化管内科

春日井邦夫　愛知医科大学 消化管内科

利野　靖　国際医療福祉大学熱海病院
消化器センター外科

山田　六平　国際医療福祉大学熱海病院
消化器センター外科

公盛　啓介　国際医療福祉大学熱海病院
消化器センター外科

松橋　信行　総合東京病院 消化器疾患センター

日比谷秀爾　東京科学大学 消化器内科

清水　寛路　東京科学大学 消化器内科

岡本　隆一　東京科学大学 消化器内科

千葉　俊美　岩手医科大学
口腔医学講座関連医学分野

結束　貴臣　国際医療福祉大学大学院医学研究科
医学専攻 消化器内科学
国際医療福祉大学成田病院
緩和医療科 / 消化器内科
横浜市立大学大学院医学研究科
肝胆膵消化器病学教室

城野　紡　横浜市立大学大学院医学研究科
肝胆膵消化器病学教室
横浜栄共済病院 消化器内科

中島　淳　横浜市立大学大学院医学研究科
肝胆膵消化器病学教室

影本　開三　徳島大学大学院医歯薬学研究部
消化器内科学分野

岡本　耕一	徳島大学大学院医歯薬学研究部 消化器内科学分野	
高山　哲治	徳島大学大学院医歯薬学研究部 消化器内科学分野	
松島　　誠	松島病院 大腸肛門病センター	
宮島　伸宜	松島病院 大腸肛門病センター	
松島小百合	松島病院 大腸肛門病センター	
安部　達也	くにもと病院 肛門外科	
鉢呂　芳一	くにもと病院 肛門外科	
國本　正雄	くにもと病院 肛門外科	
江本　成伸	東京大学医学部 腫瘍外科	
佐々木和人	東京大学医学部 腫瘍外科	
石原聡一郎	東京大学医学部 腫瘍外科	
澤木　　明	湘南鎌倉総合病院 腫瘍内科	
加藤　元嗣	北海道対がん協会	
津田　桃子	北海道対がん協会 札幌がん検診センター	
加藤　元彦	慶應義塾大学病院 内視鏡センター	
髙取　祐作	慶應義塾大学病院 腫瘍センター 低侵襲療法研究開発部門	
矢作　直久	慶應義塾大学病院 腫瘍センター 低侵襲療法研究開発部門	
千葉　秀幸	大森赤十字病院 消化器内科	
田中　史生	大阪公立大学大学院医学研究科 消化器内科学	
沢田　明也	大阪公立大学大学院医学研究科 消化器内科学	
藤原　靖弘	大阪公立大学大学院医学研究科 消化器内科学	
坂口　賀基	東京大学医学部附属病院 消化器内科	
辻　　陽介	東京大学医学部附属病院 消化器内科	
藤城　光弘	東京大学医学部附属病院 消化器内科	
浦岡　俊夫	群馬大学大学院医学系研究科 内科学講座 消化器・肝臓内科学	
矢野　智則	自治医科大学内科学講座 消化器内科学部門	
山本　博徳	自治医科大学内科学講座 消化器内科学部門	
松田　尚久	東邦大学医療センター大森病院 消化器内科	
浜本　康夫	東京科学大学 （旧 東京医科歯科大学） 臨床腫瘍学分野	
持田　　智	埼玉医科大学 消化器内科・肝臓内科	
吉丸　洋子	熊本大学大学院生命科学研究部 消化器内科学	
田中　靖人	熊本大学大学院生命科学研究部 消化器内科学	
朝比奈靖浩	東京科学大学大学院医歯学総合 研究科 消化器病態学分野	
辻　　裕樹	奈良県立医科大学 消化器・代謝内科	
鍛治　孝祐	奈良県立医科大学 消化器・代謝内科	
吉治　仁志	奈良県立医科大学 消化器・代謝内科	
田中　　篤	帝京大学医学部 内科学講座	
大平　弘正	福島県立医科大学 消化器内科	
徳本　良雄	愛媛大学大学院医学系研究科 消化器・内分泌・代謝内科学	
日浅　陽一	愛媛大学大学院医学系研究科 消化器・内分泌・代謝内科学	
堀江　義則	ケイアイクリニック 内科	
米田　正人	横浜市立大学大学院医学研究科 肝胆膵消化器病学教室	
川田　一仁	浜松医科大学医学部附属病院 肝臓内科	
林　　秀樹	岐阜市民病院 消化器内科	
宮田　明典	国立がん研究センター中央病院 肝胆膵外科	
河口　義邦	東京大学医学部附属病院 肝胆膵外科・人工臓器移植外科	
長谷川　潔	東京大学医学部附属病院 肝胆膵外科・人工臓器移植外科	
堤　　　翼	久留米大学医学部 内科学講座 消化器内科部門	

天野　恵介	久留米大学医学部 内科学講座 消化器内科部門
川口　巧	久留米大学医学部 内科学講座 消化器内科部門
蘆川　希帆	国際医療福祉大学熱海病院 消化器内科
坂本　康成	国際医療福祉大学熱海病院 消化器内科
阪本　洵	富山大学医学部 内科学第三講座
林　伸彦	富山大学医学部 内科学第三講座
安田　一朗	富山大学医学部 内科学第三講座
伊佐山浩通	順天堂大学大学院医学研究科 消化器内科学
石井　重登	順天堂大学大学院医学研究科 消化器内科学
藤澤　聡郎	順天堂大学大学院医学研究科 消化器内科学
糸永　昌弘	和歌山県立医科大学 内科学第二講座
北野　雅之	和歌山県立医科大学 内科学第二講座
高橋　智昭	横浜市立大学大学院医学研究科 消化器・腫瘍外科学
松山　隆生	横浜市立大学大学院医学研究科 消化器・腫瘍外科学
遠藤　格	横浜市立大学大学院医学研究科 消化器・腫瘍外科学
勝見　智大	山形大学医学部 内科学第二講座
上野　義之	山形大学医学部 内科学第二講座
向井俊太郎	東京医科大学 臨床医学系消化器内科学分野
祖父尼　淳	東京医科大学 臨床医学系消化器内科学分野
糸井　隆夫	東京医科大学 臨床医学系消化器内科学分野
山宮　知	獨協医科大学医学部 内科学（消化器）講座
入澤　篤志	獨協医科大学医学部 内科学（消化器）講座
小林　規俊	横浜市立大学大学院医学研究科 がん総合医科学
水間　正道	東北大学大学院医学系研究科 消化器外科学分野
海野　倫明	東北大学大学院医学系研究科 消化器外科学分野
山重　大樹	国立がん研究センター中央病院 肝胆膵内科
肱岡　範	国立がん研究センター中央病院 肝胆膵内科
滝川　哲也	東北大学大学院医学系研究科 消化器病態学分野
正宗　淳	東北大学大学院医学系研究科 消化器病態学分野
田中　浩敬	藤田医科大学 消化器内科
大野栄三郎	藤田医科大学 消化器内科
廣岡　芳樹	藤田医科大学 消化器内科
桑原　崇通	愛知県がんセンター 消化器内科部
原　和生	愛知県がんセンター 消化器内科部
清水　泰博	愛知県がんセンター 消化器外科部

目　次

1. 消化管疾患

胃食道逆流症（GERD）と非びらん性逆流症（NERD）	川見　典之 他	1
食道アカラシア	塩飽　洋生 他	9
食道癌	竹内　優志 他	16
食道・胃静脈瘤	日高　　央 他	23
機能性ディスペプシア	中村　　拳 他	31
胃・十二指腸潰瘍	鎌田　智有 他	39
胃 EMZL，悪性リンパ腫，胃ポリープ，胃腺腫	小林　幸夫 他	45
胃　癌	瀬戸　泰之	52
腸閉塞（イレウス），消化管ヘルニア，腹膜炎	真弓　俊彦 他	59
慢性偽性腸閉塞症，巨大結腸症，S 状結腸軸捻転症	大久保秀則	65
原因不明消化管出血（OGIB）および小腸腫瘍	壷井　章克 他	73
感染性腸炎，偽膜性腸炎（CDI）	小笠原尚高 他	82
（急性）虫垂炎	利野　　靖 他	91
虚血性大腸炎	松橋　信行	97
薬剤性腸炎	松橋　信行	101
クローン病，潰瘍性大腸炎	日比谷秀爾 他	106
過敏性腸症候群	千葉　俊美	116
大腸憩室症	結束　貴臣 他	123
大腸ポリープ，ポリポーシス，大腸腺腫	影本　開三 他	131
痔核，痔瘻，直腸脱	松島　　誠 他	139
便失禁	安部　達也 他	145
慢性便秘症	中島　　淳	152
大腸癌	江本　成伸 他	159
消化管間質腫瘍（GIST）	澤木　　明	167
トピックス　胃がん検診のガイドライン	加藤　元嗣 他	173
トピックス　十二指腸非乳頭部腫瘍の内視鏡治療	加藤　元彦 他	178
トピックス　内視鏡の画像強調や AI 診断	千葉　秀幸	182
トピックス　好酸球性食道炎・胃腸炎	田中　史生 他	186
トピックス　内視鏡鎮静に関するガイドライン	坂口　賀基 他	190
トピックス　大腸 cold polypectomy ガイドライン	浦岡　俊夫	194
トピックス　クローン病小腸狭窄に対する内視鏡的バルーン拡張術ガイドライン	矢野　智則 他	200
トピックス　大腸内視鏡サーベイランスに関するガイドライン	松田　尚久	204
トピックス　免疫チェックポイント阻害薬による腸炎	浜本　康夫	208

2. 肝 疾 患

急性肝炎，急性肝不全 ———————————————————————— 持田　　智　215
B 型慢性肝炎 ———————————————————————————— 吉丸　洋子 他　222
C 型慢性肝炎 ———————————————————————————— 朝比奈靖浩　231
肝硬変，門脈圧亢進症 ——————————————————————— 辻　　裕樹 他　238
原発性胆汁性胆管炎 ——————————————————————— 田中　　篤　245
自己免疫性肝炎 ————————————————————————— 大平　弘正　251
薬物性肝障害 ——————————————————————————— 徳本　良雄 他　258
アルコール関連肝疾患／アルコール性肝障害 ———————————— 堀江　義則　265
代謝機能障害関連脂肪性肝疾患（MASLD）———————————— 米田　正人 他　273
肝膿瘍 ——————————————————————————————— 川田　一仁　282
肝良性腫瘍 ——————————————————————————— 林　　秀樹　287
転移性肝癌，肝細胞癌 ——————————————————————— 宮田　明典 他　296
トピックス　肝疾患に伴うサルコペニア ———————————————— 堤　　　翼 他　308

3. 胆・膵疾患

胆石症 ——————————————————————————————— 蘆川　希帆 他　313
急性胆嚢炎 ——————————————————————————— 阪本　　洵 他　321
急性胆管炎 ——————————————————————————— 伊佐山浩通 他　327
胆嚢ポリープ，胆嚢腺筋腫症 ———————————————————— 糸永　昌弘 他　331
胆嚢癌，胆管癌 ————————————————————————— 高橋　智昭 他　336
原発性硬化性胆管炎 ——————————————————————— 勝見　智大 他　344
急性膵炎 ——————————————————————————————— 向井俊太郎 他　349
慢性膵炎 ——————————————————————————————— 山宮　　知 他　357
膵嚢胞性腫瘍 ——————————————————————————— 小林　規俊　365
膵　癌 ——————————————————————————————— 水間　正道 他　373
膵・消化管神経内分泌腫瘍（NEN）———————————————— 山重　大樹 他　381
自己免疫性膵炎，IgG4 関連硬化性胆管炎 —————————————— 滝川　哲也 他　389
膵・胆管合流異常 ———————————————————————— 田中　浩敬 他　397
トピックス　AI による超音波内視鏡の膵腫瘍診断 ———————————— 桑原　崇通 他　401
トピックス　超音波内視鏡によるドレナージ ——————————————— 石井　重登 他　405

索　引 ——————————————————————————————————— 411

［読者の皆様へ］処方の実施にあたりましては，必ず添付文書などをご参照のうえ，読者ご自身で
十分な注意を払われますようお願い申し上げます．

1. 消化管疾患

胃食道逆流症（GERD）と非びらん性逆流症（NERD）

川見典之，岩切勝彦
日本医科大学 消化器内科学

- 重症逆流性食道炎に対しては，ボノプラザン 20 mg/日を 4 週間投与する初期治療と，ボノプラザン 10 mg/日による積極的な維持療法が提案される．
- 軽症逆流性食道炎に対しては，初期治療としてプロトンポンプ阻害薬（proton pump inhibitor：PPI）とボノプラザンで粘膜傷害治癒率に差はなく，いずれも第一選択薬として推奨されるが，維持療法は長期投与の安全性を考慮して PPI を推奨，ボノプラザンを提案としている．
- PPI 抵抗性 NERD の原因の多くは逆流過敏性食道や機能性胸やけであり，消化管運動機能改善薬（モサプリド，アコチアミド），六君子湯，アルロイド G などの併用を試みるが治療に難渋する患者も多い（モサプリド，アコチアミド，六君子湯，アルロイド G は NERD に対して保険適用外）．

ガイドラインの現況

　1990 年以降，わが国において胃食道逆流症（gastroesophageal reflux disease：GERD）の増加が指摘され，2009 年に日本消化器病学会より「胃食道逆流症（GERD）診療ガイドライン」が発行され，2015 年 10 月には改訂第 2 版が発行された．その後 2015 年 2 月に強力な酸分泌抑制作用を有するカリウムイオン競合型アシッドブロッカー（potassium-competitive acid blocker：P-CAB）のボノプラザンが世界に先駆けて本邦で登場し[1]，GERD 診療に大きな変化が生じてきた．重症逆流性食道炎においては，PPI で治癒しない症例においてボノプラザンを投与することで高い治療効果が報告されている．ボノプラザンの成績を含めた GERD 診療における新たな知見データを加える必要が生じ，2021 年に最新のガイドライン第 3 版が発刊され[2]，2022 年には英語版の論文が公開された[3]．

【本稿のバックグラウンド】　「GERD 診療ガイドライン」改訂第 3 版作成にあたり，重要臨床課題として逆流性食道炎と NERD に分けた治療アルゴリズムの導入，逆流性食道炎の重症度別の治療アルゴリズムの導入，ボノプラザンの GERD 治療への位置づけが挙げられた．本稿ではこれらの改訂ポイントを中心に最新のガイドラインの内容を概説する．

どういう疾患・病態か

1 GERD の定義と疫学

　GERD とは，胃食道逆流（gastroesophage-al reflux：GER）により引き起こされる食道粘膜傷害と，煩わしい症状（胸やけ，呑酸など）のいずれかまたは両者を有する疾患であり，内視鏡的に食道粘膜傷害を認める逆流性食道炎と，症状のみを認める非びらん性逆流症（non-erosive reflux disease：NERD）に分類される．第2版までは，びらん性 GERD と非びらん性 GERD（NERD）の2群に分類していたが，最新の第3版では日常診療において広く使用されている逆流性食道炎と NERD の用語を用いることになった[2]．

　日本人の逆流性食道炎の有病率を2008年以降の1,000例以上を対象とした研究論文でみると，10%程度と推定され，胸やけ症状を加味した診断では，GERD の頻度は約2倍に達すると報告されている．GERD の有病率に関するシステマティックレビューによると，日本人の GERD の有病率は増加していると考えられ，要因としては，胃酸分泌能の増加や *Helicobacter pylori* 感染率の減少，*H. pylori* 除菌治療の普及などが考えられている．逆流性食道炎の内視鏡重症度を言及した報告では，ロサンゼルス分類 grade C，D の重症例は逆流性食道炎の13%であり，重症例は少ない．GERD の有病率に関連する因子としては，逆流性食道炎患者では，対照群と比較して BMI（body mass index）が有意に高いが，NERD では関連しないとする報告がある．また，逆流性食道炎では食道裂孔ヘルニアの合併が多いとする報告が多く，多変量解析において食道裂孔ヘルニアは逆流性食道炎に対するオッズ比が有意に高く，逆流性食道炎と食道裂孔ヘルニアとの密接な関連が示唆されている．

2 病　態

　逆流性食道炎の食道粘膜傷害の原因は，食道内への酸逆流による食道内の過剰な酸曝露であり，重症な逆流性食道炎になるに従い増加する[4]．日中，夜間の酸逆流の主なメカニズムは，健常者，逆流性食道炎患者ともに一過性下部食道括約筋（lower esophageal sphincter：LES）弛緩（嚥下を伴わない LES 弛緩）である．健常者，軽症逆流性食道炎での酸逆流のメカニズムはほとんどが一過性 LES 弛緩であるが，重症逆流性食道炎では LES 圧低下による酸逆流もみられる．食道内の酸排出には一次蠕動波が重要であり，その障害は過剰な食道内酸曝露の原因となる．その他，食道裂孔ヘルニアの存在も LES 圧低下による酸逆流の増加および食道内の酸排出を障害させ，食道内の過剰な酸曝露を引き起こす．逆流性食道炎と NERD の病態に関しては，臨床像からみると NERD は逆流性食道炎に比べ女性に多く，ヘルニアの合併が少なく，体重が軽いとする特徴を有する．食道運動機能からの評価では，NERD は健常者に比べ二次蠕動波の出現率が低下している．また，逆流からの検討では，食道多チャンネルインピーダンス pH モニタリング（multichannel intraluminal impedance pH：MII-pH）検査の登場により，NERD の病態解明が進んだが，NERD 患者では酸逆流だけでなく酸以外の胃食道逆流が逆流症状出現に関与していることが明らかとなった．また，近位食道への逆流液の上昇が症状出現に関連していることも報告されている．その他，食道知覚に関する検討では，NERD 患者は逆流性食道炎患者に比べ，酸や生理食塩水の食道内注入に対する症状が強いこと，また近位食道への酸注入に対して過敏であることが報告され，NERD 患者での食道知覚過敏の存在が示されている．以上より，NERD

は逆流性食道炎の軽症型であるものもあるが，軽症型としては説明できないエビデンスも多く，別の病態を呈している群も存在すると考えられている．

治療に必要な検査と診断

1 症状による診断

GERD の定型症状は胸やけと呑酸であるが，患者が症状を正しく理解しているとは限らず，GERD 症状の有無の聴取ではなく，具体的な表現を交えた注意深い問診が必要である．胃食道逆流の発生は定型症状だけではなく，食道外症状（慢性咳嗽，咽喉頭違和感，咽頭痛，非心臓性胸痛）を起こすことがあり，その食道外症状が胃食道逆流の唯一の症状のこともある．これらの食道外症状がGERD 症状に合併しやすい報告や，食道外症状を有する患者に食道 pH モニタリングを用い，逆流と一致した症状や咽喉頭レベルまでの逆流が報告されている．しかし，これらの食道外症状に対する PPI や外科的逆流防止術の効果は確定していない．GERD を疑う症状をまとめた自己記入式アンケートがあり，GERD の診断以外に治療効果の判定にも使用でき有用である．代表的な問診票としては FSSG（F スケール），QUEST，GERD-Qなどがあり，感度・特異度はともに 70％前後である．

2 上部消化管内視鏡検査

食道粘膜傷害の評価にはロサンゼルス分類が広く使用されている．その理由は，酸逆流の程度，治療の反応性，PPI 維持療法中の再発リスクとの相関性が示されているためである．しかし，内視鏡的に重症逆流性食道炎であっても，症状が強くない症例も存在することから，症状のみでの重症度判定には注意を要する．また内視鏡検査を施行する際は，PPI や P-CAB がすでに投与された状態であると厳密な重症度判定ができないため，治療前あるいは可能であれば 2 週間以上治療薬を中断した状態で内視鏡検査を施行することが勧められる．

3 PPI テストと P-CAB テストの可能性

PPI を用いて，胸やけなどの酸の胃食道逆流症状の消失の有無で治療的診断を行う方法に PPI テストがある．食道 pH モニタリングにより診断された GERD 患者を対象としたメタ解析の報告では，感度 78％，特異度54％であると報告され有用性があるものの，PPI テストに使用する PPI の用量・投与期間に統一されたものはなく，また満足いく精度とはいえない．今後は従来の PPI テストに代わって，強力な酸分泌抑制作用を有するP-CAB のボノプラザンを用いて，短期間で症状と酸逆流の関連性を評価する P-CAB テストの可能性が提案されている（ボノプラザンの P-CAB テストとしての使用や NERDに対する使用は保険適用外）．

4 MII-pH 検査，食道内圧検査

食道 pH モニタリングは PPI 抵抗性 GERD患者において，PPI 使用時の胃内 pH の状況や食道内酸曝露時間の評価，酸逆流と症状の関連を評価するために有用な検査である．しかし，GERD 患者の約 60％を占める NERD患者の中には，胃酸以外の逆流（弱酸逆流や空気逆流）で症状を認める患者も存在し，このような患者に対しては食道 pH モニタリングでは逆流の評価が困難であった．そこで近年，胃酸以外の液体逆流や空気逆流が評価可能な MII-pH 検査が施行されている．MII-pH 検査は，主に PPI 抵抗性 NERD 患者の症状出現の原因を評価する目的で用いられる

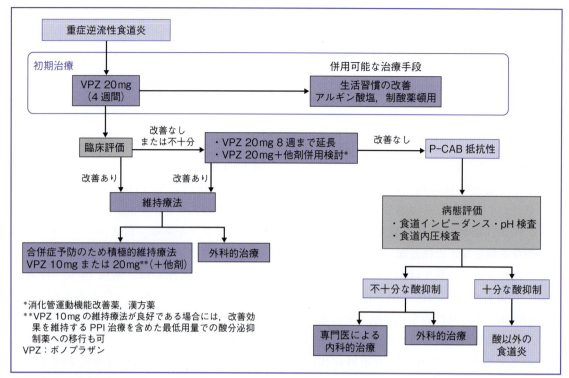

図1 重症逆流性食道炎治療のフローチャート
(「日本消化器病学会 編：胃食道逆流症（GERD）診療ガイドライン2021（改訂第3版），p, xvi, 2021，南江堂」より許諾を得て転載)

が，機能性消化管疾患の国際基準であるRome Ⅳ基準の中でNERDは，食道内に過剰な酸曝露を認める狭義のNERD（true NERD），食道内の酸曝露は正常で食道の知覚過敏に伴い逆流（主に弱酸逆流）を誘因として症状を呈する逆流過敏性食道，食道内の酸曝露は正常で食道の知覚過敏を伴い逆流を誘因とせず症状を呈する機能性胸やけに分類されている[5]．

食道内圧検査は食道の運動機能を評価する検査であるが，近年では胃近位部から咽頭まで1cm間隔で36個の圧センサーにて測定するhigh-resolution manometryを用いて詳細な食道運動機能の評価が行われている．GERD患者に対して食道内圧検査を施行することで，逆流の主なメカニズムである一過性LES弛緩の評価，食道裂孔ヘルニア，胃食道接合部（esophago-gastric junction: EGJ）のバリア機能，食道体部運動によるクリアランス能などが評価可能である．

治療の実際

1 重症逆流性食道炎の治療（図1）[2]

改訂第2版まではGERD治療の第一選択薬は，標準量PPIの8週間投与が推奨されていた．しかし近年，重症逆流性食道炎に対する標準量PPIの治癒率は60〜70％程度との報告もあり，PPI抵抗性の重症逆流性食道炎は増加していた．そんな中2015年に，強力な酸分泌抑制作用を有する新規薬剤のボノプラザンが登場し，治験時の成績では重症逆流性食道炎におけるボノプラザン20mg 4週投与後の治癒率は96％であり，重症例の初期治療におけるボノプラザンの高い治療効果が示された．そこで最新のガイドライン改訂

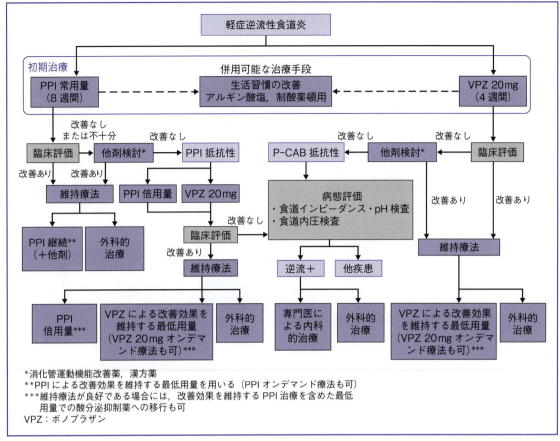

図2 軽症逆流性食道炎治療のフローチャート
(「日本消化器病学会 編：胃食道逆流症（GERD）診療ガイドライン 2021（改訂第 3 版），p. xvii, 2021, 南江堂」より許諾を得て転載)

にあたって，重症逆流性食道炎に対して国内で施行されたランダム化比較試験（RCT）のメタ解析を行ったところ，ランソプラゾール 30 mg/日に比べてボノプラザン 20 mg/日は治癒率が有意に高い結果であった．そこで，最新のガイドラインでは重症逆流性食道炎の初期治療に対しては，ボノプラザン 20 mg/日の 4 週間投与が提案されている．

また重症逆流性食道炎においては，治療中止により出血や食道狭窄などの合併症を引き起こす可能性が高いため，積極的な維持療法が必要である．最新のガイドラインでは，ボノプラザンを用いた維持療法における再発率の低さから，重症逆流性食道炎においてはボノプラザン 10 mg/日を維持療法として提案している．

2 軽症逆流性食道炎の治療（図2）[2]

本邦の逆流性食道炎の多くは軽症逆流性食道炎であるが，軽症逆流性食道炎に対してはPPI でも粘膜傷害の治癒率は高い．ガイドライン改訂にあたって，軽症逆流性食道炎に対して国内で施行された RCT のメタ解析を行ったところ，ランソプラゾール 30 mg/日とボノプラザン 20 mg/日の粘膜傷害の治癒率に有意差は認めなかった．そこで，最新のガイドラインでは軽症逆流性食道炎に対しては，PPI とボノプラザンのいずれも第一選択薬として推奨している．しかし，ボノプラザンは PPI よりも症状改善効果の発現が早い

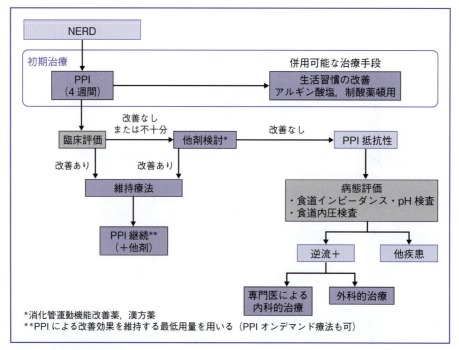

図3 NERD治療のフローチャート
(「日本消化器病学会 編：胃食道逆流症（GERD）診療ガイドライン2021（改訂第3版），p, xviii, 2021, 南江堂」より許諾を得て転載)

といった報告や，PPIよりボノプラザンを第一選択薬として用いたほうが費用対効果が高いといった報告もあり，今後の検討課題といえる．

また軽症逆流性食道炎の長期管理に関して，初期治療後に維持療法を行わなくても粘膜傷害が悪化する症例は少なく，症状のコントロールが維持療法の主な目的となる．軽症逆流性食道炎に対するボノプラザンの維持療法の効果はPPIと同様またはそれ以上であるものの，PPIの長期投与の安全性が高いのに比べてボノプラザンの長期投与の安全性に関する情報が不十分であるために，最新のガイドラインでは軽症逆流性食道炎の維持療法においてはPPIを推奨，P-CABを提案にとどめている．2024年に発表された，逆流性食道炎に対してボノプラザンを用いて5年間維持療法を行った安全性の検討では，ボノプラザン投与群はランソプラゾール投与群に比べて血中ガストリン濃度の上昇や胃の壁細胞や腺窩上皮の過形成は多くみられたものの，悪性上皮細胞や胃NET（神経内分泌腫瘍）の発生は認めなかった．また軽症逆流性食道炎においては，症状出現時のみ内服するオンデマンド療法の有用性も報告されており，ボノプラザンはPPIに比べ効果発現が早いため，オンデマンド療法に適した薬剤であると考えられている．PPIで粘膜傷害の治癒が得られている軽症逆流性食道炎患者に対して，症状出現時のみボノプラザン20 mgを1日1錠内服するオンデマンド療法を6ヵ月間行った検討では，86.2％の患者で寛解維持が得られたと報告されている（ボノプラザンのオンデマンド療法は保険適用外）．

3 NERDの治療（図3）[2]

NERDに対するボノプラザンの使用は保険適用外であるため，NERDに対してはPPI

が投与される．しかし NERD 患者の中で
PPI 投与にて症状の改善を認める症例は半数
程度であり，残り半数は PPI 抵抗性 NERD
患者である．PPI 抵抗性 NERD の原因とし
ては，PPI では酸分泌抑制が不十分な酸逆流
による症状，食道の知覚過敏に加えた弱酸逆
流が原因の逆流過敏性食道，逆流と関連のな
い機能性胸やけなどが考えられる[5]．この中
で，PPI では酸分泌抑制が不十分な酸逆流に
よる症状であればボノプラザンが有効な可能
性はあるが，現在ボノプラザンの NERD に
対する保険適用はない．PPI で症状の改善が
乏しい逆流過敏性食道や機能性胸やけに対し
ては，消化管運動機能改善薬（モサプリド，
アコチアミド），漢方薬（六君子湯など），ア
ルギン酸塩（アルロイド G）の投与，海外で
は抗うつ薬の有効性も報告されているが，治
療に難渋する患者も多く，各医師の経験に基
づいて行われているのが現状である．主治医
による十分な説明によって，安心感を与える
ことで症状が改善する患者も存在するため，
まずは良好な患者－医師関係を築くことが重
要である（モサプリド，アコチアミド，六君
子湯，アルロイド G，抗うつ薬は NERD に
対して保険適用外）．

4 GERD における生活指導

GERD 患者に対する生活指導としては，
暴飲暴食を避けてゆっくり食べる，高脂肪食
を避ける，胃酸逆流は食後 2～3 時間以内に
多く起こるため，就寝前 3 時間以内には食事
を摂らないことが重要である．適正体重への
減量，夜間就寝中に胸やけを認める患者に対
するベッドの頭側挙上も症状や QOL の改善
に有用である．

5 GERD における外科的治療

薬物療法抵抗性の GERD，または長期的

な薬物療法を望まない GERD 患者に対し
て，外科的逆流防止術が検討される．2022
年には内視鏡的逆流防止粘膜切除術が保険適
用となり今後の発展が期待される．ただし外
科的治療は，MII-pH 検査により食道内の過
剰な酸曝露や逆流関連症状が明らかな患者に
対して施行すべきであり，術前の検査に基づ
いた慎重な判断が必要である．

処 方 例

逆流性食道炎の初期治療

●重症例

処方 ボノプラザン　1回 20mg　1日 1
回

●軽症例

処方 A エソメプラゾール　1回 20mg　1
日 1回

処方 B ラベプラゾール　1回 10mg（また
は 20mg）　1日 1回

処方 C ランソプラゾール　1回 30mg　1
日 1回

処方 D ボノプラザン　1回 20mg　1日 1
回

逆流性食道炎の維持療法

●重症例

処方 ボノプラザン　1回 10mg　1日 1
回

●軽症例

処方 A エソメプラゾール　1回 10mg（ま
たは 20mg）　1日 1回

処方 B ラベプラゾール　1回 10mg　1日
1回
効果不十分な場合，1回 10mg を 1
日 2回

処方 C ランソプラゾール　1回 15mg（ま
たは 30mg）　1日 1回

処方 D ボノプラザン　1回 10mg　1日 1

		回
処方E	ボノプラザン　症状出現時のみ1日1回　20mg（ボノプラザンのオンデマンド療法は保険適用外）	

NERD の治療

処方A	エソメプラゾール　1回10mg　1日1回	
処方B	ラベプラゾール　1回10mg　1日1回	
処方C	ランソプラゾール　1回15mg　1日1回	

PPI 抵抗性 NERD で追加する薬剤

処方A	モサプリド　1回5mg　1日3回	
処方B	アコチアミド　1回100mg　1日3回　毎食前	
処方C	六君子湯　1回2.5g　1日3回　毎食前	
処方D	アルロイドG　1回20〜60mL　1日3回　毎食前	

（モサプリド，アコチアミド，六君子湯，アルロイドGはNERDに対し保険適用外）

専門医に紹介するタイミング

　PPIで症状の改善しないPPI抵抗性NERD患者や，ボノプラザン20mgで食道粘膜傷害が治癒しないP-CAB抵抗性逆流性食道炎患者は専門医に紹介し，MII-pH検査や食道内圧検査などを用いて，胃内酸分泌抑制状態や食道内酸曝露時間，逆流と症状の関連，また食道運動機能を調べて病態評価することを勧める．

専門医からのワンポイントアドバイス

　重症逆流性食道炎においても，ボノプラザンの投与で大部分の症例に対して粘膜傷害の治癒が得られるようになった．軽症逆流性食道炎に関しては，薬剤特性や長期安全性を考慮してPPIとボノプラザンの上手な使い分けが求められる．NERDの半数はPPIで，症状が改善しない逆流過敏性食道や機能性胸やけが多く，治療に難渋する場合は専門施設で病態評価を行うことを勧める．内視鏡的逆流防止粘膜切除術が2022年に保険適用となり，治療選択肢のひとつとして今後の発展が期待される．

文　献

1) Jenkins H, Sakurai Y, Nishimura A et al：Randomised clinical trial：safety, tolerability, pharmacokinetics and pharmacodynamics of repeated doses of TAK-438（vonoprazan）, a novel potassium-competitive acid blocker, in healthy male subjects. Aliment Pharmacol Ther 41：636-648, 2015

2) 日本消化器病学会 編：胃食道逆流症（GERD）診療ガイドライン2021（改訂第3版）. 南江堂，2021

3) Iwakiri K, Fujiwara Y, Manabe N et al：Evidence based clinical practice guidelines for gastroesophageal reflux disease 2021. J Gastroenterol 57：267-285, 2022

4) Iwakiri K, Kawami N, Sano H et al：Mechanisms of excessive esophageal acid exposure in patients with reflux esophagitis. Dig Dis Sci 54：1686-1692, 2009

5) Aziz Q, Fass R, Gyawali CP et al：Functional esophageal disorders. Gastroenterology 150：1368-1379, 2016

1. 消化管疾患

食道アカラシア

塩飽洋生[1]，井上晴洋[2]，長谷川傑[1]

[1] 福岡大学医学部 消化器外科，[2] 昭和大学江東豊洲病院 消化器センター

- POEM は現在，アカラシア治療の中核をなす手技であり，安全性，低侵襲性，恒久性に優れる点が特徴である．さらに，高齢者を含む幅広い患者層に適応可能である．
- 2018 年に公開された「POEM 診療ガイドライン」は，安全かつ確実な手技の遂行を目的として策定された．現在，「粘膜下層内視鏡（submucosal endoscopy）診療ガイドライン」として改訂が進行中であり，最新のエビデンスが反映される予定である．
- POEM 後の GERD 発生リスクを軽減するためには，手技中の斜走筋の温存や食道体部の筋層切開長の適切な調整が重要となる．

ガイドラインの現況

　食道アカラシア（以下，アカラシア）は，下部食道括約部（lower esophageal sphincter：LES）の弛緩不全と食道体部の蠕動障害を認める原因不明の食道運動機能障害である．薬物治療による治療効果は限定的であるため，日常生活に支障が出ているようなアカラシア患者に対しては，内視鏡的バルーン拡張術，外科手術（腹腔鏡下 Heller-Dor 手術），経口内視鏡的筋層切開術（peroral endoscopic myotomy：POEM）[1] のいずれかによる対応が行われてきたが，現在は POEM が中心的な役割を果たしている．
　「POEM 診療ガイドライン」[2, 3] は，POEM をより安全にかつ確実な方法で実施するため，2018 年に日本消化器内視鏡学会より，世界に先駆けて，その初版が公開された．現在は，「POEM 診療ガイドライン」の第 2 版として，「粘膜下層内視鏡（submucosal endoscopy）診療ガイドライン」の改訂作業中である．
　「POEM 診療ガイドライン」（2018 年）が網羅している内容は，①チーム体制，②教育およびトレーニング法，③適応，④術前検査，⑤前処置，⑥手技，⑦偶発症，⑧治療成績，⑨術後の経過観察に関する 9 つの項目（計 22 個の clinical question）である．POEM の適応は，アカラシアおよびその類縁疾患である．前治療歴，病型は問わない．全身麻酔が可能であれば，高齢者に対しても安全に施行できる．診断には上部消化管内視鏡検査，食道 X 線造影検査，食道内圧検査，胸腹部 CT 検査を行う．これらの検査でア

カラシアもしくは，その類縁疾患と診断され，POEM の適応と判断された場合には，全身麻酔が可能かどうか術前の評価を行う．POEM は，気管内挿管のもと全身麻酔下で行うが，内視鏡からの送気は必ず CO_2 を使用する．空気送気下で POEM を行うことは禁忌である．筋層切開の始点は，食道造影検査での狭窄部位，食道内圧検査での亜分類（シカゴ分類）をもとに決定し，筋層切開の終点は胃側 2 cm とする．

食道体部の長い筋層切開（10 cm 以上）は POEM 後の胃食道逆流症（GERD）のリスクとなるため，病型に応じた筋層切開長を選択する．POEM を行う際，斜走筋を温存すると，重症の逆流性食道炎の発生頻度を抑えることができる．胃側まで筋層切開が進んだことを確認する方法としては，ダブルスコープ法が最も推奨される．

本稿では，「POEM 診療ガイドライン」の主な内容を，実際の臨床経験をもとに解説する．また，今回の「POEM 診療ガイドライン」が発刊された後に明らかになった内容についても併せて述べたい．

【本稿のバックグラウンド】　アカラシアは，原因不明の食道運動機能障害であり，生活の質を著しく低下させる疾患である．POEM は，現在，アカラシア治療の中核を担う手技として位置づけられている．2018 年に本ガイドラインの初版が公開されて以降，POEM の手技，周術期管理，術後経過観察に関するエビデンスが蓄積され，新たな知見も次々に報告されている．本稿では，「POEM 診療ガイドライン」の主な内容を実臨床の経験に基づき解説するとともに，ガイドライン発刊後に明らかになった新たな知見についても述べる．

どういう疾患・病態か

アカラシアは，下部食道括約部の弛緩不全および食道の蠕動運動の障害により，食道から胃への通過障害をきたす原因不明の疾患である．水分や食物のつかえ感，食道内容の嘔吐やそれに伴う睡眠障害，胸痛，体重減少などの症状により，患者の生活の質は著しく低下する．

小児から高齢者まで幅広い年齢層で発症し，男女差はなく，発症頻度は年間人口 10 万人あたりに 1 例程度とされている[4]．また，食道内容のうっ滞による慢性食道炎が原因で食道癌を発症することがあり，特にアルコール多飲歴のある患者ではそのリスクが高いとされている[5, 6]．

治療に必要な検査と診断

症状よりアカラシアが疑われるときには，上部消化管内視鏡検査，食道 X 線造影検査，胸腹部 CT 検査を行い，食道内圧検査で確定診断となる．しかしながら，現状では食道内圧検査を行うことができる施設は限られており，上部消化管内視鏡検査が最初に行われることが多い．そのため，アカラシアを疑うべき内視鏡所見を認識しておきたい．

内視鏡検査を行う際に，まず留意すべきことは，癌（食道胃接合部癌）を除外することである．癌による狭窄は，アカラシアと異なり，硬い狭窄が特徴で，易出血性である．またアカラシアの場合，どんなに強い狭窄でもスコープは通過しないことはないが，癌による狭窄の場合は，通常のスコープが通過しないこともしばしば経験される．

アカラシアの内視鏡診断のポイントは，『LES』と『食道体部』の所見を分けて観察することである[7]．アカラシアは，LES の弛緩不全（内視鏡では狭窄として認識される）が疾患の本態であるため，まず LES の異常所見に着目する．アカラシアにおける LES の異常所見の中で最も認知されているのは，Iwakiri らが報告した esophageal rosette である[8]．健常人では送気しながら深吸気時に下部食道を観察すると，下部食道が伸展し，柵状血管の全体が観察される一方，アカラシア患者では，深吸気時にも食道胃接合部の柵状血管の全体像が観察できず，食道の fold が残存して，下部食道の狭小部に向かう全周性の放射状の襞像が認められる（esophageal rosette）．

また ST フードショートタイプ（DH-28GR，富士フイルムメディカル，Japan）を装着すると，LES の狭窄像をより客観的に捉えやすい．アカラシアでは，LES の狭窄部を通過する際，強い抵抗感を認める（corona appearance）[9]が，管腔の伸展性は保たれているため，胃内に到達するにつれて，消化管内腔は大きく広がる．この変化はアカラシア様の所見を呈する腫瘍性病変や瘢痕狭窄ではみられない．

食道体部の内視鏡所見は，病態そのものを反映した所見（体部の強い収縮像）と，病態の二次的な変化を反映した所見（食道内腔の拡張や蛇行，食物残渣や液体の貯留，食道粘膜の白色化・肥厚，pinstripe pattern，食道憩室など）がある．

食道 X 線造影検査は，アカラシアの診断・評価においては依然として重要な検査である．LES の弛緩不全により，嚥下した造影剤が食道内でいったん停留し，食道胃接合部にかけては鳥のくちばし状の狭小像（bird beak sign）を認めることが多い．進行した

アカラシアでは，食道が拡張および蛇行した，いわゆるシグモイド型の陰影像が特徴的である．体部の強い異常収縮を伴うアカラシアでは，数珠状もしくは螺旋状の陰影を認めることもある．

CT 検査は，主に食道外の器質的疾患を除外するために行われるが，病歴の長いアカラシアでは，食道壁（筋層）の肥厚，食道の拡張・蛇行がみられることが多い．食道胃接合部癌の除外においても重要な検査である．

食道内圧検査に関しては，近年，高解像度食道内圧検査が盛んに行われるようになってきたため，疾患を視覚的に理解しやすくなった．また高解像度食道内圧検査によって分類される病型（シカゴ分類 type I 〜 III）により，疾患の確定のみならず，その後の治療方針を決めるうえでも重要な検査である．

治療の実際

病因が明らかになっていないため，アカラシアによって障害された筋肉を，正常なものに回復させる治療法は現時点では存在しない．薬物療法による治療効果はあまり期待できず，バルーン拡張術，外科手術（腹腔鏡下 Heller-Dor 手術），POEM が主な治療法となる．いずれの治療法も奏効率が 80〜90％以上と報告されているが，バルーン拡張術は繰り返し行うことが前提とされている．外科手術と POEM は，単回の治療で恒久的な効果が期待できる．現在は，POEM が中心的な役割を果たすようになってきたため，ガイドラインの内容も踏まえ，POEM について解説を行う．

1 POEM の適応・治療効果

適応は，アカラシアおよびその類縁疾患とされており，年齢，前治療歴，病型を問わず適用可能である．ただし，小児においては，

表1 病型に応じた筋層切開長の選択

	筋層切開の範囲
シカゴ分類 Type Ⅰ	胸部下部食道〜胃側（2cm）
シカゴ分類 Type Ⅱ	胸部下部・中部食道〜胃側（2cm）
シカゴ分類 Type Ⅲ	胸部中部食道〜胃側（2cm）

使用する器具が相対的に大きくなるため，通常のPOEMと比べると難度が高くなる．そのため，小児科や小児外科と密に連携できる施設での施行が望ましい．一方，高齢者では，POEMの手技自体は比較的安全に施行可能であるものの，術後せん妄やそれに伴う致命的な偶発症が発生した例も報告されている[10]．そのため，患者個々の状況に応じた対応や十分なインフォームドコンセントが重要である．

国内で最もエビデンスレベルの高い報告は，2020年に報告された多施設共同前向き研究である[11]．それによると，手技の成功率は100％，POEM後の3ヵ月目，1年目の奏効率（Eckardtスコアが3以下に低下）はそれぞれ97.1％，97.4％とされている．長期成績については，ModayilおよびStavropoulosらによる単施設の後ろ向き研究において，術後5年以上の奏効率が90％以上維持されていることが報告されている[12]．

② POEMの手技

1．筋層切開の長さ・方向

筋層切開の始点を決めるために，問診，食道X線造影検査，上部消化管内視鏡検査，食道内圧検査で得られた情報をもとに，症状の原因となっている責任部位を同定する．食道体部の責任部位の口側から胃側2cmまで，食道の長軸方向に連続した筋層切開を行う．

食道体部の長い筋層切開（10cm以上）は，POEM後の重症の逆流性食道炎の原因

となるため，シカゴ分類typeⅠ，typeⅡのアカラシアについては，食道体部の筋層切開長は必要最低限にとどめる[12]．シカゴ分類typeⅢのアカラシアや食道体部の強収縮を伴うアカラシアの類縁疾患については，術前の情報をもとに長い筋層切開を行う（**表1**）．

筋層切開の方向については，POEM後の憩室を予防するために，解剖学的に裏打ちのある前壁もしくは後壁で行うことが望ましい．ただし，胸部上部食道の前壁側には気管膜様部があり，この領域の筋層切開は，術後の食道気管瘻を招く可能性があるため，胸部上部食道を含む長い筋層切開を行う場合は，後壁切開を第一選択とする．

2．下部食道括約部（LES）の完全切開の確認方法

Heller筋層切開術では，LESを確実に切開するために，食道体部から胃側（2cm）まで筋層切開を行うことで，その治療効果を担保してきた．Heller筋層切開術とPOEMは同じコンセプトの治療法であるため，POEMにおいても胃側（2cm）まで筋層切開を行う．ただし，POEMは粘膜下層トンネル内で手技を行うため，胃側の操作を行っているかどうかについては，Heller筋層切開術に比べると認識しづらい場合もある．そのため，今回のガイドラインでは，手技の胃側への到達を確認する方法として以下の5つを紹介しているが，最も信頼性の高い方法は，ダブルスコープ法による確認である．

1）内視鏡の挿入長による確認

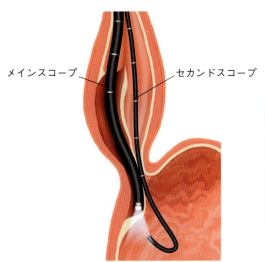
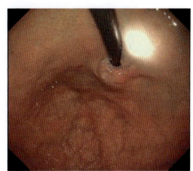

図1 ダブルスコープ法によるLES完全切開の確認

2) 解剖学的メルクマール（左胃動脈からの穿通枝，斜走筋）の確認
3) LESを通過する際のスコープの抵抗感による確認
4) 事前にインドシアニングリーン溶液を胃側に局注することによる確認
5) ダブルスコープ法による確認（図1）

・ダブルスコープ法とは

メインスコープとは別に，セカンドスコープ（経鼻内視鏡）を胃内に挿入し，胃側までの操作をリアルタイムで確認する方法である．POEMの操作が胃側まで到達していれば，粘膜下層トンネルの終点にあるメインスコープからの透過光を，胃内で確認することができる．逆に胃側に到達していなければ，胃内で透過光は確認できない．通常は，筋層切開を行う直前，つまり『粘膜下層トンネルを終点（胃側）まで作製した』と思われるタイミングでダブルスコープ法を行う．胃側まで操作が進んでいることの確認に加え，胃内に挿入したスコープの径を基準として，胃側の筋層切開長の調整や，後述する斜走筋の温存ができる方向（小弯側）に粘膜下層トンネルを作製できているかについても確認ができ

る．ダブルスコープ法のデメリットは施行時の粘膜損傷であるが，メインスコープ，セカンドスコープともに経鼻内視鏡を使用することで粘膜損傷を防ぐことができる．

3．POEM後の胃食道逆流症（gastroesophageal reflux disease：GERD）

アカラシアは，LESの機能異常が原因であるため，筋層切開によるLESの完全切開が，現状の医療においては，最も効果が高く，また恒久性のある治療法となる．しかし本来LESは，胃から食道への逆流防止の役割を担っているため，これを完全切開（破壊）するということは，同時に術後の逆流の発生を意味する．Heller-Dor手術では，噴門形成の追加により術後の逆流の予防に努めたが，POEMでは通常，噴門形成の追加は行わないため，この議論はPOEMが開発された当初から長く行われてきた．国内多施設前向き研究[11]によると，POEM後に，びらん性食道炎（Los Angeles分類 Grade A以上）を54.2％に認めたが，そのほとんどは軽度なものにとどまり，高度のびらん性食道炎（Los Angeles分類 Grade C以上）はわずか5.6％であった[11]．症候性GERDが14.7％に

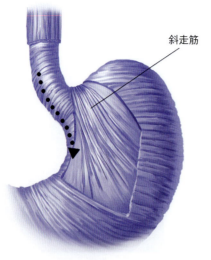

斜走筋を温存するPOEM　　　　斜走筋を温存しないPOEM

図2　斜走筋の温存

発症したが，いずれも酸分泌抑制薬の投与で対応が可能であった．POEM後のGERDに対して酸分泌抑制薬を継続的に内服している患者は全体の21.1％であった．その他の報告でも，POEM後には一定の割合で酸分泌抑制薬の投与が必要となる症例もあるが，外科的な噴門形成が必要になるほどのGERDは極めて稀である．そのため，今回のガイドラインのステートメントでは，『POEMを行った後は，問診および上部消化管内視鏡検査でGERDの評価を行い，必要に応じて，酸分泌抑制薬を投与する』とされている．

4．斜走筋の温存について（図2）

斜走筋の温存がPOEM後のGERDの軽減に寄与するのではないかという報告が散見されるようになり，近年は，斜走筋を温存したPOEMが行われるようになってきた[14]．ガイドラインの作成段階では十分な情報がなかったため，今回のガイドラインでは，胃側の斜走筋の温存については述べられていないが，国内においては，斜走筋を温存するPOEMが標準手技になると思われる．

前壁切開（2時方向）の場合は，胃側まで真っ直ぐな粘膜下層トンネルを作製すると，自ずと斜走筋は温存されるが，後壁切開（5時）の場合は，胃側に近づくにつれ，斜走筋を切開する方向（大彎側）に誘導されやすいため，粘膜下層トンネルの軸を4～5時に保つことが重要である．

3 術後の経過観察―周術期管理―

Akintoyeらの報告（メタ解析）[15]によると，POEMに関連した主な偶発症は，粘膜損傷4.8％，粘膜穿孔0.2％，出血（大出血）0.2％，気胸1.2％，胸水貯留1.2％とされている．術後早期の粘膜穿孔は，消化管内腔と，縦隔もしくは腹腔とが交通し，縦隔炎，腹膜炎の状態となるため，注意が必要である．多くの施設では，POEM後1～2日目に内視鏡検査を行い，粘膜損傷，クリップの脱落，後出血の有無について確認を行っている．内視鏡検査で問題がないことが確認された後に，食道X線造影検査を行い，胃内への造影剤の流れに改善がみられるか客観的な評価を行っている．

専門医からのワンポイントアドバイス

アカラシアの診療を行っていると，GERD，冠攣縮性狭心症，精神疾患，原因不明の気管支喘息や肺炎と医療機関で診断され，アカラシアの診断に行きついていない症例を時々経験する．『酸分泌薬抑制薬が奏効しない胃食道逆流症（GERD）』『心臓カテーテル検査で異常所見のない胸痛』『内視鏡検査やCTで異常を指摘できない，つかえ感や嘔吐』『繰り返す気管支喘息や肺炎』など，現行の検査法や治療法で臨床的な説明がつかない症例については，一度専門施設での精査が勧められる．

専門医に紹介するタイミング

専門性が高い疾患であるため，アカラシアが疑われる，もしくは確定診断された時点で，専門医への紹介が望ましい．特にバルーン拡張術が奏効しないと予見される症例（シカゴ分類 type Ⅲ のアカラシアや40歳以下のアカラシア）や複数回のバルーン拡張術で効果が不十分な症例については，POEMができる医療機関への紹介が勧められる．

文　献

1) Inoue H, Minami H, Kobayashi Y et al：Peroral endoscopic myotomy（POEM）for esophageal achalasia. Endoscopy 42：265-271, 2010

2) 井上晴洋，塩飽洋生，岩切勝彦 他：POEM診療ガイドライン. Gastroenterol Endosc 60：1249-1271, 2018

3) Inoue H, Shiwaku H, Iwakiri K et al：Clinical practice guidelines for peroral endoscopic myotomy. Dig Endosc 30：563-579, 2018

4) Sato H, Yokomichi H, Takahashi K et al：Epidemiological analysis of achalasia in Japan using a large-scale claims database. J Gastroenterol 54：621-627, 2019

5) Shiwaku A, Shiwaku H, Okada H et al：Treatment outcomes and esophageal cancer incidence by disease type in achalasia patients undergoing peroral endoscopic myotomy：retrospective study. Dig Endosc, 2024. doi: 10.1111/den.14928（online ahead of print）

6) Sato H, Nishikawa Y, Abe H et al：Esophageal carcinoma in achalasia patients managed with endoscopic submucosal dissection and peroral endoscopic myotomy：Japan Achalasia Multicenter Study. Dig Endosc 34：965-973, 2022

7) 塩飽洋生，塩飽晃生，大宮俊啓：食道運動障害の診断と治療. Gastroenterol Endosc 66：1570-1580, 2024

8) Iwakiri K, Hoshihara Y, Kawami N et al：The appearance of rosette-like esophageal folds（"esophageal rosette"）in the lower esophagus after a deep inspiration is a characteristic endoscopic finding of primary achalasia. J Gastroenterol 45：422-425, 2010

9) Shiwaku H, Yamashita K, Ohmiya T et al：New endoscopic finding of esophageal achalasia with ST Hood short type：corona appearance. PLoS One 13：e0199955, 2018

10) Okada H, Shiwaku H, Ohmiya T et al：Efficacy and safety of peroral endoscopic myotomy in 100 older patients. Esophagus 19：324-331, 2022

11) Shiwaku H, Inoue H, Sato H et al：Peroral endoscopic myotomy for achalasia：a prospective multicenter study in Japan. Gastrointest Endosc 91：1037-1044.e2, 2020

12) Modayil RJ, Zhang X, Rothberg B et al：Peroral endoscopic myotomy：10-year outcomes from a large, single-center U.S. series with high follow-up completion and comprehensive analysis of long-term efficacy, safety, objective GERD, and endoscopic functional luminal assessment. Gastrointest Endosc 94：930-942, 2021

13) Shiwaku H, Sato H, Shimamura Y et al：Risk factors and long-term course of gastroesophageal reflux disease after peroral endoscopic myotomy：a large-scale multicenter cohort study in Japan. Endoscopy 54：839-847, 2022

14) Shiwaku H, Inoue H, Shiwaku A et al：Safety and effectiveness of sling fiber preservation POEM to reduce severe post-procedural erosive esophagitis. Surg Endosc 36：4255-4264, 2022

15) Akintoye E, Kumar N, Obaitan I et al：Peroral endoscopic myotomy：a meta-analysis. Endoscopy 48：1059-1068, 2016

1. 消化管疾患

食道癌

たけうちまさし かわくぼひろふみ きたがわゆうこう
竹内優志, 川久保博文, 北川雄光

慶應義塾大学医学部 外科学（一般・消化器）

POINT
- 本邦における食道癌に対する診療は，「食道癌診療ガイドライン 2022 年版」および，日本食道学会「食道癌取扱い規約 第 12 版」に基づくことが推奨される.
- 一方で，食道癌の治療過程においては，入退院，身体侵襲の大きい治療，治療後の生活レベルの変化など，患者への数々の影響が想定される. したがって，病期に加えて，年齢，全身状態，生活環境（周囲からのサポート体制の有無）などを総合的に判断して，治療方針を決めていくことが重要である.

ガイドラインの現況

「食道癌治療ガイドライン」として初版が 2002 年に発刊された後，診断に関する指針が加わり，2007 年の第 2 版からは「食道癌診断・治療ガイドライン」となった. 現行版は，日本食道学会より「食道癌診療ガイドライン 2022 年版」（以下，ガイドライン）[1] が発刊されている. 米国では National Comprehensive Cancer Network が，欧州では European Society for Medical Oncology がそれぞれガイドラインを発行している. しかし，本邦をはじめとしたアジア，南米では胸部食道に好発する扁平上皮癌が多いのに対して，欧米では食道胃接合部に主座をおく腺癌が主体である. さらに集学的治療開発の歴史も異なることから，本邦では主に日本食道学会のガイドライン[1] が日常診療に用いられている.

【本稿のバックグラウンド】 食道癌に対する診断および治療について，「食道癌取扱い規約 第 12 版」，ならびに「食道癌診療ガイドライン 2022 年版」を参考にしている.

どういう疾患・病態か

食道癌はがん種別では日本人男性において 7 番目に多い疾患であり，近年，罹患率は上昇傾向，死亡率は横ばいに推移している. 本邦の 2019 年の食道癌による死亡は 11,619 人

（人口動態統計による死亡データ）であり，年齢調整死亡率（人口 10 万対）は，2019 年度が男性 7.1，女性 1.2 であった. 罹患年齢のピークは 70 歳代であり，高齢者が比較的多い疾患である. 日本食道学会の全国調査によると，発生部位は胸部中部食道が約半数を

占め，胸部下部食道がそれに次ぐ頻度である．組織型は，扁平上皮癌が約90％と多く腺癌が4％程度とされている．また，同時性，異時性の重複癌が多い疾患であることも併せて留意すべき疾患である．

本邦において多くを占める食道扁平上皮癌の危険因子は，飲酒と喫煙である．さらにその両者に曝露されることで発癌リスクが上昇するとされており，飲酒歴と喫煙歴の両者を有する患者においては，スクリーニング時に食道の観察をより慎重に行うように留意する必要がある．一方で，腺癌の危険因子としては，欧米では胃食道逆流症に起因するBarret食道が発生母地として知られているが，本邦での食道腺癌の発生率は近年上昇傾向であるものの依然として低く，危険因子は明らかになっていない．

さらに留意すべき食道癌の特徴としては，その解剖学的位置，組織学的構造から，比較的早期の段階から広範にリンパ節転移をきたすことが挙げられる．特に胸部食道に発生する食道癌のリンパ節転移は，頸部・胸部・腹部に至ることが明らかになっている．したがって根治を得るためには，原発巣の切除に加えて，頸部・胸部・腹部のリンパ節転移を制御することが必須であり，手術や化学放射線療法といった治療に伴う侵襲は必然的に高くなる．これらが，食道癌治療が依然として困難であると考えられている要因である．

治療に必要な検査と診断

食道癌のスクリーニング，診断には上部消化管内視鏡検査が用いられる．従来の通常光観察に加えて，narrow band imagingを併用することにより，食道癌発見の精度が高まると報告されており，積極的な併用が望ましい．ヨード染色の併用も病変範囲の診断には有用である．確定診断後，後述する内視鏡的切除（endoscopic resection：ER）の適応を判断するためは，粘膜固有層（cT1a-LPM）と粘膜筋板（cT1a-MM）の鑑別が重要であり，超音波内視鏡もしくは拡大内視鏡による精査が推奨されている．

病理組織学的検査によって確定診断がついたのちには，進行度診断のためにCT検査が行われる．転移検索のためのpositron emission tomography（PET）や，深達度診断のためのMRI検査の併用に関しては施設ごとの方針が異なるのが現状であり，総合的な診断精度向上のためにいずれの組み合わせが望ましいのかについては，明確なエビデンスは示されていない．

本邦では日本食道学会「食道癌取扱い規約 第12版」（以下，取扱い規約）[2]に準拠して病期を分類している．欧米ではUICC（Union for International Cancer Control）によるTNM分類第8版が主に用いられているため，TNM分類を併記して診療にあたっている施設もあるが，ガイドラインは取扱い規約に準じているため，その理解が重要である．

治療の実際

食道癌に対する治療は，病期によって大別され，ガイドラインにはアルゴリズムとしてまとめられている（図1）．しかし，手術や化学放射線療法を受けるには，一定以上の全身状態や臓器機能を有することが必要であり，個々の患者の状態に応じて最適な治療を選択していくことが最も重要である．

1 cStage 0，Iに対する治療

cStage 0，I食道癌において，深達度cT1a-LPMまではリンパ節転移の頻度が極めて低いため，ERが推奨される．しかし，3/4周

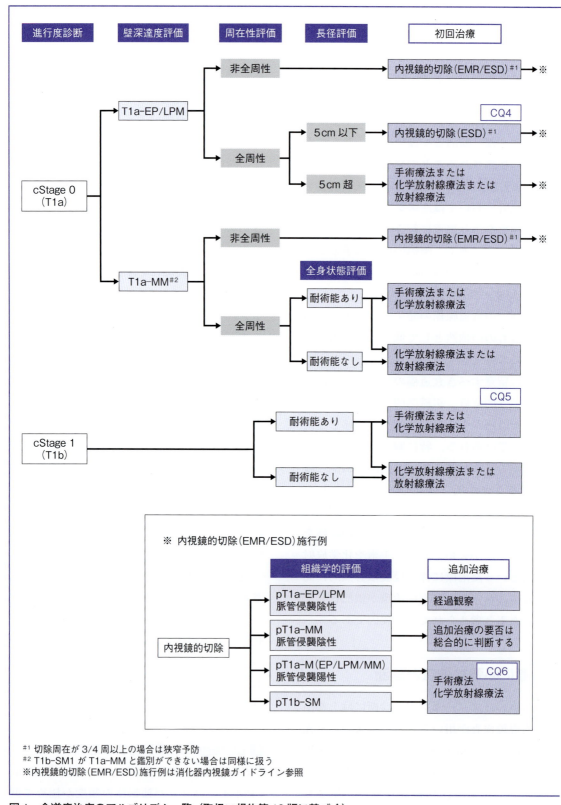

図1 食道癌治療のアルゴリズム一覧（取扱い規約第12版に基づく）

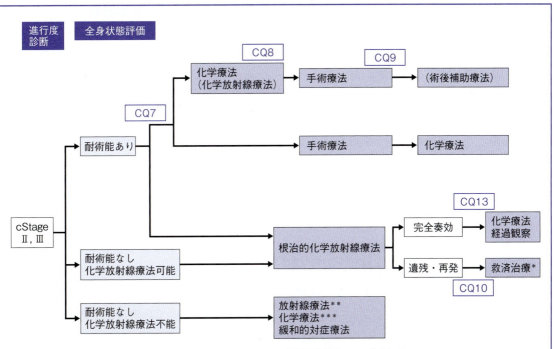

*：内視鏡的切除，手術　　**：腎機能低下症例，高齢者など　　***：放射線照射歴のある患者など

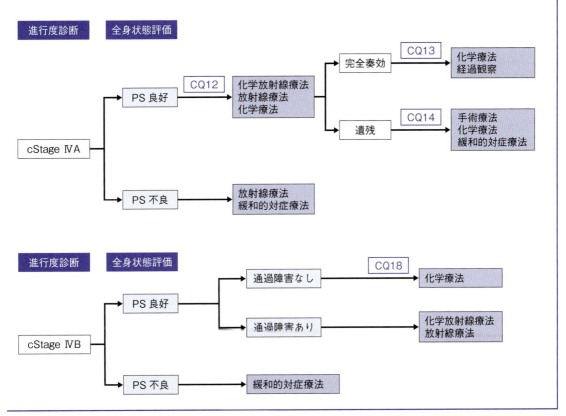

(日本食道学会 編：食道癌診療ガイドライン 2022年版 第5版. p viii-ix, 金原出版, 2022 より引用)
https://www.esophagus.jp/public/cancer/（2022年11月閲覧）

食道癌　19

性以上の周在を有する場合には治療後狭窄の
リスクが上がるため，ER 以外の選択肢とし
て化学放射線療法や手術が検討される．
cT1a-MM に関しても ER が選択肢のひとつ
ではあるが，切除検体において脈管侵襲が陽
性であった場合には，リンパ節転移のリスク
が高いため，化学放射線療法や手術を行うこ
とが望ましい．手術が依然として標準治療で
あるものの，化学放射線療法が行われる場合
もあり，その優劣はいまだ定まっていない．

　深達度が粘膜下層（cT1b）以深の cStage
I 食道癌においては，リンパ節転移を有する
頻度が高いことから，ER は推奨されない．
根治可能性が高い治療として，手術または化
学放射線療法が用いられる．

2 cStageⅡ，Ⅲに対する治療

　治療方針の決定に際しては，耐術能の評価
が重要である．耐術可能と判断された場合に
は，術前化学療法後に，後述するような術式
を用いて根治手術を行う．術前化学療法とし
ては，5-FU，シスプラチン，ドセタキセル
を併用した DCF 療法を 3 コース行うことが
標準治療である．しかし，高齢者や併存症な
どで 3 剤併用化学療法が困難と想定される症
例や，3 剤併用化学療法に経験が少ない施設
などでは従来のシスプラチン＋5-FU の 2 剤
による術前化学療法も選択肢として残る．

　手術拒否例や，耐術能は低いが化学放射線
療法が施行可能な症例に対しては，根治的化
学放射線療法（CF 療法＋放射線 50Gy 以上）
が選択される．しかし，一定の頻度で化学放
射線療法後の遺残，再発例が認められる．そ
れらに対しては，救済手術（サルベージ）手
術が選択肢となるが，術後合併症のリスクが
通常の食道癌手術と比較しても高いとされて
おり，その適応には十分な検討が必要である．

3 cStageⅣに対する治療

　局所において他臓器浸潤を有する cStage
Ⅳa 食道癌においては，化学放射線療法は根
治が期待できる治療選択肢のひとつである．
しかし遺残病変に対するサルベージ手術は，
先述の通り手術に伴う危険性が高いため，益
と害のバランスに十分配慮して総合的に判断
する必要がある．また，局所進行食道癌に対
して導入 DCF 療法により腫瘍縮小を得た後
に手術を行う治療戦略の有用性も報告されて
おり，選択肢のひとつとなってきている．

　遠隔転移を有する食道癌 cStage Ⅳ B に対
しては，performance status（PS）が保たれ
ていれば全身化学療法が行われる．本邦にお
いては，長らく CF 療法が一次治療の標準治
療であったが，2021 年に免疫チェックポイ
ント阻害薬であるペムブロリズマブ＋CF 療
法の有効性が示され，ガイドラインにおいて
強く推奨されるに至った．2022 年からは，
ニボルマブ＋CF 療法，およびニボルマブ＋
イピリムマブ療法の有用性が報告され，いず
れもガイドラインにおいて強く推奨されてい
る．二次治療としては，一次治療において抗
PD-1 抗体の使用歴がなければニボルマブが
推奨されるが，使用歴がある場合には，パク
リタキセルやドセタキセルといった殺細胞性
抗癌薬が推奨されている．一方で，免疫
チェックポイント阻害薬には免疫関連有害事
象や，投与後早期の比較的急激な病勢悪化の
可能性もあり，十分な観察とサポート体制の
もとで使用されることが望ましい．

　cStageⅣB の診断の後に，PS が不良であ
り全身化学療法が困難である場合には，緩和
的化学療法，best supportive care が勧めら
れる．

4 内視鏡治療

　根治的化学放射線療法後のサーベイランス

について言及がなされた．根治的化学療法後
は原発巣が完全奏効となった場合でも再発が
多いことから，内視鏡検査を高頻度に行うこ
とが重要である．よって完全奏効が得られた
場合でも内視鏡を用いたサーベイランスを行
うことが強く推奨される．

5 手術治療

　食道癌治療の主軸は，依然として外科治療
である．食道癌の多くは胸腔内の食道に発生
する胸部食道癌である．頸部から腹部に至る
まで広範なリンパ節転移をきたすため，外科
治療においても転移しうるリンパ節を広範に
切除することが求められる．根治を目的とし
た手術としては，頸部，胸部，腹部の3領域
または胸部，腹部の2領域にわたるリンパ節
郭清を伴う食道亜全摘術が標準治療である．

　再建には，胃を用いる胃管再建が一般的で
ある．胃管を頸部まで挙上する経路は，食道
が存在していた経路に胃管を通す後縦隔経
路，胸骨背側の縦隔スペースを通す胸骨後経
路，胸骨前の皮下を通す胸壁前経路がある．
本邦では，後縦隔経路と胸骨後経路が用いら
れることが多い．しかし，いずれも縫合不全
などの術後合併症発生時に，縦隔炎，膿胸を
発症し，時に致死的となるため，サルベージ
手術など，周術期リスクの高い場合は胸壁前
経路が選択肢となる．胃切除の既往や，原発
巣の胃側への広範な浸潤があり，再建臓器と
して胃を用いることができない場合には，小
腸や結腸を用いる再建経路があるが，血管吻
合や多くの消化管吻合を要するため難易度が
高い．

　食道癌に対しては従来，開胸食道切除術が
行われてきたが，内視鏡外科手術機器の進歩
や手術手技の向上により，胸腔鏡下食道切除
術が急速に普及している．胸腔鏡手術のメ
リットは一般的に，開胸手術と比較して胸部

創が小さく胸壁破壊が少ないこと，拡大視効
果により精緻なリンパ節郭清が可能となりう
ることである．一方で，高い手術技術が要求
され，手術時間も長い．両者の比較に関して
は，欧米で行われた研究により，胸腔鏡下食
道切除術は開胸手術と比較して，術後呼吸器
合併症を軽減すると報告されている．一方
で，腫瘍学的観点から長期成績を検討した報
告はいまだ少ない．本邦では開胸と胸腔鏡ア
プローチを比較することを目的としたランダ
ム化比較試験であるJCOG1409試験が行わ
れているのが現状であり，依然として一方を
強く推奨するだけのエビデンスに乏しい．

　2018年4月，本邦においてロボット支援
下食道切除術が保険収載された．現在に至る
まで徐々に同術式を導入する施設が増えてき
ているが，依然として限られた施設でのみ提
供される治療である．欧米では，開胸手術と
ロボット支援下手術を比較したランダム化比
較試験が行われ，後者において術後合併症が
軽減された[3]．しかし，多くは食道胃接合部
癌に対する手術であり，本邦とは術式が異な
ること，あくまでも開胸手術との比較であり
胸腔鏡手術とロボット支援下手術の比較に関
しては未知であることから，いまだ十分なエ
ビデンスは確立されていない．現状では，施
設ごとに適応基準に基づき，慎重に行われて
いる．

処方（治療）例

臨床病期 Stage Ⅱ・Ⅲ食道癌

　術前DCF療法3コース施行後，（開胸／
胸腔鏡／ロボット支援下）食道亜全摘術

専門医に紹介するタイミング

先述の通り，食道癌は検診のほか，嚥下時つかえ感などにより行われる上部消化管内視鏡検査により診断される．病期に加えて，患者状態や社会的背景までを考慮したうえで集学的治療選択が重要であることから，診断後は早期に専門医に紹介することが望ましい．

専門医からのワンポイントアドバイス

食道癌は依然として予後不良な疾患であるが，内視鏡治療の進歩，手術の低侵襲化，全身療法の進歩に伴い治療成績は向上している．発見・診断後は，速やかに専門施設にご紹介いただきたい．

———————— 文　献 ————————

1) 日本食道学会 編：食道癌診療ガイドライン 2022 年版．金原出版，2022
2) 日本食道学会 編：臨床・病理 食道癌取扱い規約 第 12 版．金原出版，2022
3) van der Sluis PC, van der Horst S, May AM et al：Robot-assisted minimally invasive thoracolaparo-scopic esophagectomy versus open transthoracic esophagectomy for resectable esophageal cancer：a randomized controlled trial. Ann Surg 269：621-630, 2019

1. 消化管疾患

食道・胃静脈瘤

日高　央，岩崎秀一郎，草野　央
北里大学医学部 消化器内科学

- 食道静脈瘤に対する標準的な治療法は，内視鏡的静脈瘤結紮術（endoscopic variceral ligation：EVL）または内視鏡的静脈瘤硬化療法（endoscopic injection sclerotherapy：EIS）による内視鏡治療である[1]．
- 孤立性胃静脈瘤に対する非出血時の治療法は，バルーン閉塞下逆行性経静脈的塞栓術（balloon occulted retrograde transvenous obliteration：B-RTO）であり，緊急時はαシアノアクリレートを用いた内視鏡的治療である[1]．
- 大量出血で全身状態が安定しないときや内視鏡治療が困難と判断された場合には，Sengstaken-Blakemore tube（SBチューブ）を挿入し，一時止血後に内視鏡的処置を行う[1〜5]．
- 門脈降圧薬投与や酸分泌抑制薬の投与も検討すべきである[1, 3, 4]．

ガイドラインの現況

　食道・胃静脈瘤治療に対する日本消化器内視鏡学会ガイドライン[3]は，第3版以降17年間以上改訂されていないものの，肝予備能が許される限りEISによる治療とされている．一方で「肝硬変診療ガイドライン2020」では[1]食道静脈瘤の標準的な治療法は，EVLまたはEISによる内視鏡治療となっている．孤立性胃静脈瘤に対しては，日本消化器内視鏡学会のガイドライン[3]では，胃腎シャントの大きさにより異なるが，αシアノアクリレートを用いた内視鏡的治療またはB-RTOとされ，「肝硬変診療ガイドライン2020」ではシャントが存在する症例に対してはB-RTOが推奨され，緊急時にαシアノアクリレートを用いた内視鏡的治療が推奨されている[1]．しかし大量出血で全身状態が安定しないときや内視鏡治療が困難と判断された場合には，内視鏡的治療に固守することなく，SBチューブを挿入し，一時止血後12〜24時間以内に内視鏡的処置を行う．必要に応じてinterventional radiology（IVR）治療や外科的な治療も考慮に入れる．また門脈降圧薬投与や酸分泌抑制薬の投与も検討すべきであり，日本肝臓学会と日本門脈圧亢進症学会合同の診療ガイド[4]において薬物療法に関しての簡単な指針が示された．なお本稿においては，保険適用外の内容も含まれており，この点に関してご留意いただければ幸いである．

【本稿のバックグラウンド】　「肝硬変診療ガイドライン 2020」では食道静脈瘤の標準的な治療法は，EVL または EIS による内視鏡治療となっており，孤立性胃静脈瘤に対しては B-RTO が推奨され，緊急時に α シアノアクリレートを用いた内視鏡的治療が望ましいとされた．さらに門脈降圧薬投与や酸分泌抑制薬の投与も検討すべきであり，肝臓学会と門脈圧亢進症学会合同の診療ガイドにおいて薬物療法に関しての簡単な指針が示された．

どういう疾患・病態か

門脈圧亢進症が原因の消化管出血は，最も重篤な合併症のひとつであり，その 70％ が食道胃静脈瘤による[2]．特に非代償性肝硬変患者の約 70％ に食道胃静脈瘤が発達し，1 年あたり 5〜15％ に出血がみられる[2]．食道胃静脈瘤は食道胃噴門部静脈瘤（図 1a, b）と，食道静脈瘤を伴わない胃穹隆部を中心とした，いわゆる孤立性胃静脈瘤（図 2a, b）に分かれる．胃噴門部静脈瘤は，胃噴門部小弯側から食道へ連続して存在することが多いため，ほぼ食道静脈瘤と同様の治療方針と考えてよい[3]．

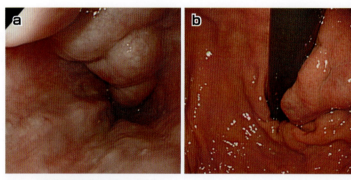

図 1　食道噴門部静脈瘤の症例
a：中部食道から食道胃接合部まで F2 の食道静脈瘤を認める．
b：上記静脈瘤は，胃噴門部まで連続している．

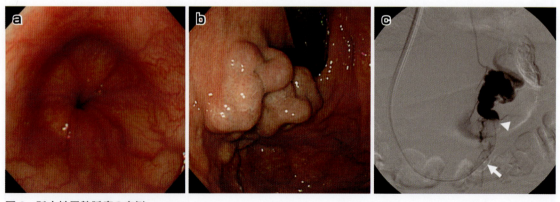

図 2　孤立性胃静脈瘤の症例
a：食道には静脈瘤を認めない．
b：胃穹隆部を中心に胃静脈瘤を認める．
c：B-RTO 時の画像：排血路側からバルーンカテーテル（矢じり）を挿入し，静脈瘤からの排血路（矢印）の遮断によって血流が停滞した．

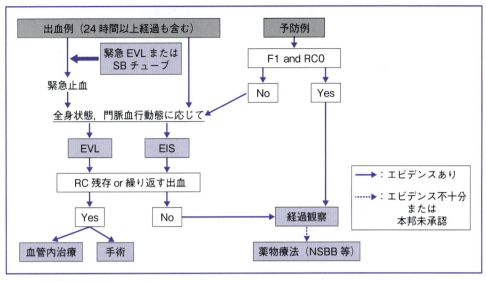

図3 食道静脈瘤治療アルゴリズム

(文献5より引用)

治療に必要な検査と診断

「肝硬変ガイドライン2020」および欧米のガイドラインにおいて[1,2]，食道・胃静脈瘤の初回出血を起こす有意な因子は，静脈瘤の大きさ・RC（red color）サインの有無，そしてChild-Pugh scoreであるとされている[2]．つまりsmall varices（F1程度）であれば，RCサイン陰性の場合には，予防的治療の適応とはならない．したがって，「肝硬変診療ガイドライン2020」に基づく食道静脈瘤治療アルゴリズムは，図3[5]のように考えられる．

胃静脈瘤に関しては2つのコホート研究の結果から，出血の危険因子に選択されるものとして，静脈瘤の存在部位・形態・RCサイン陽性の有無，そして肝予備能が挙げられ，上記ガイドラインにもその旨が明記されている[2,3]．食道胃静脈瘤はその占拠部位，形態，色調，発赤所見，出血所見，粘膜所見の6項目によって記載される．詳細に関しては，食道・胃静脈瘤内視鏡所見記載基準（表1)[4]を参照し，内視鏡的形態を正しく理解しておくことは極めて大切である．

治療の実際

1 SBチューブ（図4）

食道静脈瘤出血時において，全身状態が保たれていれば上部消化管内視鏡を用いた止血術を行うべきであるが，全身状態が安定しない場合や内視鏡的に視野確保が難しい症例に対しては，躊躇せずSBチューブの挿入を検討すべきである[1~4]．

2 内視鏡的治療

本邦における，食道噴門部静脈瘤に対する中心的な治療法は上部内視鏡であり，EISとEVLは血行動態や緊急・待期・予防といった治療時期によって使い分けられている（詳細な治療戦略は図3を参照)[5]．欧米においては，medium〜large sizeの静脈瘤の未出血例に対しては非選択的βブロッカーまたはEVL治療を行い，出血既往歴のある症例に

食道・胃静脈瘤 25

表 1 　食道・胃静脈瘤内視鏡所見記載基準

	食道静脈瘤（EV）	胃静脈瘤（GV）
占拠部位 Location [L]	Ls：上部食道にまで認められる静脈瘤 Lm：中部食道まで認められる静脈瘤 Li：下部食道にのみ限局した静脈瘤	Lg-c：噴門部に限局する静脈瘤 Lg-cf：噴門部から穹窿部に連なる静脈瘤 Lg-f：穹窿部に限局する静脈瘤
	（注）治療後の経過中に red vein, blue vein が認められても静脈瘤の形態をなしていないものは F_0 とする.	
形態 Form [F]	F_0：治療後に静脈瘤が認められなくなったもの（治療後の記載所見） F_1：直線的で比較的細い静脈瘤 F_2：数珠状の中程度の静脈瘤 F_3：結節状あるいは腫瘤状の太い静脈瘤	食道静脈瘤の記載法に準ずる.
色調 Color [C]	Cw：白色静脈瘤 white varices Cb：青色静脈瘤 blue varices	食道静脈瘤の記載法に準ずる.
	ⅰ）静脈瘤内圧が高まって緊満した場合は青色静脈瘤が紫色・赤紫色になることがあり，その場合は violet（v）を付記して Cbv と記載してもよい. ⅱ）血栓化された静脈瘤は，Cw-Th（white cord ともいう），Cb-Th（bronze varices ともいう）と付記する.	
発赤所見 Red color sign [RC]	発赤所見には，ミミズ腫れ red wale marking [RWM]，チェリーレッドスポット cherry red spot [CRS]，血マメ hematocystic spot [HCS] の３つがある.	
	RC_0：発赤所見が全く認められないもの RC_1：限局性に少数認められるもの RC_2：RC_1 と RC_3 の間 RC_3：全周性に多数認めるもの	RC_0：発赤所見を全く認めない RC_1：RWM, CRS, HSC のいずれかを認める
	（注）ⅰ）telangiectasia がある場合は Te を付記する. ⅱ）RC の内容（RWM, CRS, HSC）は RC の後に付記する. ⅲ）F_0 でも RC が認められるものは RC_{1-3} で表現する.	（注）胃静脈瘤では RC の程度を分類しない.
出血所見 Bleeding sign [BS]	出血中所見 湧出性所見 gushing bleeding：破裂部より大きく湧き出るような出血 噴出性出血 spurting bleeding：破裂部が小さく jet 様の出血 滲出性出血 oozing bleeding：滲み出る出血 止血後間もない時期の所見： 赤色血 red plug, 白色血栓 white plug	食道静脈瘤の記載法に準ずる.
粘膜所見 Mucosal finding [MF]	びらん（erosion）[E]：認めれば E を付記する 潰瘍（ulcer）[UI]：認めれば UI を付記する 瘢痕（scar）[S]：認めれば S を付記する	

（文献 4 より引用）

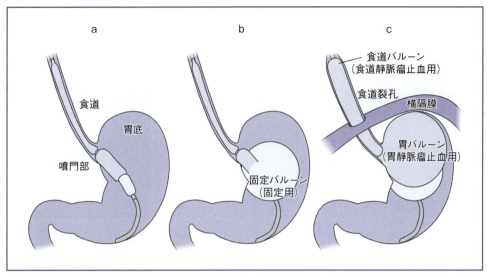

図 4　Sengstaken-Blakemore tube（EV チューブ®）
 a：鼻孔より 50 cm の目盛表示部まで挿入したところ．
 b：胃内でバルーンを膨らませたところ．抵抗を感じたら直ちに中止し，X 線透視にて確認する．
 c：胃バルーンを胃食道接合部に密着させ，食道バルーンを膨らませた状態．

対しては β ブロッカー＋EVL 治療が推奨されている[2]．EIS の禁忌は，高度の黄疸例（総ビリルビン 4.0 mg/dL 以上），高度の低アルブミン血症（2.5 g/dL 以上），高度の血小板減少（2 万以下），全身の出血傾向（DIC），多量の腹水貯留，高度の脳症，高度の腎機能不良例などである[3]．さらに門脈-肺静脈吻合（porto-pulmonary venous anastomosis：PPVA）合併例は，硬化剤が流失すると直ちに肺静脈などへ流失し，重篤な臓器障害を引き起こす可能性があるので，できる限り造影 CT による 3D 画像などを事前に作成し評価を行うことが望ましい[4]．

3　IVR 治療

前述したように，胃穹隆部静脈瘤（孤立性静脈瘤）は，その血行動態の違いから食道胃噴門部静脈瘤とは大きく異なる．緊急止血時は，シアノアクリレート系薬剤（cyanoacrylate：CA）を用いた内視鏡的止血術または，SB チューブによる圧迫止血がコンセンサスを得られている[1, 3, 4]．一方で，B-RTO の予防的な胃穹隆部静脈瘤治療の有効率は 100％近く，治験結果に基づき保険収載されている．B-RTO は，図 2c に示すように，排血路側からバルーンカテーテルを挿入し，静脈瘤への血流を遮断し塞栓することによって，静脈瘤の根絶を目指す治療である．

基本的にはアプローチ可能な門脈大循環シャント（特に胃腎シャント）を有する胃静脈瘤症例が治療対象であり，出血の既往のある胃静脈瘤（待期例）あるいは出血のリスクがある胃静脈瘤（予防例）がよい適応とされる．禁忌としては，cavernomatous transformation が発達していない門脈血栓・腫瘍栓（特に門脈本幹），大量の腹水貯留を伴う症例である．

食道静脈瘤であっても，内視鏡的治療後に出血を繰り返す症例に対しては，IVR 治療が有効である．図 5 に，アルコール性肝硬変症例に対して施行された経皮経肝的静脈瘤

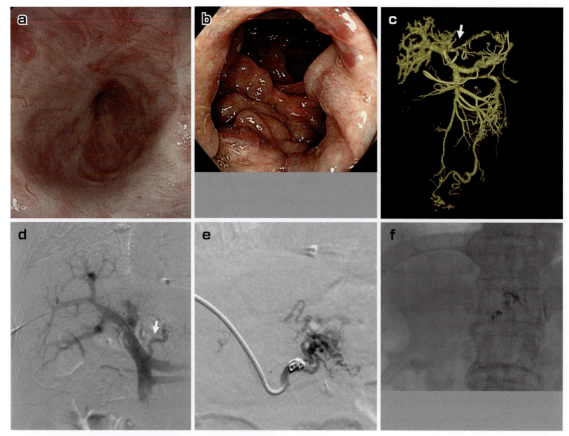

図5 直腸静脈瘤に対するPTS時に，左胃静脈も塞栓した一例
　a：食道静脈瘤治療後の上部内視鏡画像．治療後の瘢痕を認めるのみ．
　b：大腸内視鏡時の直腸静脈瘤．
　c：3D-CTの門脈相．左胃静脈を白矢印にて示す．
　d：門脈造影にて左胃静脈の残存を認める．左胃静脈を白矢印にて示す．
　e：左胃静脈の入り口にコイルをおいて血流を低下させたのち，25％ヒストアクリルを注入した．
　f：治療後．ヒストアクリルは静脈瘤へ向かう静脈内に停滞している．

硬化療法（percutaneous transhepatic sclerosis：PTS）を示す．食道静脈瘤治療後（図5a）に，直腸静脈瘤（図5b）が増悪したため治療を行った．3D-CT画像（図5c）にて，左胃静脈が残存しており，直腸静脈瘤後に食道静脈瘤が悪化する可能性が示唆されたため，左胃静脈をコイルと25％ヒストアクリルおよびコイルにて予防的に塞栓した（図5d〜f）．食道静脈瘤に対するPTS単独治療は再発率が高いものの，内視鏡的治療との併用は有効と考える．

4 薬物療法

薬物療法には，門脈降圧治療と胃酸による粘膜損傷に有効とされている酸分泌抑制があるものの，後者のエビデンスは十分とはいえず，その長期使用に関しては否定的な意見も多いのが現況である[1, 2, 4, 5]．

1．門脈血液量を低下させる薬剤

βブロッカーの代表的な薬剤には，プロプラノールとナドロールがあり，$β_1$遮断による心拍出量低下作用に加えて，$β_2$遮断による腸管平滑筋収縮作用によって，門脈血液量

を低下させることにより出血予防や再出血予防する[4].

処方例

プロプラノロールの場合

処方 10mg錠を1日3回，収縮期血圧が90mmHg以下にならないように，1日量を30mgから60mg，そして90mgへと増量していく．治療目標は安静時において心拍数25%以下ないしは55回/分以下が推奨されている[4].

近年，非選択的βブロッカー（NSBB）としての作用に加えてα1ブロッカー作用も併せもつカルベジロールが注目されている．

カルベジロールの治療目標

処方 プロプラノロールと同様に設定し，1日量を5mgから2.5mgずつ増量し，最大使用量は12.5mgとする[4].

2．血管作動性薬剤

バソプレシン受容体拮抗薬はV1受容体を介して，血管平滑筋受容体に結合して強力な血管収縮作用を発揮し門脈血液量を減少させる．

処方例

処方 バソプレシン（ピトレシン）1回20単位を5%ブドウ糖液100mLに希釈し，0.2〜0.4単位/分で血圧をモニターしながら精密持続点滴静注する．バソプレシンには，心筋虚血・末梢動脈枝の虚血・不整脈・高血圧そして腸管虚血などがあり，合併症を予防するために使用期間を最大で24時間に限定し，亜硝酸製剤の併用が推奨されている[2].

3．肝内血管抵抗を改善させる薬剤

アンジオテンシンⅡ受容体拮抗剤（ARB）の門脈降圧効果について，Tandonら[6]は，肝予備能の極端に低下した症例（Child Pugh分類C）へは使用しない，平均血圧低下症例では過度に血圧低下を起こす，および腎機能が悪化した症例では，過度の血圧低下および電解質の異常が起こる可能性を示唆している[4].

4．プロトンポンプ阻害薬（proton pump inhibitor：PPI）を中心とした胃酸分泌抑制薬

EVL治療後の潰瘍出血は2〜4%程度存在するとされる[1]．またEVLにより完全治療（complete eradication）が得られた症例に対し，ラベプラゾール10mg投与群と非投与群の非盲検無作為比較試験がある[1]．両群には静脈瘤の再発率（F2以上またはRCサイン陽性）に全く差がないにもかかわらず，平均観察期間18.7ヵ月において6例（投与群1例，非投与群6例）が出血し，両群間に有意差（$p = 0.042$）を認めている．

一方で酸分泌抑制薬の長期使用は，特発性細菌性腹膜炎や肝性脳症さらに慢性腎臓病（CKD）を有意に悪化させると報告があり，長期投与の安全性は確立されておらず感染症の併発などに注意する必要がある[1, 2, 4, 5].

専門医に紹介するタイミング

食道胃静脈瘤治療においては，全身状態が安定している場合においても，止血手技に自信がない場合には上級医師とともに施行するか，さらなる専門病院（門脈圧亢進症技術認定医の駐在施設が望ましい）への搬送も考慮すべきである[4].

専門医からのワンポイントアドバイス

　大量出血で，全身状態が安定しないときや内視鏡治療が困難と判断された場合には，内視鏡的治療に固守することなくSBチューブを挿入し，一時止血後12〜24時間以内に内視鏡的処置を行う．必要に応じてinterventional radiology（IVR）治療や外科的な治療も考慮にいれる．また門脈降圧薬投与や酸分泌抑制薬の投与も検討すべきである．

——— 文　献 ———

1) 日本消化器学会・日本肝臓学会 編：肝硬変診療ガイドライン2020 改訂第3版. 南江堂, 2020
2) EASL Clinical Practical Guidelines for the management of patients with decompensated cirrhosis. J Hepatol 69：406-460, 2018
3) 小原勝敏, 豊永　純, 國分茂博：消化器内視鏡ガイドライン 第3版. 日本消化器内視鏡学会 監. pp.215-233, 医学書院, 2006
4) 日本肝臓学会・日本門脈圧亢進症学会 編：門脈圧亢進症の診療ガイド 2022. 文光堂, 2022
5) 日高　央, 魚嶋晴紀, 中澤貴秀：静脈瘤治療と血管内治療, 門脈血栓治療. 日内会誌 111：66-73, 2022
6) Tandon P, Abraldes JG, Berzigotti A：Renin-angiotensin-aldosterone inhibitors in the reduction of portal pressure：a systematic review and meta-analysis. J Hepatol 53：273-282, 2010

1. 消化管疾患

機能性ディスペプシア

中村　拳，阿川周平，二神生爾
日本医科大学武蔵小杉病院 消化器内科，日本医科大学 消化器内科学

POINT

●機能性ディスペプシアとは，器質的疾患がなくても慢性的な心窩部症状を呈する疾患である．

●診断の基本は問診であり，患者の訴えに耳を傾けることが重要である．

●アラームサインがなければ，上部消化管内視鏡検査は必須ではないが，施行をためらう必要もない．

●治療では，患者への説明，生活指導，薬物療法が重要である．

●薬物療法として，酸分泌抑制薬（H2RA，PPI，P-CAB），消化管運動機能改善薬（アコチアミド），漢方薬（六君子湯）が推奨される．

●鑑別には早期慢性膵炎が含まれ，難治例では膵酵素測定や超音波内視鏡検査を考慮する．

ガイドラインの現況

Helicobacter pylori（*H. pylori*）除菌療法の普及や若年世代の *H. pylori* 感染率低下により，*H. pylori* 感染患者数は著しく減少している．また，食生活の欧米化が進んだ結果，現代人の胃内環境は胃酸分泌が増加した状態に変化している．さらに，ストレス社会や新型コロナウイルス感染症（COVID-19）による生活環境の変化が影響し，機能性ディスペプシアを含む機能性消化管障害の患者は増加傾向にある．

こうした背景のもと，2014 年に日本消化器病学会が初めて「機能性消化管疾患診療ガイドライン 2014—機能性ディスペプシア（FD）」を作成し，2021 年にはその初改訂版が公表された[1]．このガイドラインでは，機能性ディスペプシアを「症状の原因となる器質的，全身性，代謝性疾患がないにもかかわらず，慢性的に心窩部痛や胃もたれ感など心窩部を中心とした腹部症状を呈する疾患」と定義している．

治療においては，一次治療として酸分泌抑制薬〔H2 受容体拮抗薬（H2RA），プロトンポンプ阻害薬（PPI）およびカリウムイオン競合型アシッドブロッカー（P-CAB）〕，消化管運動機能改善薬（アコチアミド），および漢方薬（六君子湯）の有効性が報告されている．

【本稿のバックグラウンド】　「機能性消化管疾患診療ガイドライン2021─機能性ディスペプシア（FD）改訂第2版」は，国際基準であるRome基準を参考に作成されている．本稿では，このガイドラインそのものに加え，その背景となったRome基準や，機能性ディスペプシアの除外診断上重要な疾患である早期慢性膵炎についても解説する．また，ガイドライン記載を超えた内容として，自験例や最新の知見に基づく情報も報告する．

どういう疾患・病態か

1 機能性ディスペプシアの定義

　見慣れない横文字である「ディスペプシア」の定義は，かつて曖昧であった．この用語が使われ始めたのは1989年頃の米国消化器病学会界隈で，当初は腹痛，胃もたれ感，食後膨満感，早期飽満感，げっぷ，食欲不振，嘔気嘔吐，胸やけ，逆流感といった消化器症状を広く含む概念であった．その後，1991年に機能性消化管疾患の分類基準としてRome基準が制定され，ディスペプシアの定義は徐々に整理された．2006年にRome Ⅲ基準で体系的なディスペプシア症状の分類が示され，2016年の最新のRome Ⅳ基準では，機能性ディスペプシアは「病悩期間が6ヵ月以上の食後のもたれ感，早期飽満感，心窩部痛，心窩部灼熱感を特徴とする疾患」と定義された．ただし，食道の症状，特に胸やけや逆流感のみを主訴とする場合はディスペプシアには含めない．これは，胃食道逆流症の概念が確立されたことで，ディスペプシアとの区別が明確になったためである．

2 我が国における機能性ディスペプシア

　我が国では長年，ディスペプシア症状の原因を組織学的炎症に求め，「慢性胃炎」と診断して治療を行ってきた．しかし，*H. pylori*の除菌療法の普及，食生活の欧米化，ストレス社会の影響により，ディスペプシアの病態プロファイルは大きく変化している．

　時代の流れや国際学会での動きを受け，2014年に日本消化器病学会から機能性ディスペプシアに関するガイドラインが初めて刊行され，2021年には初改訂版が公表され，現在，「機能性消化管疾患診療ガイドライン2021─機能性ディスペプシア（FD）改訂第2版」が広く用いられている．このガイドラインでは，機能性ディスペプシアを「症状の原因となる器質的，全身性，代謝性疾患がないにもかかわらず，慢性的に心窩部痛や胃もたれ感など心窩部を中心とする腹部症状を呈する疾患」と定義している．具体的には，慢性的に上腹部を中心とした①食後のもたれ感，②早期飽満感，③心窩部痛，④心窩部灼熱感といった消化器症状を訴えるが，問診や血液検査などの結果から器質的疾患が否定されるものを指す．

　Rome基準とは異なり，我が国では医療機関へのアクセスが比較的容易であるため，具体的な病悩期間を設定すると患者を取りこぼす可能性があると指摘され，「慢性」の定義は実際の診療にあたる医師の裁量に委ねられている．また，Rome基準ではディスペプシア症状を，食後のもたれ感や早期飽満感を含む食後愁訴症候群と，心窩部痛や心窩部灼熱感を含む心窩部痛症候群に細分している．しかし，実臨床ではこれら2つのグループが互いにオーバーラップすることが多いため，日本のガイドラインでは各群に基づく具体的な治療方針の差異については言及されていない．Rome基準が研究や疫学データ収集を重視している一方，日本のガイドラインは臨床的な使いやすさや早期治療介入を目的として作成されており，両者には性格や目的の違いがある．

③ 機能性ディスペプシアの病態

機能性ディスペプシアの原因としては，胃適応性弛緩障害や胃排出遅延などの消化管運動能低下，内臓知覚過敏，胃酸分泌過多といった胃内環境の変化，さらに精神的素因，遺伝的素因，生育環境，生活環境など，さまざまな因子が挙げられる．これらの因子は単独で発症の原因となるのではなく，多数の因子が複合的に関与し，機能性ディスペプシアの病態を形成していると考えられる．

機能性ディスペプシアの主要な原因のひとつとして胃排出遅延があり，胃排出能はセクレチンやコレシストキニンといったホルモンによって調整されている．現在，消化管運動能検査は臨床研究としてのみ施行可能であるが，機能性ディスペプシアの病態解明において重要である．胃排出能の評価には，アセトアミノフェン法，^{13}C 呼気テスト法，体外式超音波法，胃電図などが用いられている．報告によれば，機能性ディスペプシア患者のうち約 30 〜 40％に胃排出遅延が認められ，^{13}C 呼気テスト法を用いた自験例では，食後愁訴症候群（食後のもたれ感や早期飽満感を主症状とする患者）で 39％，心窩部痛症候群（心窩部痛や心窩部灼熱感を主症状とする患者）で 18％の患者に胃排出能低下が認められた[2]．これらの結果は，胃排出遅延が病態に関与している可能性を示唆している．

さらに興味深いことに，十二指腸に脂肪や酸を直接注入するとディスペプシア症状が顕著になるとの報告があり，胃のみならず十二指腸の内臓知覚過敏も病態に関与している可能性がある．繰り返される酸曝露刺激やストレスによる脳腸相関，腸内細菌叢の変化などの要因によって，十二指腸で微小炎症が誘導され，tight junction の発現低下を介して腸管バリア機能障害を引き起こし，内臓知覚過敏が増強されると考えられる．自験例では，十二指腸粘膜におけるプロテアーゼ活性化受容体 2（PAR2）の発現と活性化が微小炎症の誘導に関与していると報告している[3]．また，感染性腸炎罹患後に機能性ディスペプシアを発症する例があり，これも十二指腸内臓過敏との関連が示唆されており，post-infectious functional dyspepsia として病態解明が進められている．

心理社会的要因や遺伝的要因についても研究が進んでおり，抑うつや不安症状と機能性ディスペプシアの関連性，機能性ディスペプシアに関連する遺伝子の同定，生育環境と内臓知覚過敏の関連性などが検討されている．しかし，現時点で確実に病態と関連付けられる要因は特定されておらず，さらなる研究が必要とされている．

治療に必要な検査と診断（図 1）

① 症状や病歴の把握＜質問紙法＞

機能性ディスペプシアは機能性疾患であり，診断の基本は詳細な病歴聴取にある．しかし，患者が訴える症状は主観的であり，自分が最も困っている症状を中心に話す傾向があるため，病態を包括的に把握することは難しい．そのため，GSRS（Gastrointestinal Symptom Rating Scale）などの質問紙法を用いて，ディスペプシア症状の種類や程度を客観的に評価することが望ましい．

質問紙法は，初診時だけでなく治療効果の判定にも有用であり，非侵襲的で患者への負担が少ないため，定期的かつ継続的に活用することが推奨される．

② 器質的疾患の除外＜アラームサイン＞

機能性ディスペプシアにおいては，その定義の通り，器質的疾患を除外することが診断の重要な要件である．しかし，2021 年のガ

イドライン改訂において，上部消化管内視鏡検査は機能性ディスペプシアの診断に必須ではないことが明記された．

診断に際しては，問診，身体所見，血液検査，腹部X線検査などの初期評価の段階で，高齢発症，体重減少，再発性の嘔吐，出血，嚥下障害，腹部腫瘤，発熱，悪性腫瘍の家族歴といった，器質的疾患を疑う「アラームサイン（警告徴候）」に注意を払う必要がある．これらの徴候が認められる場合には，上部消化管内視鏡検査を実施することが推奨される．

上部消化管内視鏡検査が必須とされなかった背景には，我が国における H. pylori 除菌

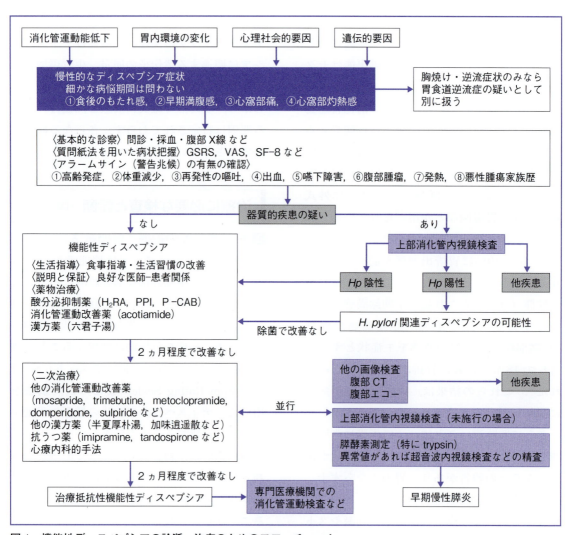

図1 機能性ディスペプシアの診断・治療のためのフローチャート

機能性ディスペプシアは慢性的な上腹部症状を特徴とする．診断に際しては，体重減少，出血，腹部腫瘤などのアラームサインに注意し，器質的疾患を除外することが前提である．H. pylori 感染や早期慢性膵炎との鑑別も重要であり，適切な診断と治療介入が予後を左右する．治療では，患者への説明，生活指導，薬物療法が重要である．酸分泌抑制薬（H_2RA，PPI，P-CAB），消化管運動機能改善薬（アコチアミド），漢方薬（六君子湯）が一次治療として推奨されるが，治療に反応しない場合は，二次治療や専門施設への紹介を検討する必要がある．

（文献1を参照して作成）

療法の普及に伴う胃癌有病率の低下がある．プライマリケア医の段階で早期に機能性ディスペプシアの診断を行い，迅速に治療介入を進めることが強く意図された結果である．すなわち，問診や初期検査で器質的疾患が否定される場合には，上部消化管内視鏡検査を行わずとも，機能性ディスペプシアと診断することが可能である．

3 上部消化管内視鏡検査

上部消化管内視鏡検査が必須とされないからといって，その重要性が低下するわけではない．筆者の施設では，上述の警告徴候（アラームサイン）が認められる症例はもちろんのこと，難治性の症例や患者本人の希望がある場合には，ためらうことなく上部消化管内視鏡検査を施行している．

さらに，消化管運動機能検査などの専門検査や，他疾患との鑑別を意識した追加の検査も適宜行っている．血液検査や腹部CT検査，腹部超音波検査，超音波内視鏡検査を適切に組み合わせ，正確な診断を目指している．

4 *H. pylori* 関連ディスペプシア

H. pylori 感染はディスペプシア症状との関連が注目されている．*H. pylori* 除菌療法によってディスペプシア症状が改善する可能性が報告されており，特に日本人をはじめとするアジア人種において除菌治療の有効性が比較的高いとされている．このような背景から，2014年には *H. pylori* 関連ディスペプシアという概念が提唱され，機能性ディスペプシアとは別個の病態として捉える潮流が形成されている．

問診および上部消化管内視鏡検査で *H. pylori* 感染が疑われた場合には，積極的な *H. pylori* 存在診断および除菌療法が推奨される．除菌後6ヵ月〜1年でディスペプシア症状が改善した場合には，*H. pylori* 関連ディスペプシアと診断され，機能性ディスペプシアとは異なる病態として扱われる．

厳密には，ディスペプシア症状を訴える患者が *H. pylori* 陽性である場合，除菌後6ヵ月〜1年経過するまで機能性ディスペプシアと診断することはできない．しかし実臨床では，機能性ディスペプシアと *H. pylori* 関連ディスペプシアの区別は曖昧なことが多い．例えば，除菌療法を進めながら機能性ディスペプシアとしての治療を並行して行うことや，*H. pylori* 除菌療法後もディスペプシア症状が改善しない場合に機能性ディスペプシアとしての治療を継続することが少なくない．また，ディスペプシア症状を訴える患者が *H. pylori* 陽性であっても，腎機能低下や薬剤アレルギーのために除菌療法が実施できない場合には，機能性ディスペプシアとしての治療が行われることがある．

治療の実際

1 生活指導と医師—患者関係の構築 ＜説明と保証＞

満腹まで食べずに分割食とする，高脂肪食を避ける，禁煙する，飲酒やコーヒーを控える，睡眠不足や昼夜逆転を是正するといった生活指導は，患者に不利益をもたらさず有効であるとされている．

また，医師による「説明と保証」，すなわち，機能性ディスペプシアが機能性疾患であり生命予後に大きな影響を与える可能性が低いことや，ガイドラインに則った治療戦略が存在することを，患者にわかりやすく説明することも重要である．良好な医師−患者関係の構築は，Rome基準においてもその必要性が言及されている．こうした関係は，患者の満足度や治療遵守率，治療効果の向上に寄与

するだけでなく，受診回数を減らすことにもつながる．

一方で，機能性ディスペプシアの診断時に，十分な説明を行わずに即時薬物治療に移行した場合，患者がドクターショッピングを繰り返す可能性がある．そのため，初診時から適切な説明を行い，患者の不安を解消しつつ治療を進めることが求められる．

2 薬物治療＜一次治療＞

薬物治療としては，長らく酸分泌抑制薬と消化管運動機能改善薬（アコチアミドやモサプリド）が有効とされ，広く使用されてきた．しかし，2021年のガイドライン改訂において，一次治療として新たに漢方薬である六君子湯が推奨に加わり，さらに一次治療で用いる消化管運動機能改善薬はアコチアミドに限定された．これにより，一次治療として選択すべき薬剤は，酸分泌抑制薬（H$_2$RA，PPI，P-CAB），消化管運動機能改善薬（アコチアミド），および漢方薬（六君子湯）の単剤もしくは併用療法となる．具体的な処方例については以下を参照されたい．

アコチアミドはアセチルコリンエステラーゼ阻害薬であり，胃においてアセチルコリンの分解を阻害することで消化管運動能を亢進させる．一方，六君子湯は胃の適応性弛緩の改善や胃排出能の促進作用に加え，グレリン増加作用が報告されており，これらの作用がディスペプシア症状の改善に寄与すると考えられている．いずれの治療法も，ランダム化比較試験においてプラセボと比較して有意な効果が示されている．

薬剤の内服開始後，2ヵ月間の経過で臨床症状の改善が期待される．連用により機能性ディスペプシアの症状が改善する可能性があるが，投薬終了時期の目安については，2021年ガイドラインにおいても明記されていない．

処方例

一次治療

下記①～③を単剤もしくは併用で使用する．
①酸分泌抑制薬：下記処方例よりいずれか1剤
　[P-CAB] ボノプラザン10mg　1回1錠
　　　1日1回（保険適用外※）
　[PPI] エソメプラゾール10～20mg　1
　　　回1錠　1日1回（保険適用外※）
　[PPI] ラベプラゾール10mg　1回1錠
　　　1日1回（保険適用外※）
　　　　ほか多数のPPIが上市されている．
　[H$_2$RA] ラフチジン10mg　1回1錠　1
　　　日2回（保険適用外※）
　[H$_2$RA] ニザチジン150mg　1回1錠　1
　　　日2回（保険適用外※）
　[H$_2$RA] ファモチジン20mg　1回1錠
　　　1日2回（保険適用外※）
　　　　ほか多数のH$_2$RAが上市されている．
②消化管運動機能改善薬
　アコチアミド100mg　1回1錠　1日3
　回　毎食前（機能性ディスペプシアとして
　保険適用）
③漢方薬
　六君子湯2.5g/包　1回1包　1日3回
毎食前（保険適用外＊）

※逆流性食道炎などの病名が必要
＊慢性胃炎などの病名が必要

二次治療

上記①～③から変更・追加するかたちで，下記④～⑥を適宜組み合わせて使用する．

ただし，いずれも機能性ディスペプシアとしては保険適用外であり，それぞれ適切な病名をつけ，病名に合わせた適切な用量で使用する必要がある．
④他の消化管運動機能改善薬
　モサプリド，トリメブチン，メトクロプラミド，ドンペリドン，スルピリド　など

⑤他の漢方薬

半夏厚朴湯，加味逍遙散　など

⑥抗うつ薬

イミプラミン，タンドスピロン　など

専門医に紹介するタイミング

■ 難治症例における二次治療以降の選択肢

　2ヵ月程度の一次治療を行ってもディスペプシア症状の改善が得られない場合，「難治性機能性ディスペプシア」として二次治療を試みる必要がある．同時に，他疾患の可能性も考慮しながら精査を進めるが，具体的な方法論が十分に確立されていないのが現状である．治療においては，多剤併用療法や心療内科的治療を含め，患者の状態に応じた微調整が求められる．

　それでも症状が改善しない場合には，「治療抵抗性機能性ディスペプシア」として専門施設へ紹介することが推奨される．治療抵抗性機能性ディスペプシアの病態としては，通常の機能性ディスペプシア患者に比べて，抑うつ傾向や不安症状が顕著である．さらに，食習慣の乱れや身体活動の低下，生活の質の低下，睡眠障害の深刻さも特筆される．これらの要因が複合的に影響するため，治療抵抗性機能性ディスペプシアでは集学的治療が必要となる．

専門医からのワンポイントアドバイス

■ 機能性ディスペプシアの鑑別疾患
＜早期慢性膵炎＞

　機能性ディスペプシアは，慢性的な上腹部症状を主訴とする疾患であり，診断に際しては器質的疾患を除外することが前提となる．しかし，機能性ディスペプシアとして治療が

行われる患者の中には，早期慢性膵炎が背景に存在する例が含まれることが指摘されている[4]．

　慢性膵炎とは，「遺伝的因子，環境因子，その他危険因子を有する患者において，膵実質の障害やストレスに対して持続的に病的な反応が起こる，膵の病的な線維性，炎症性の症候群」と定義される．アルコールや喫煙，家族歴，胆石などの要因が重なり，膵機能が非可逆的に増悪する疾患であり，進行性に膵の外分泌機能と内分泌機能が低下する．膵外分泌機能不全による腹痛，消化不良（下痢や脂肪便），体重減少，および膵内分泌機能不全による糖尿病が広く知られている．さらに，慢性膵炎は膵癌のリスク因子にもなる．一方，早期慢性膵炎は慢性膵炎の前駆状態であり，適切な診断と治療介入により進行を抑制できる可能性がある疾患である．

　機能性ディスペプシアと早期慢性膵炎は，どちらも心窩部痛や胃もたれ感を主訴とし，症状だけでは鑑別が困難である．特に，機能性ディスペプシアに対して使用される消化管運動機能改善薬が早期慢性膵炎の症状を悪化させる可能性があることから[5]，鑑別診断の意義は極めて大きい．機能性ディスペプシアの治療に反応しない場合には，早期慢性膵炎の存在を疑い，再評価を行う必要がある．

　早期慢性膵炎の診断には，問診，血中膵酵素測定，および超音波内視鏡検査やMR胆管膵管造影（MRCP），内視鏡的逆行性胆管膵管造影（ERCP）といった画像診断が重要である．問診では飲酒歴や喫煙歴，急性膵炎の既往歴，家族歴などのリスク因子を確認する．血中膵酵素測定では，アミラーゼ，トリプシン，リパーゼ，ホスホリパーゼA2，エラスターゼ1の5種類が一般に測定可能である．特にトリプシンは早期慢性膵炎の検出において感度が高いことが報告されている．ま

た，超音波内視鏡検査は感度・特異度が高く，早期慢性膵炎の診断には欠かせない検査である．早期慢性膵炎のリスク因子や膵酵素異常を有する難治性ディスペプシア患者には，積極的な超音波内視鏡検査を推奨したい．

早期慢性膵炎が診断された場合には，膵酵素阻害薬（カモスタット）や消化酵素補充薬（パンクレリパーゼ）の使用が有効である．また，断酒や禁煙などの生活習慣の是正が治療の基盤となる．これにより膵の炎症を抑え，症状の改善が期待される．機能性ディスペプシアの治療に反応しない難治性の患者において，これらの介入が奏効する例も少なくない．

近年，早期慢性膵炎と腸内細菌叢との関連性にも注目が集まっている．特定の細菌が膵炎の発症や進行に関与する可能性が示唆されており，腸内細菌叢への介入が新たな治療法の一助となる可能性がある．早期慢性膵炎に対する診断および治療戦略の進展が期待される中，機能性ディスペプシアと早期慢性膵炎の鑑別は，患者の予後を大きく左右する極めて重要な課題である．

———————— 文　献 ————————

1) 日本消化器病学会 編：機能性消化管疾患診療ガイドライン 2021—機能性ディスペプシア（FD）改訂第 2 版．南江堂，2021

2) Futagami S, Yamawaki H, Shimpuku M et al：Impact of coexisting irritable bowel syndrome and non-erosive reflux disease on postprandial abdominal fullness and sleep disorders in functional dyspepsia. J Nippon Med Sch 80：362-370, 2013

3) Agawa S, Futagami S, Yamawaki H et al：Trypsin may be associated with duodenal eosinophils through the expression of PAR2 in early chronic pancreatitis and functional dyspepsia with pancreatic enzyme abnormalities. PLoS One 17：e0275341, 2022

4) Wakabayashi M, Futagami S, Yamawaki H et al：Comparison of clinical symptoms, gastric motility and fat intake in the early chronic pancreatitis patients with anti-acid therapy-resistant functional dyspepsia patients. PLoS One 13：e0205165, 2018

5) Yamawaki H, Futagami S, Kaneko K et al：Camostat mesilate, pancrelipase, and rabeprazole combination therapy improves epigastric pain in early chronic pancreatitis and functional dyspepsia with pancreatic enzyme abnormalities. Digestion 99：283-292, 2019

1. 消化管疾患

胃・十二指腸潰瘍

かまだともあり　むらおたかひさ
鎌田智有，村尾高久

川崎医科大学 健康管理学

POINT
- 消化性潰瘍の治療と予防については，日本消化器病学会編集による診療ガイドラインである「消化性潰瘍診療ガイドライン 2020」（改訂第 3 版）が推奨される.
- *H. pylori* 除菌治療については，日本ヘリコバクター学会編集による診療ガイドラインである「2024 年改訂版 *H. pylori* 感染の診断と治療のガイドライン」が推奨される.
- ボノプラザンはカリウムイオン競合型胃酸分泌阻害薬で，より強力に胃酸分泌を抑制する薬剤であり，一次～三次除菌治療を含めた消化性潰瘍治療薬の中心である.

ガイドラインの現況

初版の「消化性潰瘍診療ガイドライン」は，厚生労働省の研究補助金（厚生科学研究費）「EBM に基づく胃潰瘍診療ガイドライン」をもとに，十二指腸潰瘍や外科的治療などを追加して 2009 年 10 月に刊行され，改訂第 2 版は当時の最新エビデンスをさらに取り入れて 2015 年 5 月に刊行された. 2020 年 6 月に刊行された「消化性潰瘍診療ガイドライン 2020」（改訂第 3 版）[1, 2] では，改訂第 2 版をもとに「疫学」と「残胃潰瘍」の新たな章が追加され，non-steroidal anti-inflammatory drugs（NSAIDs）および低用量アスピリン潰瘍の予防に対するフローチャートなどが盛り込まれた. 本ガイドラインは 2025 年から改訂作業が予定されている.

2024 年 10 月，日本ヘリコバクター学会から「2024 年改訂版 *H. pylori* 感染の診断と治療のガイドライン」[3] が発刊された. 2000 年の初版から始まり，2003 年，2009 年，2016 年と改訂が行われ，本版が第 5 版となった. この間，*H. pylori* 感染率，診断方法，除菌治療法や除菌治療の普及，耐性率などが刻々と変化し，本版はこれらに合わせた最新のガイドラインとなった. 本版では初めて日本医療機能評価機構の EBM 普及推進事業（Minds）のマニュアルに従って作成されている. すなわち，Clinical Question（CQ）を設定し，複数のランダム化比較試験をシステマティックレビューを行い，エビデンスを客観的に評価したものになる.

【本稿のバックグラウンド】 胃・十二指腸潰瘍の病態や診断についてはこれまでの伝統ある内科学書籍を参考に，治療については「消化性潰瘍診療ガイドライン 2020」，特に *H. pylori* 除菌治療については，「2024 年改訂版 *H. pylori* 感染の診断と治療のガイドライン」を参考にした. 処方例については，実地医家の先生方にもわかりやすい典型例を記載し，ワンポイントアドバイスには最近のトピックを概説した.

どういう疾患・病態か

胃・十二指腸潰瘍とは，胃または十二指腸粘膜に欠損が生じた病態を指し，胃潰瘍と十二指腸潰瘍を一括して消化性潰瘍と総称する．病理組織学的に粘膜筋板を越え，粘膜下層より深部の粘膜欠損を認めた場合に潰瘍と診断し，粘膜層のみの組織欠損はびらんと定義される．日常診療では潰瘍の深さを病理診断できないため，上部消化管造影検査ではニッシェ，上部消化管内視鏡検査では5mmを超える白苔を伴う陥凹を認めた場合に潰瘍と診断する．

消化性潰瘍の成因は，感染性，薬物性，過酸性（Zollinger-Ellison 症候群），二次性，特発性に分類される．感染性には，*Helicobacter pylori*（*H. pylori*），結核，サイトメガロウイルス，ヘルペスウイルス，non-*H. pylori Helicobacter* species（NHPH）など，薬物性の代表として NSAIDs や抗凝固薬および抗血小板薬，二次性にはクローン病，サルコイドーシス，血管虚血および好酸性胃炎に伴う潰瘍がある．

胃液中の胃酸やペプシンなどの攻撃因子と胃粘膜上皮層の粘液や重炭酸塩分泌，粘膜血流，プロスタグランジン（prostaglandin：PG），増殖因子などの防御因子とのバランスが破綻することにより，消化性潰瘍は発生する．現在，*H. pylori* 感染および低用量アスピリンを含む NSAIDs が消化性潰瘍発生の二大リスク要因である．*H. pylori* 感染では組織学的胃炎と胃酸を中心とした胃内環境の変化により潰瘍形成が惹起され，一方，NSAIDs 服用では PG 産生の抑制による粘膜防御作用の減弱がその発生要因と考えられている．

治療に必要な検査と診断

■ 上部消化管 X 線造影検査による診断

1．ニッシェ

ニッシェは，粘膜欠損部に濃いたまり像としてバリウムが貯留することによってできる開放性潰瘍の X 線所見である．正面から潰瘍を捉えた像を正面ニッシェ，側面から捉えた像を側面ニッシェと呼ぶ．

2．ひだ集中像

ひだ集中像は，潰瘍治癒過程・瘢痕性病変の存在を示唆する X 線所見である．開放性潰瘍が治癒期に移行すると，その修復機転により粘膜が収縮することで潰瘍中心に向かう放射状のひだ集中像を伴うようになる．

■ 上部消化管内視鏡検査による診断

活動期の潰瘍では，白苔で被われた陥凹性病変として診断できる．治癒期あるいは再発性の潰瘍では，再生上皮の出現に加えて，粘膜ひだの集中像を認める．消化性潰瘍の内視鏡的ステージ分類としては古くから崎田・三輪分類が用いられ，活動期，治癒期，瘢痕期に分類されている．癌性潰瘍では治癒と再発を繰り返すことがあり（悪性サイクル），肉眼的な観察のみでは診断に苦慮することがある．よって，治療の経過中に必ず胃生検を行うことが重要である．また，胃潰瘍は背景胃粘膜に萎縮性胃炎を伴う胃癌高リスク群であるため，潰瘍以外の他部位に存在する胃癌に注意して詳細な観察することも重要である．なお，潰瘍出血の内視鏡所見は Forrest 分類に準ずる〔Ⅰ．活動性出血（Ⅰa：噴出性出血，Ⅰb：湧出性出血），Ⅱ．最近の出血（Ⅱa：露出血管，Ⅱb：血餅付着，Ⅱc：黒色潰瘍底），Ⅲ．きれいな潰瘍底〕．

治療の実際

消化性潰瘍を診断した際には，「消化性潰瘍診療ガイドライン2020」（改訂第3版）[1]の治療フローチャートに準じて治療方針を決定する．

1 合併症を有する症例

1．出血性潰瘍の治療

出血性潰瘍に対する内視鏡的止血治療は，薬物治療単独に比較して初回止血，再出血の予防が良好で，手術移行率や死亡率を減少させる．内視鏡的止血治療のよい適応は，活動性出血（Forrest分類Ⅰa，Ⅰb）および非出血性露出血管症例（Forrest分類Ⅱa）である．出血性消化性潰瘍に対して内視鏡的止血治療およびプロトンポンプ阻害薬（proton pump inhibitor：PPI）による酸分泌抑制を行った後は，適切なH. pylori感染診断を行い，H. pylori陽性者には再出血予防の目的で除菌治療を行う．内視鏡的止血困難例に対しては，速やかにinterventional radiologyや外科手術を考慮すべきである．

2．穿孔に対する治療

穿孔に伴う軽い限局性腹膜炎は，内科的治療の適応となる．①24時間以内の発症，②空腹時の発症，③重篤な合併症がなく全身状態が安定，④腹膜刺激症状が上腹部に限局，⑤腹水貯留が少量の場合などを内科的治療の適応[1]とし，70歳を超える高齢者では外科手術を優先する．内科的治療として，絶飲食，補液，経鼻胃管留置，抗菌薬およびPPIまたはH_2受容体拮抗薬（H_2RA）の経静脈投与を行うことが推奨[1]されているが，24時間経過しても臨床所見や画像所見に改善がみられない際には，躊躇なく外科的治療に移行する．

3．狭窄に対する治療

狭窄に対する内科的治療の適応は，通過障害による症状（嘔吐，体重減少，内視鏡の通過不能など）が認められる場合であり，その際にはまず内視鏡的バルーン拡張術を行う．

2 合併症を認めない症例（通常の潰瘍治療）

1．NSAIDs潰瘍の治療

H. pylori感染の有無にかかわらず，原則としてNSAIDsの服用を中止し，抗潰瘍薬の治療を行う．NSAIDsの服用を中止できない際には，第一選択薬としてPPIが推奨されている[1]．NSAIDs継続投与下でのPPIとH_2RAの8週間投与での潰瘍治療効果を比較した無作為化試験（randomized controlled trial：RCT）をメタ解析した結果では，PPIがH_2RAより胃潰瘍の治癒率が有意に高いことが示されている[1]．なお，PG製剤はPPIより治療効果が低く，下痢が副作用として問題とされており，今回のガイドライン[1]ではNSAIDs継続投与下の潰瘍治療として推奨から外れている．

2．H. pylori陽性潰瘍の治療

a．非除菌治療

H. pylori陽性の消化性潰瘍に対する初期治療は除菌治療が第一選択であるため，除菌治療によらない初期治療の対象は限定的である．この際の第一選択薬は，PPIまたはpotassium-competitive acid blocker（P-CAB）のいずれかを使用することが推奨されている[1]．2015年2月に発売されたボノプラザンは，カリウムイオン競合型胃酸分泌阻害薬と呼ばれる新しいカテゴリーであり，従来のPPIと作用機序が異なることで，より強力に胃酸分泌を抑制する薬剤である．

b．除菌治療

「2024年改訂版H. pylori感染の診断と治

療のガイドライン」内の「治療」の項目について概説するが，Background Question（BQ）が5項目，CQが14項目と多岐にわたるため，主なCQからのエビデンスを取り上げる．なお，その詳細は本ガイドラインをご参照いただきたい．本ガイドラインでは保険適用の有無にかかわらず，エビデンスをもとに，本邦で使用が可能で，除菌効果が最も期待できる除菌治療法が提示されている．よって，除菌治療の際には保険適用の有無をご確認いただきたい．

除菌治療法は，その時点かつその地域で最も高い除菌率が得られるレジメンを選択することが望ましい．Maastricht VI/Florence consensus report[4]を代表とする欧米諸国の診療ガイドラインやコンセンサスレポートでは，クラリスロマイシンやメトロニダゾールなどの抗菌薬に対する耐性率が増加していることから，除菌治療を行う前に薬剤感受性試験を行い，その結果を十分に考慮して抗菌薬を選択することが推奨されている．本ガイドラインにおいてもこの概念を取り入れた形式となっている．

①一次除菌

薬剤感受性試験が施行できる場合（個別化治療）には，クラリスロマイシン感受性症例と耐性症例では治療法が異なってくる．まず，感受性症例の際にはボノプラザン＋アモキシシリン＋クラリスロマイシン，耐性症例の際にはボノプラザン＋アモキシシリン＋メトロニダゾール，ボノプラザン＋アモキシシリン＋シタフロキサシン，またはボノプラザン＋アモキシシリン（2週間）が推奨されている．なお，薬剤感受性試験が施行できない場合には，ボノプラザン＋アモキシシリン＋クラリスロマイシン，またはプロトンポンプ阻害薬＋アモキシシリン＋メトロニダゾールが推奨されている．なお，ボノプラザン＋ア

モキシシリン＋メトロニダゾールは，薬剤感受性試験未施行時の有効性は現時点では示されていない．

②二次除菌

一次除菌でアモキシシリン＋クラリスロマイシンを使用した場合とアモキシシリン＋メトロニダゾールを使用した場合ではその治療法が異なってくる．まず，アモキシシリン＋クラリスロマイシンを使用した症例では，ボノプラザン＋アモキシシリン＋メトロニダゾール，またはプロトンポンプ阻害薬＋アモキシシリン＋メトロニダゾールが推奨される．次に，アモキシシリン＋メトロニダゾールを使用した症例では，プロトンポンプ阻害薬＋アモキシシリン（2週間），ボノプラザン＋アモキシシリン＋キロノン，またはプロトンポンプ阻害薬＋アモキシシリン＋リファブチンが候補となる．

③三次除菌

三次除菌では，ボノプラザン＋アモキシシリン＋シタフロキサシン（7日間）が提案されている．また，その他の選択肢として，プロトンポンプ阻害薬＋アモキシシリン＋シタフロキサシン，またはプロトンポンプ阻害薬＋メトロニダゾール＋シタフロキサシンが挙げられている．

④救済療法

四次除菌以降，薬物間相互作用が危惧される症例などでは，その適応は慎重に判断し，日本ヘリコバクター学会認定医へのコンサルテーションを考慮すべきである．

⑤特殊な除菌治療

これにはペニシリンアレルギー，腎機能障害，透析症例，肝機能障害が該当する．これらの具体的な治療法については本ガイドラインを参照いただきたい．特殊例においては，除菌治療の適応をまず慎重に判断し，日本ヘリコバクター学会認定医へのコンサルテー

ションを適宜考慮すべきである.

⑥除菌後の問題点

1）逆流性食道炎の発生

除菌後に逆流性食道炎または gastro esophageal reflux disease（GERD）症状が出現または増悪することがある．特に，胃体部萎縮の強い症例や食道裂孔ヘルニアを有する症例では発生しやすいので，除菌治療前に患者への説明を十分にしておくとよい．しかしながら，その多くは軽症例であり，除菌治療の妨げにはならないと考えられている．

2）生活習慣病の発生

除菌後に肥満や脂質異常症などの生活習慣病の出現が報告されており，患者への生活習慣指導が重要である．

3）胃癌の発生

本邦では 2013 年 2 月から *H. pylori* 感染胃炎に対する除菌適用拡大が行われ，除菌介入による胃癌予防（初発癌および異時癌）のエビデンスが国内外からも多く報告されている．しかしながら，除菌による胃癌予防はあくまでも限定的であり，除菌後に胃癌が発見されることも臨床上少なくない．

除菌後胃癌の興味深い知見として，分化型癌は胃粘膜萎縮の程度に関係なく，除菌後 10 年以内と 10 年以上の発生率はほぼ同等であったのに対して，未分化型癌では胃粘膜萎縮が軽度～中等度の症例において，10 年以上の長期経過での発生率が高かったことが報告[5] されている．さらに，除菌後胃癌の組織学的変化のトピックスとして，分化型腺癌の腫瘍組織最表層部に腫瘍組織と比べて明らかに異型度の低い上皮が出現することが注目されている．この上皮は低異型度上皮（epithelium with low-grade atypia：ELA）と呼称され，除菌後の胃腫瘍診断のみならず範囲診断を非常に困難とする原因となっている．

処 方 例

一次除菌

●3 剤併用療法

処方　①～③を 1 日 2 回，朝夕食後，7 日間
①タケキャブ（20mg 錠）　1 回 1 錠
②サワシリン（250mg カプセル，錠）　1 回 3 カプセルまたは 3 錠
③クラリス（200mg 錠）　1 回 1 ～ 2 錠

または

●3 剤併用療法（パック製剤）

処方　ボノサップ 400 または 800　1 日 1 シート 2 回，朝夕食後，7 日間

二次除菌

●3 剤併用療法

処方　①～③を 1 日 2 回，朝夕食後，7 日間
①タケキャブ（20mg 錠）　1 回 1 錠
②サワシリン（250mg カプセル，錠）　1 回 3 カプセルまたは 3 錠
③フラジール（250mg 錠）　1 回 1 錠

または

●3 剤併用療法（パック製剤）

処方　ボノピオン 400 または 800　1 日 1 シート 2 回，朝夕食後，7 日間

三次除菌（保険適用外）

●3 剤併用療法

処方　①～③を 1 日 2 回，朝夕食後，7 日間
①タケキャブ（20mg 錠）　1 回 1 錠
②サワシリン（250mg カプセル，錠）　1 回 3 カプセルまたは 3 錠 またはフラジール（250mg 錠）　1 回 1 錠
③シタフロキサシン（50mg 錠）　1 回 2 錠

専門医に紹介するタイミング

二次除菌に失敗した症例，ペニシリンアレルギーなどの薬剤アレルギーを有する症例，肝機能および腎機能障害を併存している症例，透析症例などに対する除菌治療は，保険適用外あるいは抗菌薬の適宜用量調整が必要のため，内科専門医，あるいは日本ヘリコバクター学会認定医へのコンサルテーションを考慮すべきである．

専門医からのワンポイントアドバイス

自己免疫性胃炎の *H. pylori* 感染診断においては尿素呼気試験が偽陽性となる点に注意を要する．これは自己免疫性胃炎による無酸症が原因となり，本来であれば胃酸で死滅するようなウレアーゼ産生菌が胃液中に存在しているためと考えられる．このことを認識していないと，実際は除菌に成功しているにもかかわらず，レジメンを変えて何度も除菌を繰り返す，"泥沼"除菌[10] に陥ることになる．この際には便中抗原で感染診断を行うとともに，抗壁細胞抗体（保険適用外）や血清ガストリン値を測定する必要がある．

文　献

1) 日本消化器病学会 編：消化性潰瘍診療ガイドライン2020 改訂第3版．南江堂，2020
2) Kamada T, Satoh K, Itoh T et al：Evidence-based clinical practice guidelines for peptic ulcer disease 2020. J Gastroenterol 56：303-322, 2021
3) 日本ヘリコバクター学会ガイドライン作成委員会 編：2024年改訂版 *H. pylori* 感染の診断と治療のガイドライン．先端医学社，2024
4) Malfertheiner P, Megraud F, Rokkas T et al：Management of *Helicobacter pylori* infection：the Maastricht VI/Florence consensus report. Gut, 2022. doi：10.1136/gutjnl-2022-327745（online ahead of print）
5) Take S, Mizuno M, Ishiki K et al：Risk of gastric cancer in the second decade of follow-up after *Helicobacter pylori* eradication. J Gastroenterol 55：281-288, 2020
6) Kitamura Y, Ito M, Matsuo T et al：Characteristic epithelium with low-grade atypia appears on the surface of gastric cancer after successful *Helicobacter pylori* eradication therapy. Helicobacter 19：289-295, 2014
7) Furuta T, Baba S, Yamade M et al：High incidence of autoimmune gastritis in patients misdiagnosed with two or more failures of *H. pylori* eradication. Aliment Pharmacol Ther 48：370-377, 2018

1. 消化管疾患

胃 EMZL，悪性リンパ腫，
胃ポリープ，胃腺腫

小林幸夫[1]，片岡幹統[2]
[1] 名戸ケ谷病院 内科，[2] 国際医療福祉大学三田病院 消化器内科

POINT
- 胃 EMZL（従来の MALT リンパ腫）・悪性リンパ腫は，日本血液学会編集の「造血器腫瘍診療ガイドライン」が，胃ポリープ・胃腺腫は，日本胃癌学会編集の「胃癌取扱い規約」が，ピロリ菌の除菌療法は，日本ヘリコバクター学会が作成した「*H. pylori* 感染の診断と治療のガイドライン」が参照できる．
- 胃の悪性リンパ腫の中で，胃 EMZL，びまん性大細胞型 B 細胞リンパ腫の頻度が高く，それぞれ別の治療が行われ，血液内科での診療が望ましい．
- ポリープ，腺腫は悪性化の可能性を考えて，内視鏡検査可能な施設での診療が望ましい．

ガイドラインの現況

胃で観察される腫瘤性病変のうち，がん以外の 4 疾患を取り上げた．前半の 2 疾患はリンパ性腫瘍であり，「造血器腫瘍診療ガイドライン」[1] が日本血液学会から出版されており，2023 年版が参照できる．ガイドラインでは，悪性リンパ腫は，組織型ごとにその診断，治療が記載されている．胃に限局する悪性リンパ腫の組織型は，胃 EMZL（extra-nodal marginal zone lymphoma），びまん性大細胞型 B 細胞リンパ腫，マントル細胞腫，濾胞性リンパ腫（follicular lymphoma：FL），T 細胞リンパ腫である．胃 EMZL，びまん性大細胞型 B 細胞リンパ腫では，ガイドラインにも胃原発に特化した記載がある．

後半の 2 疾患は胃がんとの鑑別，移行が問題となる．胃ポリープは，胃腺腫を含む．生検組織診断分類が「胃癌取扱い規約 第 15 版」[2] で規定されている以外には，ガイドラインは作成されていない．

これらの疾患で適応となる除菌療法については，日本ヘリコバクター学会から「*H. pylori* 感染の診断と治療のガイドライン」[3] が出版されており，2024 年に改訂された．

【本稿のバックグラウンド】 胃 EMZL・悪性リンパ腫は，「造血器腫瘍診療ガイドライン」を参考にした．胃 EMZL は従来，胃 MALT リンパ腫といわれていたものが名称変更されたものである．胃ポリープ・胃腺腫は，病態・所見は，「胃癌取扱い規約」を参照した．その治療・経過観察については，ガイドラインはないので，専門医の間でのコンセンサスをもとにした実践状況を概括した．

胃 EMZL・悪性リンパ腫

どういう疾患・病態か

胃に限局する悪性リンパ腫は，胃 EMZL をはじめ，びまん性大細胞型リンパ腫，マントル細胞腫，稀に濾胞性リンパ腫，T 細胞リンパ腫がある．これらの各病型の側から見ると，胃 EMZL，びまん性大細胞型リンパ腫が胃を原発とする頻度は極めて高いが，他の病型では，全身への進展に伴って，胃に腫瘤を形成するほうが圧倒的に多い[4]．

胃 EMZL[5] では Helicobacter pylori（H. pylori）の感染による慢性胃炎が一因であり，感染症合併例では，抗生物質などで感染症をコントロールし，他の EMZL と同様，慢性炎症を抑えることで，治療することができる．

胃のびまん性大細胞型 B 細胞リンパ腫は，悪性リンパ腫の中では圧倒的に頻度が高いびまん性大細胞型 B 細胞リンパ腫が，胃に限局するものである．比較的頻度は高い．濾胞性リンパ腫，マントル細胞腫は胃だけではなく，腸に同時に出現したり，全身化したりする場合のほうが圧倒的に多く，胃に限局することは極めて稀である．ただし，消化管原発の濾胞性リンパ腫は，十二指腸，小腸に限局したものは多い．

治療に必要な検査と診断[1]

悪性リンパ腫は，診断確定のためには生検による組織診断が必要であり，病型診断のために，免疫組織染色が必要である．また，可能な限り生細胞を分離し，細胞表面マーカーに加えて，染色体分析，遺伝子解析を行うことが望ましいが，消化管では生検検体は少量なので，ホルマリン固定検体で行う fluores-cence in situ hybridization（FISH）法で必要な染色体情報を得ることしかできないことも多い．染色体情報は病型を確定させるときに重要である．

病変の広がり，病期を確定させることは重要で，限局期であることを確認するための病期分類を行う．濾胞性リンパ腫，マントル細胞リンパ腫（mantle cell lymphoma：MCL）では，病的細胞が骨髄，末梢血に広汎に出現していることがあり，肝脾腫をはじめとした，多臓器浸潤を検索する必要がある．PET-CT が用いられるが，胃 EMZL，濾胞性リンパ腫では，しばしば取り込みが弱い．

消化管原発の悪性リンパ腫では，国際リンパ腫会議で作成された Lugano 分類が用いられる（**表1**）．可溶性 IL-2 受容体，免疫グロブリン，β_2 ミクログロブリンは，しばしば腫瘍マーカーとして使用できる．

治療の実際

1 H. pylori 陽性の場合の治療[3, 5]

除菌療法が成功すれば，胃 EMZL に対しても高率に奏効が得られ（70 ～ 80％），生存率は 90％ 以上である．除菌療法成功後胃 EMZL が消失するまでの期間は中央値で数ヵ月であるが，数年かかることもある．除菌により奏効が得られた症例の再発割合は 3％ 以下である．長期に経過を観察することが重要である．除菌が成功し胃 EMZL では奏効を得ても，遅発性再発が生じうるため，長期の経過観察が必要である．抗がん薬を追加するメリットはない．

我が国では，制酸薬＋アモキシシリン＋クラリスロマイシンを 1 週間投与する 3 剤併用療法が一次除菌治療として行われていた．制酸薬としてはプロトンポンプ阻害薬より P-CAB（ボノプラザン）が選択されてきている．

表 1　消化管悪性リンパ腫に対する Lugano 分類

Ⅰ期	消化管に限局した腫瘍 　　単発または多発（非連続性）
Ⅱ期	消化管の原発部位から腫瘍は腹腔へ進展 　　リンパ節浸潤 　　　　Ⅱ1：限局性（胃のリンパ種の場合は胃周囲，腸管の場合には腸管周囲） 　　　　Ⅱ2：遠隔性（腸管原発の場合は腸間膜，その他では傍大動脈，骨盤，鼠径）
ⅡE期	近接の臓器または組織へ進展する漿膜の浸潤（実際の浸潤部位．例：ⅡE（膵臓），ⅡE（大腸），ⅡE（後腹膜） リンパ節浸潤と近接臓器へ浸潤する進展の両方がある場合には，病期は下付きの1または，2とEの両方が記載されるべきである．例：Ⅱ1E（膵臓）
Ⅳ期	リンパ節外への播種性浸潤または，消化管病変に横隔膜を超えたリンパ肺動脈節病変を伴う．

クラリスロマイシン耐性菌が増加しており，一次除菌で不成功であった症例に対して，二次除菌として，クラリスロマイシンをメトロニダゾールに変えたレジメンで除菌を行うか，はじめからメトロニダゾールを用いた治療が推奨されている．また，あらかじめ感受性検査を行い，感受性のある薬剤での治療も推奨されている．

除菌失敗例でも，必ずしも胃 EMZL が進展するとは限らない．また，リンパ腫病変が残存しても除菌が成功した場合には，リンパ腫への進展がなければ，定期的な内視鏡検査と生検により経過観察を行うことも可能である．t（11;18）/API2-MALT1 を有する場合には，除菌療法の成功率は低い．

除菌療法で奏効が得られない場合で治療が必要な場合には，放射線療法，またはリツキシマブ単剤か免疫化学療法を考慮する．

2 *H. pylori* 陰性例の治療

H. pylori 陰性かつ限局期の場合には，放射線療法を検討する．リツキシマブ単剤治療の報告もある．

3 進行期の治療

至適な治療方針は未確立である．進行期の場合は，症状を有する場合，臓器障害（消化管出血など）を認める場合，巨大腫瘤を有する場合，確実な進行を認める場合が化学療法の適応となる．その場合の化学療法は，低悪性度 B 細胞リンパ腫の代表的疾患である FL に準じる．

4 再発時の治療

再発時には，まず，その組織診断を確認する．初発診断時の病理組織が，必ずしも全体像を反映していなかった可能性〔びまん性大細胞型 B 細胞リンパ腫（diffuse large B-cell lymphoma：DLBCL）が混在〕や，トランスフォームしている可能性がある．再生検の結果，DLBCL と診断された場合には，胃原発 DLBCL として治療する．

トランスフォームが認められない再発の場合，低悪性度 B 細胞リンパ腫（FL など）に準じた治療方針が選択されている．

5 胃 DLBCL の治療[1]

外科手術，外科手術と放射線治療，外科手術と化学療法，および化学療法を比較するランダム化試験では，化学療法が生存割合で優れ，かつ外科手術を含む治療法よりも治療関連死亡が少ないことが報告された．また，外

胃 MALT リンパ腫，悪性リンパ腫，胃ポリープ，胃腺腫

科手術は行わずに CHOP 療法に引き続いて involved-field radiotherapy（IFRT）を行う治療について，良好な生存割合と，胃穿孔や消化管出血など重篤な有害事象の頻度が低いことが報告された．このため現在では，胃切除術を行わずに化学療法，ないしは化学療法に引き続いて放射線治療を行う胃温存療法が標準療法と考えられる．リツキシマブ導入後では，後方視的な検討によって，R-CHOP 療法や R-CHOP 療法に引き続いて IFRT を行う治療法によって良好な生存割合が報告されている．限局期 DLBCL に対する R-CHOP 療法と CHOP 療法の比較試験はないため，リツキシマブを併用する意義は不明であるが，現在では R-CHOP 療法が限局期 DLBCL に対して広く行われていること，DLBCL については R-CHOP 療法が標準治療として確立していることなどを踏まえて，限局期胃 DLBCL に対しても，限局期 DLBCL に対して行われる R-CHOP 療法 3 コースに引き続いて IFRT を行う複合化学療法，あるいは R-CHOP 療法 6〜8 コースが推奨されている．

ただし，胃病変局所からの出血や深い潰瘍性病変を認める場合は，R-CHOP 療法などの化学療法開始後に大量出血や胃穿孔を併発するリスクが高くなるため，この点への注意が必要なことと緊急外科手術を要する状況が起こり得ることを患者・家族に十分に説明しておく必要がある．

6 他の病型の胃原発の悪性リンパ腫の治療

MCL，FL，T 細胞リンパ腫の限局期の治療は，それぞれの限局期として，ガイドラインに記載されているように，抗がん薬と放射線療法との単独あるいは併用療法が行われるが，胃原発は，いずれも少ない．

十二指腸，小腸の濾胞性のリンパ腫[6]は，日本からのまとまった報告があるが，予後，治療経過のまとまった報告は少なく，ガイドラインは作成されていない．

処方例

表 2 参照．

専門医に紹介するタイミング

悪性リンパ腫では，組織診断が出た時点で，臨床経過と合わない診断である場合には，専門医の紹介を勧めたい．血液病理の診断はしばしば困難であり，専門医とのすり合わせにより正確な診断が確定する．悪性リンパ腫が除菌すべき病態である場合には，内視鏡検査が可能な施設に紹介する．腫瘍縮小が得られなかった場合，あるいは除菌の適応でない場合には，血液専門医で紹介を行う．

専門医からのワンポイントアドバイス

胃 EMZL の治療は，病変部位，病期，症状の有無によって異なる．薬物療法に関しては，低悪性度リンパ腫に対する新薬の開発も続いているので，低悪性度リンパ腫である胃 EMZL でも徐々に使用されるようになると考える．

胃ポリープ・腺腫

どういう疾患・病態か

日本消化器内視鏡学会によれば，胃ポリープとは正確には「胃に発生する上皮性，良性，隆起性病変」のことをいう．広義には腺腫，粘膜下腫瘍，癌など胃の中に隆起した病変の総称として使用されることもある．胃ポ

表2 処方例

除菌療法		
感受性不明のとき，あるいは感受性のあるときの一次療法		
	朝食後	夕食後
各種 PPI ボノプラザンの中から1剤	1 錠	1 錠
アモキシシリン	3 カプセル（250mg×3）	3 カプセル（250mg×3）
クラリスロマイシン	1 錠（200mg）または 2 錠（200mg×2）	1 錠（200mg）または 2 錠（200mg×2）
感受性不明で一次治療無効であったときの二次療法，あるいは耐性のとき		
	朝食後	夕食後
各種 PPI ボノプラザンの中から1剤	1 錠	1 錠
アモキシシリン	3 カプセル（250mg×3）	3 カプセル（250mg×3）
メトロニダゾール	1 錠（250mg）	1 錠（250mg）
R-CHOP 療法		
リツキシマブ	375mg/m^2	day1
アドリアマイシン	50mg/m^2	day2
シクロホスファミド	750mg/m^2	day2
ビンクリスチン	1.4mg/m^2	day2
プレドニゾロン	60mg/m^2	days 2〜6

day1 と day2 とを重ねる方法もある.
PPI：プロトンポンプ阻害薬

リープは，過形成性ポリープ，胃底腺ポリープ，特殊型（炎症性，症候性，家族性）に分類される[7]．胃ポリープは肉眼形態で，山田・福富の分類でⅠ〜Ⅳ型に分けられる．過形成性ポリープと胃底腺ポリープの2つで胃ポリープの大半を占める.

過形成性ポリープは，*H. pylori* 陽性のことが多く，ピロリ菌の除菌療法にて縮小，消失をするといわれている．10mm 以上で1〜3％，20mm 以上で3〜5％の癌の併存を認めるという報告もある.

胃底腺にできるポリープの頻度は高く，家族性腺腫性ポリポーシス（familial adenomatous polyposis：FAP）に伴うもの（特殊型に分類されることもある）がある．家族性でない胃底腺ポリープは，主に *H. pylori* 陰性者の健常胃粘膜から発生する．基本的には悪性化はないが，これと似た形態を呈する低異型度・低悪性度の，「胃癌取扱い規約 第15版」[2] で特殊型のひとつに分類された胃底腺型胃がん（gastric adenocarcinoma of fundic gland type）との鑑別が問題となる.

特殊型の中のひとつである炎症性ポリープ（再生性ポリープ）はびらん性ポリープともいわれ，同じ箇所にびらんが繰り返すことによりできる．近年は内視鏡的粘膜下層剥離術（endoscopic sudmucosal dissection：ESD）後の瘢痕部にポリープ様隆起をきたすことがある．これは強力な酸分泌抑制作用による急激な組織の再生変化が成因であると考えられる．特に胃の前庭部領域の ESD 後瘢痕部にポリープ様隆起を認めることが多いことから，比較的軟らかい腺過上皮は蠕動による機械的な刺激を受けやすく，さらに胆汁の逆流など

の関与も隆起をきたす要因と示唆されている.

胃腺腫（広義のポリープ＝腺腫性ポリープとも呼ばれる）は，異型上皮から構成される隆起性病変であり，慢性萎縮性胃炎および腸上皮化生の患者に多く認められる．一方，胃癌も慢性萎縮性胃炎および腸上皮化生をbackgroundに出現するが，必ず腺腫を経てがん化する結腸・直腸癌と異なり，胃腺腫は胃がん発生の途中経過ではない．胃良悪性の境界病変であり，生検組織診断分類のGroup分類ではGroup 3とされている.

治療に必要な検査と診断

健診の胃X線検査で発見された場合には，大きさが10mm未満であれば単発でも多発でも健診の胃X線検査での経過観察で十分であるが，10mm以上であったり前年より大きさが2倍近くなっていれば，内視鏡検査を勧める．他疾患の鑑別のためには，内視鏡検査は必須と考えられるが，胃ポリープに対する取り扱いのガイドラインは作成されていない.

大きさが10mmを超える過形成性ポリープ，胃底腺ポリープにおいては，内視鏡検査を積極的に行い，肉眼的にポリープ表面をよく観察し，必要であればNBI（Narrow Band Imaging）拡大観察，そして必要であれば狙撃生検を行う.

胃腺腫の確定診断は生検病理診断である．発赤を主体とするもの，大きさが20mmを超えるもの，病変内に陥凹を伴うものは，がん化のhigh risk群として挙げられている[8].

治療の実際

1 過形成性ポリープの治療

日本ヘリコバクター学会の「H. pylori感染の診断と治療のガイドライン2016改訂版」[9]によると，H. pylori除菌により7割程度の症例で胃過形成性ポリープが消失もしくは縮小することが報告されているので，多発例などでは治療の第一選択として除菌を行うよう勧められている[9]．また，除菌後の経過観察で縮小傾向がみられないなど，切除が必要と思われる場合に内視鏡切除を考慮する．ただし，癌を否定できない場合や出血を伴うような症例では，先に内視鏡的切除術を行うことを考慮すべきである．その場合も，いずれかの時期に除菌治療を行う必要があるとされている.

2 胃底腺ポリープの治療

胃底腺ポリープに関してはガイドラインがない．基本的には悪性化はないため，治療の必要はない．胃底腺ポリープは頻繁にみられる所見である．大きさ（10mm以下），個数（数個まで）などを目安にして胃X線検査で経過観察を行えばよいとする施設が多いと考えられるが，前述した胃底腺ポリープと似た形態を呈する胃底腺型胃がんがあるので，その疑いがある場合，あるいは診断された場合は内視鏡切除を行う.

また過形成性ポリープ，胃底腺ポリープともP-CABやPPIなどの強力な酸分泌抑制薬の長期投与によって増大することが知られており，それゆえ，定期的な内視鏡検査を行う必要があると考える.

3 胃腺腫の治療

胃腺腫の取り扱いは定まっておらず，施設においては経過観察，もしくは全例で内視鏡切除を考慮するなど，さまざまである.

慎重に経過観察を行う場合には，内視鏡所見の色調や大きさ，形態などが重要である．発赤を主体とするもの，大きさが20mmを

超えるもの，病変内に陥凹を伴うものを，癌化の可能性を考え[8] ESD にて切除する．一方，腫瘍径 20 mm 未満，陥凹を有さない病変，病理組織学的に高度異型腺腫などの危険因子を有しないものは経過観察も考慮され，病理組織学的に癌が証明された時点で内視鏡的切除するという方針もある．

処方例

除菌部分は表2参照．

専門医に紹介するタイミング

胃過形成性ポリープ，胃底腺ポリープでは，大きさが 10 mm 以上となれば内視鏡検査ができない施設では，専門施設での内視鏡検査を勧める．

内視鏡検査ができる施設では，大きさや形態などに変化があれば専門施設での精査を勧める．

また，過形成性ポリープで除菌をしても縮小，消失がみられなければ，一度内視鏡専門医へ紹介をする．胃ポリープがあり抗血栓薬を内服している患者などで貧血の進行がみられる場合や明らかな黒色便を認める場合も，躊躇なく内視鏡専門医へ紹介すべきである．

胃腺腫に関しては，内視鏡検査ができない施設では，専門施設での定期的な内視鏡検査を勧める．内視鏡検査ができる施設では，大きさ 20 mm，色調が発赤，形態で一部陥凹がみられるなどの所見があれば専門施設へ紹介する．

専門医からのワンポイントアドバイス

胃過形成性ポリープ，胃底腺ポリープ，胃腺腫は，基本的に自覚症状のない良性疾患である．しかしながら，頻度は少ないがいずれの疾患も鑑別診断が重要で，経過中，悪性になる可能性もある．そのことも念頭において，過度な不安を与えることなく患者に病態を説明することで，適切な期間における適切な定期検査（胃 X 線，胃内視鏡）を行うべきである．

文献

1) 日本血液学会 編：造血器腫瘍診療ガイドライン 2023 年版．金原出版，2023
2) 日本胃癌学会 編：胃癌取扱い規約 第15版．金原出版，2017
3) 日本ヘリコバクター学会ガイドライン作成委員会 編：*H. pylori* 感染の診断と治療のガイドライン 2024 年改訂版．先端医学社，2024
4) Juárez-Salcedo LM, Sokol L, Chavez JC et al：Primary gastric lymphoma, epidemiology, clinical diagnosis, and treatment. Cancer Control 25：1073274818778256, 2018
5) 吉田 功，亀岡吉宏，関口直宏：辺縁帯リンパ腫［節外性辺縁帯リンパ腫（粘膜関連リンパ組織型節外性辺縁帯リンパ腫），節性辺縁帯リンパ腫および脾辺縁帯リンパ腫を含む］（MZL）．"造血器腫瘍診療ガイドライン 2023 年版"日本血液学会 編．金原出版，2023
6) Mori M, Kobayashi Y, Maeshima AM et al：The indolent course and high incidence of t (14;18) in primary duodenal follicular lymphoma. Ann Oncol 21：1500-1505, 2010
7) 中村真一，玉井尚人：胃ポリープにはどんなものがありますか？（日本内視鏡学会：消化器内視鏡 Q&A）
   https://www.jges.net/citizen/faq/esophagus-stomach_07
8) 吉田茂昭，秋谷正彦，山口 肇 他：胃の腺腫：私はこう取り扱う―高危険群の内視鏡像とその臨床的取り扱い．胃と腸 22：693-700, 1987
9) 日本ヘリコバクター学会：*H. pylori* 感染の診断と治療のガイドライン 2016 改訂版 Q & A．Q4：胃過形成性ポリープに対して除菌治療と内視鏡治療のどちらを優先すべきですか？
   https://www.jshr.jp/medical/guideline/question.html

1. 消化管疾患

胃　癌

瀬戸泰之
国立がん研究センター中央病院

POINT

- 治療法を検討するために内視鏡，CT，腹部エコーなどが行われ，「胃癌治療ガイドライン」アルゴリズムに基づいて治療法が選択される．
- 遠隔転移（M）の有（M1）無（M0）でM1の場合や，pStageⅣ症例では化学療法が治療の中心となる．
- M0の場合は，深達度（T）ならびにリンパ節転移（N）が治療前に判断されて，治療法がアルゴリズムに基づいて選択される．
- cT1aN0の場合は，内視鏡切除の適応となることが多い．
- cT1bN0の場合は，胃切除，D/D1＋リンパ節郭清の適応となる．
- cT1N＋ならびにcT2〜4症例では，胃切除，D2リンパ節郭清が適応となることが多い．
- pStageⅡ，Ⅲ症例は術後補助化学療法の対象となる．

ガイドラインの現況

　我が国の胃癌治療に関するガイドラインは，2001年3月日本胃癌学会から初版が公開された．その後数回の改訂を経て，最新版は2021年7月第6版として出版されている[1]．ガイドラインとして我が国の草分け的存在であり，従来教科書形式を維持してきたが，第5版からClinical Question（CQ）を加え，改訂第6版では，Minds診療ガイドライン作成マニュアル2017を参考とした作成方法が採用されている．すなわち，最新の知見からCQが作成され，独立したシステマティックレビュー委員が文献を調査し，これに基づいてガイドライン作成委員の合議により推奨の強さが決定されている．この結果，推奨される治療の根拠が明確に示されることになった．主な改訂点は以下の通りである．

・日本胃癌学会と日本食道学会が実施した前向き研究結果に基づき，cT2〜4の食道胃接合部癌に対する手術アプローチとリンパ節郭清のアルゴリズムが示された．

・腹腔鏡下手術ならびにロボット支援手術について，最新の研究結果を踏まえた推奨が示された．

・切除不能進行・再発胃癌に対する化学療法のレジメンは，「推奨されるレジメン」，「条

件付きで推奨されるレジメン」としてアルゴリズムに列記された.
・免疫チェックポイント阻害薬の最新の研究成果は CQ にて解説されている.
薬物療法の進歩に伴い,新たに「切除不能進行・再発胃癌バイオマーカー検査の手引き（第 1 版）」が示された.内視鏡的切除についても,「胃癌に対する ESD/EMR ガイドライン（第 2 版）」[2] が日本消化器内視鏡学会から示されている.
なお,免疫チェックポイント阻害薬の登場など,特に薬物療法の日進月歩が著しい.次回改訂（2025 年予定）までの間に対応するため,日本胃癌学会では随時,ガイドライン速報版あるいは新着情報として診療上重要な情報をホームページに掲載している.胃癌最新情報について,ぜひ参照されたい.

【本稿のバックグラウンド】 本稿は,日本胃癌学会が出版している「胃癌治療ガイドライン」などを参照している.

どういう疾患・病態か

胃癌は胃に生じた悪性上皮性腫瘍であり,以前は我が国で最も多い癌腫であった.2021 年人口動態統計による死亡数は年間 41,624 人（男性 27,196,女性 14,428）で,死因としては肺癌,大腸癌,膵癌に次いで 4 位となっている.しばらく年間ほぼ 5 万人が胃癌により命を落としていたが,2010 年以降減少傾向にある.対 10 万人あたりの死亡率を 1970 年,2023 年で比較すると,総,男性,女性それぞれ 47.3 ⇒ 32.0,58.6 ⇒ 43.0,36.5 ⇒ 21.6 と低下している.年齢調整死亡率では,1970 年,2018 年それぞれ 88.9,19.7 と著明に低下しており,*Helicobacter pylori* 感染減少に伴う罹患率低下によるものと推測される.*H. pylori* 感染以外にも,喫煙,塩分やニトロソ化合物などの過剰摂取,野菜や果物の摂取不足が原因として考えられている.

早期癌の段階では症状を呈することは少なく,検診で発見されることが多い.癌の進行に伴い,食欲低下,体重減少,上腹部痛,貧血・出血（吐血・下血），幽門狭窄による嘔吐・経口摂取障害,腹水貯留による腹部膨満などを契機に診断される例も少なくない.

大多数が腺癌であり,分化型,未分化型に大別される.さらに,一般型として乳頭腺癌,管状腺癌,低分化腺癌,印環細胞癌,粘液癌に分類されるが,heterogeneity が高いことも特徴として知られている.主要な予後因子である壁深達度（T），リンパ節転移の程度（N），遠隔転移（M）の有無で進行度（Stage）が規定される.日本胃癌学会による全国登録解析結果では,2012 年手術症例で,Stage IA は 5 年生存率 89.7％で予後良好,一方 Stage IV では 13.9％と予後不良であり,進行度により予後は大きく異なっている[2].2013 年内視鏡切除症例の 5 年生存率は 89.2％であり,やはり予後良好である（胃癌学会全国登録解析結果報告—2013 年 EMR/ESD 症例—）.再発形式としては,腹膜播種,肝肺などへの血行性転移,リンパ行性転移があるが,腹膜播種再発が多いのが特徴である.

治療に必要な検査と診断

治療開始前に適確な病期診断を行うことが肝要であり,内視鏡,CT,腹部エコーなどが行われる.確定診断のためには内視鏡下生検による組織学的検査が必須である.深達度診断のためには,精緻な内視鏡検査が重要で

あり，超音波内視鏡検査も時に有用である．内視鏡治療を考慮する際には癌病巣の範囲診断も重要であり，色素内視鏡や特殊光観察も多用されている．進行胃癌の壁深達度診断にはCTも有用である．リンパ節転移診断は主にCTによるが，あくまでも大きさ（径）や形状による診断であり，精度としては高くないことに留意する必要がある．遠隔転移診断にも頸部・胸部含めたCTが必須であり，時にPETも有用である．最近のCTでは精緻な画像が得られるようになり，腹腔内播種結節も時に描出される．播種が疑われる場合には審査腹腔鏡が特に有用であり，大型やスキルス胃癌などの診断・治療においては欠かせない．腫瘍マーカーとしては，CEA，CA19-9，AFPなどが用いられるが，感度としては必ずしも高いとはいえない．薬物療法の進歩に伴い，切除不能・再発進行胃癌症例においては，治療法適応検討のため，HER2やMSI（microsatellite instability），PD-L1，CLDN18のバイオマーカーチェックが推奨されている．ゲノム診断が保険収載されるようになり，通常の保険治療がすべて行われた症例では，胃癌症例でも念頭におくことが大切である．

癌そのものの診断以外にも，治療法を検討する際には患者の全身状態，特に高齢者では心腎機能や認知症の有無を確認することも重要である．

治療の実際

治療は内視鏡的切除，手術（胃切除＋リンパ節郭清），化学療法，放射線療法，緩和療法，対症療法に大別される．「胃癌治療ガイドライン」で，日常診療で推奨される治療法選択のアルゴリズムが示されているので参照されたい（**図1**）．ただし，あくまでも標準的なものであり，施行に際しては患者個人の年齢，余病などを踏まえ，総合的に検討することが大切である．また，治療法には，それぞれメリット・デメリットがある．医療者はそれらを十分に把握，理解したうえで患者や家族にインフォームドコンセントを行い，最終的に治療法を選択すべきである．

1 内視鏡的切除

内視鏡的切除にはEMR（endoscopic mucosal resection）とESD（endoscopic submucosal dissection）の2手法がある．病変を大きく一括して切除できるESDが主流となっており，ガイドラインでもESDが推奨されている．

適応は，リンパ節転移の可能性が極めて小さい病変が対象となる（**図2**）[2]．絶対適応は，EMR/ESDは腫瘍径2cm以下の肉眼的粘膜内癌（cT1a）と診断され，組織型が分化型のもので，潰瘍を伴わないUL0病変である．ESDでは，分化型，UL0であれば大きさを問わず，UL1では3cm以下の病変が絶対適応とされている．そのほか，未分化型に対する適応拡大病変（2cm以下，cT1a）や，外科的胃切除が選択しがたい場合の相対適応病変などが定められている．内視鏡的根治度判定のためには一括切除が前提となっており，組織学的検査で組織型，深達度，腫瘍径，切除断端，脈管侵襲有無が評価される．根治度A（eCuraA）では年1回程度の内視鏡検査による経過観察が推奨されている．一方，根治度C-2（eCuraC-2）では追加外科切除が標準となるなど，切除後の方針も明示されている．内視鏡的切除後の治療方針もアルゴリズムとして示されているので参照されたい（**図3**）[2]．

2 手 術

胃癌手術は，胃切除，リンパ節郭清，再建により構成されている．

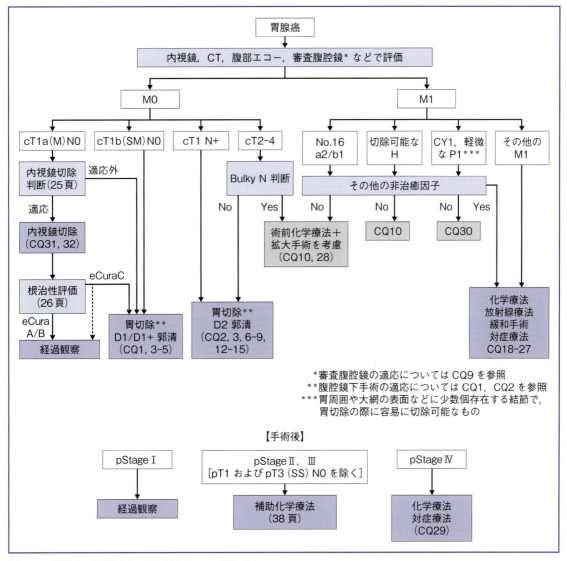

図1 日常診療で推奨される治療法のアルゴリズム
(日本胃癌学会 編：胃癌治療ガイドライン医師用 2021年7月改訂第6版．p2, 金原出版，2021より引用．CQおよびページは文献1を参照のこと)
https://www.jgca.jp/（2022年11月閲覧）

　胃切除には，胃全摘，幽門側切除，幽門保存胃切除，噴門側切除，分節切除，局所切除などがある．腫瘍部位，大きさ，深達度など考慮して選択される．「胃癌治療ガイドライン」では，標準的外科治療として定型手術の内容が定められており，胃の2/3以上切除とD2リンパ節郭清とされている．よって，定型手術における胃切除は全摘あるいは幽門側切除のいずれかとなる．再建方法はB-I法やRoux-en-Y法に代表されるが，ほかにもいくつか行われている．いずれも一長一短があるため，ガイドラインでは特定の再建方法は推奨されていない．幽門保存胃切除や噴門側切除は，早期胃癌を対象にした縮小手術と呼ばれる範疇に属するものであり，定型手術に比較すると残胃が大きくなる．早期胃癌（cT1N0）に対しては，リンパ節郭清範囲を縮小したD1/D1+郭清も適応になる．

胃　癌　55

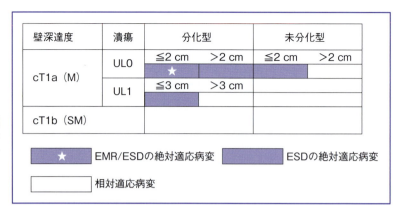

図2 腫瘍因子による適応の分類
cT1a（M）：粘膜内癌（術前診断），cT1b（SM）：粘膜下層浸潤癌（術前診断），UL：潰瘍（瘢痕）所見
（文献2より引用）

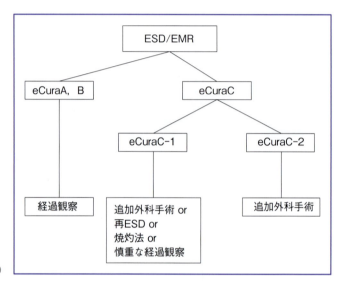

図3 ESD/EMR後のフローチャート
（文献2より引用）

　開腹手術に比較して創を小さくできる腹腔鏡下胃切除術が普及しており，National Clinical Data（NCD）によれば，2011年には腹腔鏡手術の割合が幽門側切除31.6％，胃全摘12.1％であったが，2020年にはそれぞれ53.8％，30.4％と着実に増加している[3]．また，最近の研究結果（JLSSG0901）から，長期成績においても進行胃癌で開腹術に比較し遜色ない結果が示された[4]．その結果を踏まえ，日本胃癌学会は速報として，cStage Ⅱ/Ⅲ進行胃癌に対する外科治療の選択肢のひとつとして腹腔鏡下幽門側胃切除術（LADG）を推奨することとなった．ただし，本試験の結果は適応症例にも，医療者側（施設，術者）にも厳格な適格基準が定められており，その結果を我が国全体の日常診療に外挿する場合には注意が必要であるとしている．ロボット（内視鏡支援）手術が2018年に胃癌に対しても保険適用となった．ガイドラインでは，CQにてcStage Ⅰに対して行うことが弱く推奨されている．当初，高額機器にもかかわらず腹腔鏡下手術と同じ診療報酬点数が設定され，かつ厳しい施設要件，術者要件が付置された．2022年改定では，腹腔鏡下手術に比較し合併症発生に関する優越性が認められ，加算が初めてつけられた．

3 化学療法

　化学療法は，切除不能進行・再発胃癌およ

一次化学療法	二次化学療法	三次化学療法	四次化学療法以降
HER2（－）の場合 S-1＋CDDP Cape＋CDDP SOX CapeOX FOLFOX **HER2（＋）の場合** Cape＋CDDP＋T-mab S-1＋CDDP＋T-mab CapeOX＋T-mab SOX＋T-mab	**MSI-High の場合** pembrolizumab* weekly PTX＋RAM **MSI-High 以外の場合** weekly PTX＋RAM	**HER2（－）の場合** nivolumab FTD/TPI IRI **HER2（＋）の場合** T-DXd	三次化学療法までの候補薬のうち，使用しなかった薬剤を適切なタイミングで治療を切り替えて使っていく治療戦略を考慮する

図 4　推奨される化学療法レジメン

（日本胃癌学会 編：胃癌治療ガイドライン医師用 2021 年 7 月改訂第 6 版．p33，金原出版，2021 より引用）

https://www.jgca.jp/（2022 年 11 月閲覧）

び非治癒切除症例が適応になる．従来に比較し，薬剤も多種になり，高い腫瘍縮小効果（奏効率）が得られるようになっているが，完全治癒は困難であることも知らなければならない．適応は全身状態が比較的良好で，かつ主要臓器機能が保たれている症例であり，薬剤ごとの副作用も知っておく必要がある．ガイドラインでは推奨される化学療法レジメンが四次以降まで明示されている（**図 4**）．一次治療は HER2（－）（＋）で分けられており，HER2 発現の確認が重要である．二次治療は，MSI-High とそれ以外で分けられており，やはり MSI の確認が必要となっている．ガイドライン第 6 版で，HER2（－）の場合の三次治療として免疫チェックポイント阻害薬（ICI）が推奨されていたが，最近結果が発表された CheckMate649 試験[5]ならびに ATTRACTION-4 試験[6]の結果に基づき，一次治療における化学療法に ICI であるニボルマブを併用することが推奨されることになり，2021 年 12 月胃癌学会ガイドライン委員会のコメントが速報として発表された．なお，ペムブロリズマブも一次治療として承認されている．四次以降では，三次化学療法までの候補薬のうち，使用しなかった薬剤を適切なタイミングで治療を切り替えて使って

いく治療戦略を考慮すべきとされている．最近，CLDN18.2 をターゲットとしたゾルベツキシマブの有用性が明らかになり[7]，「切除不能進行・再発胃癌バイオマーカー検査の手引き（第 1 版）」では，治療開始前に 4 種（HER2, CLDN18, PD-L1, MSI/MMR）のバイオマーカーチェックが推奨されている．ただし，MSI/MMR は一次治療開始前の検査は保険適用になっていないので注意が必要である．一次治療開始に際し，薬剤選択に不可欠な HER2 と CLDN18 は施行すべきである．

　術後補助化学療法は，治癒切除後の微小遺残腫瘍による再発予防を目的として行われるものである．pStage II 症例に対しては，S-1術後 1 年間内服が推奨されている．Stage III症例に対しては，START2 試験の結果[8]から，S-1＋ドセタキセル併用療法が推奨されている．術前化学療法では，downstaging による切除率の向上や腫瘍縮小による他臓器合併切除の回避などが期待される．しかしながら，いまだ全生存率の改善に関するエビデンスが乏しく，臨床試験（JCOG1509）が進行中である．

4　放射線療法

　米国では，術後補助療法として化学放射線療法が標準治療に位置づけられている．我が

国では，局所療法である放射線療法の胃癌に対する位置づけは明らかではなく，ガイドライン上でも言及されていない．姑息的・緩和的治療として行われることもある．

5 緩和療法，対症療法

我が国では毎年4万人以上が胃癌で命を落としている．胃癌診療で緩和療法やサポートを必要としている患者や家族は多い．その方々が抱えている痛みとその他の身体的問題，心理社会的問題，スピリチュアルな問題を適切に評価し対応することは極めて重要である．そのためには，薬物療法のほか精神療法や放射線療法の知識，優れたコミュニケーション技術も必要となる．

処方例

Stage II の術後補助療法

処方 （体表面積 1.4m² の場合）

S-1（25mg） 1回2カプセル 1日2回 4週間投与，2週間休薬，1年間

専門医に紹介するタイミング

手術のみならず内視鏡的切除，化学療法（薬物療法）も従来に比較し専門化している．治療は専門家に委ねるべきであり，胃癌の診断がついた時点で専門医への紹介，コンサルトが勧められる．

専門医からのワンポイントアドバイス

我が国において死亡率が低下しているとはいえ，悪性腫瘍ではいまだ死因第4位になっている重要な癌腫であることを念頭におく．日常遭遇する機会の多い癌であることは間違いない．リスクが高い方には内視鏡による定期検診を勧めるべきである．スキルス胃癌では内視鏡でも診断が難しい場合がある．疑わしい際にはこまめなチェックが大切である．

文献

1) 日本胃癌学会 編：胃癌治療ガイドライン医師用 2021年7月改訂第6版. 金原出版, 2021
2) 小野裕之, 八尾健史, 藤城光弘 他：胃癌に対する ESD/EMR ガイドライン（第2版）. Gastroenterol Endosc 62：275-290, 2020
3) Kajiwara Y, Takahashi A, Ueno H et al；National Clinical Database：Annual report on National Clinical Database 2020 for gastroenterological surgery in Japan. Ann Gastroenterol Surg 7：367-406, 2023
4) Etoh T, Ohyama T, Sakuramoto S et al；Japanese Laparoscopic Surgery Study Group（JLSSG）：Five-year survival outcomes of laparoscopy-assisted vs open distal gastrectomy for advanced gastric cancer：the JLSSG0901 randomized clinical trial. JAMA Surg 158：445-454, 2023
5) Janjigian JJ, Shitara K, Moehler M et al：First-line nivolumab plus chemotherapy versus chemotherapy alone for advanced gastric, gastroesophageal junction, and oesophageal adenocarcinoma（Check-Mate649）：a randomized, open-label, phase 3 trial. Lancet 398：27-40, 2021
6) Kang YK, Chen LT, Ryu MH et al：Nivolumab plus S-1/capecitabine plus oxaliplatin versus place-bo plus S-1/capecitabine plus oxaliplatin in patients with previously untreated, unresectable advanced or recurrent HER-2 negative gastric/gastroesophageal junction cancer：a multi-centre, randomized, double-blind, phase 3 trial（ATTRACTION-4）. Lancet Oncol 23：234-247, 2022
7) Shitara K, Lordick F, Bang YJ et al：Zolbetuximab plus mFOLFOX6 in patients with CLDN18.2-positive, HER2-negative, untreated, locally advanced unresectable or metastatic gastric or gastro-oesophageal junction adenocarcinoma（SPOT-LIGHT）：a multicentre, randomised, double-blind, phase 3 trial. Lancet 401：1655-1668, 2023
8) Yoshida K, Kodera Y, Kochi M et al：Addition of docetaxel to oral fluoropyrimidine improves efficacy in patients with StageIII gastric cancer：Interim analysis of JACCRO GC-07, a randomized controlled trial. J Clin Oncol 37：1296-1304, 2019

1. 消化管疾患

腸閉塞（イレウス），消化管ヘルニア，腹膜炎

真弓俊彦[1]，長谷川泉[2]，林　英司[3]

[1] 中京病院 ICU，[2] 同 消化器内科，[3] 同 外科

- 腸閉塞（機械的閉塞）か，イレウス（機能的閉塞）かの鑑別が必要である．
- 腸閉塞では，閉塞部位の診断，絞扼性か否かの鑑別を行う．
- 嵌頓ヘルニアでは，嵌頓腸管の壊死の有無の鑑別が重要である．
- 腹膜炎では，迅速な原疾患の治療が大切である．
- 上部消化管穿孔の場合には，予後は良好のことが多いが，下部の場合には予後不良である．
- 予後不良が推定される場合には，治療の限界，患者状態を考え，看取りも選択肢となりうる．

ガイドラインの現況

　日本からは，急性腹症全般に関して，2015 年に「急性腹症診療ガイドライン」が出版され，急性腹症の診断と初期治療の指針が提示され，早期鎮痛薬の使用やアルゴリズムが示され，また，腸閉塞とイレウスの使い分けが提示された[1]．この急性腹症診療ガイドラインは 2025 年に改訂版が発刊予定である．

　日本では，「小児腸重積症の診療ガイドライン」（2012 年）[2]，海外では，the World Society of Emergency Surgery (WSES) の癒着性小腸閉塞ガイドライン（2018）[3] が報告され，2019 年に American Association for the Surgery of Trauma (AAST) からも小腸閉塞に関するガイドラインが公開されている．

　ヘルニアに関しては，日本内視鏡学会からの鼠径ヘルニアに対する腹腔鏡手術のガイドライン（2015）[5]，the European Hernia Society からのガイドライン（2014）[6] があり，いずれも慢性ヘルニアに対する手術療法などに関して記載されているが，ここでは割愛する．

【本稿のバックグラウンド】　日本からは小児の腸重積症の診療ガイドラインしかなく，日本の腸閉塞や腹膜炎の診療ガイドラインはない．「急性腹症診療ガイドライン」が急性腹症全般に関して言及しているが，治療に関しての推奨は示されていない．

腸閉塞（イレウス）

どういう疾患・病態か

腸管が機械的あるいは機能的に腸管内容の蠕動を生じえない状態で，機械的閉塞を腸閉塞，汎発性腹膜炎など非閉塞性で機能的な閉塞をイレウスと呼ぶ[1]．また，腸閉塞のうち，支配血管も巻き込まれ腸管の血流不全を伴うものを絞扼性腸閉塞という．腹腔内の裂孔や嚢状部などに腸管などの腹腔内臓器が陥入した状態は内ヘルニアと呼ぶ（ヘルニア嵌頓に関しては次項参照）．

治療に必要な検査と診断

超音波検査や腹部単純X線検査で腸閉塞やイレウスは診断しうるが，大切なのは閉塞部位があるか否か，つまり，腸閉塞かイレウスかの鑑別と，前者の場合には，絞扼性か否かの鑑別を行うことである．そのためには腹部CTが必要なことが多く，閉塞の有無や閉塞部位を同定する．腸閉塞の場合には造影CTも行い，絞扼性か否かを鑑別することが必要で，必ず単純CTも撮影し，造影CTと比較し，造影不良域の有無を確認することが必要である[1]．WSESの癒着性小腸閉塞ガイドライン（2018年）では，閉塞起点が不明な場合や保存的加療ができない腹膜炎，腸重積，虚血が鑑別できない場合にCTを撮影するとされているが（図1）[3]，日本のようにCTにアクセスしやすい環境では，この基準は適応できない．なお，海外ではガイドラインにも示されているように水溶性造影剤を腸管内に注入してCTを撮影することが多い．

腸閉塞のほとんどが術後の癒着に伴うものであり，腹部手術歴を聴取することも大切である．

乳幼児では腸重積[2]，中年以降の成人では腸捻転や腫瘍などによる腸重積も鑑別に挙げる．腸重積は乳幼児では腹部所見や超音波検査で診断がつくことも多い．

治療の実際

腸閉塞では鎮痛とともに，絶飲絶食，細胞外液による十分な輸液が必要である．絞扼性腸閉塞では経鼻胃管を挿入し，手術によって絞扼を解除する．非絞扼性の腸閉塞やイレウスの場合には，経鼻胃管や経鼻小腸減圧チューブを挿入し，輸液や鎮痛薬を用いて保存的に治療を行う．

非絞扼性の腸閉塞ではガストログラフィンを用いると閉塞部位が明らかになるとともに，蠕動を促進し，閉塞が解除されることがある[3,4,7]．AASTのガイドラインでは，24時間以内に大腸に達すれば治癒を示唆し，48時間内に軽快せず，入院時にガストログラフィンを投与していない場合には診断と治療目的で投与すると推奨されている[4]．

腸捻転の場合には，大腸内視鏡によって捻転を解除することも可能である．腸重積では，注腸による整復が試みられてきたが，最近は超音波プローブによる整復例も報告されている[2]．

イレウスの場合には，その原因を解除することが最も大切である．

処 方 例

鎮痛薬

「急性腹症診療ガイドライン」に準じて鎮痛薬を使用する．痛みが著明であれば，診断前から使用してよい[1]．

処方A　アセトアミノフェン（アセリオ）
1,000mg（体重50kg以下は15mg/kg）

15分で点滴静注
●処方Aで十分でなければ
処方B　ブプレノルフィン（レペタン）
　　　0.2～0.3mg　筋肉注射＊
処方C　ペンタゾシン（ソセゴン）
　　　15（～30）mg　筋肉注射＊
　　　＊いずれも痛みが激しい場合には，その半量を静脈注射することも可能．ただし，呼吸抑制などに気をつけ，しっかりモニタリングを行うこと．
処方D　フェンタニル（フェンタニル）
　　　0.05～0.1mg　静脈注射

細胞外液
処方　腸閉塞のため，経口摂取不良や嘔吐を生じ，腸管内容が貯留し，腸管浮腫も伴い，著明な脱水となっていることが多く，細胞外液を用いた十分な輸液が必要である．

腸閉塞の早期解除を目指して
●水溶性造影剤
処方　ガストログラフィン100mL
　　経鼻胃管または経鼻小腸減圧チューブから腸管内に投与

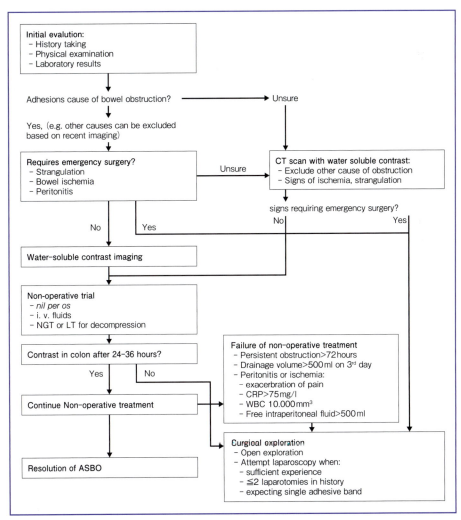

図1　閉塞性小腸閉塞症の診療アルゴリズム
　　NGT：経鼻胃管，LT：イレウス管，ASBO：癒着性小腸閉塞症　　　　（文献3より引用）

腸閉塞（イレウス），消化管ヘルニア，腹膜炎　　61

蠕動促進薬（イレウスに対して）

処方　メトクロプラミド注射液（プリンペラン）10mg　筋肉注射または静脈注射

専門医に紹介するタイミング

絞扼性腸閉塞の場合には，早期解除が必要であり，疑った場合や否定できない場合には，迅速に紹介する．

消化管ヘルニア（ヘルニア）

どういう疾患・病態か

鼠径，大腿，臍，腹壁，閉鎖孔などの筋組織の間隙から腹腔内容が脱出するものであり，元に戻らなくなったものを嵌頓と呼ぶ．

治療に必要な検査と診断

鼠径，大腿，臍，腹壁などのヘルニア（嵌頓）は身体所見から診断可能である．嵌頓時には嵌頓した時刻を聴取することが必要である．閉鎖孔ヘルニアの診断は超音波やCTで行う．腸管血流，虚血の有無の評価には，単純および造影CTが必要で，嵌頓整復の前あるいは後に行う．特に，発症から時間が経っている場合には腸管壊死の可能性があり，単純/造影CTで腸管血流を評価するか，術中に腸管切除の必要性を判断する．

治療の実際

嵌頓しても用手的に還納できることが多く，閉鎖孔ヘルニアや小児の腸重積では超音波プローブによる還納も可能である．還納できない場合や腸管壊死が疑われる場合には緊急手術を行う．嵌頓例では，整復後，早期に手術を行うことが多く，また，非嵌頓性の慢性例では，整美的観点などから手術を決定するが，いずれも全身状態や患者の希望などから手術適応を決定する．

処方例

処方　腸閉塞と同様に十分鎮痛を行う．

専門医に紹介するタイミング

還納不能な場合や，嵌頓して長時間経過し腸管壊死が疑われる場合には，速やかに専門医に紹介する．

腹　膜　炎

どういう疾患・病態か

腹膜炎とは何らかの原因で腹膜に炎症が生じた病態で，急性と慢性があるが，ここでは急性に関して述べる．腸管穿孔や外傷などにより腸管内容や血液などが腹腔内に漏れる場合と，細菌など微生物が繁殖して生じることが多い．子宮から感染する骨盤腹膜炎や，結核や肝硬変，ネフローゼ症候群などに伴って発症する特発性細菌性腹膜炎や，がん性腹膜炎がある．

上部消化管穿孔では当初は細菌が少なく化学的であるが，下部消化管穿孔では当初から多量の細菌によって細菌性腹膜炎が生じ，敗血症性ショックを呈することも少なくない．

治療に必要な検査と診断

腹膜炎自体の診断は，板状硬など腹部所見で確定できる場合が多い．しかし，消化管穿

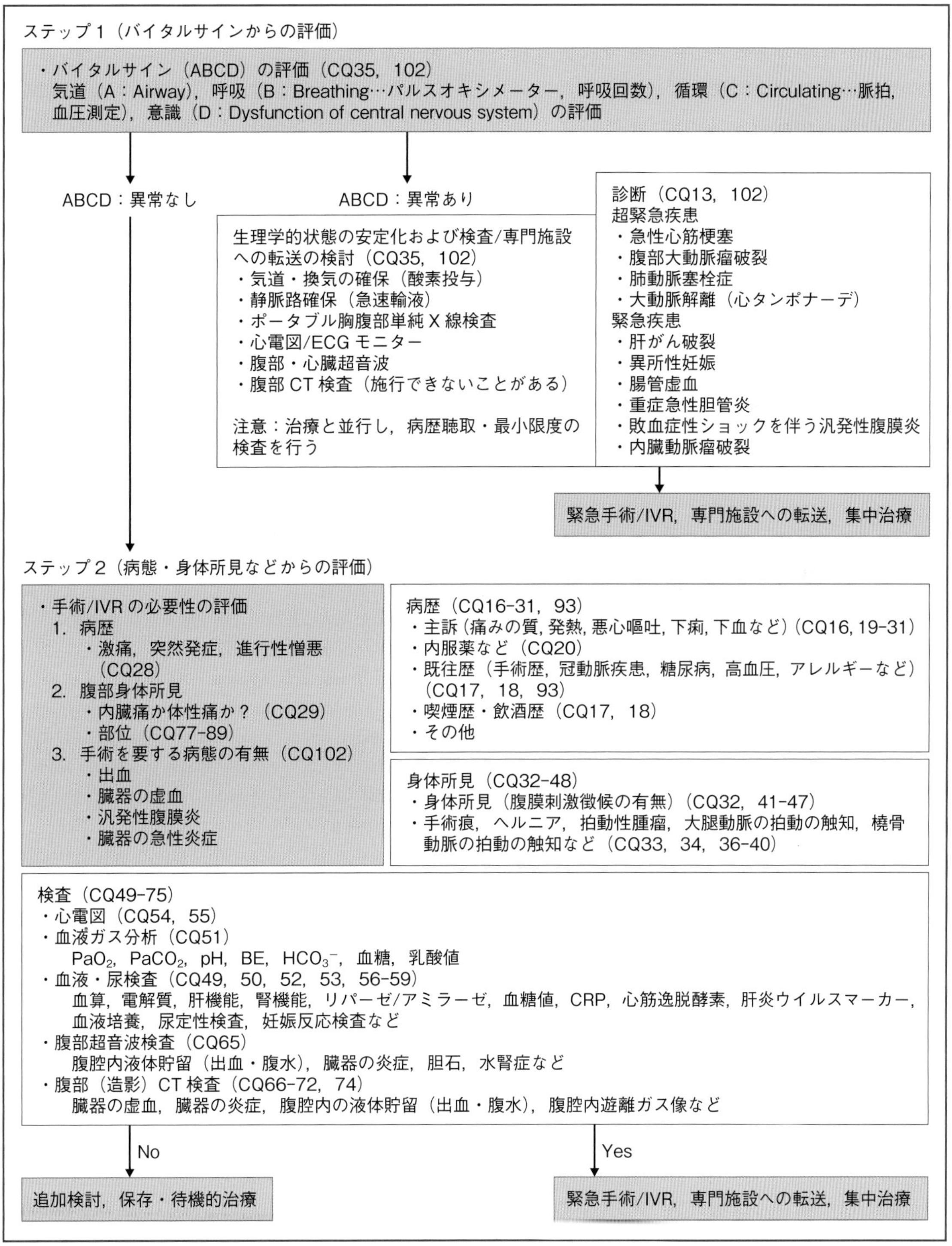

ステップ1（バイタルサインからの評価）

・バイタルサイン（ABCD）の評価（CQ35，102）
気道（A：Airway），呼吸（B：Breathing…パルスオキシメーター，呼吸回数），循環（C：Circulating…脈拍，血圧測定），意識（D：Dysfunction of central nervous system）の評価

ABCD：異常なし　　　　　ABCD：異常あり

生理学的状態の安定化および検査/専門施設への転送の検討（CQ35，102）
・気道・換気の確保（酸素投与）
・静脈路確保（急速輸液）
・ポータブル胸腹部単純X線検査
・心電図/ECGモニター
・腹部・心臓超音波
・腹部CT検査（施行できないことがある）

注意：治療と並行し，病歴聴取・最小限度の検査を行う

診断（CQ13，102）
超緊急疾患
・急性心筋梗塞
・腹部大動脈瘤破裂
・肺動脈塞栓症
・大動脈解離（心タンポナーデ）
緊急疾患
・肝がん破裂
・異所性妊娠
・腸管虚血
・重症急性胆管炎
・敗血症性ショックを伴う汎発性腹膜炎
・内臓動脈瘤破裂

緊急手術/IVR，専門施設への転送，集中治療

ステップ2（病態・身体所見などからの評価）

・手術/IVRの必要性の評価
1．病歴
・激痛，突然発症，進行性憎悪（CQ28）
2．腹部身体所見
・内臓痛か体性痛か？（CQ29）
・部位（CQ77-89）
3．手術を要する病態の有無（CQ102）
・出血
・臓器の虚血
・汎発性腹膜炎
・臓器の急性炎症

病歴（CQ16-31，93）
・主訴（痛みの質，発熱，悪心嘔吐，下痢，下血など）（CQ16，19-31）
・内服薬など（CQ20）
・既往歴（手術歴，冠動脈疾患，糖尿病，高血圧，アレルギーなど）（CQ17，18，93）
・喫煙歴・飲酒歴（CQ17，18）
・その他

身体所見（CQ32-48）
・身体所見（腹膜刺激徴候の有無）（CQ32，41-47）
・手術痕，ヘルニア，拍動性腫瘤，大腿動脈の拍動の触知，橈骨動脈の拍動の触知など（CQ33，34，36-40）

検査（CQ49-75）
・心電図（CQ54，55）
・血液ガス分析（CQ51）
PaO_2，$PaCO_2$，pH，BE，HCO_3^-，血糖，乳酸値
・血液・尿検査（CQ49，50，52，53，56-59）
血算，電解質，肝機能，腎機能，リパーゼ/アミラーゼ，血糖値，CRP，心筋逸脱酵素，肝炎ウイルスマーカー，血液培養，尿定性検査，妊娠反応検査など
・腹部超音波検査（CQ65）
腹腔内液体貯留（出血・腹水），臓器の炎症，胆石，水腎症など
・腹部（造影）CT検査（CQ66-72，74）
臓器の虚血，臓器の炎症，腹腔内の液体貯留（出血・腹水），腹腔内遊離ガス像など

No

追加検討，保存・待機的治療

Yes

緊急手術/IVR，専門施設への転送，集中治療

図2　急性腹症の診療アルゴリズム（2 step method）

（文献1より引用．CQは文献1を参照）

孔（free air）の診断やその部位の同定には腹部 CT が有用である．CT 画像では炎症部位の軟部組織の増強効果を認め，炎症周囲に反応性の腹水が貯留するので，CT により炎症の部位や範囲も推定できる．

治療の実際

腹膜炎の原因を制御することが必要であり，上部消化管穿孔や虫垂炎膿瘍などでは抗菌薬で保存的に経過を追う場合もあるが，多くは手術となることが多い．

処方例

鎮　痛

処方　腹膜炎では多くの場合，強く持続的な腹痛を生じることが多く，しっかり鎮痛を行うことが大切である（腸閉塞の処方例を参照）．

細胞外液

処方　腹膜炎のため経口摂取が減少し脱水傾向となっているうえに，炎症に伴う腹水や血管透過性亢進による腸管浮腫に伴い，さらに循環血液量が減少するため，細胞外液を用いた十分な輸液が必要である．

専門医に紹介するタイミング

急性腹膜炎は入院治療が原則であり，腹膜炎が疑われた場合には専門医へ紹介する．

専門医からのワンポイントアドバイス

1 全身管理，初期輸液（図2）[1]

腸閉塞や腹膜炎では，著明な脱水があるう

えに，敗血症を併発し，敗血症性ショックを呈する場合がある．診察時には，まず，A（気道）B（換気，酸素化）C（循環）D（意識），バイタルサインをチェックし，これらが崩れていれば，気道確保，酸素投与，細胞外液による急速な初期輸液などで，直ちに是正を行う[1]．

2 鎮　痛

診断が確定する前に鎮痛薬を投与しても正診率を下げることなく，予後の悪化もきたさないため，早期から鎮痛薬を使用する[1]．

――――― 文　献 ―――――

1) 急性腹症診療ガイドライン出版委員会 編：急性腹症診療ガイドライン 2015．医学書院，2015
2) 日本小児救急医学会ガイドライン作成委員会 編：エビデンスに基づいた小児腸重積症の診療ガイドライン．へるす出版，2012
3) Ten Broek RPG, Krielen P, Di Saverio S et al：Bologna guidelines for diagnosis and management of adhesive small bowel obstruction（ASBO）：2017 update of the evidence-based guidelines from the world society of emergency surgery ASBO working group. World J Emerg Surg 13：24, 2018
4) Schuster KM, Holena DN, Salim A et al：American Association for the Surgery of Trauma emergency general surgery guideline summaries 2018：acute appendicitis, acute cholecystitis, acute diverticulitis, acute pancreatitis, and small bowel obstruction. Trauma Surg Acute Care Open 4：e000281, 2019
5) Hayakawa T, Eguchi T, Kimura T et al：Hernia. J Endosc Surg 8：382-389, 2015
6) Miserez M, Peeters E, Aufenacker T et al：Update with level 1 studies of the European Hernia Society guidelines on the treatment of inguinal hernia in adult patients. Hernia 18：151-163, 2014
7) 高山祐一，金岡祐次，前田敦行 他：小腸閉塞症の診断と治療方針決定のための水溶性造影剤（ガストログラフィン®）を用いた経口造影検査の有用性．日腹救急会誌 37：565-570，2017

1. 消化管疾患

慢性偽性腸閉塞症，巨大結腸症，S状結腸軸捻転症

大久保秀則
さがみ林間病院 消化器内科 内視鏡センター

POINT
- 慢性偽性腸閉塞症は，極度の蠕動障害によって慢性的に小腸拡張をきたすようになった難病である．
- CTや内視鏡，シネMRIを組み合わせて診断する．
- 減圧治療と栄養療法が重要である．

ガイドラインの現況

慢性偽性腸閉塞症（chronic intestinal pseudo-obstruction：CIPO）は，欧米諸国では古くから認知され疾患概念が定着してきたが，本邦では疾患認識すらされてこなかった．この現状を憂慮し，2009年厚生労働省研究班（中島班）は世界初の診断基準案を作成した．以降，海外専門家の批判を得ながら改訂を繰り返し，2012年には診断基準を確定，論文発表するとともに[1]，初のガイドラインである「慢性偽性腸閉塞症の診療ガイド」を発刊した[2]．近年では小児から成人までシームレスな対応が必要な疾患であるとの認識が高まり，小児外科領域との協議も進んだ．2017年には厚生労働省研究班（田口班）により「ヒルシュスプルング病類縁疾患診療ガイドライン」が策定され[3]，小児から成人まで幅広く対応可能な診断基準として最新版が掲載されている．一方，巨大結腸症およびS状結腸軸捻転症に関して，本邦では明確なガイドラインは存在しないが，2020年米国消化器内視鏡学会[4]から，2021年米国結腸直腸外科学会[5]から急性結腸拡張症の診療ガイドラインが公開された．

【本稿のバックグラウンド】慢性偽性腸閉塞は，これまで未知の難病として病態が明らかとされてこなかった．最近の研究進歩によりガイドラインが策定されるに至り，この度わかりやすく解説した．

どういう疾患・病態か

日常臨床で腸管拡張症に遭遇する機会は多いが，その病態やマネジメントは拡張部位や臨床経過によって大きく異なる．このため，まずは分類を理解することが重要である（表1）．

本稿では，主に慢性偽性腸閉塞症，巨大結

表1 部位/経過による腸管拡張の分類

	小腸の拡張	大腸の拡張
急性	器質的原因による小腸閉塞（腫瘍，絞扼，癒着など） 一時的な麻痺性イレウス（腹膜炎など）	器質的原因による大腸閉塞（腫瘍，結腸軸捻転など） 中毒性巨大結腸症 急性偽結腸閉塞（ACPO）
慢性	慢性偽性腸閉塞症（CIPO）	巨大結腸症（megacolon）

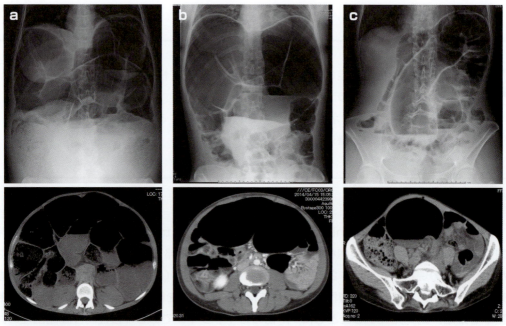

図1 典型画像（a：慢性偽性腸閉塞症，b：巨大結腸症，c：S状結腸軸捻転症）

腸症，S状結腸軸捻転について述べる．

1 疾患概念・分類

1．慢性偽性腸閉塞症（CIPO）

CIPOは，器質的な原因（癒着や狭窄）がないのにもかかわらず病的な腸管拡張をきたす難治性疾患で，消化管蠕動障害の中で最も重症なタイプである[6]．腸管蠕動が極度に低下することが本態であり，これにより生涯にわたって腸閉塞症状が持続する．有病率10万人に1人の稀少疾患である．主に小腸が罹患するが，大腸や食道，胃が同時に障害されることもある（図1a）．

CIPOは表現型として一連の病像を呈するようになった状態の総称であり，その中にはさまざまな病態が含まれている．つまり，一つの「病気」というよりは，さまざまな原因の結果として慢性的・不可逆的な腸閉塞状態となってしまった「状態名」である．何らかの基礎疾患をもとに発症するものを続発性偽性腸閉塞症といい，原因となる基礎疾患を有さないものを慢性特発性偽性腸閉塞症（chronic idiopathic intestinal pseudo-obstruction：CIIPO）と呼ぶ．

病理組織学的な観点から，①神経原性，②筋原性，③カハール介在細胞性の3タイプ

表2 CIPO の疾患概念と病因

【疾患概念】
　消化管に器質的な原因を認めないにもかかわらず，慢性的な病的腸管拡張と腸閉塞症状をきたす難治性消化管疾患．主に小腸が罹患する．2015 年 1 月より，厚労省指定難病に認定されている．

【病　因】
　1）原発性（特発性）primary
　　　神経原性，筋原性，カハール介在細胞性
　2）続発性 secondary
　　　膠原病（全身性強皮症，全身性エリテマトーデスなど），
　　　神経筋疾患（パーキンソン病，筋ジストロフィー，ミトコンドリア脳筋症など）
　　　内分泌疾患（甲状腺機能低下症，糖尿病）
　　　薬剤性（抗精神病薬）など

に分類される．通常，消化管運動は腸管自律神経によってコントロールされ，このうち迷走神経成分が消化管平滑筋を刺激することにより収縮運動が生じる．①神経原性は，腸管の自律神経細胞節（アウエルバッハ筋層間神経叢）が減少，変性するタイプ，②筋原性は腸管平滑筋が萎縮するタイプ，③は，これら自律神経系から独立したペースメーカー細胞（カハール介在細胞）が減少・消失することよって蠕動が低下するタイプである．本疾患の疾患概念，病因を表2にまとめる．

2．慢性の結腸拡張症（巨大結腸症）

　慢性的な腸管拡張をきたすもののうち，結腸に限局した拡張を認める場合がある（図1b）．かつては CIPO の亜型として，大腸限局型偽性腸閉塞とされてきた．しかし近年では，欧米の概念にならって「巨大結腸症」と呼ばれ，いわゆる小腸が罹患する典型的CIPO とは一線を画している．

3．急性の結腸拡張症（結腸軸捻転，急性偽結腸閉塞，中毒性巨大結腸症など）

　結腸のみの拡張で，急性発症する場合は器質的原因を伴うことが多い．S 状結腸軸捻転はその代表である（図1c）．一方で器質的原因がない場合は急性偽結腸閉塞（acute colonic pseudo-obstruction：ACPO）と呼ばれる．潰瘍性大腸炎の重症例や偽膜性腸炎で急激な結腸拡張をきたしたら，中毒性巨大結腸症をまず考えるべきである．

② 病態生理

1．慢性偽性腸閉塞症（CIPO）

　小腸蠕動が障害されることによって内容物が停滞し，小腸内圧が上昇する．同時に腸内細菌が小腸内に定着しやすくなり，小腸内細菌異常増殖（small intestinal bacterial overgrowth：SIBO）をきたす．通常，腸内細菌は管腔内の糖類を代謝し，炭酸ガス，水素ガス，メタンガスなどを産生する．結腸ではこれが常に行われ，放屁として体外に排出するが，小腸では腸内細菌量がはるかに少なくガスはほとんど発生しない．しかし SIBO の状態では，これらのガスが小腸内で過剰産生される．CIPO では小腸蠕動が低下しているためにこれらのガスをうまく輸送できず，結果として大量のガスが小腸内で停滞し，小腸内圧上昇，病的拡張をきたすようになる（図2）．これが腹部膨満や腹痛などの自覚症状の原因となる．特に腹部膨満は，ほぼ全例が認める症状である．慢性持続的な腸管拡張は，小腸吸収障害を引き起こし，低栄養や各種欠乏症状をきたす．また腸管バリア機能の

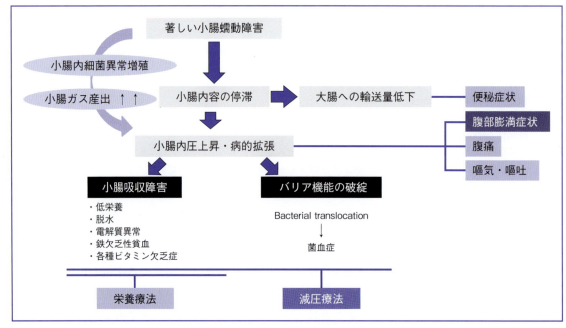

図2 CIPOの病態生理

破綻から腸内細菌の血中への移行をきたすこともある（bacterial translocation）。良性疾患ではあるが，5年生存率が75％との報告もある[7]。

2. 巨大結腸症（慢性の結腸拡張症）

結腸の蠕動低下による内容物輸送障害である。CIPOとは違い小腸は罹患しないので，栄養吸収障害をきたすことは通常ない。ただし，腹部膨満，腹痛，嘔気，食欲不振といった腸閉塞症状はCIPOと同様である。

3. S状結腸軸捻転

S状結腸過長症をベースに，高齢や基礎疾患，薬剤などさまざまな要因によって高度便秘から腸管拡張をきたし，軸捻転を発症するものと考えられている。

治療に必要な検査と診断

1 慢性偽性腸閉塞症（CIPO）

最新の診断基準を表3に示す。診断の要点は，「慢性持続性の症状であること（6ヵ月以上）」，「画像上，病的な腸管拡張および鏡面像を認めること」，「腸閉塞症状をきたしうる器質的原因がないこと」である。このため，腹部単純X線検査や腹部CT検査が必要である。また器質的疾患の除外のため，内視鏡検査もしくは消化管造影検査も重要である。一方で，可能な症例には腸管全層生検も行う。これは粘膜面から漿膜面までの腸管全層を病理学的に評価するためのもので，診断に有用だが，外科的侵襲が不可避である。腸管切除など外科治療を行った場合は標本を後ろ向きに検討できるが，診断のためだけに外科的侵襲を加えるのは非常に患者負担が大きい。このため，最新の診断基準ではシネMRI（動画MRI）や小腸内圧検査によって小腸運動異常を証明することで代用できるようになっている。これらは専門施設で行うが，徐々に施行可能施設が増えている。

2 巨大結腸症

明確な定義は存在しないが，盲腸では

表3　慢性特発性偽性腸閉塞症の診断基準

以下の7項目を全て満たすもの

1. 腹部膨満，嘔気・嘔吐，腹痛等の入院を要するような重篤な腸閉塞症状を長期に持続的又は反復的に認める
2. 新生児期発症では2か月以上，乳児期以降の発症では6か月以上の病悩期間を有する
3. 画像診断では消化管の拡張と鏡面像を呈する（注1）
4. 消化管を閉塞する器質的な病変を認めない
5. 腸管全層生検のHE染色で神経叢に形態異常を認めない（注2）
6. 小児では巨大膀胱短小結腸腸管蠕動不全症（Megacystis microcolon intestinal hypoperistalsis syndrome：MMIHS）とSegmental Dilatation of intestineを除外する
7. 続発性慢性偽性腸閉塞症（Chronic Intestinal Pseudo-Obstruction：CIPO）を除外する

（注1）新生児期には，立位での腹部単純レントゲン写真による鏡面像は，必ずしも必要としない．
（注2）腸管全層生検査が困難な場合は，シネMRIまたは消化管内圧検査で小腸を中心とする明瞭な運動異常が証明される．

（文献3より引用）

12cm以上，上行結腸では8cm以上，直腸S状結腸では6.5cm以上で巨大結腸症と考えられている．腹部単純X線検査，腹部CTは診断に必須である．また器質的原因の除外のため，内視鏡検査や消化管造影検査を組み合わせて総合的に判断する．

③ S状結腸軸捻転

腹部単純X線検査，腹部CTによって診断する．診断は比較的容易である．

治療の実際

① 慢性偽性腸閉塞症（CIPO）

CIPOにおいて，小腸切除は原則施行すべきでない（絞扼などの緊急時を除く）．拡張腸管を切除しても術後高確率で遺残小腸が拡張すること，短腸症候群から低栄養を助長してしまうことが理由である．このため内科治療が基本となる．排便コントロール，腸内滅菌に加え，重症例では減圧療法と栄養療法が肝要である．ただし希少疾患のため，ガイドラインでも明確なエビデンスにもとづくステートメントはない．

1．排便コントロール

まずは各種の腸管蠕動賦活薬や下剤などを併用して排便コントロールを図る．具体的には，モサプリド，大建中湯，メトクロプラミド，センナ系製剤などである．しかしこれだけでは不十分なことが多い．

2．腸内滅菌療法

SIBOによって過剰発生する水素ガスやメタンガスが，腹部膨満の大きな要因である．このため経口抗菌薬を用いて腸内滅菌を行うことがある．筆者の経験ではメトロニダゾールが比較的有効であるが[8]，ほかにもニューキノロン系薬剤，アモキシシリン，リファキシミンの有用性が報告されている．ただし我が国ではいずれも適応外使用である．

3．減圧療法

これらの薬剤治療でも腹部症状がコントロールできない場合は，物理的な減圧を考慮する必要がある．従来は，主に経鼻イレウス管や減圧用小腸瘻造設が行われることが多かった．しかしイレウス管は患者苦痛が強いうえに入院中の一時的な減圧に過ぎないこと，また小腸瘻は排液量をコントロールできないことなど，課題も多かった．筆者らは近年，経皮内視鏡的胃空腸瘻造設術（percuta-

慢性偽性腸閉塞症，巨大結腸症，S状結腸軸捻転症　69

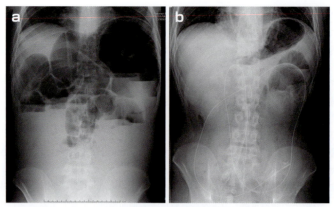

図3 新規小腸減圧法（PEG-Jによる経皮的小腸減圧）
a：PEG-Jチューブ挿入前，b：PEG-Jチューブ挿入後

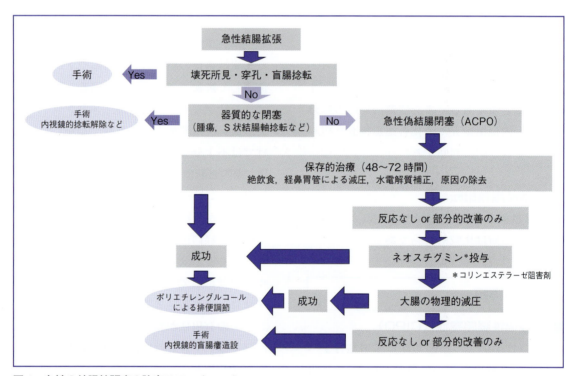

図4 急性の結腸拡張症の診療フローチャート

（文献4を参照して作成）

neous endoscopic gastro-jejunostomy：PEG-J）による新規減圧療法を開発した[9]．これは胃瘻造設を行い，その瘻孔を利用して減圧チューブを空腸に留置するものである（図3）．経皮的に小腸減圧が可能となり，排液量を調整できること，在宅で行えること，患者苦痛が少ないこと，が特長である．

PEG-Jを導入していても経口摂取は可能である．

4．栄養療法

経口摂取能が保たれている場合には，経口摂取を継続させる．腹部症状が増強するようであれば，早期から成分栄養剤を導入する．経口摂取能が保てなくなった場合は，中心静

脈 栄 養（intravenous hyperalimentation：IVH）が必要となる．ただしカテーテル感染や静脈血栓症，脂肪肝や肝硬変に留意しなくてはならない．

2 巨大結腸症

まずは内科的に食事療法（低残渣食）と薬物療法（マグネシウム製剤，ポリエチレングリコール，ラクツロース，分泌性下剤など）による排便コントロールを行う．ただし，症状が改善しても拡張腸管の正常化は望めない．内科治療で改善が乏しい症例や，S状結腸軸捻転を繰り返す症例は外科治療適応となる[10]．

3 急性の結腸拡張症（S状結腸軸捻転，急性偽結腸閉塞症など）

本邦では明確なガイドラインは存在しないが，2020年米国消化器内視鏡学会（**図4**）から，また2021年米国結腸直腸外科学会から診療ガイドラインが公開された．S状結腸軸捻転であれば内視鏡的解除術，一方で器質的原因がなくACPOと判断した場合，48〜72時間の保存的治療で改善ない場合は，次なる手を打つことが推奨されている．

- ・酸化マグネシウム（500mg）1回1錠　1日3回　毎食後
- ・フラジール（250mg錠）1回1錠　1日3回　毎食後
- ・リフキシマ（200mg）1回1錠　1日3回　毎食後
- ・エレンタール（80g包）1回1包　1日3回　毎食後

巨大結腸症

- ・ガスモチン（5mg錠）1回1錠　1日3回　毎食後
- ・大建中湯（2.5g/包）1回2包　1日3回　毎食前
- ・酸化マグネシウム（500mg）1回1錠　1日3回　毎食後
- ・モビコール（6.8523g/包）1回1〜2包　1日3回　毎食後
- ・ラグノスNF経口ゼリー分包（12g）1回2包　1日2回　朝，夕食後
- ・アミティーザ（24μg/カプセル）1回1カプセル　1日2回　朝，夕食後
- ・リンゼス（0.25mg）1回2錠　1日1回　朝食前
- ・グーフィス（5mg）1回2錠　1日1回　朝食前

処方例

明確な基準はないため，症状に応じて以下の薬剤を適宜組み合わせる．

慢性偽性腸閉塞症（CIPO）

- ・ガスモチン（5mg錠）1回1錠　1日3回　毎食後
- ・大建中湯（2.5g/包）1回2包　1日3回　毎食前
- ・パントシン（200mg錠）1回1錠　1日3回　毎食後

専門医に紹介するタイミング

長年にわたる腹部膨満症状があるものの，各種検査を行っても器質的疾患がなく，鏡面形成を伴う小腸拡張がみられたら，その時点でCIPOを疑い専門施設に紹介する．クリニックの場合，施行可能な検査で診断がつかない場合は，まずは総合病院に紹介する．

専門医からのワンポイントアドバイス

CIPO では腹腔内遊離ガスを認めることが時々ある．これは腸管気腫から腹腔内にガスが漏れてしまうためである．この場合，腹膜刺激所見や炎症所見はないため，消化管穿孔との鑑別は比較的容易である．CIPO は手術により症状が増悪してしまうため，明らかな穿孔所見がなければ安易に手術を行わないように注意する．

――――――――― 文　献 ―――――――――

1) Ohkubo H, Iida H, Takahashi H et al：An epidemiologic survey of chronic intestinal pseudo-obstruction and evaluation of the newly proposed diagnostic criteria. Digestion 86：12-19, 2012

2) 平成23年厚生労働科学研究費補助金難治性疾患克服研究事業 慢性特発性偽性腸閉塞症の我が国における疫学・診断・治療の実態調査研究班 編，中島淳，稲森正彦，飯田 洋 他：慢性偽性腸閉塞症の診療ガイド Chronic Intestinal Pseudo-obstruction（CIPO）．山王印刷，2012

3) 平成26年度厚生労働科学研究費補助金（難治性疾患等政策研究事業（難治性疾患政策研究事業））「小児期からの希少難治性消化管疾患の移行期を包含するガイドラインの確立に関する研究」（田口智章班）：ヒルシュスプルング病類縁疾患診療ガイドライン・実用版. 2017

4) Naveed M, Jamil LH, Fujii-Lau LL et al：American Society for Gastrointestinal Endoscopy guideline on the role of endoscopy in the management of acute colonic pseudo-obstruction and colonic volvulus. Gastrointest Endosc 91：228-235, 2020

5) Alavi K, Poylin V, Davids JS et al：The American Society of Colon and Rectal Surgeons Clinical Practice Guidelines for the Management of Colonic Volvulus and Acute Colonic Pseudo-Obstruction. Dis Colon Rectum 64：1046-1057, 2021

6) Stanghellini V, Cogliandro RF, de Giorgio R et al：Chronic intestinal pseudo-obstruction：manifestations, natural history and management. Neurogastroenterol Motil 19：440-452, 2007

7) Amiot A, Joly F, Alves A et al：Long-term outcome of chronic intestinal pseudo-obstruction adult patients requiring home parenteral nutrition. Am J Gastroenterol 104：1262-1270, 2009

8) Tanaka K, Ohkubo H, Yamamoto A et al：Natural history of chronic intestinal pseudo-obstruction and need for palliative care. J Neurogastroenterol Motil 29：378-387, 2023

9) Ohkubo H, Fuyuki A, Arimoto J et al：Efficacy of percutaneous endoscopic gastro-jejunostomy（PEG-J）decompression therapy for patients with chronic intestinal pseudo-obstruction（CIPO）. Neurogastroenterol Motil 29：e13127, 2017

10) Gladman MA, Scott SM, Lunniss PJ et al：Systematic review of surgical options for idiopathic megarectum and megaclon. Ann Surg 241：562-574, 2005

1. 消化管疾患

原因不明消化管出血（OGIB）および小腸腫瘍

壷井章克, 岡　志郎
広島大学病院 消化器内科

POINT
- 原因不明消化管出血（OGIB）において, 小腸カプセル内視鏡は重要な役割を担う.
- バルーン内視鏡は, 組織診断のみならず, 内視鏡治療も可能である.
- 小腸悪性腫瘍は進行期に診断されることが多く, 一般的に予後不良である.

ガイドラインの現況

　原因不明消化管出血（obscure gastrointestinal bleeding：OGIB）のガイドラインは世界各学会[1,2] で刊行されているが, 本邦では 2015 年に日本消化器内視鏡学会から「小腸内視鏡診療ガイドライン」が刊行され[3], OGIB に対する診療指針が示されている.

　一方, 小腸腫瘍においては前述の「小腸内視鏡診療ガイドライン」に内視鏡診断や治療に関する記載のみであり, その希少性ゆえに現時点ではガイドラインは存在しない. 本邦では十二指腸と空腸・回腸とで別個に取り扱うことが多く, 原発性小腸癌には National Comprehensive Cancer Network（NCCN）よりガイドラインが公開されているが[4], 本邦では診療ガイドラインのみならず取扱い規約も存在しない. 現在, 大腸癌研究会において世界に先がけてガイドライン, 取扱い規約の作成を準備中である.

【本稿のバックグラウンド】　「小腸内視鏡診療ガイドライン」[3] を参考に, OGIB における内科医が知っておくべき内容を簡潔に解説した. 小腸腫瘍に関しては最近の総説論文を参考に臨床的なアプローチについても説明を加えた.

原因不明消化管出血（OGIB）

どういう疾患・病態か

　本邦において OGIB とは, 上部消化管内視鏡および大腸内視鏡を行っても出血源が同定できない消化管出血と定義され[3], 全消化管出血の約 5% を占める[5]. OGIB は, 血便, 下血といった顕性出血を伴う overt OGIB と, 顕性の出血を伴わず再発または持続性の鉄欠乏性貧血, あるいは便潜血陽性を呈する occult OGIB に大別される. OGIB と小腸出

血とは完全な同義ではなく，OGIB と診断された中にも繰り返し検査を施行することで小腸外に出血源が同定できる症例が少なくない．また，近年では小腸内視鏡の普及に伴い，欧米では小腸内視鏡を施行しても出血源が同定できない症例を OGIB と定義している[1,2]．今後，本邦における OGIB の定義も改定される可能性がある．

治療に必要な検査と診断

OGIB をきたす代表的な疾患を表 1 に示す[2]．OGIB を呈する疾患は多岐にわたるため，類推するためには詳細な問診が重要である．家族歴や既往歴，内服薬，年齢，便性状などを考慮し，可能性の高い疾患を類推しながら必要な検査を行っていくことが肝要である．2015 年に刊行された「小腸内視鏡診療ガイドライン」に記載されている OGIB の診断アルゴリズムを図 1 に示す[3]．最初に造影 CT（可能であれば dynamic CT）で出血源となる疾患の推定，消化管穿孔の除外や，腸管内容物の吸収値による出血部位の推定が可能となる．次に造影 CT で出血源がはっきりしない場合には，検査の侵襲性を考慮し小腸カプセル内視鏡を行う．ただし，ペースメーカなどの電子機器が埋め込まれている症例，カプセルの嚥下困難例，消化管に狭窄が疑わ

れる症例では従来の小腸カプセル内視鏡（PillCam™ SB3；Medtronic 社製）は不適である．なお，2021 年 1 月から本邦でも使用可能となった 360° に近い視野角を有する CapsoCam Plus®（CapsoVision 社製）は，カプセル内にフラッシュメモリを内蔵しているため画像の送受信が不要であることから，ペースメーカなどの電子機器が埋め込まれている OGIB 症例に適応を有している[6]．また，嚥下機能低下例や，カプセル内視鏡の嚥下が困難な高齢者，小児例においても，カプセル内視鏡挿入補助具である AdvanCE（US endoscopy 社製）を用いることで安全に検査可能である[7]．また，クローン病などの不顕性の腸管狭窄が予想される症例において，事前にパテンシーカプセルを用いて消化管開通性を評価することで安全にカプセル内視鏡を施行可能である[8]．欧米のガイドラインでは侵襲性を考慮し，カプセル内視鏡を第一選択とし，CT を省略することも可能とされているが[1,2]，CT は活動性の出血の有無以外にも得られる情報も多く，本邦における CT の普及率を鑑みてカプセル内視鏡の前には原則造影 CT を行うべきであろう．

造影 CT もしくはカプセル内視鏡で出血源が同定されれば，バルーン内視鏡による精査もしくは止血術を検討する．バルーン内視鏡は侵襲性も高く，経口もしくは経肛門のどち

表 1　小腸出血の原因

40 歳未満	40 歳以上	低頻度
炎症性腸疾患	Angioectasia	IgA 血管炎
Dieulafoy's lesion	Dieulafoy's lesion	小腸静脈瘤
腫瘍	腫瘍	門脈圧亢進症性腸症
Meckel 憩室	NSAIDs 潰瘍	アミロイドーシス
ポリポーシス症候群		青色ゴム毬様母斑症候群
		Osler-Weber-Rendu 症候群
		遺伝性ポリポーシス症候群など

NSAIDs：non-steroidal anti-inflammatory drugs

（文献 2 を参照して作成）

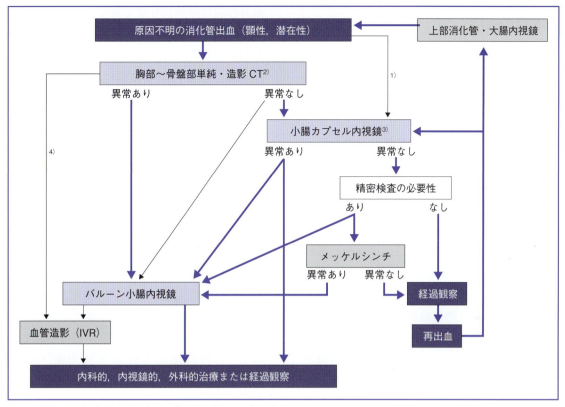

図1 原因不明消化管出血（OGIB）の診断アルゴリズム
1) CTのない施設ではカプセル内視鏡を先行してもよいが，その場合は後日CT検査を行うことが望ましい．
2) ダイナミックCTでなければ描出できない病変もあるので注意が必要である．
3) クローン病が疑われる場合，腹痛や腹部膨満症状を有する場合，NSAIDs長期使用者，腹部放射線照射歴，腹部手術歴のある場合等ではパテンシーカプセルを先行させ，消化管開通性評価後に小腸カプセル内視鏡を施行することが望ましい．なお，腸閉塞症例（疑診例含む）にはカプセル内視鏡はもちろんパテンシーカプセルによる消化管開通性検査すら施行すべきでない．
4) 内視鏡施行が困難な場合

（文献3より引用）

らか一方での全小腸観察率は低いことから，まずカプセル内視鏡を先行し，出血源検索およびバルーン内視鏡の挿入ルートを決定する[9]．挿入ルートの決定にはCT所見も参考となる[10]．活動性出血の場合，経肛門挿入では血液により視野不良となる点，凝血塊や残渣がスコープとオーバーチューブとの間に入り込むと操作性が著しく不良となる点から経口挿入を優先する[11]．また，出血源となる部位が不明瞭である場合も，前処置が不要かつ深部まで挿入しやすい経口挿入を選択すべきである．

カプセル内視鏡は，移動速度の速い近位空腸病変や，粘膜下腫瘍，憩室などでは偽陰性が生じる可能性がある[12]ことは念頭におくべきである．造影CTでもカプセル内視鏡でも出血源となる病変が描出できない場合，年齢や併存疾患でスコアリングし小腸血管性病変のリスク，再出血のリスクを評価しバルーン内視鏡などを行うか検討する[13]．カプセル内視鏡で異常所見が全くない場合，小腸から再出血を惹起することはほとんどないため[14]，そのような症例では小腸外からの出血も考慮し上部消化管，大腸内視鏡を再検すべきである．

治療の実際

造影CT，カプセル内視鏡で小腸出血が疑われる場合には出血源の精査および内視鏡的止血術を目的にバルーン内視鏡を行う．しかし，造影CTでextravasationを伴うような動脈性の出血の場合，出血に伴う視野不良により検査時間が長時間となり，検査中にバイタルサインが不安定となる可能性も考慮すると，最初からinterventional radiology（IVR）の選択も考慮すべきである．

カプセル内視鏡での活動性の出血や，造影CTですでにextravasationを伴うような症例では，出血に伴いバルーン内視鏡の視野不良が危惧される．内視鏡視野確保用ゲルである「ビスコクリア®」を使用することで血液とゲルが混じり合わずに視野の確保が可能となり，出血源の同定，内視鏡治療が容易となる．また，2024年5月に発売された新型ダブルバルーン内視鏡EN-840T（富士フイルム社製）には副送水機能を搭載しており，出血時の視野確保に有用である．

小腸の出血性病変に対する治療は出血源の種類により異なる．主な出血源として，血管性病変，炎症による潰瘍性病変，腫瘍性病変，憩室が挙げられ，それぞれ治療法も異なる．

血管性病変の場合，その多くは内視鏡治療の適応であるが，治療法に関して現在コンセンサスはない．矢野・山本分類[15]を用いた当科における治療ストラテジーを図2に示す．Type 1a・Type 1bはangioectasia，Type 2a・Type 2bはDieulafoy's lesion，Type 3は動静脈奇形に相当し，血管腫などはType 4に分類される．血管性病変はangioectasiaが最も多く，肝硬変や腎不全，心疾患などがリスク因子として報告されている[16, 17]．特に重症大動脈弁狭窄症（aortic valve stenosis：AS）に合併する後天性von Willebrand病であるHeyde症候群は，消化管にangioectasiaが多発することで知られ[18]，経カテーテル治療により貧血の改善，

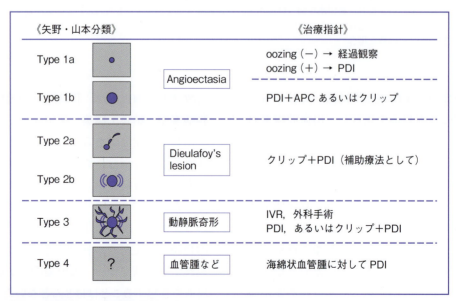

図2 当科における小腸血管性病変に対する治療指針
PDI：polidocanol injection therapy，APC：argonplasma coagulation，
IVR：interventional radiology

angioectasia の減少が期待できる[19]. このような症例においては内視鏡治療よりも AS に対する治療が検討される. Type 1, Type 2 では主に内視鏡治療を選択し, Type 4 に分類される血管腫に対しても内視鏡治療を選択することが多い. Type 3 では IVR や外科手術が行われることが多いが, 径 10 mm 以下の小病変に対しては内視鏡治療を選択することもある.

潰瘍性病変の場合, 活動性の出血があればクリップによる機械的止血術, ポリドカノール局注などの内視鏡的止血術を選択し, 一次止血が得られた段階で原疾患の治療を行うが, 多量出血の場合には IVR や外科手術の適応となる. クローン病や腸結核であれば原疾患に対する内科治療を, 薬剤起因性小腸潰瘍であれば原因薬剤の中止を行う.

腫瘍性病変からの出血の場合には原則として外科手術を選択する. 全身状態不良の場合には内視鏡的止血術もしくは IVR で一次止血を行い, 全身状態の改善を待って外科手術を行う. 過誤腫性ポリープなどの良性腫瘍からの出血の場合, 内視鏡切除による出血コントロールも考慮する.

憩室からの出血は, 真性憩室である Meckel 憩室からの出血と, 仮性憩室である小腸憩室からの出血の 2 種類に大別される. Meckel 憩室は回腸末端の腸間膜付着対側に存在し, 若年者の消化管出血の原因となる. 一方, Meckel 憩室以外の小腸憩室は比較的稀で, 上部空腸に好発し, 憩室内の血管が破綻することで出血の原因となりうる. 出血や腹痛の原因となる Meckel 憩室は原則外科手術を, Meckel 憩室以外の小腸憩室からの出血に対しては可能であればクリップを用いた内視鏡的止血術を, 内視鏡的アプローチが困難であれば IVR や外科手術を検討する.

処方例

小腸粘膜傷害に対する処方（保険適用外）

処方 A レバミピド 100 mg 1回3錠
1日3回 毎食後

処方 B サイトテック 200 μg 1回3錠
1日3回 毎食後

Meckel 憩室に対する処方（異所性胃粘膜による潰瘍形成が疑われる場合）

処方 A オメプラゾール 20 mg ＋生理食塩水 20 mL 1日2回

処方 B ランソプラゾール 30 mg ＋生理食塩水 20 mL 1日2回

専門医に紹介するタイミング

OGIB の症例では小腸出血の可能性も念頭におき, 専門医に紹介することが望ましい. 特に顕性の消化管出血を伴う overt OGIB の症例や, AS をはじめとした慢性心疾患, 肝硬変, 腎不全例といった小腸からの出血高リスク例や, 抗血栓薬内服例では, 出血に伴い全身状態悪化の可能性も十分にあることから, 早期に専門医に紹介することが望ましい. また, バルーン内視鏡では処置具に制限もあり, どのような症例でバルーン内視鏡の適応があるかの判断も含めて経験豊富な医療機関に早期に紹介するほうがよい.

専門医からのワンポイントアドバイス

Overt OGIB における出血源の診断能に関しては, 出血後早期の診断能が高いことが知られている. Overt OGIB における本邦でのメタ解析では, 出血後 48 時間以内の早期にカプセル内視鏡もしくはバルーン内視鏡を行うほうが出血源の同定率が高いことが報告さ

れており[20]，可能な限り出血エピソード後早期に紹介すべきである．

小腸腫瘍

どういう疾患・病態か

小腸腫瘍とは小腸に発生する腫瘍の総称であるが，本邦では十二指腸病変は「胃・十二指腸」と一括して上部消化管領域で取り扱うことが多く，実際，十二指腸と空腸・回腸病変とでは臨床症状・病態や診断方法が異なる．本稿では，空腸・回腸に発生する腫瘍について解説する．

表2に小腸腫瘍の一覧を示す．小腸腫瘍は全消化管腫瘍のおよそ3％，全悪性腫瘍のおよそ0.5％に認める稀な腫瘍である[21]．良性腫瘍としては腺腫，過誤腫，脂肪腫，血管腫，平滑筋，リンパ管腫などが多く，悪性腫瘍としては悪性リンパ腫，神経内分泌腫瘍，腺癌，消化管間質腫瘍，転移性腫瘍などが多い．

良性腫瘍，悪性腫瘍ともに，臨床症状としては腹痛などの腹部症状やOGIBで発見されることが多い．悪性腫瘍では初期には無症状であることが多く，進行期になりOGIBや腸閉塞症状などを契機に診断されることが多い．また無症状であってもCTなどで偶発的に診断されることもある．悪性腫瘍のうち，悪性リンパ腫はリンパ装置の発達した回腸に発生しやすく，原発性小腸癌はTreitz靭帯近傍の空腸，もしくは回腸末端に発生するこ

とが多い．原発性小腸癌の発生リスク因子としては遺伝性疾患である家族性大腸腺腫症，リンチ症候群，Peutz-Jeghers症候群などがあり，慢性炎症であるクローン病やセリアック病，肥満も知られている[22]．十二指腸を除く小腸癌の発生頻度は全消化管癌の0.1～0.3％と発生頻度は稀であり[22]，希少癌に分類される．NCCNのガイドライン[4]は公開されているものの，本邦ではガイドラインや取扱い規約は存在しない．一般的に大腸癌に準じて取り扱われ，治療も大腸癌に準拠して行われる場合が多い．

治療に必要な検査と診断

小腸腫瘍の診断としてはCTやMRI，小腸造影検査や小腸内視鏡で行われる．過去には術前診断が困難のため，手術検体により初めて確定診断となる症例も多かった．しかし，近年では小腸への内視鏡的アプローチが容易となり，バルーン内視鏡による組織生検で術前診断が可能となった．カプセル内視鏡は低侵襲に検査が可能であるが，組織診断ができないことに加え，腫瘍による管腔の狭窄を伴っている場合滞留の可能性があるため，小腸腫瘍への適応は慎重に検討すべきである．

腹部CTは，原発巣の同定のみならずリンパ節や遠隔転移の検出，病変口側腸管の拡張の有無により腫瘍による閉塞の予見もできるため，小腸腫瘍が疑われる症例では積極的に行うべき検査である．PET-CTも病期診断に極めて有用である．

表2 小腸腫瘍の一覧

良性腫瘍	腺腫，脂肪腫，血管腫，リンパ管腫，平滑筋腫，過誤腫，炎症性線維性ポリープ，異所性子宮内膜症，異所性膵など
悪性腫瘍	腺癌，神経内分泌腫瘍，消化管間質腫瘍，悪性リンパ腫，転移性小腸腫瘍など

その他，体外式腹部超音波検査や小腸造影検査も有用な検査である．体外式腹部超音波検査は原発巣の同定や遠隔転移の有無，腫瘍の主座や性状によりある程度の組織型を推定することも可能である[23]．一方，小腸造影検査は腫瘍の局在診断や，腫瘍による変形の程度である程度の組織型を推定できる．また，CT enterography / enteroclysis や MR enterography / enteroclysis なども有用な検査である．

治療の実際

悪性腫瘍に対する治療の第一選択は外科手術である．良性腫瘍の場合，小さくて無症状であれば経過観察を，有症状であれば内視鏡切除も考慮する．小腸は癒着により固定されていない限り可動性に富み，時に内視鏡操作性が不良なこともある．小腸内視鏡は一般的に有効長が長く，適した内視鏡用デバイスも充実していないことや，解剖学的に小腸壁は薄く，内視鏡切除に伴い術中・術後の穿孔リスクが高いことから，適応については慎重に検討すべきである．

消化管ポリポーシスの代表的疾患であるPeutz-Jeghers症候群（PJS）では，腸重積の回避のため，径15mm以上のポリープに対しては積極的に内視鏡治療が施行される[24]．PJSはさまざまな悪性腫瘍が合併することが知られているが，小腸に発生するポリープは過誤腫性ポリープであり，ポリープ自体の癌化は低リスクであることから必ずしも切除後に回収する必要はなく，切除病変をすべて回収することも困難である．そのような背景から内視鏡切除に伴う偶発症の発生率を鑑み，ポリープの基部にクリップを留置し，阻血，壊死脱落させる内視鏡的阻血術（endoscopic ischemic polypectomy：EIP）

が考案された[25]．EIPはポリペクトミーと比較し，1回の検査あたりの治療個数は有意に多く，偶発症発生率は有意に低かった[26]．また，腸重積発症率も変わらないことから[26]PJSに対する内視鏡治療の選択肢になりうる．ただし，内視鏡的に悪性が否定できない病変は従来通りポリペクトミーを施行し病理学的評価をすべきである．

悪性腫瘍の代表である原発性小腸癌は消化管出血や腸閉塞を契機に診断され，それゆえ進行期で診断されることが多い．実際に本邦における多施設後ろ向きの検討での原発性小腸の診断時の病期（大腸癌取扱い規約　第9版に準拠）は，0期5.4％，Ⅰ期2.5％，Ⅱ期27.1％，Ⅲ期26.0％，Ⅳ期35.6％と報告されている[27]．出血や腸閉塞の症状コントロール目的に原発巣の切除が必要となる症例もある．現在，術後補助化学療法について一定の見解はなく，手術単独群とカペシタビン，オキサリプラチン（CAPOX）による術後補助化学療法群とを比較した，ランダム化比較第Ⅲ層試験が行われており[28]，その結果が待たれる．切除不能進行癌に対する化学療法に関しては大腸癌に準じて行われることが多いが，本邦で保険適用が認められている薬物治療はFOLFOXのみである．2018年12月にMSI-HighまたはdMMRを有する固形腫瘍に対するペムブロリズマブの投与も本邦で承認されたため，原発性小腸癌にも使用可能である．また，原発性小腸癌は希少癌に分類されるため，化学療法が奏効しない場合にはがん遺伝子パネル検査も保険診療で可能である．

小腸原発悪性リンパ腫の場合には，治療としては組織型に応じた化学療法が主体となる．化学療法が奏効した場合に腫瘍の減量に伴い腸管穿孔をきたす可能性もあり，手術が可能な症例では化学療法前に腸管切除を選択することが多い．また，濾胞性リンパ腫や

MALT といった低悪性度の B 細胞性リンパ腫に関しては，無治療経過観察とする"watch and wait" も選択肢のひとつとなる．

転移性小腸腫瘍では下血や腸閉塞，穿孔で発症することが多い．穿孔例では緊急手術の絶対適応である．出血，腸重積，腸閉塞などの腹部症状を有する場合には，症状コントロールを目的に腸管切除を検討する．一方，無症状例に対する外科切除の有用性は明らかとなっていない．化学療法は原発巣に応じたレジメンを選択する．

処 方 例

切除不能進行小腸癌に対する化学療法（mFOLFOX6）

① 5HT3 受容体拮抗薬 1A ＋デキサメタゾン 6.6mg　15 分

② ロイコボリン 200mg/m^2 ＋ 5％ブドウ糖 250mL　③と同時に 120 分

③ オキサリプラチン 85mg/m^2 ＋ 5％ブドウ糖 250mL　②と同時に 120 分

④ 5-FU 400mg/m^2　緩徐に投与

⑤ 5-FU 2,400mg/m^2　46 時間インフューザーポンプを用いて持続注入

→①～⑤を 2 週間ごとに繰り返す．

MSI-High・TMB-High を有する固形癌

処方　ペムブロリズマブ　200mg を 3 週間隔，もしくは 400mg を 6 週間隔で投与

専門医に紹介するタイミング

小腸内視鏡の適応は消化器内科医でも周知されていないことも多く，病変が疑われた時点で小腸内視鏡が可能な高次医療機関に紹介すべきである．

専門医からのワンポイントアドバイス

小腸腫瘍，特に原発性小腸癌では腸管の狭窄をきたしやすく，安易にカプセル内視鏡を行うと滞留する可能性がある．ただし，滞留した場合でも，滞留が原因で即座に腸閉塞の原因となることは基本的にないため，落ち着いて対応可能な高次医療機関に相談する．また，悪性リンパ腫の場合には，腫瘍自体が比較的軟らかく，壁の伸展性が保たれる症例が多いため，CT などの画像検査において画像所見に比較して腹部症状が乏しい場合，悪性リンパ腫の可能性も考慮すべきである．

文　献

1) Pennazio M, Spada C, Eliakim R et al：Small-bowel capsule endoscopy and device-assisted enteroscopy for diagnosis and treatment of small-bowel disorders：European Society of Gastrointestinal Endoscopy（ESGE）Clinical Guideline. Endoscopy 47：352-376, 2015

2) Gerson LB, Fidler JL, Cave DR et al：ACG Clinical Guideline：diagnosis and management of small bowel bleeding. Am J Gastroenterol 110：1265-1287, 2015

3) 山本博徳，緒方晴彦，松本主之 他：小腸内視鏡診療ガイドライン．Gastroenterol Endosc 57：2686-2720, 2015

4) Benson AB, Venook AP, Al-Hawary MM et al：Small bowel adenocarcinoma, version 1.2020, NCCN Clinical Practice Guidelines in Oncology. J Natl Compr Canc Netw 17：1109-1133, 2019

5) Ohmiya N：Management of obscure gastrointestinal bleeding：comparison of guidelines between Japan and other countries. Dig Endosc 32：204-218, 2020

6) Hirata I, Tsuboi A, Matsubara Y et al：Clinical usefulness and acceptability of small-bowel capsule endoscopy with panoramic imaging compared with axial imaging in Japanese patients. DEN Open 5：e389, 2024

7) Ohmiya N, Oka S, Nakayama Y et al：Safety and efficacy of the endoscopic delivery of capsule endoscopes in adult and pediatric patients：multicenter

Japanese study（AdvanCE-J study）. Dig Endosc 34：543-552, 2022

8）Omori T, Ohmiya N, Watanabe K et al：J-POP study group：Nationwide multicenter study on adverse events associated with a patency capsule：additional survey of appropriate use of patency capsule study. J Gastroenterol Hepatol 39：337-345, 2024

9）Tsuboi A, Oka S, Tanaka S et al：The clinical usefulness of the PillCam Progress Indicator for route selection in double balloon endoscopy. Intern Med 58：1375-1381, 2019

10）Baek DH, Hwang S, Eun CS et al：Factors affecting route selection of balloon-assisted enteroscopy in patients with obscure gastrointestinal bleeding：a KASID multicenter study. Diagnostics（Basel）11：1860, 2021

11）Rondonotti E, Spada C, Adler S et al：Small-bowel capsule endoscopy and device-assisted enteroscopy for diagnosis and treatment of small-bowel disorders：European Society of Gastrointestinal Endoscopy（ESGE）Technical Review. Endoscopy 50：423-446, 2018

12）Shishido T, Oka S, Tanaka S et al：Diagnostic yield of capsule endoscopy vs. double-balloon endoscopy for patients who have undergone total enteroscopy with obscure gastrointestinal bleeding. Hepatogastroenterology 59：955-959, 2012

13）Ohmiya N, Nakamura M, Osaki H et al：Development of a comorbidity index to identify patients with small bowel bleeding at risk for rebleeding and small bowel vascular diseases. Clin Gastroenterol Hepatol 17：896-904.e4, 2019

14）Hirata I, Tsuboi A, Matsubara Y et al：Long-term outcomes of patients with obscure gastrointestinal bleeding after negative capsule endoscopy. J Gastroenterol Hepatol 39：165-171, 2024

15）Yano T, Yamamoto H, Sunada K et al：Endoscopic classification of vascular lesions of the small intestine（with videos）. Gastrointest Endosc 67：169-172, 2008

16）Igawa A, Oka S, Tanaka S et al：Major predictors and management of small-bowel angioectasia. BMC Gastroenterol 15：108, 2015

17）Yamada A, Niikura R, Kobayashi Y et al：Risk factors for small bowel angioectasia：the impact of visceral fat accumulation. World J Gastroenterol 21：7242-7247, 2015

18）Sugino S, Inoue K, Zen K et al：Gastrointestinal angiodysplasia in patients with severe aortic stenosis：the endoscopic features of Heyde's syndrome. Digestion 104：468-479, 2023

19）Goltstein LCMJ, Rooijakkers MJP, Thierens NDE et al：Gastrointestinal Angiodysplasia Resolution After Transcatheter Aortic Valve Implantation. JAMA Netw Open 7：e2442324, 2024

20）Uchida G, Nakamura M, Yamamura T et al：Systematic review and meta-analysis of the diagnostic and therapeutic yield of small bowel endoscopy in patients with overt small bowel bleeding. Dig Endosc 33：66-82, 2021

21）Aparicio T, Pachev A, Laurent-Puig P et al：Epidemiology, risk factors and diagnosis of small bowel adenocarcinoma. Cancers（Basel）14：2268, 2022

22）壷井章克，岡　志郎，松原由佳 他：原発性小腸癌の臨床病理学的特徴―内視鏡診断を中心に. 胃と腸 57：783-792, 2022

23）Fukumoto A, Tanaka S, Imagawa H et al：Usefulness and limitations of transabdominal ultrasonography for detecting small-bowel tumors. Scand J Gastroenterol 44：332-338, 2009

24）Yamamoto H, Sakamoto H, Kumagai H et al：Clinical guidelines for diagnosis and management of Peutz-Jeghers syndrome in children and adults. Digestion 104：335-347, 2023

25）Yano T, Shinozaki S, Yamamoto H：Crossed-clip strangulation for the management of small intestinal polyps in patients with Peutz-Jeghers syndrome. Dig Endosc 30：677, 2018

26）Limpias Kamiya KJL, Hosoe N, Takabayashi K et al：Feasibility and safety of endoscopic ischemic polypectomy and clinical outcomes in patients with Peutz-Jeghers syndrome（with video）. Dig Dis Sci 68：252-258, 2023

27）Yamashita K, Oka S, Yamada T et al：Clinicopathological features and prognosis of primary small bowel adenocarcinoma：a large multicenter analysis of the JSCCR database in Japan. J Gastroenterol 59：376-388, 2024

28）Kitahara H, Honma Y, Ueno M et al：Randomized phase III trial of post-operative chemotherapy for patients with stage I/II/III small bowel adenocarcinoma（JCOG1502C, J-BALLAD）. Jpn J Clin Oncol 49：287-290, 2019

1. 消化管疾患

感染性腸炎，偽膜性腸炎（CDI）

小笠原尚高，春日井邦夫
愛知医科大学 消化管内科

POINT

- 感染性腸炎の多くは自然軽快するため，抗菌薬の投与は原則不要である．
- 患者背景，発症時期，食歴，動物接触歴，渡航歴，既往歴，職業などを聴取する．
- 身体所見から重症度の判定と脱水の評価を行い，抗菌薬と補液の必要性を検討する．
- 重症者，高齢者，免疫不全患者，渡航者などで細菌性腸炎を疑う場合は，抗菌薬の投与を検討する．
- 経過が長引く場合は，炎症性腸疾患などの鑑別のため，下部消化管内視鏡検査を行う．

ガイドラインの現況

　日本感染症学会（JAID）と日本化学療法学会（JSC）との共同編集で，2011年に「JAID/JSC感染症治療ガイド」初版が発刊されたのち，2014年と2019年に改訂を重ね，2023年11月に最新版が発刊された．本ガイドラインでは16領域の感染症が対象となっており，腸管感染症も含まれている．また，感染性下痢症のガイドラインとしては，米国感染症学会（IDSA）による「2017 Infectious Diseases Society of America Clinical Practice Guidelines for the Diagnosis and Management of Infectious Diarrhea」が世界的に知られている[1]．

　偽膜性腸炎（Clostridioides difficile infection：CDI）については，2022年に日本感染症学会と日本化学療法学会との共同編集で，「*Clostridioides difficile* 感染症診療ガイドライン2022」が発表されている．また，国際的には，米国感染症学会（IDSA）と米国医療疫学学会（SHEA）によるガイドライン「Clinical Practice Guidelines for Clostridium difficile Infection in Adults and Children：2017 Update by the Infectious Diseases Society of America (IDSA) and Society for Healthcare Epidemiology of America (SHEA)」がある[2]．

【本稿のバックグラウンド】　「JAID/JSC感染症治療ガイド2023」と「*Clostridioides difficile* 感染症診療ガイドライン2022」を参考に，感染性腸炎，偽膜性腸炎の病態，診断，治療について解説した．

どういう疾患・病態か

腸管感染症の原因病原体としては，細菌，ウイルス，寄生虫，真菌があり，前二者が主要病原体である．国内で市中発生する感染性腸炎の多くはウイルス性であり，細菌性は少ない．

細菌性の原因病原体として，カンピロバクター，病原性大腸菌，サルモネラ，腸炎ビブリオが多く，本邦の患者から分離される頻度が最も高い病原体は，カンピロバクターである．

ウイルス性の原因病原体としては，ノロウイルスの分離頻度が最も高い．その他のウイルスでは，ロタウイルス，アデノウイルス，アストロウイルス，サポウイルスなどがある．ウイルスは小腸の絨毛上皮細胞に感染し，その結果，水および電解質が腸管内腔に漏出する．時に炭水化物の消化吸収不良などにより浸透圧性下痢が起こり，症状が悪化する．

1 カンピロバクター腸炎

ヒトに感染し腸炎を発症する主な菌は，*Campylobacter jejuni*，*Campylobacter coli*，*Campylobacter fetus* などであるが，このうち最も多いものは *C. jejuni* である．カンピロバクター属菌は，ニワトリ，ブタ，ウシなどの家禽・家畜，イヌ，ネコなど多くの動物が保有している．菌によって汚染された食品や水を介しての経口感染が主な感染経路であるが，特に鶏肉に関連した発生件数が多く，十分に加熱されていない鶏肉などが原因となりやすい．また，ヒトからヒトへの二次感染，イヌやネコなどペットからの感染例も報告されている．

2 非チフス性サルモネラ腸炎

サルモネラ属菌は，ニワトリ，ブタ，ウシなどの家禽・家畜，その他多くの野生動物の腸管内に存在しており，生や十分に加熱されていない肉類の摂取に起因する症例が多い．食中毒の原因として 1970〜1980 年代前半までは，*Salmonella typhimurium* が多くみられたが，1980 年代後半からは鶏卵に関連した食品による *Salmonella enteritidis* の食中毒が世界的に増加している．爬虫類や両生類の保菌率も高く，ペットとして飼育したカメやヘビなどからの感染例も報告されている．腸管感染症以外に，敗血症，感染性心内膜炎，感染性動脈瘤，骨髄炎，化膿性関節炎や化膿性脊椎炎などを発症することがある．

3 腸管出血性大腸菌腸炎

ヒトに下痢などの症状をきたす下痢原性大腸菌は，大きく5つに分類されている．このうち，腸管出血性大腸菌（EHEC）では，便培養による菌分離，血清型検査，ベロ毒素の産生について検査が行われるが，血清型 O-157 が最も多く，その他に，O-26，O-111 などの血清型がみられる．EHEC は，血管障害性の志賀毒素を産生することで，下痢，血便に加え，溶血性尿毒症症候群（hemolytic uremic syndrome：HUS）や脳炎を併発し重症化しやすい．全体の5〜10％の患者はHUS を発症し，HUS を発症した患者の約10％は死亡，または永久的な腎不全となり，何らかの腎障害になる患者は50％に及ぶとの報告もある．

4 *Clostridioides difficile* 腸炎（CDI）

CDI は医療関連の感染性下痢症を起こす代表的な菌であり，近年では市中発症例も報告されている．

入院中の抗菌薬投与と関連する下痢の起因

菌として，*Clostridioides difficile* はよく知られた病原体であり，すべての抗菌薬がCDI発症のリスクとなる．96％は抗菌薬投与後14日以内に発症するが，抗菌薬投与後3ヵ月以内であれば発症のリスクとなる．抗菌薬以外のリスクとしては，プロトンポンプ阻害薬投与中，65歳以上，ICU入室歴，長期入院，経鼻胃管挿入，手術後，免疫不全，低アルブミン血症，肥満などである．下痢，発熱，腹痛などをきたさないことがあるため，不明熱として扱われる症例もある．入院中で抗菌薬投与歴があり，他の原因がはっきりせず，末梢血白血球数が15,000/μLを超える場合には，下痢を認めなくてもCDIを鑑別疾患として考慮する．重症例では，中毒性巨大結腸症により外科的治療を要することもあるが，外科的治療を要するCDIの死亡率は，42％と報告されている．

治療に必要な検査と診断（図1）

1 問診・身体所見

年齢，症状，発症時期，食歴，動物接触歴，渡航歴，既往歴（免疫不全の有無），職業などの問診が，原因病原体を同定する手がかりとなる．

・小腸型：ウイルス性腸炎，あるいは毒素による腸炎に多く，小腸での腸液分泌増加に伴う大量の水様下痢が特徴であり，発熱，腹痛は軽度のことが多い．

・大腸型：腸管粘膜に侵入する病原体，あるいは細胞毒性の強い毒素産生菌に多く，腸管粘膜の破綻による粘血便，発熱を伴うことが多い．

下痢と比較して悪心，嘔吐が強い場合は，ウイルス性，あるいは毒素（黄色ブドウ球菌，セレウス菌など）による腸炎の可能性が高い．

体温，血圧，意識状態，脈拍，呼吸数などの全身状態を評価するとともに，下痢の性状（水様下痢，血便の有無など），悪心，嘔吐，腹痛，排便回数などから重症度を見極める．また，回盲部から回腸末端に炎症を生じる細菌性腸炎（エルシニア，カンピロバクター，サルモネラなど）では，右下腹部痛を主症状とすることも多く，虫垂炎との鑑別が必要となる．

2 細菌性腸炎

市中の感染性腸炎の多くはウイルス性腸炎であるが，細菌性腸炎との鑑別には，便のグラム染色と培養が有効な場合がある．通常，便培養は，食中毒の起因菌（サルモネラ，カンピロバクターなど）を想定して行われるが，便培養の陽性率は1.5〜5.6％と低く，感染性腸炎の多くは軽症であり，数日で自然治癒するため，すべての患者に便培養を行う必要はない．

便のグラム染色でグラム陰性ラセン状桿菌を認めた場合は，カンピロバクター感染を疑う（小児のデータでは，感度92.4％，特異度99.7％と報告されている）．

3 ウイルス性腸炎

流行時期にすべての患者に対して検査を行い，原因病原体を同定する意義は少なく，病歴，臨床症状などから診断を行う．

ノロウイルス流行時の臨床診断基準として，Kaplan Criteria が有用である[3]．Kaplan Criteria を用いて，ノロウイルス腸炎と細菌性腸炎のアウトブレイクを判別した研究では，感度68％，特異度99％と報告されている[4]．

84　1. 消化管疾患

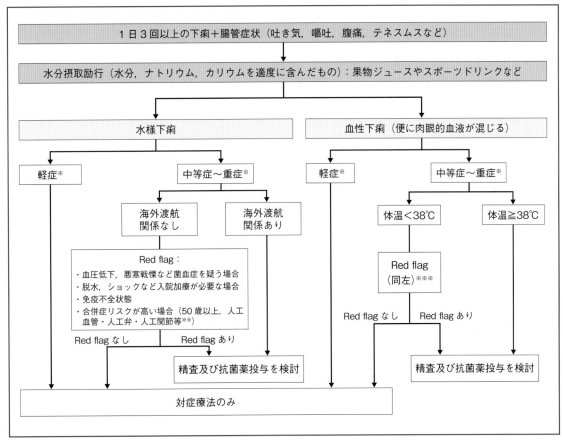

図1 急性下痢症の診断および治療の手順
　＊下痢の重症度：軽症は日常生活に支障のないもの，中等症は動くことはできるが日常生活に制限があるもの，重症は日常生活に大きな支障のあるもの．
　＊＊他の合併症リスクには炎症性腸疾患，血液透析患者，腹部大動脈瘤などがある．
　＊＊＊EHEC（Enterohemorrhagic E. coli, 腸管出血性大腸菌）による腸炎に注意し，便検査を考慮する．
　＊＊＊＊本図は診療手順の目安として作成したものであり，実際の診療では診察した医師の判断が優先される．
（厚生労働省健康局結核感染症課：抗微生物薬適正使用の手引き第一版より引用）
（https://www.mhlw.go.jp/file/06-Seisakujouhou-10900000-Kenkoukyoku/0000166612.pdf）

Kaplan Criteria
以下の4項目を満たす場合，ノロウイルス腸炎のアウトブレイクと判定する．
1) 有症状例の半数以上で嘔吐を認める
2) 平均潜伏期が24〜48時間である
3) 平均有症状期間が12〜60時間である
4) 便培養から原因となる細菌が検出されない

健常成人において，抗原キットやPCR検査により原因ウイルスを特定するメリットは少ない．PCR法などの遺伝子検査にて検出可能な病原体は多く，検出感度も高いが，コストが高く診断までに時間を要する．ロタウイルス，ノロウイルスに関しては，診断キットによる抗原検査が可能である．ノロウイルス抗原検査の保険適用は，3歳未満，65歳以上，担癌，臓器移植後，抗悪性腫瘍薬・免疫抑制薬投与中などの患者であり，迅速に診断結果を得ることができるが，ノロウイルス抗

原キットの感度は36～80％，特異度は47～100％と誤差が大きいため，確定診断には注意を要する．

4 C. difficile 腸炎（CDI）（図2）

CDI検査は，最も基本となる培養検査および細胞毒性試験をはじめとして，イムノクロマトグラフィー法を用いたトキシン検査，Glutamate dehydrogenase（GDH）抗原検査，C. difficile 毒素遺伝子検査である nucleic acid amplification（NAAT）検査がある．便中 C. difficile トキシン検査の感度は60～80％程度と報告されているため，検査結果が陰性であっても，臨床症状を含めた総合的な診断が必要となる．臨床的にCDIを強く疑うものの検査が陰性であった場合，検査を繰り返すことは若干の感度を上昇させる可能性があるとの報告もあるが，有用性が低く，偽陽性が増えるとの報告もある．したがって，検査が陰性であった場合に再検査を行うことは推奨されていない．より感度の高いGDH抗原検査がCDIの除外に有用との報告もあるが，一方で，GDH抗原検査が陽性で便中トキシン検査が陰性の場合，トキシン非産生株を検出している可能性もあり，検査結果の解釈に注意が必要である．大腸内視鏡検査を用いた偽膜の確認に基づく診断は，CDIにおける偽膜形成が50％程度であるため，診断のためのルーチン検査には推奨されていない．

治療の実際

1 細菌性腸炎

細菌性腸炎の多くは対症療法のみで軽快す

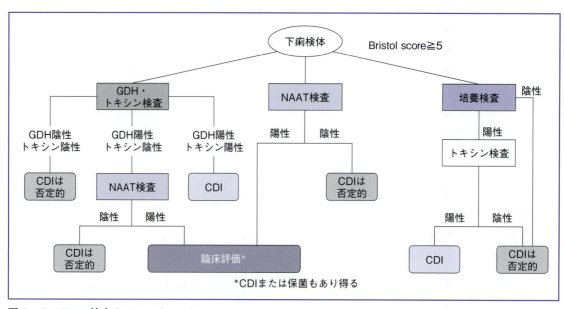

図2 C.difficile 検査のフローチャート
GDH・トキシン検査を行い，その結果に基づいてNAATを組み合わせるアルゴリズムも選択できる．一般的にGDHの感度はある程度高いことが知られており，GDH陽性・トキシン陽性はCDI，GDH陰性・トキシン陰性の場合CDIは否定的となる．一方，糞便検体におけるトキシン検査の感度は低いことから，GDH陽性・トキシン陰性の結果では，トキシン産生株と非産生株を区別することはできない．したがって，GDH陽性・トキシン陰性結果の検体を対象として，NAAT法を行うことにより，トキシン産生であれば病態とともにCDIを判断し，トキシン非産生であればCDIは否定的で抗C.difficile薬は不要であり，下痢として他の原因を考慮することとなる．

（文献5より引用）

るため，抗菌薬を必要とする症例は限られる．したがって，初期治療においては，個々の症例の重症度を把握し，抗菌薬の必要性を判断することが重要である．

市中感染の重篤な下痢症に対する Empiric therapy は，罹病期間を平均1〜2日短縮させる可能性があり，特に，渡航者下痢症，細菌性赤痢，サルモネラ腸炎，早期のカンピロバクター腸炎などでは，適切な抗菌薬の投与による有効性が報告されている．その一方で，サルモネラ腸炎では，菌の排出期間を延長させる可能性も指摘されている．

腸管出血性大腸菌による腸炎では，抗菌薬の投与により菌からの毒素放出が促進され，HUS 発症の危険性が増すとの欧米からの報告がある．その一方で，抗菌薬使用群と非使用群の2群間での比較で，HUS 発症の頻度に差を認めないとするランダム化比較試験（RCT）の報告や抗菌薬の投与は HUS 発症のリスクに影響を与えないとのメタ解析の報告もある．さらに，過去のアウトブレイクにおいて，ホスホマイシン（FOM）を中心とした抗菌薬が有効であったとの報告もあるため，腸管出血性大腸菌に対する抗菌薬の投与については，現在でも統一的な見解が得られていない．国内では抗菌薬の有効性に肯定的な意見が多く，欧米では否定的な意見が優勢であるが，HUS の発症には，抗菌薬投与以外にも，年齢，性別，遺伝的背景などの複数の因子が関与している可能性があるため，一概に抗菌薬の投与を禁忌とするエビデンスが不十分である．「JAID/JSC 感染症治療ガイド 2023」では，抗菌薬を投与する場合は，ニューキノロン系抗菌薬などの早期投与（消化器症状の出現から3日以内）が推奨されている．

以下のような症例には，Empiric therapy を考慮する．

・血圧低下，意識レベル低下，頻呼吸，頻脈，低酸素，高熱，悪寒戦慄などバイタルサインに異常のある場合．

・基礎疾患として免疫不全（コントロールされていない HIV 感染症，担癌患者，ステロイド・免疫抑制薬の投与など）を有する場合．

・人工物植込み手術歴（人工弁，人工血管，人工関節など）を有する場合．

・上記以外に，症状の重症度と患者背景から抗菌薬の適応と判断した場合．

2 *C. difficile* 腸炎：CDI（図3）

可能な限り投与中の抗菌薬を中止し，メトロニダゾール（MNZ）またはバンコマイシン（VCM）の投与を行う．非重症例において，MNZ と VCM の治療効果に明らかな差はないため，「*Clostridioides difficile* 感染症診療ガイドライン 2022」では，MNZ が第一選択薬として推奨されている．一方，重症例では，MNZ に比べ VCM の治療成績が有意に高いことが示されている．

CDI の再発は，予後の悪化や原疾患治療の妨げとなることがある．VCM や MNZ による治療後，一定の割合で再発を起こすことが知られているが，VCM や MNZ の再発抑制効果に関するエビデンスは乏しい．

ベズロトクスマブ（抗トキシン B 抗体）による CDI の再発抑制効果は認められているが，CDI 再発リスクの低い患者に対する投与は，「*Clostridioides difficile* 感染症診療ガイドライン 2022」で強く推奨されていない．一方，CDI 再発リスクの高い患者に対するベズロトクスマブの投与は，「*Clostridioides difficile* 感染症診療ガイドライン 2022」で弱く推奨されている．

感染性腸炎，偽膜性腸炎（CDI）　**87**

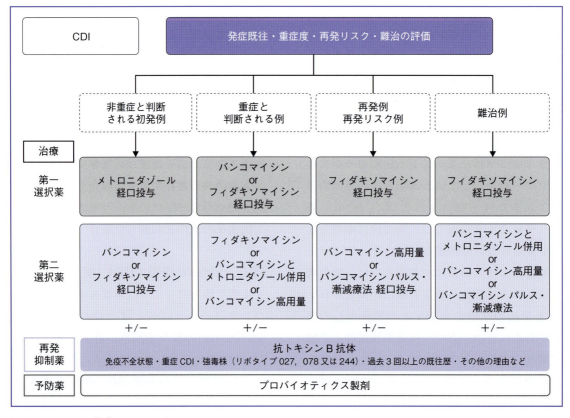

図3 *C.difficile* 治療のフローチャート　　　　　　　　　　　　　　　　　　　　　　　　　　（文献5より引用）

処方例

Empiric therapy

処方　LVFX（レボフロキサシン）（経口）
　　　1回500mg　1日1回

●原因菌としてカンピロバクター属が想定される場合

処方　CAM（クラリスロマイシン）（経口）
　　　1回200mg　1日2回

●キノロン系薬にアレルギー歴のある場合

処方A　AZM（アジスロマイシン）（経口）
　　　　1回500mg　1日1回

処方B　FOM（経口）1回500mg　1日4回

●意識障害などで経口摂取困難な場合

処方A　LVFX（点滴静注）1回500mg
　　　　1日1回

処方B　CPFX（シプロフロキサシン）（点滴静注）1回300mg　1日2回

Definitive therapy

【カンピロバクター腸炎】

処方A　CAM（経口）1回200mg　1日2回
　　　　3〜5日間

処方B　AZM（経口）1回500mg　1日1回
　　　　3日間

【非チフス性サルモネラ腸炎】

・第一選択

処方A	LVFX（経口）1回500mg　1日1回
処方B	LVFX（点滴静注）1回500mg　1日1回（途中から経口薬への変更も可）
処方C	CPFX（点滴静注）1回300mg　1日2回

・第二選択

| 処方A | AZM（経口）1回500mg　1日1回 |
| 処方B | CTRX（点滴静注）1回2g　1日1回 |

投与期間は，重症例でも腸炎のみであれば3～7日程度で十分であるが，菌血症には14日間，感染性心内膜炎，感染性動脈瘤，骨髄炎，化膿性関節炎，化膿性脊椎炎などの病巣感染は4～8週の長期投与が必要となる（ただしAZMの投与期間は3～7日間）.

【腸管出血性大腸菌腸炎】

・第一選択

| 処方 | LVFX（経口）1回500mg　1日1回　3日間 |

・第二選択

| 処方 | FOM（経口）1回500mg　1日4回　3日間 |

【*Clostridioides difficile* 腸炎：CDI】

可能な限り現行（発症時）の抗菌薬投与を中止する.

●非重症

| 処方 | MNZ（メトロニダゾール）（経口または点滴静注）1回500mg　1日3回　10日間 |

・MNZに対するアレルギーや副作用によりMNZが使用できない，または妊婦や授乳婦の場合

| 処方 | VCM（バンコマイシン）（経口）1回125mg　1日4回　10日間 |

・再発リスクを有する場合または上記の場合

| 処方 | FDX（フィダキソマイシン）（経口）1回200mg　1日2回　10日間 |

●重症（白血球数15,000/μL以上，血清Cr値がベースラインの1.5倍以上，高齢，ショック，イレウス，腹膜炎，巨大結腸症例など）

| 処方 | VCM（経口）1回125mg　1日4回　10日間 |

・再発リスクを有する場合

| 処方 | FDX（経口）1回200mg　1日2回　10日間 |

・VCM，FDXに対するアレルギーや副作用により両者が使用できない場合

| 処方 | MNZ（経口または点滴静注）1回500mg　1日3回　10日間 |

・ショック，低血圧，中毒性巨大結腸症，麻痺性イレウスの場合

| 処方 | VCM（経口または経鼻胃管）1回500mg　1日4回　10日間　もしくは，VCM 1回500mg/100mL 生理食塩液（経腸）　1日4回　10日間投与　MNZ点滴静注の併用を考慮する. |

専門医に紹介するタイミング

感染性腸炎の多くは，数日から1週間程度で自然軽快する. 1～2週間経過しても改善しない場合は，感染性腸炎以外の疾患，あるいは感染性であったとしても寄生虫など想定しにくい病原体が原因の可能性がある. 近年，炎症性腸疾患患者が増加傾向であり，潰瘍性大腸炎は感染性腸炎との鑑別を要する. 経過が長引く場合は，下部消化管内視鏡検査が必要となるため，専門医への紹介が望ましい.

専門医からのワンポイントアドバイス

　身体診察ではバイタルサインに加えて，ツルゴール低下や粘膜乾燥，起立性低血圧，尿量などにより脱水の評価と補液の必要性を検討し，脱水があれば早期に補液を行うが，脱水を伴わない軽症例では対症療法のみで経過観察する．

　感染性腸炎の全症例に血液検査や便培養検査を行うことは現実的でなく，症状の重症度や持続期間に応じて精査を考慮する．中等症以上，特に発熱や粘血便を伴う場合や敗血症を疑う場合には，血液検査，便培養検査，血液培養検査を行ったうえで，抗菌薬の投与を検討する．

　Empiric therapy を含め積極的に抗菌薬の投与を考慮する患者は，①敗血症が疑われる患者（血圧低下，悪寒戦慄などを伴う），②重症で入院加療が必要な患者，③菌血症のリスクが高い患者（免疫不全患者など），④合併症のリスクが高い患者［乳幼児，高齢者，人工物（人工血管，人工弁，人工関節など）置換術後］，⑤渡航者である．

文　献

1) Shane AL, Mody RK, Crump JA et al：2017 Infectious Diseases Society of America clinical practice guidelines for the diagnosis and management of infectious diarrhea. Clin Infect Dis 65：1963-1973, 2017

2) McDonald LC, Gerding DN, Johnson S et al：Clinical practice guidelines for clostridium difficile infection in adults and children：2017 update by the Infectious Diseases Society of America（IDSA）and Society for Healthcare Epidemiology of America（SHEA）. Clin Infect Dis 66：987-994, 2018

3) Kaplan JE, Feldman R, Campbell DS et al：The frequency of a Norwalk-like pattern of illness in outbreaks of acute gastroenteritis. Am J Public Health 72：1329-1332, 1982

4) Turcios RM, Widdowson MA, Sulka AC et al：Re-evaluation of epidemiological criteria for identifying outbreaks of acute gastroenteritis due to norovirus：United States, 1998-2000. Clin Infect Dis 42：964-969, 2006

5) 日本化学療法学会/日本感染症学会 CDI 診療ガイドライン作成委員会 編：*Clostridioides difficile* 感染症診療ガイドライン 2022. 2022

1. 消化管疾患

（急性）虫垂炎

利野　靖，山田六平，公盛啓介
国際医療福祉大学熱海病院 消化器センター外科

POINT
- ●虫垂炎は最も頻繁な急性腹症である．
- ●診断は，症状，診察所見，採血検査が重要．
- ●診察は，圧痛点を中心に触診の特有症状を診ることが重要．
- ●治療は，内科的治療もあるが手術が推奨されている．
- ●妊婦では診断の遅れにより早産や流産の危険性があるので，早急な治療が必要である．

ガイドラインの現況

本邦では「急性腹症診療ガイドライン2015」の中に虫垂炎が取り上げられている．ここでは，診察する部位，問診，検査などが記載され，急性腹症の診察のアルゴリズムが記載されている[1]．小児では，「エビデンスに基づいた子どもの腹部救急診療ガイドライン」の中の第Ⅱ部で，急性虫垂炎のガイドラインが作成されている[2]．虫垂炎の診断の補助として，Alvarado scoring system[3] が報告されている．欧米では，虫垂炎のガイドラインは American College of Surgeons[4] に掲載されている．また，"World Society of Emergency Surgery"[5] では，本邦と同様に腹腔内感染症のガイドラインの中に虫垂炎の項目がある．虫垂切除術（腹腔鏡下または開腹）および虫垂炎に最適な治療法が記載されている．また，虫垂炎の治療の第一選択は外科的治療（手術）なのか内科的治療（抗菌薬投与）なのかについても記載されており，手術のほうが推奨されている．本邦でも，2018年「よくわかる診療ガイドライン」（日本医療機能評価機構）[6] に虫垂炎をスコア化して重症度を判定する案が掲載されている．成人のものは今後，完成されると考えられる．

【本稿のバックグラウンド】　虫垂炎の多くは典型的な経過をとるので，症状，診察所見，採血検査で診断可能である．すぐにCTを撮る医師も多く，ガイドラインでもCTは有用とされているが，被曝の点からは安易に行わないことが記載されている．抗菌薬投与での再発率は低くない．

（急性）虫垂炎　　91

どういう疾患・病態か

急性虫垂炎は，最も頻繁に遭遇する急性腹症である．虫垂炎は西暦30年にカッパドキアのAretaeusにより記録された．虫垂の解剖は1521年にBerengario de Carpiにより報告され，虫垂切除が1735年に初めてClaudius Amyandにより施行された．1886年に病理学者Reginald Fitzの公開講座で虫垂炎の名称が確定した．その後，診断，治療が確立されていった．疾患名の確定の後，1891年にCharles McBurneyが虫垂炎の圧痛点を報告し，その後，図1のように圧痛点の報告が続いた[7]．検査機器の進歩はあるが，いまだにMcBurneyの圧痛点[8]が重要な診断ポイントであることに異論はない．

本邦ではいまだ盲腸炎の呼称が残っているが，1934年に虫垂炎と統一された．10歳代後半から20歳代に多くみられ，男性に優位．盲端で終わる虫垂に，背景因子として糞石，異物，寄生虫，腫瘍などにより狭窄，閉塞を生じ，虫垂内圧の上昇，感染が加わることで虫垂炎が成立する．原因は，腸内感染，血行感染などあるが確立はされていない．グラム陰性菌が主で，グラム陽性菌も混在する．

症状は腹痛で，神経の異常がない限り，必発とされている．典型例は上腹部痛で始まり，右下腹部痛へ移行していく．発熱はないことがあり，39℃を超えると腹膜炎を考えなくてはならない．食思不振，悪心，嘔吐もみられることがある．下痢より便秘となることが多いが，下剤は禁忌である．

Alvarado scoring systemが診断に有用との報告[9]もあり，表1を示す．4点以下は虫垂炎の可能性が低いことになる．

治療に必要な検査と診断

視診・問診で表に示した症状を確認する．小児は母親の問診，顔貌・不機嫌を観察する．

触診で圧痛が重要．胃部の圧迫で吐き気がみられることもある．圧痛では圧痛点という

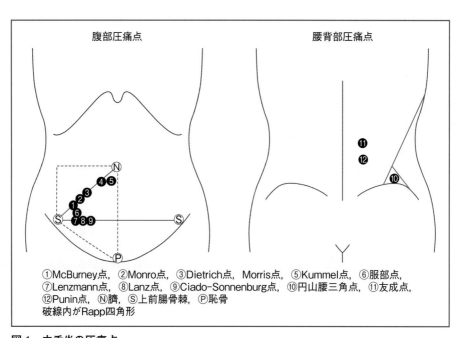

①McBurney点，②Monro点，③Dietrich点，Morris点，⑤Kummel点，⑥服部点，⑦Lenzmann点，⑧Lanz点，⑨Ciado-Sonnenburg点，⑩円山腰三角点，⑪友成点，⑫Punin点，Ⓝ臍，Ⓢ上前腸骨棘，Ⓟ恥骨
破線内がRapp四角形

図1 虫垂炎の圧痛点

表1 Alvarado scoring system

構　成	点　数
症　状	
右下腹部への痛みの移動	1
食思不振	1
吐き気と嘔吐	1
所　見	
右下腹部の圧痛	2
反跳痛	1
発熱	1
採　血	
白血球増多	2
左方移動	1
計	10

部位が決まっている．図1のように多数あるが，すべて Rapp 四角内にある．McBurney の圧痛点は最低，覚えておきたい．また腹部だけでなく，背側にも圧痛点があることも覚えておきたい．

圧痛点を無闇に押すのでは，役立つ情報は得られない．触診の特有症状も必要で，以下の5症状である．

- **Blumberg 症状**：局所腹部を圧痛を感じさせない程度に徐々に指で圧迫した後，急に手指を離すとその部分に疼痛を感じる．前腹壁腹膜の刺激症状が明確化する触診手技．

- **Rovsing 症状**：下行結腸を逆蠕動に圧迫すると，回盲部に疼痛を訴える．

- **Rosenstein 症状**：左側臥位とし，右腸骨前上棘の内上方3横指径の部分を圧迫すると，仰臥位のときより強い圧痛を訴える．

- **筋性防御**：内臓体性反射弓として右下腹部に腹壁緊張がみられる．穿孔性腹膜炎に進行した場合，病変の広がりに伴い，さらに強くなる．

- **経肛門指診**：初期に浸出液が Doulas 窩に流れ込み，圧痛がみられる．穿孔性腹膜炎で膿が流れ込んだ場合も圧痛は強くなる．

熱感もみられるようになる．

検査としては，血液検査で以下の所見が得られる．白血球増加，左方移動．重症では15,000〜20,000/μL，軽症は 10,000/μL 以下という目安もあるが確実ではなく，重症で3,000/μL 以下になることもある．尿検査で潜血が陽性になることがある．単純 X 線検査で虫垂自体の情報は得られないが，上行結腸にガスが増加したり，回腸にガスの貯留を認めることがある．腹水が貯留すれば腸腰筋線が消失する．超音波検査は，妊婦，若年女性，小児で推奨されている検査である[1]．この検査では正常虫垂は描出が困難であるが，虫垂炎は描出されやすい．この検査で診断がつけばCT検査は省略できる[1]．CT検査で虫垂の描出があったり，腸間膜の浮腫がみられるが，正診率も高くないという報告もあった[10]．しかし，その後の報告のメタ解析は，急性虫垂炎の小児と成人の両方の研究において，CTイメージングが超音波よりも有用であることを示した[11]．CT検査は非常に有用で，通常に行われる検査となっている[1]．超音波検査は記載されていないものもある[4]が，有用な診断方法とされている[5]．成人で

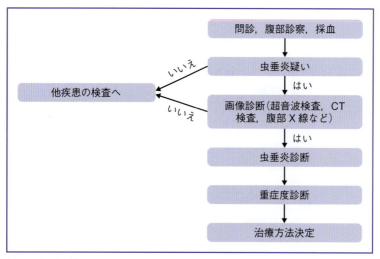

図2 診断の流れ

は，米国ではCT，欧州ではエコーが第一選択となっている[12]．ただし，CT検査は非常に有用であるが，小児や若年成人への放射線の影響を考慮すべきとされている[5]．**妊娠症例では超音波検査が優先されるが，診断がつかない場合には単純MRIが推奨されている．CTのほうが有用であればCTを撮ってよく，造影剤使用も可である**[12]．

治療の実際

図2の流れで診断後に治療法が決定される．外科的治療（決して易しい手技ではないことを忘れてはならない）が主たる治療法である．細菌感染による疾患であるので，内科的治療である抗菌薬投与でも治療可能である．1970年ごろから抗菌薬投与での治療が広まり，外科的治療は減少してきているが，内科的治療での再発の危険性があることも忘れてはならない．欧米のガイドラインでは虫垂切除術は急性虫垂炎の治療であるが，非手術での抗菌薬治療は，手術が禁忌である特定の患者の代替治療として施行されるとされている[4, 5, 9, 12]．あくまで早期の段階（カタル性虫垂炎）では内科的治療は有効であるが，進行すると無効で，外科的治療を速やかに行う必要がある．抗菌薬治療だけで有効である症例もあるが，1年間の再発率は15〜41%である[12]．このように術前病態把握が治療方針決定に重要である．外科治療においては患者の体型，妊娠の有無，炎症の進行の把握を行い，皮膚切開の選択が行われる．つまり，開腹するのか腹腔鏡で行うのかを含め，虫垂への到達法も重要となるが，近年では腹腔鏡手術がメインとなっている[12]．開腹手術の利点は術後の腹腔内膿瘍の発生が少なく，手術時間が短く，手術コストが安い点だが，一方，腹腔鏡の利点は術後の創感染が少なく，術後の疼痛の軽減，入院期間の短縮，回復までのコスト削減が挙げられる[4, 5]．腹腔内に膿瘍を形成している場合，虫垂切除だけでなく，腹腔内の洗浄，ドレナージも追加される．さらに，炎症のため他臓器に影響を与えることもあり，正中切開で他臓器の観察も十分に行い，損傷部位の修復を追加する必要があることもある．実際に多く経験するのは，虫垂切除だけでは炎症部分を切除できず，盲腸や回腸を合併切除しなくてはならない症例

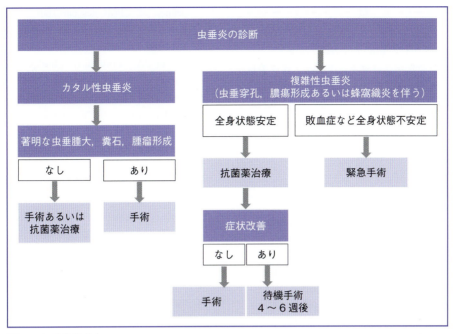

図3 虫垂炎治療

である．そのような症例においては，周術期合併症のリスクが高いことから，待機手術（図3）の有用性が論じられている[12]．

処方例

抗菌薬を，腎機能，肝機能，妊娠の有無を確認して投与する．虫垂炎の起炎菌となりうるGram陰性桿菌や嫌気性菌をターゲットに考慮するが，決まったものはない．

「急性腹症診療ガイドライン」でも抗菌薬投与のタイミングが記載されている．敗血症が疑われるのであれば，来院1時間以内に投与，手術なら術前30分以内に投与とされているが，投与する薬剤の種類の記載はない[1]．

専門医に紹介するタイミング

虫垂炎の診断がついたら，外科に相談する．たとえカタル性虫垂炎であっても，悪化して手術が必要となる可能性があるからである．敗血症を合併していれば速やかに抗菌薬投与を開始してから紹介する．妊婦の場合，早産や流産の危険性が10%程度にみられるようになるとされており[4,5]，早急な紹介が必要である．

専門医からのワンポイントアドバイス

問診が重要．既往歴を含め，症状の変化，痛みの部位など，前述の診察方法はできるようにしておく．妊娠後期であると胎児の死亡率も高いといわれているので早急な診断が求められる．高齢者では自覚症状が出ないこともある．痛みも軽度で十分な検査も行われないこともある．痛みではなく倦怠感や眠気を訴えることがあるので要注意であるし，悪性新生物を合併していることもあり，このような患者ではCT検査は併存疾患の検索にも有用となる．

―――――――― 文　献 ――――――――

1) 急性腹症診療ガイドライン出版委員会 編：急性腹症診療ガイドライン 2015. 医学書院, 2015

2) 日本小児救急医学会診療ガイドライン作成委員会 編：エビデンスに基づいた子どもの腹部救急診療ガイドライン 2017. 日本小児救急医学会事務局, 2017

3) Alvarado A：A practical score for the early diagnosis of acute appendicitis. Ann Emerg Med 15：557-564, 1986

4) American College of Surgeons：Operation brochures：appendectomy. 2014
https://www.facs.org/education/patient-education/patient-resources/operations

5) Sartelli M, Viale P, Catena F et al：2013 WSES guidelines for management of intra-abdominal infections. World J Emerg Surg 8：3, 2013

6) 日本医療機能評価機構：よくわかる診療ガイドライン 第3部 推奨作成の進め方―虫垂炎を例として. Ver1.1（2018.1.19）
https://minds.jcqhc.or.jp/docs/implementation/primer/pdf/CPGBasics_part3.pdf

7) Lukáš K：The story of Appendix. Cas Lek Cesk 154：189-193, 2015

8) Grover CA, Sternbach G：Charles McBurney：McBurney's point. J Emerg Med 42：578-581, 2012

9) Flum DR：Clinical practice. Acute appendicitis-appendectomy or the "antibiotics first" strategy. N Engl J Med 372：1937-1943, 2015

10) Morris KT, Kavanagh M, Hansen P et al：The rational use of computed tomography scans in the diagnosis of appendicitis. Am J Surg 183：547-550, 2002

11) Doria AS, Moineddin R, Kellenberger CJ et al：US or CT for diagnosis of appendicitis in children and adults? A meta-analysis. Radiology 241：83-94, 2006

12) Moris D, Paulson EK, Pappas TN：Diagnosis and management of acute appendicitis in adults：a review. JAMA 326：2299-2311, 2021

13) 日本医学放射線学会, 日本放射線専門医会 編：画像診断ガイドライン 2021 年版. 金原出版, 2021

1. 消化管疾患

虚血性大腸炎

まつはしのぶゆき
松橋信行
総合東京病院 消化器疾患センター

POINT

- 一過性の虚血性大腸炎は，日常診療で頻繁に遭遇する common disease のひとつである．
- 病態の本態は虚血であり炎症は二次的なものであるため，米国の指針では虚血性大腸炎でなく大腸虚血と称している．
- 診断のための検査では，従来注腸造影や内視鏡が中心であったが，近年は CT が第一選択とされてきている．
- 大半は一過性型で保存的治療で十分だが，一部には重篤な腸管虚血もある．

ガイドラインの現況

　2000 年の米国消化器病学会からの腸管虚血についてのガイドラインでは，診断は主に大腸内視鏡か注腸造影によるとされていた[1] が，2015 年には米国消化器関連学会からガイドラインが提示され[2]，画像診断の第一選択は経静脈および経口造影剤を用いた CT とされ，内視鏡は，CT で大腸虚血が疑われたときに診断確定するための検査との位置づけとなっている．発症の背景因子や手術を要する例の予測因子，治療のアルゴリズムも提示されている．本邦のガイドラインはまだない．

【本稿のバックグラウンド】 本邦のガイドラインはまだないため，本稿では米国のものを参照した．

どういう疾患・病態か

　腸の循環障害に起因する腸病変，すなわち虚血性腸疾患はいくつかの表現形態がある．狭義の虚血性大腸炎は，主幹動脈の閉塞が明らかでないのに腸管壁内の微小循環が障害されて発症する病態で，虚血再灌流臓器障害のひとつであり，炎症は虚血の結果として生じる二次的なものである．海外の指針では虚血性大腸炎でなく大腸虚血と称している[1,2]．

　病因因子としては，腸壁にかかる張力を増強させる因子（便秘，いきみ，過敏性大腸，刺激性下剤や浣腸，大腸内視鏡操作など），血管性因子（主に動脈硬化．ほかに血管炎など），血流障害を起こしやすいような全身状態（脱水，循環不全，血液の粘性増大など）がある．COVID-19 に続発することもあり，凝固能亢進の関与が疑われている．

虚血性大腸炎　**97**

表1　虚血性大腸炎と鑑別を要する疾患

	虚血性大腸炎	NOMI*	腹部アンギーナ	腸管出血性大腸菌感染症
経　過	急な腹痛・吐気→便意促迫，血便	腹痛・吐気→腹膜刺激症状，（血便）	反復する食後の腹痛	腹痛，下痢，血便
発　症	突発（分単位）	ショックや循環血液量減少に続発	食後すぐ～2時間	急性（時間～日単位）
重篤感	−～+	++	−	−～++
主な腹痛の部位	左下腹部	部位不明瞭	不定	主に右側
出　血	+	−～+	−	−～+
疫　学	女>男．便秘，高齢，動脈硬化など	ショック・大手術後，高齢，動脈硬化	高齢，動脈硬化，腎不全	周囲の感染状況
好発部位	S状結腸～下行結腸	小腸～右側結腸	小腸	主に右側結腸
CRP	−～+	−　→　++	−	±～++
Hb	→～↓	→	→	→
造影CTの適応	第一選択	第一選択	○	○
代表的CT所見	左側結腸壁肥厚・周囲脂肪織濃度上昇	腸間膜血管閉塞なし，腸壁増強効果低下	腸間膜動脈・腹腔動脈の閉塞・狭窄	高度の上行結腸壁肥厚
内視鏡の適応	△	×	△	△
初診時の鍵	問診	造影CT，至急専門医連絡	問診	ベロ毒素，便培養

＊ NOMI：non-occlusive mesenteric ischemia

　虚血性腸炎の大半は下腸間膜動脈領域のS状～下行結腸に生じる．Boley[3]，Marston[4]の分類に準じ，傷害が粘膜層のみでほとんど痕を残さず治ってしまう一過性型と，傷害が粘膜下層に及び後に狭窄を残す狭窄型に分けられる．大半は一過性型で，狭窄型は10％程度である．本症の再発は10％程度にみられる．頻度は低いものの，全層性の虚血性腸管壊死をきたす重篤な病態である壊死型虚血性大腸炎があり，狭義の虚血性大腸炎とは区別されることが多い．全結腸に及ぶものは大半が壊死型である．右側結腸に生じるものは主に血管性因子によるものであり，頻度は低いが重症化しやすく，血便を欠くことも多く内視鏡像も縦走潰瘍ではなく帯状である．血

圧低下や循環血液量減少を背景にした腸間膜動脈の攣縮による非閉塞性腸管虚血（non-occlusive mesenteric ischemia：NOMI）も主要血管の閉塞を認めないのに上腸間膜動脈領域に分節状の全層性腸管壊死をきたす重篤な病態であり，これと壊死型虚血性大腸炎や右側結腸の虚血性大腸炎の間には概念の重複がある（表1）．以下では狭義の虚血性大腸炎について述べる．
　一過性型の虚血性大腸炎は，日常診療で頻繁に遭遇する common disease のひとつで，しばしば背景に便秘がある．中高年に多く，また女性にやや多い．高血圧，糖尿病，脂質異常などが背景にあることも多い．

治療に必要な検査と診断

　診断には問診が最も重要で，分単位で突発する腹痛，引き続いての強い便意促迫・排便，さらに血便に移行，という経過があれば検査なしでもほぼ推測がつく．悪心，嘔吐も多い．血便は，血流障害で脱落した組織が血液とともに排出されるもので動脈性出血ではなく，貧血をきたすことは少ない．白血球増加を認めるが，CRP上昇はあっても軽度なことが多い．逆に中等度以上のHb・Alb低下やCRP上昇，代謝性アシドーシスなどは重症度の指標になりうる．

　画像診断としては，以前は内視鏡・生検や注腸造影が標準だったが，今では指針にもある通り造影CTが第一選択となり，区域性の高度の結腸壁肥厚や周囲脂肪織濃度上昇がみられるが腸間膜血管の閉塞はない．指針ではCTで大腸虚血が疑われたら内視鏡での診断確定を検討する，としている．CTでは経口造影剤の併用も推奨されているが，これについては議論もある．腸管気腫や門脈ガス像は腸管壊死を示し，緊急対応を要する．ドップラーを含めたエコーも適正に行えば高い診断能がある．MRIについては報告がまだ少ないが，有用である可能性がある．腹部単純X線写真が参考になることもある．内視鏡や注腸造影を行えば，左側結腸の境界明瞭な縦走傾向の潰瘍や拇指圧痕像などの特徴的な所見が得られ，生検も診断に有用である．ただ，大腸内視鏡を急性期に行うのは前処置も含めて苦痛，負担が大きく，また伸展不良のため送気が多くなりがちであり，細心の注意を要する．内視鏡を行う場合は送気を最小限にする，CO_2送気とする，病変下端を観察したらそこより深部への挿入はしないなど，限定的に行うことが指針で推奨されている[2]．

　O-157大腸菌などのベロ毒素産生菌による腸炎も，発症が急激だと虚血との鑑別が必要なこともある．そのようなときはCTなどに加えて，ベロ毒素検査や便培養も併用することになる．

治療の実際

　狭義の虚血性大腸炎の大半では，保存的治療となる．多くは入院不要で，症状に応じて食事制限ないし絶食，補液で対応する．特異的な治療薬はないが，痛みが強ければ鎮痛薬を使う．輸血が必要になることは少ない．中等症以上では抗菌薬も使われることがある．

　狭窄型で通過障害による症状が遷延する場合は，内視鏡的バルーン拡張や腸管の部分切除が行われることもある．

処方例

軽症例

処方A　ブスコパン（10mg）　1回2錠
　　　　1日3回

処方B　アセリオ（1,000mg）　1回1,000mg
　　　　点滴　1日4回まで　用量は体重で
　　　　調整

＊鎮痛が必要なとき処方A．痛みが強ければ
　処方B．

中等症以上

処方C　バナン（100mg）　1回1錠　1日
　　　　2回

専門医に紹介するタイミング

　重篤感があり腸管壊死の可能性がある場合は，至急専門医に紹介する．通過障害症状が遷延する場合も紹介を検討する．

専門医からのワンポイントアドバイス

　直前までぴんぴんしていた人が突然強い腹痛，さらに鮮血の出血を経験するので，本人は大いに驚き不安が強いことが多い．一過性であること，特異的な治療は不要で入院も不要なことが多いことなどを説明し，安心させることが重要である．ただし，上記の専門医紹介の必要がある疾患を見落とさないことが前提となる．

──────── 文　献 ────────

1) American Gastroenterological Association medical position statement：Guidelines on intestinal ischemia. Gastroenterol 118：951-953, 2000

2) Brandt LJ, Feuerstadt P, Longstreth GF et al：ACG clinical guideline：epidemiology, risk factors, patterns of presentation, diagnosis, and management of colon ischemia（CI）. Am J Gastroenterol 110：18-44, 2015

3) Boley SJ, Schwartz S, Lash J et al：Reversible vascular occlusion of the colon. Surg Gynecol Obstet 116：53-60, 1963

4) Marston A, Pheils MT, Thomas ML et al：Ischemic colitis. Gut 7：1-15, 1966

1. 消化管疾患

薬剤性腸炎

松橋信行
総合東京病院 消化器疾患センター

POINT
- 高齢化の進展に伴いアスピリンを含めた非ステロイド性抗炎症薬（non-steroidal anti-inflammatory drugs：NSAIDs）によるものが増えているほか，プロトンポンプ阻害薬（proton pump inhibitor：PPI）や免疫チェックポイント阻害薬（immune checkpoint inhibitor：ICI）など，比較的新しい薬剤による腸炎の比率が高まってきている．
- 免疫チェックポイント阻害薬関連大腸炎は，同剤が癌に対しては企図通りに免疫機序の有効性を発揮するが，有効であるゆえに同じコインの裏側として副作用が出現したものといえる．

ガイドラインの現況

薬剤性腸炎全体についてのガイドラインはまだない．Collagenous colitis（CC）やlymphocytic colitis（LC）などのmicroscopic colitis（MC）は多くが薬剤性だが，欧州消化器病学会などによるガイドラインで，疫学，病態，症状，診断，治療につき網羅的に触れられている[1]．MCの薬物治療についての米国消化器病学会のガイドラインでは無投薬よりブデソニドが第一選択として推奨されている[2]が，日本での薬剤性MCについての経験からは，まずは原因薬剤中止のみで経過をみるのが有用と思われる．ICIによる腸炎については，欧州臨床腫瘍学会[3]や日本臨床腫瘍学会[4]，米国臨床腫瘍学会[5]，米国がん免疫療法学会[6]からガイドラインが示されている．

【本稿のバックグラウンド】NSAIDs性腸炎は，インパクトの大きい問題なのでガイドラインの制定も有意義かとも思われるが，現時点ではまとまったガイドラインはない．

どういう疾患・病態か

薬剤性腸炎の原因となりうる薬剤は非常に多種類だが，頻度が比較的高いものは数種類である．機序としては腸内細菌叢の変化，腸管虚血，免疫反応などがある（**表1**）．なお，偽膜性大腸炎については他稿を参照．

1 抗生物質関連出血性大腸炎

ペニシリン系やセフェム系などの抗菌薬の特に経口投与の後で，血性下痢，腹痛を呈する急性腸炎．抗菌薬による菌交代の結果の

表1　比較的頻度の高い薬剤性腸炎

疾　患	原因薬剤	機　序	好発部位	病変性状	経　過	診断（問診・投薬歴以外）
抗生物質関連出血性大腸炎*	抗菌薬	菌交代（*Klebsiella oxytoca*）など	大腸，特に右側	出血性びらん	一過性	CT，大腸内視鏡，便培養
NSAIDs**性腸炎	NSAIDs	prostaglandin産生抑制，上皮傷害，虚血，collagenous colitis	小腸〜大腸	出血性びらん，潰瘍	急性または慢性	大腸・小腸内視鏡
虚血性大腸炎	下剤，経口避妊薬，利尿剤など	腸管過収縮，脱水などによる虚血	下行〜S状結腸	縦長の出血性びらん・潰瘍	急性	CT，超音波，（大腸内視鏡，注腸造影）
抗癌剤関連腸炎***	抗癌剤	抗癌剤による腸上皮・微小循環傷害など	小腸，大腸	諸種	亜急性〜慢性	CT，消化管内視鏡
免疫チェックポイント阻害薬関連腸炎	免疫チェックポイント阻害薬	免疫異常	大腸	潰瘍性大腸炎類似	亜急性〜慢性	CT，大腸内視鏡・生検
collagenous colitis	ランソプラゾール，NSAIDsなど	Na$^+$，Cl$^-$，水の吸収抑制，分泌増加，自己免疫（？）	大腸	無所見〜長い縦走裂傷・瘢痕	亜急性〜慢性	大腸内視鏡・生検
プロトンポンプ阻害薬関連小腸炎	プロトンポンプ阻害薬	腸内細菌叢の攪乱	小腸	びらん〜潰瘍，膜様狭窄	慢性	小腸内視鏡

＊*Clostridioides difficile*腸炎は別稿を参照
＊＊NSAIDs：non-steroidal anti-inflammatory drugs
＊＊＊投与直後の急性の下痢は腸炎ではない

*Klebsiella oxytoca*の増殖が関与することが多いが，抗菌薬に対するアレルギーとする説もある．若年者や女性にやや多い．大半は軽症，一過性で済むが強い粘膜傷害を認めることもある．

2 NSAIDs性腸炎

　プロスタグランジン産生抑制や，直接の上皮傷害の結果腸内細菌の粘膜内侵入などを介して粘膜傷害を起こす．CCとして生じることもある．内服によるものが多いが，坐薬などの外用剤でも発症しうる．NSAIDsによる

胃病変は，選択的COX2阻害薬では非選択的NSAIDsより発生しにくいが，長期投与による腸病変は同程度に発生する．小腸，大腸とも傷害されうる．NSAIDsやアスピリン連用者での小腸粘膜傷害の頻度は，30〜80％にもなることが小腸内視鏡によりわかっている．アスピリンより他のNSAIDsのほうが粘膜傷害が強いが，アスピリンの中では緩衝剤より腸溶錠で発生しやすい．腹痛もあるが無痛性の消化管出血も多い．浅いびらんが多いが，深い潰瘍，穿孔をきたすこともある．長期投与により特徴的な膜様狭窄を呈し，腸

102　　1.　消化管疾患

閉塞に至ることもある.

小腸については，バルーン内視鏡やカプセル内視鏡でびらんや潰瘍がみられるが，狭窄をきたしている可能性があるので，カプセル内視鏡には注意が必要．大腸については，内視鏡で多発する潰瘍が近位大腸を中心にみられるものや，全大腸に発赤，びらん，浮腫，出血を呈するものがある.

近年，高齢化の進展とともに本症が大きな問題となっている．NSAIDs 使用中は大腸憩室出血の発生頻度も増える．また，潰瘍性大腸炎などの慢性腸炎は NSAIDs 使用により増悪しやすい．NSAIDs 腸炎の治療にはミソプロストールの，また予防にはレバミピドなどの防御因子製剤，プロバイオティクス，リファキシミンなどの抗菌薬の有効性の報告がある.

3 PPI による小腸炎

「消化性潰瘍診療ガイドライン」にあるように，アスピリンや NSAIDs による胃・十二指腸潰瘍の予防，治療に PPI が使われるが，PPI は他方で胃酸による殺菌力の低下から，腸内細菌叢の変容を介して小腸粘膜傷害を高頻度にきたす．PPI 使用者では腸管出血が増加し，小腸内視鏡でびらん，潰瘍が観察される．PPI の乱用に対する警鐘となっている．下記の MC とは異なる病態である.

4 虚血性大腸炎

下剤，経口避妊薬，利尿剤，一部の抗がん薬など，腸の収縮増強や循環障害，脱水などをきたす多種類の薬剤が原因となりうる.

5 抗がん薬関連腸炎

抗がん薬関連の下痢には，投与直後の下痢と遅発性のものがある．前者は抗がん薬による副交感神経の刺激で腸管運動，分泌が亢進するもので，一過性であり腸炎ではない．他方，抗がん薬による腸上皮傷害や腸粘膜微小血管障害は遅発性の下痢，出血などを起こしうる．これが抗がん薬関連腸炎であり，機序は薬剤により異なる.

6 免疫チェックポイント阻害薬関連腸炎

ICI による免疫関連有害事象として比較的多く，投与開始数週以後の発症が多い．急速に悪化して中毒性巨大結腸，穿孔などに至ることもある．抗 PD-1/PD-L1 抗体で 1〜4%，抗 CTLA-4 抗体で 8〜12% 程度発生する[4]．臨床像は潰瘍性大腸炎に類似するものが多く，遠位大腸を中心にびまん性粘膜病変がみられ，生検でも陰窩膿瘍など潰瘍性大腸炎類似の所見を示すが，本症では上皮に高度の apoptosis を認めるのが特徴．ステロイド，5-アミノサリチル酸*，インフリキシマブ*，ベドリズマブ*，糞便移植*などによる治療の有効性の報告がある（*：保険未適用)[3〜6]．止痢剤を使うと重症化を見逃す可能性があることに注意が必要[4].

7 microscopic colitis（collagenous colitis, lymphocytic colitis）

上皮間リンパ球が増加し（LC），さらに大腸上皮直下に膠原繊維が増生し（CC），頑固な下痢をきたすもの．多くは薬剤性と考えられるが，発症機序の詳細は未解明．日本の報告では CC が大部分で，高齢者，女性に多い．原因薬としてはランソプラゾールが多く，NSAIDs，チクロピジン，アカルボース，ICI ほか多種類のものが指摘されている．診断には大腸内視鏡・生検が有用で，特徴的な非常に長い 1 条ないし複数条の縦走の粘膜裂傷を生じることがあり，急速に瘢痕化する．内視鏡で所見が乏しくても，生検で上皮下の膠原繊維帯を確認すれば CC の診断がつく.

原因薬の中止で収束することが多いが，遷延する場合は海外のガイドラインではブデソニドでの治療が推奨されている[2]．

8 腸間膜静脈硬化症

主に右側大腸の腸壁〜腸間膜の静脈壁の著明な線維性肥厚と石灰化を生じ，静脈還流が阻害されて慢性的虚血性変化をきたすもの．"腸炎" ではないが薬剤関連の腸炎類似疾患である．山梔子を含む漢方薬の年余の連用の結果発生する例が多い．無症状が多い．腹部単純 X 線，CT，注腸造影，大腸内視鏡などで診断する．画像所見が特徴的なので，念頭におけば診断は容易である．休薬で徐々に軽快することが多い．

9 薬剤関連スプルー様疾患

オルメサルタン，アザチオプリン，メトトレキサートなどの年余の連用で，セリアック病類似の小腸絨毛萎縮に伴う亜急性〜慢性の下痢，やせを起こすことがあり，免疫系の関与が推測されている．休薬で軽快することが多い．

治療に必要な検査と診断

当然ながら，診断には投薬歴が最も重要であり，検査としては大腸内視鏡，生検が有用である．感染，虚血，移植片対宿主病などさまざまな原因による腸炎との鑑別が必要で，便培養や細菌毒素，CMV などのウイルス検査，CT などを適宜用いる．

治療の実際

原因薬が判明したらそれを中止するのが最優先である．必要に応じ食事制限，補液をし，腸内細菌叢攪乱の関与が推測される場合

はプロバイオティクスを用いる．各論は各疾患の稿を参照．

処 方 例

抗生物質関連出血性大腸炎，NSAIDs 性腸炎，PPI による小腸炎など

処方A　ラックビー　1 回 1g　1 日 3 回

NSAIDs 性腸炎で，NSAIDs が中止できないとき

処方B　サイトテック（200μg）　1 回 200μg　1 日 4 回

NSAIDs 性腸炎の予防

処方C　ムコスタ（100mg）　1 回 100mg　1 日 3 回

MC が原因薬中止で治まらないとき

処方D　*コレチメント（9mg）1 回 1 錠　1 日 1 回

免疫チェックポイント阻害薬関連腸炎で難治のとき

処方E　プレドニン（5mg）朝 5 錠　昼 3 錠

処方 E で効果不十分のとき

処方F　*インフリキシマブ（100mg）点滴　5mg/kg

* ：保険適用外

専門医に紹介するタイミング

原因薬中止で改善がみられない場合や，原因薬中止が困難でコントロールがつかない場合．

専門医からのワンポイントアドバイス

高齢化の進展に伴い，多種類の内服をする

例が急増している．極力内服薬を減らすこと
が薬剤性腸炎の予防に非常に重要である．

—————— 文　献 ——————

1) Miehlke S, Guagnozzi D, Zabana Y et al：European guidelines on microscopic colitis：United European Gastroenterology and European Microscopic Colitis Group statements and recommendations. United European Gastroenterol J 22：13-37, 2021

2) Nguyen GC, Smalley WE, Vege SS et al：American Gastroenterological Association Institute Guideline on the Medical Management of Microscopic Colitis. Gastroenterology 150：242-246, 2016

3) Haanen J, Obeid M, Spain L et al：Management of toxicities from immunotherapy：ESMO Clinical Practice Guidelines for diagnosis, treatment and follow-up. Ann Oncol 33：1217-1238, 2022

4) 日本臨床腫瘍学会 編：がん免疫療法ガイドライン 第3版. pp59-62, 金原出版, 2023

5) Schneider BJ, Naidoo J, Santomasso BD et al：Management of immune-related adverse events in patients treated with immune checkpoint inhibitor therapy：ASCO Guideline Update. J Clin Oncol 39：4073-4126, 2021

6) Brahmer JR, Abu-Sbeih H, Ascierto PA et al：Society for Immunotherapy of Cancer（SITC）clinical practice guideline on immune checkpoint inhibitor-related adverse events. J Immunother Cancer 9：e002435, 2021

1. 消化管疾患

クローン病，潰瘍性大腸炎

日比谷秀爾，清水寛路，岡本隆一
東京科学大学 消化器内科

POINT

● 炎症性腸疾患の患者数は本邦においても年々増加しており，希少疾患ではなくなりつつある．

● 炎症性腸疾患に対する最新の診療情報は，日本消化器病学会が発行する「炎症性腸疾患（IBD）診療ガイドライン」と，厚生労働省難病研究班が公表する「潰瘍性大腸炎・クローン病 診断基準・治療指針」に詳細に記述されており，診療にあたり参照していただきたい．

ガイドラインの現況

炎症性腸疾患の患者数は本邦においても年々増加の一途を辿っており，2015 年に実施された疫学調査では，推定患者数は潰瘍性大腸炎が約 22 万人，クローン病が約 7 万人と報告されている．つまり炎症性腸疾患はいわゆる希少疾患ではなく，将来的には内科の日常診療における common disease となることが予想される．本邦における最新の診療情報は，日本消化器病学会が発行する「炎症性腸疾患（IBD）診療ガイドライン」と，厚生労働省難病研究班が公表する「潰瘍性大腸炎・クローン病 診断基準・治療指針」が提供しており，日々の臨床現場において普及・活用されている．本稿ではそれらに基づいて，炎症性腸疾患の治療の要点を概説する．

【本稿のバックグラウンド】　日本消化器病学会が発行する「炎症性腸疾患（IBD）診療ガイドライン」と，厚生労働省難病研究班が公表する「潰瘍性大腸炎・クローン病 診断基準・治療指針」は，年々更新されている．本稿はこれら最新版をもとにわかりやすく解説した．

クローン病

どういう疾患・病態か

クローン病は，原因不明の消化管の慢性炎症性疾患である．好発年齢は 20〜30 歳の若年者で，病変は小腸，大腸を中心に潰瘍や線維化を伴う炎症を生じ，消化管のどの部位にも起こりうる．臨床症状は腹痛，下痢などの消化管症状と，発熱や体重減少，栄養障害などの全身症状を認め，貧血や関節炎，虹彩炎，皮膚病変などの合併症による症状も伴うことがある．病状と病変は再燃・寛解を繰り返しながら進行し，適切な治療によって炎症

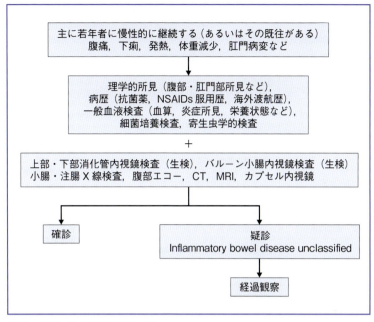

図1 クローン病診断フローチャート

(文献2より引用)

をコントロールできない場合，社会生活が損なわれるだけでなく，腸管に狭窄，瘻孔，腸穿孔や出血などの腸管合併症を生じ，しばしば外科手術を要することとなる．外科手術を繰り返せば，短腸症候群をきたす恐れがある．

治療に必要な検査と診断（図1）

血液検査では，腸管の慢性炎症による炎症反応の上昇（CRPの上昇，赤沈の亢進），血小板増多，貧血などがみられる．また腸管の吸収不良や蛋白漏出が起こり，血清蛋白やアルブミン，総コレステロールの低下といった低栄養も認められる．臨床症状に加えて，上記血液検査所見からクローン病が疑われた場合，画像診断すなわち内視鏡検査（下部消化管内視鏡検査，上部消化管内視鏡検査，バルーン小腸内視鏡検査，カプセル内視鏡）と消化管造影検査（小腸造影，注腸造影）に基づく消化管の形態学的所見によって診断する．クローン病の主要所見は，縦走潰瘍，敷石像であるが，病理学的に非乾酪性類上皮細胞肉芽腫の証明も診断につながる．このほか副所見として，不整形・類円形潰瘍またはアフタ，特徴的な肛門病変や，特徴的な胃・十二指腸病変がある．診断にあたっては，潰瘍性大腸炎や虚血性大腸炎，感染性腸炎など他疾患の否定も必要である．

治療の実際

クローン病は進行性の慢性炎症性疾患であり，治療の目標は病勢を適切にコントロールし，患者のQOLを向上させることにある．治療法には，薬物療法，栄養療法，外科治療があり，寛解期であっても継続的な治療が必要である．臨床症状が落ち着いていても，腸管には活動性病変が残存していることが多いため，定期的な画像検査による評価が必須であり，これをもとにして治療法の適正化を随

表 1　令和 5 年度　クローン病治療指針（内科）

活動期の治療（病状や受容性により，栄養療法・薬物療法・あるいは両者の組み合わせを行う）		
軽症～中等症	**中等症～重症**	**重症**（病勢が重篤，高度な合併症を有する場合）
薬物療法 ・ブデソニド ・5-ASA 製剤 ペンタサ®顆粒/錠，サラゾピリン®錠（大腸病変） 栄養療法（経腸栄養療法） 許容性があれば栄養療法 経腸栄養剤としては， ・成分栄養剤（エレンタール®） ・消化態栄養剤（ツインライン®など） を第一選択として用いる． ※受容性が低い場合は半消化態栄養剤を用いてもよい ※効果不十分の場合は中等症～重症に準じる	薬物療法 ・経口ステロイド（プレドニゾロン） ・抗菌薬（メトロニダゾール*，シプロフロキサシン*など） ※ステロイド減量・離脱が困難な場合：アザチオプリン，6-MP* ※ステロイド・栄養療法などの通常治療が無効/不耐な場合：インフリキシマブ・アダリムマブ・ウステキヌマブ・ベドリズマブ・リサンキズマブ・ウパダシチニブ 栄養療法（経腸栄養療法） ・成分栄養剤（エレンタール®） ・消化態栄養剤（ツインライン®など）を第一選択として用いる ※受容性が低い場合は半消化態栄養剤を用いてもよい 血球成分除去療法の併用 ・顆粒球吸着療法（アダカラム®） ※通常治療で効果不十分・不耐で大腸病変に起因する症状が残る症例に適応	外科治療の適応を検討した上で以下の内科治療を行う 薬物療法 ・ステロイド経口または静注 ・インフリキシマブ・アダリムマブ・ウステキヌマブ・ベドリズマブ・リサンキズマブ・ウパダシチニブ（通常治療抵抗例） 栄養療法 ・絶食の上，完全静脈栄養法（合併症や重症度が特に高い場合） ※合併症が改善すれば経腸栄養療法へ ※通過障害や膿瘍がない場合はインフリキシマブ・アダリムマブ・ウステキヌマブ・ベドリズマブ・リサンキズマブ・ウパダシチニブを併用してもよい

寛解維持療法	肛門病変の治療	狭窄/瘻孔の治療	術後の再燃予防
薬物療法 ・5-ASA 製剤 　ペンタサ®顆粒/錠 　サラゾピリン®錠（大腸病変） ・アザチオプリン ・6-MP* ・インフリキシマブ・アダリムマブ・ウステキヌマブ・ベドリズマブ・リサンキズマブ・ウパダシチニブ（インフリキシマブ・アダリムマブ・ウステキヌマブ・ベドリズマブ・リサンキズマブ・ウパダシチニブにより寛解導入例では選択可） 在宅経腸栄養療法 ・エレンタール®，ツインライン®などを第一選択として用いる． ※受容性が低い場合は半消化態栄養剤を用いてもよい ※短腸症候群など，栄養管理困難例では在宅中心静脈栄養法を考慮する	まず外科治療の適応を検討する． 切開排膿やシートン法など ・肛門狭窄：経肛門的拡張術 内科的治療を行う場合 ・痔瘻・肛門周囲膿瘍： 　メトロニダゾール*，抗菌剤・抗生物質 　インフリキシマブ・アダリムマブ・ウステキヌマブ ・裂肛，肛門潰瘍： 　腸管病変に準じた内科的治療 ヒト（同種）脂肪組織由来幹細胞 複雑痔瘻に使用されるが，適応は要件を満たす専門医が判断する	【狭窄】 ・まず外科治療の適応を検討する． ・内科的治療により炎症を沈静化し，潰瘍が消失・縮小した時点で，内視鏡的バルーン拡張術 【瘻孔】 ・まず外科治療の適応を検討する． ・内科的治療（外瘻）としてはインフリキシマブ 　アダリムマブ 　アザチオプリン	寛解維持療法に準ずる 薬物療法 ・5-ASA 製剤 　ペンタサ®顆粒/錠 　サラゾピリン®錠（大腸病変） ・アザチオプリン ・6-MP* ・インフリキシマブ・アダリムマブ 栄養療法 ・経腸栄養療法 ※薬物療法との併用も可

短腸症候群に対してテデュグルチドが承認された（適応等の詳細は添付文書参照のこと）
※（治療原則）内科治療への反応性や薬物による副作用あるいは合併症などに注意し，必要に応じて専門家の意見を聞き，外科治療のタイミングなどを誤らないようにする．薬用量や治療の使い分け，小児や外科治療など詳細は本文を参照のこと．
＊現在保険適用には含まれていない

（文献 2 より引用）

時図ることが重要である．最新の治療指針を表 1 に示す．内科的治療は，栄養療法，薬物療法；5-アミノサリチル酸（5-ASA）製剤，ステロイド，免疫調節薬，生物学的製剤（抗 TNF-α 抗体製剤，抗 IL-12/23 抗体製剤），血球成分除去療法がある．クローン病に対する内科的治療の基本体系は，従来は栄養療法が中心に行われていたが，抗 TNF-α 抗体製剤の登場以降，栄養療法の比重は下がり薬物治療と並列に考えられるようになっている．薬物治療の戦略には，重症度に応じた 5-ASA 製剤→ステロイド→免疫調節薬→生

物学的製剤への step-up 戦略の考え方と，予後不良因子（若年発症，肛門病変，広範な小腸病変，重篤な上部消化管病変，大量出血，深い潰瘍，狭窄，瘻孔）を有する症例に対する，早期の生物学的製剤の導入，すなわち top-down 戦略があり，さらに近年では，まずは従来の既存治療で治療を始め，臨床症状や血液検査所見，画像所見を用いて半年内を目処に効果判定し，効果が不十分であれば早期に生物学的製剤へと治療を強化する accelerated step-up 戦略も普及してきている.

処 方 例 （軽症～中等症）

処方A　ブデソニド（ゼンタコート 9mg/日）

処方B　経口 5-ASA 製剤（ペンタサ顆粒/錠 3g/日，大腸型では 4g/日）

　ブデソニドは回腸から近位大腸の局所で吸収後に効果を発現し，速やかに不活化されて全身性の副作用が軽減できるステロイド薬であり，8 週間投与して漸減・終了する．患者の受容性があれば，900kcal/日程度の栄養療法〔エレンタール配合内用剤（80g/袋）3袋/日〕を併用する.

処 方 例 （中等症～重症）

処方A　経口ステロイド（プレドニゾロン）40mg/日

処方B　メトロニダゾール（フラジール）* 750mg/日

処方C　シプロフロキサシン（シプロキサン）400～800mg/日

　ステロイド（ブデソニドを含む）の減量・離脱が困難なときには，アザチオプリン（イムラン，アザニン）50～100mg/日，あるいは 6-MP（ロイケリン）*を併用する.

　　　　　　＊現在保険適用に含まれない.

上記治療が無効な場合

処方A　インフリキシマブ（レミケード）5mg/kg の点滴静注，初回投与 2 週間後，6 週間後に投与

　　　寛解維持療法として以後 8 週間の間隔で投与を継続する.

処方B　アダリムマブ（ヒュミラ）初回 160mg 皮下注射，2 週間後 80mg

　　　その後は寛解維持療法として 40mg の皮下注射を 2 週間の間隔で継続する.

処方C　ウステキヌマブ（ステラーラ）初回のみ体重に応じた用量（55kg 以下 260mg，55～85kg 以下 390mg，85kg 超 520mg）で点滴静注，8 週間後に 90mg を皮下注射

　　　以降は 12 週間の間隔で 90mg の皮下注射を継続する.

処方D　ベドリズマブ（エンタイビオ）1 回 300mg 点滴静注，初回投与 2 週間後，6 週間後に投与し，以後 8 週間隔で投与を継続

処方E　リサンキズマブ（スキリージ）1 回 600mg 点滴静注．初回投与，4 週間後，8 週間後に投与し，12 週間後に 360mg を皮下注射

　　　以降は 8 週間の間隔で 360mg の皮下注射を継続する

処方F　ウパダシチニブ（リンヴォック）45mg/日　12 週間経日投与し，以後 15mg/日で投与

処 方 例 （重症）

　外科的治療の適応を検討する．そのうえで，感染症の合併がないことを確認し，ステロイドの経口投与あるいは静注投与（プレドニゾロン 40～60mg/日）を行う.

ステロイド抵抗例

インフリキシマブやアダリムマブ，ウステキヌマブ，リサンキズマブあるいはウパダシチニブの投与を考慮する．

栄養療法を中心とする場合は，著しい栄養低下，頻回の下痢，広範な小腸病変肛門部病変などを有する症例，あるいは通常の経腸栄養療法が困難あるいは効果不十分な症例に，絶食のうえ，完全静脈栄養を行う．

処 方 例（寛解期の治療）

活動期に対する治療により寛解導入された後は，寛解維持療法に移行する．治療法としては，在宅経腸栄養療法，5-ASA 製剤，免疫調節薬などの薬物療法のほか，生物学的製剤によって寛解導入された場合においては，それぞれの定期的な投与を継続する．

生物学的製剤の投与中は，その効果が減弱することがあり，インフリキシマブでは10mg/kg への増量，または投与間隔の短縮（最短 4 週間ごとまで），アダリムマブでは 1回 80mg への増量，ウステキヌマブでは投与間隔を短縮（8 週間ごとまで），リサンキズマブでは 1,200mg の単回点滴静注することができる．

専門医に紹介するタイミング

クローン病は進行性の慢性炎症性疾患であるため，消化管ダメージの蓄積を防ぎ，患者の長期的な QOL を低下させないことが肝要である．予後不良因子（若年発症，肛門病変，広範な小腸病変，重篤な上部消化管病変，大量出血，深い潰瘍，狭窄，瘻孔）を複数有する場合は，修練を積んだ専門家，あるいはその指導のもとで治療を行うことが望ましい．

専門医からのワンポイントアドバイス

クローン病は非特異的な自覚症状と検査所見を呈し，診断が困難なことも多い．病変が進行して腸管に狭窄，瘻孔，腸穿孔や出血などの腸管合併症を生じてしまうと，患者のQOL が著しく損なわれるため，診断がつかないが疑わしい症例や治療コントロールが取れない症例は，早期に専門施設における精査を検討するとよいだろう．

潰瘍性大腸炎

どういう疾患・病態か

潰瘍性大腸炎は，主として粘膜を侵し，しばしばびらんや潰瘍を形成する原因不明のびまん性非特異性大腸炎である．好発年齢は30〜39 歳の若年男女が最多であるが，患者層は比較的幅広い年代に及ぶ．病変は直腸から連続して口側に広がり，最大で直腸から結腸全体に及ぶ．臨床症状は持続性または反復性の粘血便・血性下痢であり，多くの症例で再燃と寛解を繰り返す．病態分類は，罹患範囲による病型分類（全大腸炎型，左側大腸炎型，直腸炎型，右側大腸炎型）と，臨床的重症度分類（劇症，重症，中等症，軽症），病期の分類（活動期，寛解期），および臨床経過による分類（再燃寛解型，慢性持続型，急性激症型，初回発作型）がある．

治療に必要な検査と診断（図2）

持続性または反復性の下痢，血便・粘血便が特徴的である．腹痛を伴うほか，中等症から重症になると発熱や頻脈，腹部全体の自発痛がみられる．感染性腸炎を鑑別するために，便細菌学的検査と血液検査を行って，重

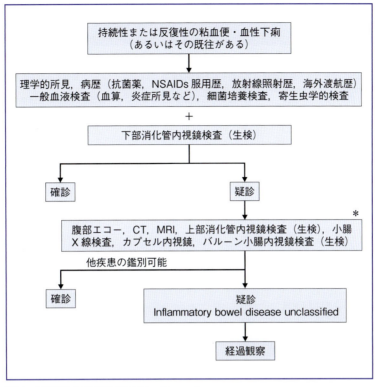

図2 潰瘍性大腸炎診断フローチャート
＊クローン病を含めた他の炎症性の腸疾患を鑑別する必要がある場合に
これらの検査を考慮する．

（文献2より引用）

症度判定および全身状態を評価する．次に下部消化管内視鏡検査を行い，確定診断および病型分類，内視鏡的重症度を評価する．特徴的で重要な内視鏡所見は，直腸からの連続性病変，びまん性病変であり，これは疾患活動性によって変化がみられる．軽症では血管透見像消失，粘膜粗造または細顆粒状粘膜などがみられ，活動性が高くなるにつれ，易出血性（接触出血），粘血膿性分泌物の付着や多発性びらん，潰瘍あるいは偽ポリポーシスがみられるようになる．病理学的には，活動期にびまん性炎症性細胞浸潤，陰窩膿瘍，杯細胞減少がみられ，寛解期に腺の配列異常，萎縮がみられる．

治療の実際

最新の治療指針を**表2**に示す．治療法は5-ASA製剤が第一選択であり，経口剤が基本だが局所製剤も有効である．効果が不十分であればステロイドが第二選択になる．ステロイドを用いても効果不十分であれば，難治例として対応する．難治例に対しては免疫調節薬やカルシニューリン阻害薬，生物学的製剤などを用いる．それでも効果が得られない場合に，外科治療の適応が検討される．治療の基本戦略は，寛解導入療法と寛解維持療法の2つに分けて考え，寛解導入療法にあたっては，病型と重症度によって治療法が選択される．近年の内科治療法の進歩は，生物学的製剤などの開発だけではなく，多岐にわたっ

表 2 令和 5 年度 潰瘍性大腸炎治療指針（内科）

寛解導入療法

		軽 症 〉 中等症 〉	重 症 〉	劇 症
左側大腸炎型／全大腸炎型	経口剤：5-ASA 製剤，ブデソニド腸溶性徐放錠 注腸剤：5-ASA 注腸，ステロイド注腸 フォーム剤：ブデソニド注腸フォーム剤 ※直腸部に炎症を有する場合はペンタサ®坐剤が有用	ステロイド経口 （5-ASA 不応・炎症反応強い場合） ※ステロイド経口で改善なければ重症またはステロイド抵抗例の治療を行う カロテグラストメチル （5-ASA 不応・不耐例）	ステロイド大量静注法 ※改善なければ劇症またはステロイド抵抗例の治療を行う ※状態により手術適応の検討	緊急手術の適応を検討 ※外科医と連携のもと，状況が許せば以下の治療を試みてもよい ・ステロイド大量静注療法 ・タクロリムス経口 ・シクロスポリン持続静注療法* ・インフリキシマブ ※上記で改善なければ手術
直腸炎型	経口剤：5-ASA 製剤 坐　剤：5-ASA 坐剤，ステロイド坐剤 注腸剤：5-ASA 注腸，ステロイド注腸 フォーム剤：ブデソニド注腸フォーム剤		※安易なステロイド全身投与は避ける	

	ステロイド依存例	ステロイド抵抗例（中等症・重症）
難治例	アザチオプリン・6-MP* ※上記で改善しない場合：血球成分除去療法・タクロリムス経口・インフリキシマブ・アダリムマブ・ゴリムマブ・トファシチニブ・フィルゴチニブ・ウパダシチニブ・ベドリズマブ・ウステキヌマブ点滴静注（初回のみ）・ミリキズマブ点滴静注（0,4,8 週）を考慮 ※トファシチニブ・ウパダシチニブはチオプリン製剤との併用をしないこと	血球成分除去療法・タクロリムス経口・インフリキシマブ・アダリムマブ・ゴリムマブ・トファシチニブ・フィルゴチニブ・ウパダシチニブ・ベドリズマブ・ウステキヌマブ点滴静注（初回のみ）・ミリキズマブ点滴静注（0,4,8 週） シクロスポリン持続静注療法*（重症・劇症のみ） ※重症例の中でも臨床症状や炎症反応が強い場合，経口摂取不可能な劇症に近い症例ではインフリキシマブ，タクロリムス経口投与，シクロスポリン持続静注*の選択を優先的に考慮 ※改善がなければ手術を考慮

寛解維持療法

非難治例	難治例
5-ASA 製剤（経口剤・注腸剤・坐剤）	5-ASA 製剤（経口剤・注腸剤・坐剤）・アザチオプリン・6-MP*・血球成分除去療法**・インフリキシマブ**・アダリムマブ**・ゴリムマブ**・トファシチニブ**・フィルゴチニブ**・ウパダシチニブ**・ベドリズマブ点滴静注・皮下注射**・ウステキヌマブ皮下注射**・ミリキズマブ皮下注射**

*現在保険適用には含まれていない　　**それぞれ同じ治療法で寛解導入した場合に維持療法として継続投与する
5-ASA 経口剤（ペンタサ®顆粒 / 錠，アサコール®錠，サラゾピリン®錠，リアルダ®錠），5-ASA 注腸剤（ペンタサ®注腸），5-ASA 坐剤（ペンタサ®坐剤，サラゾピリン®坐剤），ステロイド注腸剤（プレドネマ®注腸，ステロネマ®注腸），ブデソニド注腸フォーム剤（レクタブル®注腸フォーム），ステロイド坐剤（リンデロン®坐剤）
※（治療原則）内科治療への反応性や薬物による副作用あるいは合併症などに注意し，必要に応じて専門家の意見を聞き，外科治療のタイミングなどを誤らないようにする．薬用量や治療の使い分け，小児や外科治療など詳細は本文を参照のこと．

（文献 2 より引用）

ており，例えば 5-ASA 製剤においても，メサラジン製剤が時間依存型から pH 依存型，Multi Matrix（MMX）システムによる高用量化と薬剤の病変到達性の改善が図られた．局所製剤においても，従来の 5-ASA 局所製剤（坐剤，注腸剤），あるいはステロイド局所製剤に加えて，アンテドラッグタイプのブデソニドフォーム剤（レクタブル注腸）が登場し，局所療法に対する患者の受容性を大幅に改善した．また，免疫調節薬についても，従来から大きな問題であった，開始初期にみられる著明な白血球減少と全脱毛が，

NUDT15 遺伝子変異と関係していることがわかり，投与前に同遺伝子変異の検査を行うことで，このような重篤な副作用を回避することが可能となっている．また，潰瘍性大腸炎の長期経過例においては，大腸癌の合併に注意を要し，発症 20 年で 8%，30 年で 18% と増加するため，定期的な内視鏡によるサーベイランスが必要である．

処 方 例（直腸炎型）

処方 A 5-ASA 製剤の経口製剤（ペンタサ顆粒/錠 1.5〜4.0g/日，サラゾピリン錠 3〜4g/日，アサコール錠 2.4〜3.6g/日，リアルダ錠 2.4〜4.8g/日）

処方 B 坐剤（ペンタサ坐剤 1g/日，サラゾピリン坐剤 1〜2g/日）

処方 C 注腸剤（ペンタサ注腸 1g/日）

効果が不十分な場合

製剤の変更や経口剤と局所製剤の併用を行う．それでも効果が不十分な場合は，ステロイドを含む局所製剤（リンデロン坐剤 1〜2mg/日，プレドネマ注腸 20〜40mg/日，ステロネマ注腸 3〜6mg/日，レクタブル注腸 4mg/日）を使用する．

処 方 例（左側大腸炎型・全大腸炎型）

軽 症

処方 5-ASA 製剤の経口投与を行い，必要に応じて局所製剤の併用
効果が不十分な場合は，ステロイド局所製剤の追加や，全身投与を検討する．

中等症

処方 A 軽症の治療に加えて，プレドニゾロン 30〜40mg の経口投与

処方 B カロテグラストメチル（カログラ）1 回 960mg 1 日 3 回 経口投与．寛解に至った場合その時点で投与終了する．投与期間は 6 ヵ月までとする

重 症

入院のうえ全身状態の改善に対する治療を行う．常に外科治療を考慮しながら，必要に応じて外科医と連携する．

処方 プレドニゾロン 40〜80mg（1〜1.5mg/kg）点滴静注
効果が得られれば漸減する．ステロイド治療は原則 3 ヵ月間を目処に終了し，長期投与は行わない．

劇症型

経口摂取を止め，経静脈的栄養補給を行いながら，ステロイド大量静注療法を行う．このとき，治療効果判定は早期に行い，外科治療も考慮する．

重症と劇症型において，ステロイド大量静注療法で改善がない場合

内科的治療の継続が可能であれば，以下いずれかの治療を行う．

処方 A シクロスポリン（サンディミュン）1 日量 2〜4mg/kg を 24 時間持続静注投与で開始し，血中濃度を 200〜400ng/mL 程度に維持

処方 B タクロリムス（プログラフ） 当初は高トラフ（10〜15ng/mL）を目指し，その後は低トラフ（5〜10ng/mL）にする

処方 C インフリキシマブ（レミケード）5mg/kg を 2 時間以上かけて点滴静注．初回投与後，第 2 週・第 6 週に投与

処方 D アダリムマブ（ヒュミラ） 初回

クローン病，潰瘍性大腸炎 113

160mgの皮下注射. 2週間後に80mg, その後は40mgの皮下注射を2週間ごと

処方E ゴリムマブ（シンポニー） 初回200mgの皮下注射. 2週間後に100mg, その後は4週間ごとに皮下注射

処方F トファシチニブ（ゼルヤンツ） 1回10mg 1日2回 8週間経口投与. その後1回5mg 1日2回 経口投与

処方G フィルゴチニブ（ジセレカ）1回200mg 1日1回 経口投与

処方H ウパダシチニブ（リンヴォック） 1回45mg 1日1回 8週間経口投与, その後1回15mg 1日1回経口投与

処方I ベドリズマブ（エンタイビオ） 1回300mg 点滴静注. 初回投与後, 第2週・第6週に投与. 以降, 8週間隔で点滴静注

処方J ウステキヌマブ（ステラーラ） 初回のみ体重に応じた用量（55kg以下260mg, 55〜85kg以下390mg, 85kg超520mg）を点滴静注. その8週後に90mg皮下注射. 以降8〜12週ごとに90mg皮下注射.

処方K ミリキズマブ（オンボー）1回300mg 点滴静注. 初回投与, 4週間後, 8週間後に投与し, 12週間後に200mgを皮下注射. 以降は4週間の間隔で200mgの皮下注射を継続する

処 方 例（難治例）

ステロイド抵抗例

適正なステロイド使用にもかかわらず1〜

2週間以内に明らかな改善がみられない場合, タクロリムス, インフリキシマブ, アダリムマブ, ゴリムマブ, トファシチニブ, フィルゴチニブ, ウパダシチニブ, ベドリズマブ, ウステキヌマブ, ミリキズマブのいずれかの治療が選択可能である.

ステロイド減量に伴い再燃増悪するステロイド依存例

*NUDT15*遺伝子検査を行ったうえで, 免疫調節薬（アザニン50〜100mg/日, ロイケリン*30〜50mg/日）を併用する.

免疫調節薬の効果発現は, 比較的緩徐で1〜3ヵ月を要することがあり, 必要量は症例ごとに異なる. 副作用に注意して少量より開始し, 白血球数3,000〜4,000/μLを目標にモニターしながら増量を試みる. 免疫調節薬を開始して1〜2ヵ月後にステロイドを減量, 中止する.

＊現在保険適用に含まれない.

上記で効果不十分あるいは不耐であった場合

インフリキシマブ, アダリムマブ, ゴリムマブ, トファシチニブ, フィルゴチニブ, ウパダシチニブ, ベドリズマブ, ウステキヌマブ, ミリキズマブのいずれかの治療を検討する. なお, トファシチニブ, ウパダシチニブを選択した場合は, 免疫調節薬の併用は禁忌である.

専門医に紹介するタイミング

潰瘍性大腸炎の患者数は増加しており, 専門医以外であっても診療する機会が増えている. 多くの症例は5-ASA製剤を適切に使用することでコントロールが可能であり, 中等症以上となったときでも適正にステロイドを使用することで半数以上が寛解導入可能であ

るため，一般消化器内科医においても治療は可能である．しかしながら，ステロイド依存性/抵抗性があって難治である場合，あるいは重症・劇症型の場合は，症例ごとに異なる適時適切な治療法を選択することが要求されるため，修練を積んだ専門家，あるいはその指導のもとで治療を行うことが望ましい．

専門医からのワンポイントアドバイス

寛解期においては食事や運動などの生活制限は不要である．最大の再燃リスクは，服薬アドヒアランスの低下であることが示されている．潰瘍性大腸炎は慢性疾患であるゆえに，内服をしっかりと継続するように指導することが重要であり，5-ASA 製剤の 1 日 1 回投与はアドヒアランスを維持するのに有効である．

―――――――――― 文　献 ――――――――――

1) 日本消化器病学会 編：炎症性腸疾患（IBD）診療ガイドライン 2020 改訂第 2 版. 南江堂, 2020
2) 厚生労働科学研究費補助金 難治性疾患等政策研究事業「難治性炎症性腸管障害に関する調査研究」（久松班）：令和 5 年度分担研究報告書：難治性大腸炎・クローン病 診断基準・治療指針. 2024

1. 消化管疾患

過敏性腸症候群

千葉俊美
岩手医科大学 口腔医学講座関連医学分野

POINT
- ●過敏性腸症候群に対するガイドラインとして，日本消化器病学会編集の「機能性消化管疾患診療ガイドライン 2020 ―過敏性腸症候群（IBS）」が推奨されている.
- ●病態にはストレスが関与し，脳と消化管の機能的な関連を脳腸相関と呼んでいる.
- ●治療ガイドラインの初期段階である第1段階では消化管主体の治療を行い，第2段階では中枢機能の調整を含む治療を，最終段階である第3段階では心理療法を行う.

ガイドラインの現況

　過敏性腸症候群（irritable bowel syndrome：IBS）の診断は，機能性消化管障害の診断基準として 1992 年に Rome I 基準が提唱された後，1999 年には Rome II 基準に，2006 年には Rome III 基準に改訂され，現在では 2016 年に定められた Rome IV 基準が，国際基準として用いられている. Rome IV 基準は症状に基づいて，腹痛および便形状・排便回数についての病歴聴取を基本としており，器質的疾患を除外する鑑別診断のみならず，併存疾患などの診断も重要である. 本邦においては，2014 年に日本消化器病学会から「過敏性腸症候群診療ガイドライン」が提唱され，今回 2020 年に改訂ガイドラインが示されている.

【本稿のバックグラウンド】　国際的な診断基準である Rome IV 基準と，日本消化器病学会編集の「機能性消化管疾患診療ガイドライン 2020―過敏性腸症候群（IBS）」を参考にして解説している.

どういう疾患・病態か

　IBS は，Rome IV 基準に基づいて，腹痛が最近3ヵ月の中の1週間につき少なくとも1日以上を占め，その腹痛が，①排便に関連する，②排便頻度の変化に関連する，③便形状（外観）の変化に関連する，の2項目以上の特徴を示すものである（**表1**）. また，Bristol 便形状尺度を用いて便秘型 IBS（irritable bowel syndrome with predominant constipation：IBS-C），下痢型 IBS（irritable bowel syndrome with predominant diarrhea：IBS-D），混合型 IBS〔irritable bowel syndrome with predominant irregular bow-

116　1.　消化管疾患

表1　IBS の診断基準

＊腹痛が
＊最近3ヵ月の中の1週間につき少なくとも1日以上を占め
＊下記の2項目以上の特徴を示す
　(1) 排便に関連する
　(2) 排便頻度の変化に関連する
　(3) 便形状（外観）の変化に関連する

＊症状は少なくとも診断の6ヵ月以上前に出現し，最近の3ヵ月間は診断基準を満たす．

（文献2を参照して作成）

el habits（mixed D/C）：IBS-M〕および分類不能型 IBS（irritable bowel syndrome un-classified：IBS-U）の4つの型に分類する．

本邦における有病率は13〜14％で，男性と女性の有病率は女性が1.6倍多く，40歳代以降年齢とともに有病率が低下する傾向にある．また，感染性腸炎後 IBS（post-infectious IBS：PI-IBS）は感染性腸炎の10％に発症している．

IBS の病態にはストレスが関与し，消化器症状は患者のストレス自覚時に増悪する．IBS では，ストレス負荷により大腸運動および大腸平滑筋電図が亢進し，中枢神経興奮の感受性亢進を反映して脳波が低振幅速波化し，さらに，ストレス応答を支配する扁桃体，前帯状回，島の過活動がみられる．このような脳と消化管の機能的な関連を脳腸相関（brain-gut interactions）と呼んでいる．さらに，うつ，不安，身体化などのうつ病性障害と不安障害が IBS 発症のリスク要因となり，PI-IBS の発症リスクを高め，IBS と双極性障害，疲労，睡眠障害の関係もある．

IBS の病態に関連する神経伝達物質の筆頭はセロトニン（5-hydroxytryptamine：5-HT）であり，前駆物質であるトリプトファンの欠乏により IBS で内臓知覚が過敏となり，不安が惹起される．下痢型では 5-HT$_3$ 拮抗薬投与により情動関連部位の活性亢進を

低下させ，便秘型への 5-HT$_4$ 刺激薬投与は大腸運動を惹起し，セロトニン再取り込み阻害作用のある抗うつ薬投与で前帯状回の過活動抑制とともに臨床症状も改善する．内分泌物質の関連の筆頭はストレス関連ペプチドである corticotropin-releasing hormone（CRH）であり，CRH 負荷により IBS で大腸運動亢進を認め，ストレス誘発性大腸運動亢進は CRH 拮抗薬で抑制され，IBS では CRH 負荷により扁桃体が健常者と比較して活性化している．その他，オキシトシン，メラトニン，ヒスタミン，一酸化窒素，$\alpha_2\delta$ リガンドなどの神経伝達物質と IBS の関連が認められている．

IBS の腸内細菌叢は，健常者とは異なり，*Bifidobacterium*，*Fuaecalibacterium* が減少し，*Lactobacillaceae*，*Bacteroides*，*Enterobacteriaceae* が増加している．また，消化管粘膜透過性が亢進し大腸粘膜生検で接着分子の発現低下を認め，さらに，粘膜微小炎症が関与し，終末回腸および大腸粘膜で，健常者と比較して肥満細胞，リンパ球，CD3$^+$細胞，CD25$^+$細胞が増加している．

IBS は単一遺伝子の変異による疾患ではないが，双生児研究から遺伝性が示されている．IBS に関連する候補遺伝子として，セロトニントランスポーター遺伝子多型と内臓知覚過敏，*CRH-R1* 受容体遺伝子多型と扁桃

体応答，P-IBS と toll like receptor 9（*TLR9*）遺伝子，E-cadherin-1（*CDH1*）遺伝子および interleukin-6（*IL-6*）遺伝子の関与，粘膜透過性の亢進に関与する glutamine synthetase 遺伝子（*GLUL*）の発現増加，Na チャンネル Nav1.5 をコードする *SCN5A* 遺伝子の G298S の変異が認められている．さらに，腫瘍壊死因子 *TNFSF15* 遺伝子，KDEL endoplasmic reticulum protein retention receptor 2（*KDELR2*）ならびに glutamate receptorionotropic, delta 2（*Grid2*）interacting protein（*GRID2IP*）遺伝子の変異が見出されている．

IBS の型分類（C，D，M，U）による内臓知覚過敏，大腸伸展刺激時，摂食刺激下の大腸運動亢進に差は認めていないが，IBS-QOL において，便秘型よりも下痢型と混合型の QOL が低下し，MRI による検討で，下痢型・混合型で小腸の水分量が健常者より少なく，便秘型は空腹時の横行結腸容量が健常者，下痢型・混合型よりも大きい．腸内細菌において，下痢型と混合型の酪酸産生菌とメタン産生菌の減少を認めている．

治療に必要な検査と診断

器質的疾患の除外のためには IBS 診断アルゴリズムを用いて警告症状・徴候と危険因子の有無を確認し，臨床検査や大腸検査などが必要である（**図1**）[1]．IBS を支持する症状として，異常な排便回数（①1週間に3回未満の排便，または②1日に3回より多い排便），異常な便形状（③兎糞状便/硬便，または④軟便/水様便），⑤排便時にいきみがある，⑥便意切迫，残便感，排便時の粘液排出，腹部膨満が挙げられる[2]．すなわち，「腹痛もしくはそれに準ずる感覚と便通異常をもつ患者」からアルゴリズムを開始する．

急性の腹痛，急性の便通異常の場合には IBS 以外の疾患を念頭に，適切な診療を進めるべきである．

警告症状・徴候の有無，危険因子の有無，通常臨床検査での異常の有無を評価する．これらのいずれかがひとつでもあれば，大腸内視鏡検査（もしくは大腸造影検査）を行う[3]．以上が陰性であれば，機能性消化管障害（functional gastrointestinal disorder：FGID）であり，Rome IV 基準に基づいて IBS を診断する．IBS 以外の FGID として，腹痛のない便秘は機能性便秘，腹痛のない下痢は機能性下痢，便通異常のない腹痛は機能性腹痛症候群，便通異常のない腹部膨満感は機能性腹部膨満，いずれでもなければ非特異機能性腸障害である．

1 鑑別診断

IBS の鑑別疾患として，炎症性腸疾患（inflammatory bowel disease：IBD）は便中 calprotectin が有意に高値を示し，Celiac 病は抗トランスグルタミナーゼ抗体，抗エンドミシアル抗体が鑑別として提案され[4]，IBS-D の中に non-celiac gluten intolerance の存在や食物過敏性（food hypersensitivity：FH）が認められ，食事療法の観点からも重要である．胆汁性下痢の症例も考えられ，近年，空腹時の血清 C4（7a-hydroxy-4-cholesten-3-one）や fibroblast growth factor 19（FGF19）など簡易検査の有効性が報告されている．また，組織学的検査は治療抵抗性の鑑別診断や除外診断として有効である．

2 各種臨床検査

1．消化管運動機能検査

IBS の大腸運動は，CRH，cholecystokinin（CCK），心理的ストレスなどに過反応を示すとされ，消化管機能検査が診断の補助とし

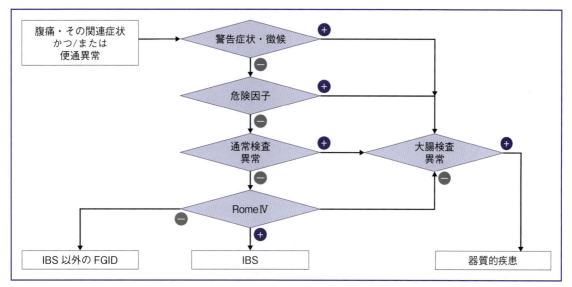

図1 IBS診断アルゴリズム
　腹痛と便通異常，あるいはそのいずれかが，3ヵ月の間に間欠的に生じるもしくは持続する患者がアルゴリズム適用の目安となる．患者が身体感覚の表現を不得手とする場合がある．そのため，アルゴリズム適用の前から「腹痛がなければIBSではない」として，最初から除外する方式は推奨されない．「腹痛もしくはそれに準ずる感覚と便通異常を持つ患者」からアルゴリズムを開始する．急性の腹痛，急性の便通異常の場合にはIBS以外の疾患を念頭に適切な診療を進めるべきである．
　アルゴリズム適用患者において，菱型でチェックを行い，陽性（＋）あるいは陰性（－）によって診療を進める．（1）警告症状・徴候の有無，（2）危険因子の有無，（3）通常臨床検査での異常の有無を評価する．これらのいずれかがひとつでもあれば，大腸内視鏡検査（もしくは大腸造影検査）を行う．
　(1) **警告症状・徴候**：発熱，関節痛，血便，6ヵ月以内の予期せぬ3kg以上の体重減少，異常な身体所見（腹部腫瘤の触知，腹部の波動，直腸指診による腫瘤の触知，血液の付着など）を代表とする，器質的疾患を示唆する症状と徴候．
　(2) **危険因子**：50歳以上での発症または患者，大腸器質的疾患の既往歴または家族歴．また，患者が消化管精密検査を希望する場合にも精査を行う．
　(3) **通常臨床検査**：血液生化学検査（血糖を含む），末梢血球数，炎症反応，TSH，尿一般検査，便潜血検査，腹部単純X線写真がIBSの通常臨床検査である．なお，IBSの診断バイオマーカーはいまだ不明である．このなかで，特に便潜血陽性，貧血，低蛋白血症，炎症反応陽性のいずれかがあれば大腸内視鏡検査もしくは大腸造影検査を行う．
　(4) **大腸検査**：大腸内視鏡検査（もしくは大腸造影検査）を指す．個別の症状・徴候・検査値に応じて，大腸粘膜生検，上部消化管内視鏡検査もしくは上部消化管造影，腹部超音波，便虫卵検査，便細菌検査，腹部CT，小腸内視鏡（カプセル内視鏡，ダブルバルーン内視鏡），小腸造影，腹部MRI，乳糖負荷試験などが鑑別診断のために必要になることがある．また，便秘が重症の場合には，大腸運動が極度に低下するcolonic inertiaや排泄機能がおかされる直腸肛門障害との鑑別も必要である．なお，臨床上の多彩な病像に適切に対応するのは担当医の責務であり，診療ガイドラインは器質的疾患の除外を保証するものではない．
　以上が陰性であれば，機能性消化管疾患（functional gastrointestinal disorder：FGID）であり，RomeⅣ基準に基づいてIBSを診断する．RomeⅣのIBS診断基準を満たさなければ，IBS以外のFGIDである．腹痛のない便秘は機能性便秘，腹痛のない下痢は機能性下痢，便通異常のない腹痛は機能性腹痛症候群，便通異常のない腹部膨満感は機能性腹部膨満，いずれでもなければ非特異的腸障害である．
（「日本消化器病学会 編：機能性消化管疾患診療ガイドライン2020―過敏性腸症候群（IBS）改訂第2版, p.xvi, 2020, 南江堂」より許諾を得て転載）

て有用であるが，IBS患者のうちで消化管運動異常が認められる頻度は25〜75％程度であり，IBSの確実な指標とはならない．ま た，下痢型では食後に糞便通過を促進させる口側から肛門側への高振幅な大腸収縮波（high amplitude propagating contractions：

HAPC）の発現頻度が有意に増加し，大腸通過時間の短縮を認め，便秘型では HAPC の発生が少なく通過時間の延長を認めている．

2. 超音波検査

空腹時の S 状結腸において IBS 群の大腸収縮が亢進し，食後の便秘型 IBS で分節運動が亢進し，下痢型 IBS では順方向への腸管内容物の輸送の亢進が認められている．

3. バロスタット

バロスタットにより大腸に伸展刺激を加えると，IBS では消化管痛覚閾値の低下を認め，健常者が消化管知覚を自覚する刺激に対するより強く消化管知覚を自覚し，直腸肛門機能検査では，直腸コンプライアンス低下と内圧上昇のいずれかもしくは両方が認められる．

4. MRI

fMRI（functional magnetic resonance imaging）による機能的脳活動の画像化が発展し，IBS 患者では直腸の刺激で異常な脳活動が惹起されることや，IBS-C と IBS-D で脳活動パターンに違いがあり，将来診断に有用になる可能性がある．

5. IBS の診断指標（バイオマーカー）

糞便中のクロモグラニン B 低値およびセクレトグラニン II 高値の報告や血清バイオマーカーの組み合わせで診断を試みた報告があるが，確立したものではない．

治療の実際

1 IBS の治療ガイドライン：第 1 段階

IBS の病態生理を患者が理解できる言葉で説明し，納得を得ることで，良好な患者－医師関係をつくっておくことが重要である．治療の目標は患者自身の評価による症状改善である．まず，食事と生活習慣改善を指導する．IBS の治療の初期段階である第 1 段階に

際しては，分類の IBS-C，M/U，D の 4 型をもとに，あるいは，下痢，腹痛，便秘の優勢症状に基づいて消化管主体の治療を行う（図 2）．

まず，消化管運動機能調節薬あるいはプロバイオティクス（ビフィズス菌や乳酸菌などの有用菌），もしくは，高分子重合体を投与する．下痢型には 5-HT3 拮抗薬，便秘型には粘膜上皮機能変容薬を投与する．改善がなければ優勢症状に基づき，下痢には止痢薬を併用し，便秘には 5-HT4 刺激薬あるいは下剤など，腹痛には抗コリン薬を中心に薬物を追加投与する．薬物の用量を勘案しながら 4 ～ 8 週間続け，改善すれば治療継続あるいは治療終了する．改善がなければ第 2 段階に移る．

2 IBS の治療ガイドライン：第 2 段階

IBS の治療の中期段階である第 2 段階に際しては，消化管主体の治療が無効であったことを踏まえ，中枢機能の調整を含む治療を行う．第 1 段階の薬物治療との併用も可能である．

まず，患者のストレスあるいは心理的異常が症状に関与するか否かを判断し，うつが優勢であれば抗うつ薬を用い，不安が優勢であれば，抗不安作用をもつ抗うつ薬を用いるか，あるいは，非ベンゾジアゼピン系抗不安薬の 5-HT1A 刺激薬を処方する．不安に対してベンゾジアゼピン系抗不安薬を投与せざるを得ない場合は，4 ～ 6 週間を目安にできる限り短期間にとどめ，常用量依存の発生を防ぐ．

一方，病態へのストレス・心理的異常の関与は乏しいと判断されれば，必要に応じた精密な臨床検査（大腸粘膜生検，糞便細菌検査，小腸内視鏡検査，乳糖負荷試験など）により，器質的疾患を再度除外する．症例に応

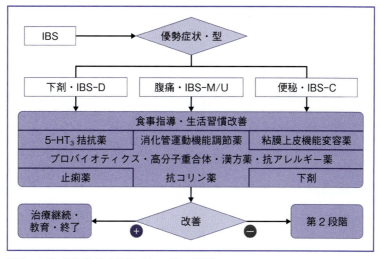

図2 IBSの治療ガイドライン：第1段階
（「日本消化器病学会　編：機能性消化管疾患診療ガイドライン2020―過敏性腸症候群（IBS）改訂第2版，p.xx, 2020, 南江堂」より許諾を得て転載）
筆者注：良好な患者-医師関係をつくり，治療の目標は患者自身の評価による症状改善である．まず，食事と生活習慣改善を指導し，下痢，腹痛，便秘の優勢症状に基づいて，消化管主体の治療を行う．薬物の用量を勘案しながら4～8週間続け，改善すれば治療継続あるいは治療終了し，改善がなければ第2段階に移る．

じ，第1段階の薬物との併用療法，簡易精神療法を試みる．薬物の用量を勘案しながら4～8週間続け，改善すれば治療継続あるいは治療を終了する．改善がなければ第3段階に移る．幻覚・妄想・パーソナリティ障害・軽躁症状・自殺の危険が初診時に判明した場合は，早急に精神科に紹介する．

3 IBSの治療ガイドライン：第3段階

IBSの治療の最終段階である第3段階に際しては，薬物療法が無効であったことを踏まえ，心理療法を行う．まず，第1，2段階で用いていない薬物とその併用療法を行う．しかし，これで改善がなければ，弛緩法（リラクセーション法），催眠療法，認知行動療法などの専門的な心理療法を行うため，心療内科もしくは精神科に紹介する．これで改善すれば，治療継続あるいは終了とし，改善がなければ経過観察あるいは診断を再考する．

処方例

第1段階

下記のいずれか，あるいは組み合わせて用いる．

処方A　ミヤBM　1回1.0g　1日3回　毎食後

処方B　ポリフルまたはコロネル　1回1.0g　1日3回　毎食後

上記の治療に加えて，病型に応じて処方する．

●下痢型

男性の場合：イリボー（5μg）　1回1錠　1日1回　朝食後

女性の場合：イリボー（2.5μg）　1回1
　　　　　　　　錠　朝食後
改善を認めない場合は，ロペミン　1回1
カプセル　1日2回　朝夕食後
●便秘型
処方　リンゼス　1回2錠　1日1回
　　　朝食前
　　　改善を認めない場合は，ラキソベロ
　　　ン　1回2錠　1日1回　就寝前
　　　頓用
●混合型
症状に応じて下痢型，便秘型の薬剤を適宜
組み合わせて処方する．

第2段階

下記のいずれか，あるいは組み合わせて用
いる．第1段階の薬剤を併用してもよい．
●不安が優勢な場合
処方A　セディール（10 mg）　1回1～2錠
　　　　1日3回　毎食後
処方B　デパス（0.5～1.0 mg）　1回1錠
　　　　1日3回　毎食後（4～6週を目安
　　　　に，短期間の投与にとどめる）
●抗うつ薬として
処方A　リフレックス（15～30 mg）　1回1
　　　　錠　1日1回　就寝前
処方B　ドグマチール（50 mg）　1回1錠
　　　　1日2回　朝夕食後　あるいは1日
　　　　3回　毎食後

第3段階

第1，第2段階の薬剤は状況に応じて継続
投与する．
ストレス・心理的異常の症状への関与が明
らかである場合は，弛緩法，催眠療法，認知
行動療法などの専門的な心理療法を行う．

専門医に紹介するタイミング

第1段階の治療を行っても症状の改善が認
められない場合は，専門医へコンサルトある
いは紹介することが望ましい．抗不安薬，抗
うつ薬を用いて治療する場合，副作用の対応
や効果の有効性の判断が困難である場合もあ
り，注意を要する．

専門医からのワンポイントアドバイス

実際の臨床の場で，IBS，機能性便秘症，
機能性下痢症，機能性腹痛症候群，機能性腹
部膨満を明確に区別することは難しく，診断
困難例は治療に難渋することもある．また，
IBS診断後の経過観察中においても常に鑑別
診断や器質的疾患などを念頭におき，各種臨
床検査や大腸検査を実施することが推奨され
ている[1]．
最近注目されている便移植は研究途上にあ
り，今後の展開を期待する．

――――――――――― 文　献 ―――――――――――

1）日本消化器病学会 編：機能性消化管疾患診療ガイ
　　ドライン2020―過敏性腸症候群（IBS）．南江堂,
　　2020
2）Lacy BE, Mearin F, Chang L et al：Bowel disor-
　　ders. Gastroenterology 150：1397-1407, 2016
3）Smalley W, Falck-Ytter C, Carrasco-Labra A et
　　al：AGA clinical practice guidelines on the labora-
　　tory evaluation of functional diarrhea and diarrhea-
　　predominant irritable bowel syndrome in adults
　　(IBS-D). Gastroenterology 157：851-854, 2019
4）Moayyedi P, Andrews CN, MacQueen G et al：Ca-
　　nadian association of gastroenterology clinical prac-
　　tice guideline for the management of irritable bow-
　　el syndrome (IBS). J Can Asooc Gastro 2：6-29,
　　2019

1. 消化管疾患

大腸憩室症

結束貴臣[1〜3]，城野　紡[3, 4]，中島　淳[3]

[1]国際医療福祉大学大学院医学研究科 医学専攻 消化器内科学，[2]国際医療福祉大学成田病院 緩和医療科／消化器内科，
[3]横浜市立大学大学院医学研究科 肝胆膵消化器病学教室，[4]横浜栄共済病院 消化器内科

POINT

● 大腸憩室症には，憩室炎や憩室出血以外にも症候性非合併症型憩室症（symptomatic uncomplicated diverticular disease：SUDD）という概念があることを認知する．

● 憩室炎は，単純性憩室炎と膿瘍や穿孔を伴う複雑性憩室炎を鑑別することが重要である．

● 血管外漏出が確認できれば早期に大腸内視鏡を行うことが提案されている．

● SUDDは，腹痛，下痢を繰り返しQOLが低いため，憩室保有者で腹痛をもつ患者では鑑別することが重要である．

ガイドラインの現況

　大腸憩室症は，症状のない無症候性憩室および症候性憩室に分けられる．実臨床の現場で遭遇する頻度が高い大腸憩室症の合併症は，憩室出血と憩室炎である．憩室炎は，腹痛を伴うことが多いため症候性憩室に分類され，さらに膿瘍や穿孔，瘻孔，閉塞，腹膜炎などを呈する複雑性憩室炎と，これらを伴わない単純性憩室炎に分類される．一方で，腹部症状があるにもかかわらず，憩室炎や憩室出血などの合併症がない憩室症を症候性非合併症型憩室症（symptomatic uncomplicated diverticular disease：SUDD）と呼ぶ（図1）．

　本稿では，大腸憩室ガイドラインに沿って，実臨床で遭遇する頻度が高い，憩室炎や憩室出血の診断やマネジメントについて，明日からの臨床に役立つ情報を中心に紹介する．さらに，臨床現場では見落とされがちであり，しっかりと知識があれば問診や検査で診断をすることができるSUDDについて概説する．

【本稿のバックグラウンド】　現在の診療ガイドラインとしては，「大腸憩室症（憩室出血・憩室炎）ガイドライン」（2017年）が用いられている．本稿では最新のガイドラインに基づいて，大腸憩室症の診療指診について解説した．

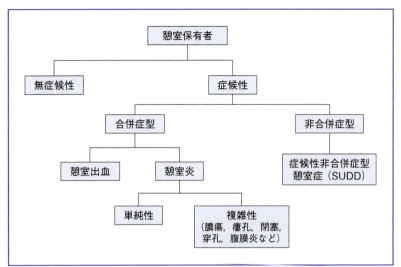

図1 大腸憩室症の分類
憩室の大部分は無症状であるが，腹痛などの症状を伴うものもある．発熱やCTでの炎症所見を伴うものは憩室炎の診断となり，中には膿瘍や瘻孔などを伴う複雑性憩室炎もある．腹痛を伴うが，明らかな発熱やCTでの炎症所見を伴わない憩室症は症候性非合併症型憩室症（SUDD）と呼ばれる．

大腸憩室

どういう疾患・病態か

　大腸憩室は，大腸の腸管壁の一部が管腔の外側に突出した状態をいう．発生時期により先天性と後天性，組織学的構造により，粘膜から漿膜まで全層に及ぶ真性憩室，固有筋層を欠く仮性憩室に分けられるが，後天性の仮性憩室が大部分である（**図2**）[1]．臨床上，大腸憩室は，単に大腸に憩室が存在する状態である diverticulosis と，炎症を伴った憩室炎 diveticulitis に分けられる．しかしながら，疾患の呼称としてはこの両者の区別はなく，欧米では diverticular disease of the colon と表現され，本邦では厚生省研究班によりこれを「炎症がある場合も含めて大腸に憩室がある状態」と定義し，その日本語訳を「大腸憩室疾患」としている．

　疫学について，大腸憩室保有者の経年変化を評価した研究は，本邦から2万例を超える大腸内視鏡による検討が2報ある．1990～2010年を調べた研究では，1990～2000年の13.0％から2001～2010年の23.9％へ有意に増加していた．また，2003～2011年を調べた研究では，2003年の18.2％から2011年の23.0％へ有意に増加していた．したがって，本邦の大腸憩室保有者は増加傾向である．

　大腸憩室と便通異常に関しては，これまでの医学部の教科書では「大腸憩室が便秘と関連する」と書いてあり，筆者も学生時代そのように勉強した．しかしながら，さまざまな研究結果から，これが迷信だと明らかになったことに驚かされる．本邦における1,629例を対象とした研究では，便通異常を Gastrointestinal Symptom Rating Scale（GSRS）で評価したところ，便秘や硬便と憩室の存在は男女ともに有意な負の関連が示されている[2]．また，女性では軟便や下痢が憩室と有意な関連を認めた．同様に本邦で1,066例を対象とした研究でも，GSRSで評価した便秘と憩室の存在は有意な負の関連が示されており，特に左側憩室を有する患者で顕著であった．欧米からの研究でも，便秘と憩室は負の関連が示されている．さらに憩室炎も同様に，排便回数の増加が憩室炎の発症に関連している．一方で，憩室出血は，排便との関連が示されていない．

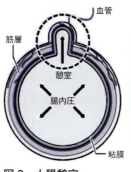
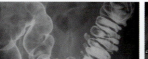
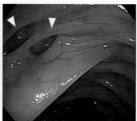

図2　大腸憩室

部位別の頻度について，本邦では大腸憩室は右側結腸に多く，年齢とともに両側結腸の割合が増加する．いずれの研究も憩室保有者の中では右側が50〜56％と最も多く，両側は21〜34％，左側は10〜24％である．また年齢別にみると，50歳未満の大腸憩室保有者では，右側は71〜74％，両側は12〜16％，左側は10〜17％である．加齢とともに両側憩室の割合が増加し，70歳以上では右側は41〜45％，両側は36〜46％，左側は9〜25％である．一方で米国白色人種では左側結腸に多い．

治療に必要な検査と診断

憩室の有無については，CT検査や大腸内視鏡検査で診断する．

治療の実際

症状のない無症候性憩室であれば，特別な治療は必要なく経過観察でよい．

憩室炎

どういう疾患・病態か

憩室炎は，腹痛を伴うことが多いため症候性憩室に分類され，膿瘍や穿孔，瘻孔，閉塞，腹膜炎などを呈する複雑性憩室炎と，これらを伴わない単純性憩室炎に分類される．発症率は米国において横ばい傾向，欧州において増加傾向である．大腸憩室炎の頻度に関して，本邦からの後ろ向き横断研究によると40〜60歳で右側結腸に多く（70％），より高齢で左側結腸に多い（60％）[3]．

治療に必要な検査と診断

膿瘍・穿孔を伴わない単純性憩室炎の特徴的な症状には，腹痛および憩室部位に限局した圧痛，発熱，嘔気，嘔吐などが挙げられる．本邦に多い右側大腸憩室炎，特に盲腸憩室炎の診断時には，急性虫垂炎との鑑別が重要だが，両者の鑑別は身体所見や血液検査だけでは不十分であり，画像検査（CTまたは超音波）が必要になる．一方，大腸切除介入が想定される汎発性腹膜炎や膿瘍を合併した複雑性憩室炎の場合には，腹部症状が悪化し，筋性防御や腫瘤形成が認められる場合が多い．また血液検査の特徴は，白血球増多，CRP上昇，赤沈亢進などの炎症反応が，膿瘍・穿孔を伴わない大腸憩室炎に比べてより顕著となることが多い．しかしながら，血液検査結果あるいは身体所見から膿瘍・穿孔の合併を完全に除外することは難しいとの報告

も認められ，その確定診断には画像検査（CTまたは超音波）が必要と考えられる．重症度に関しては，合併症（膿瘍，穿孔，狭窄，瘻孔など）の発生率は左側結腸憩室炎に有意に多く（左側結腸29.5％ vs. 右側結腸10.0％），合併症を有する左側結腸憩室炎の死亡率は高い（左側結腸4.9％ vs. 右側結腸0％，p＝0.07）[3]．

治療の実際

単純性憩室炎について，欧米のガイドラインにおいては経口摂取可能な単純性憩室炎であれば，外来治療が提案されている．食事制限や抗生剤治療については，単純性憩室炎に対する治療として，抗菌薬と併せて食事制限と腸管安静による治療が行われてきた．しかし，膿瘍・穿孔を伴わない大腸憩室炎を対象に，抗菌薬投与や食事制限を行わずに臨床転帰を前向きに観察した研究では，再入院・外科手術施行率や合併症などの発生率は10％未満と低率であった．よって，単純性大腸憩室炎に対しては，食事制限や腸管安静を必ずしも必要としない可能性がある．

単純性憩室炎の再発予防について，食事では，高繊維食やナッツ・ポップコーンを摂取し，赤身肉や加工肉などの西洋パターンの食事，飲酒，喫煙を控えて適度な運動を行うことが重要である．本邦からごぼう茶における再発予防の有効性を検討したランダム化比較試験が報告されており，70例の憩室炎患者が評価され，観察期間30ヵ月において1日3回ごぼう茶を摂取した群で有意に再発率が低かったことが示されている[4]．再発予防の薬物療法では，プロバイオティクス，メサラジン，リファキシミンが臨床では使用されているが，エビデンスには乏しい．

複雑性憩室炎（膿瘍合併大腸憩室炎）の治療について，欧米のガイドラインでは，抗菌薬投与による保存的加療で改善しない膿瘍合併大腸憩室炎に対する治療としては，膿瘍の経皮的なドレナージ治療が優先されるが，ドレナージ治療が不成功，あるいは有効でない場合は大腸切除術が推奨されている[5]．特に抗生剤の反応が悪い場合は，術後の合併症が高いと報告されており，早急な手術を検討する必要がある．具体的な時期や判断の根拠についてエビデンスはないものの，欧米のガイドラインでは保存的治療開始後2～3日以内に治療反応性を評価し，大腸切除術の必要性を判断すべきであるとされている．なお，術式としては，Hartmann手術あるいは腸管切除吻合，腹腔内洗浄ドレナージ術，人工肛門造設術などが選択される．さらに近年，開腹手術よりも腹腔鏡手術が合併症や在院日数で優れているとの報告も散見される．

憩室出血

どういう疾患・病態か

経年変化を評価した研究として，大腸内視鏡データを用いた報告では，大腸憩室保有者のうち憩室出血率は，2003年の1.0％（22/2,157例）から2011年の1.7％（69/4,159例）に増加している[6]．大腸内視鏡による別の報告では，下部消化管出血のうち大腸憩室出血が占める割合は，1995～2006年では5.9％（49/828例），2007～2013年では23.0％（224/975例）と有意に増加している．2024年の日本の被保険者のほぼ全数を網羅するレセプトデータベースでは，大腸憩室出血は入院患者10万人あたり，2012年の15.1人から2019年の34.0人へと増加している．以上より，大腸憩室出血は本邦では増加している．大腸憩室出血は保存的治療で自然止血することが多い．

本邦からの報告では，大腸憩室出血で入院後，保存的治療を行い自然止血した割合は約80％である．再出血率は，本邦における多施設共同データベースによると，いったん止血され，退院した後の長期再発率は1年で19.0％，5年で32.2％であり，高い再出血率が示されている[7]．以上より，本邦の大腸憩室出血の再出血率は，1年後で19～35％である．

治療に必要な検査と診断

大腸カメラの適応としては，CTでextravasation陽性かつShock Index≧1の場合，早期大腸内視鏡を行わないことは臨床転帰の悪化につながる可能性がある．そのため，高いエビデンスレベルはないものの，European Society of Gynaecological Onclogy（ESGE）ガイドラインでは，CTでextravasation陽性かつShock Index≧1の場合であれば早期大腸内視鏡を実施することが提案されている[8]．

治療の実際

下部消化管出血または大腸憩室出血が疑われる初期診療現場でまず行うべきことは，英国のガイドラインが本邦の実臨床に即していてわかりやすいため紹介する（図3）．意識状態，血圧，脈拍などの血行動態を評価し，直ちに安定化を図ることである．これは，American College of Gastroenterology（ACG），British Society of Gastroenterology（BSG），ESGEどのガイドラインにも共通している．初期評価によってバイタルサインに

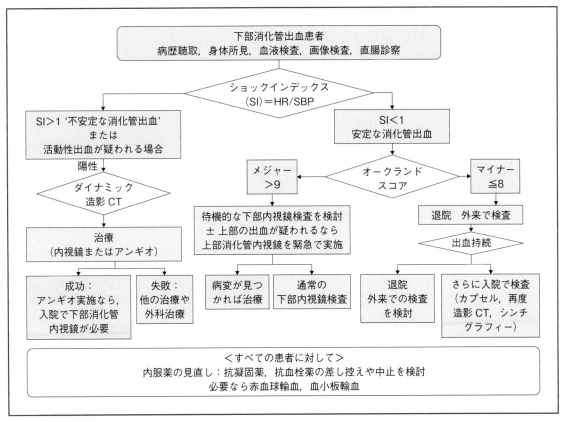

図3 下部消化管出血の診療アルゴリズム

異常を認める場合では，モニター装着，酸素投与，末梢静脈路確保を行う．血行動態の安定化を図りつつ，出血の重症度，出血の部位や原因を評価するために病歴聴取，身体診察（直腸診を含む）および血液検査を行う．BSG ガイドラインでは，Shock Index（心拍数を収縮期血圧で除したもの）の重要性を述べている．Shock Index は大量輸血が必要となるような外傷の現場では十分に確立されている指標であり，消化管出血の活動性出血の指標となる．Shock Index ＞1 は不安定な出血に分類され，治療介入が必要である活動性出血患者を予測するのに役立つ．

外来フォローの判断に関しては，ESGE ガイドラインでは，下部消化管出血患者に対する初期診療で，入院での治療介入するリスクが低く，帰宅が可能かどうかを予測するツールとしてオークランドスコアを挙げている（表1）[9]．オークランドスコアは，年齢，性別，下部消化管出血の既往，直腸診での出血の有無，心拍数，収縮期血圧，ヘモグロビン濃度の因子から構成される．Validation study では，スコア8点以下では安全な退院（再出血，輸血，治療介入や28日間の再入院がないものと定義される）の感度が98％であり，スコアを10点以下に拡張しても安全な退院の感度は96％を維持していた．また，安全な退院を予測する複合アウトカムの area under the ROC（AUROC）は 0.87（95％ CI：0.87 ～ 0.87）であり，オークランドスコアの良好な識別能が示されている．ただし，オークランドスコアは補助的ツールとして使用されるべきであり，帰宅可能かどうかは最終的には臨床医の判断が優先される．

抗血栓薬の中止に関しては，ACG および ESGE の下部消化管出血ガイドラインでは，抗血栓薬休薬による血栓塞栓症のリスクを考慮し，抗血栓薬を中止しないことが推奨されている．

表1　オークランドスコア

予測項目	スコア
1．年齢	
＜ 40	0
40 ～ 69	1
≧ 70	2
2．性別	
女性	0
男性	1
3．下部消化管出血での入院歴	
なし	0
あり	1
4．直腸指診所見	
出血なし	0
出血あり	1
5．脈拍	
＜ 70	0
70 ～ 89	1
90 ～ 109	2
≧ 110	3
6．収縮期血圧	
＜ 90	5
90 ～ 119	4
120 ～ 129	3
130 ～ 159	2
≧ 160	0
7．ヘモグロビン（g/dL）	
＜ 7	22
7.0 ～ 8.9	17
9.0 ～ 10.9	13
11.0 ～ 12.9	8
13.0 ～ 15.9	4
≧ 16.0	0

スコアが8点以下，他に入院の適応がない患者
→救急外来から直ちに退院し，外来で検査を受けるのが適切である．

SUDD

どういう疾患・病態か

憩室炎がないにもかかわらず腹部症状を伴う症候性の大腸憩室症を症候性非合併症型憩室症（symptomatic uncomplicated diverticular disease：SUDD）と呼ぶ．SUDD

患者は，腹痛，下痢など繰り返す腹部症状を伴うことから QOL が低い[10] ため，本疾患を認知することは重要である．

治療に必要な検査と診断

イタリアの Tursi らによると下記①〜⑤を満たすものが SUDD であると定義されている[11]．①憩室が存在する，②急性憩室炎の徴候（症状 and/or 血液検査 and/or 肉眼的）がない，③24 時間以上持続する左下腹部痛を繰り返す，④合併症（狭窄，膿瘍，瘻孔）がない，⑤過敏性腸症候群の基準を満たさない．欧州では左側憩室が主流であるのに対してアジアでは右側憩室も存在するため，本邦の報告で城野らは，左右下腹部痛と定義している（図 4）[10]．これらの定義を用いて，欧州では，内視鏡にて大腸憩室の存在が診断された患者の 7% と報告されている[11]．本邦では，城野らは，難治性の腹部症状外来（6 ヵ月以上症状が改善なく，複数回医療機関を受診したと定義）に通院する患者の 9% が SUDD であり，憩室をもつ患者の 31% が SUDD であったと報告している[10]．本邦の部位別の報告では，39% が右側，45% が左側，両側が 15% の割合であった[10]．

また post-diverticulitis(PD)-SUDD とい

う定義があり，大腸腸憩室炎患者では，憩室炎が改善した後も腹痛や排便異常などの過敏性腸症候群様の腹部症状が残存することがある．憩室炎の再発でもなく，IBS の診断基準も満たさず SUDD の定義を満たすものを PD-SUDD と定義している．

治療の実際

症状と QOL を改善し，再発を予防することを目的としている．高繊維食やプロバイオティクス，メサラジン，リファキシミンの有効性が示されている．高繊維食単独での効果はエビデンスレベルが低く，リファキシミンとの併用が推奨されている．またプロバイオティクスについても有効性が示されている．

処方例

SUDD

処方 A リファキシミン（200mg）　1 回 2 錠　1 日 3 回　毎食後服用
4 〜 12 週間後に効果判定を実施．効果がなければ，中止．

処方 B ビオフェルミン錠　1 回 2 錠　1 日 3 回　毎食後服用

✓24 時間以上の症状持続
✓憩室部位に一致した腹部の疼痛
✓急性憩室炎の徴候・症状および臨床的・顕微鏡的証拠がない
✓過敏性腸症候群（IBS）基準を満たさない

IBS RomeⅣ 診断基準
繰り返す腹痛が，最近 3 ヵ月の間で平均して少なくとも週 1 日あり，次のうち 2 つ以上の基準を満たす
　① 排便に関連する
　② 排便頻度の変化を伴う
　③ 便形状（外観）の変化を伴う

図 4　SUDD の定義

大腸憩室症　129

専門医に紹介するタイミング

・憩室出血

SI＞1の場合，SI＜1でもオークランドスコアが9点以上の場合は出血が持続している場合．

・憩室炎

炎症反応が高値で腹膜刺激症状や強い腹部症状を認める場合は，複雑性憩室炎の可能性を考慮し，専門家を紹介する．

・SUDD

憩室の部位に一致し，繰り返す痛みがある場合や生活に支障をきたしている場合．

専門医からのワンポイントアドバイス

憩室炎・憩室出血は，専門医に紹介するタイミングを理解することが重要である．またSUDD については，いまだ認知度が低く，本稿をきっかけにまずこのような病気があることを認識することが重要である．

文　献

1) Stollman N, Raskin JB：Diverticular disease of the colon. Lancet 363：631-639, 2004
2) Nagata N, Niikura R, Aoki T et al：Association between colonic diverticulosis and bowel symptoms：a case-control study of 1629 Asian patients. J Gastroenterol Hepatol 30：1252-1259, 2015
3) Manabe N, Haruma K, Nakajima A et al：Characteristics of colonic diverticulitis and factors associated with complications：a Japanese multicenter, retrospective, cross-sectional study.

Dis Colon Rectum 58：1174-1181, 2015
4) Mizuki A, Tatemichi M, Nakazawa A et al：Effects of Burdock tea on recurrence of colonic diverticulitis and diverticular bleeding：an open-labelled randomized clinical trial. Sci Rep 9：6793, 2019
5) Young-Fadok TM：Clinical practice. Diverticulitis. N Engl J Med 379：1635-1642, 2018
6) Nagata N, Niikura R, Aoki T et al：Increase in colonic diverticulosis and diverticular hemorrhage in an aging society：lessons from a 9-year colonoscopic study of 28,192 patients in Japan. Int J Colorectal Dis 29：379-385, 2014
7) Sato Y, Aoki T, Sadashima E et al：Long-term risks of recurrence after hospital discharge for acute lower gastrointestinal bleeding：a large nationwide cohort study. Clin Gastroenterol Hepatol 21：3258-3269.e6, 2023
8) Triantafyllou K, Gkolfakis P, Gralnek IM et al：Diagnosis and management of acute lower gastrointestinal bleeding：European Society of Gastrointestinal Endoscopy (ESGE) Guideline. Endoscopy 53：850-868, 2021
9) Oakland K, Jairath V, Uberoi R et al：Derivation and validation of a novel risk score for safe discharge after acute lower gastrointestinal bleeding：a modelling study. Lancet Gastroenterol Hepatol 2：635-643, 2017
10) Jono T, Kasai Y, Kessoku T et al：The prevalence and characteristics of symptomatic uncomplicated diverticular disease among Asian patients with unexplained abdominal symptoms. J Neurogastroenterol Motil 30：87-96, 2024
11) Tursi A, Elisei W, Franceschi M et al：The prevalence of symptomatic uncomplicated diverticular disease could be lower than expected：a single-center colonoscopy-based cohort study. Eur J Gastroenterol Hepatol 33 (1S Suppl 1)：e478-e483, 2021

1．消化管疾患

大腸ポリープ，ポリポーシス，大腸腺腫

影本開三，岡本耕一，高山哲治
徳島大学大学院医歯薬学研究部 消化器内科学分野

POINT
- 大腸ポリープの診療においては，サイズや形態により適切な治療法を選択する必要があるため，術前診断が重要となる.
- 多発ポリープや若年性大腸癌を認めた際は，ポリポーシスなど遺伝性疾患を念頭におき精査を行う必要がある.

ガイドラインの現況

　我が国の大腸腫瘍罹患率・大腸癌死亡率は増加傾向にあり，このような背景の中，消化器病学会において「大腸ポリープ診療ガイドライン」が2014年4月に作成された. 当ガイドラインでは，表面型を含めた腫瘍性病変・早期癌・ポリポーシスなどの大腸病変すべてを対象としており，新たなエビデンスや文献を踏まえ，2020年6月改訂版が作成された[1]. また，「遺伝性大腸癌診療ガイドライン2024年版」は，Ⅰ. 遺伝性大腸癌の概要，Ⅱ. 家族性大腸腺腫症，Ⅲ. リンチ症候群の3項目から構成されており，遺伝性大腸癌の疾患概念の理解を深めること，診断とサーベイランスを含む治療方針を示すこと，患者および家族（血縁者）の心理社会的負担への配慮と支援の重要性を示すこと，医療者と患者の相互理解を深めることを目的に作成されている[2].

【本稿のバックグラウンド】 本稿は「大腸ポリープ診療ガイドライン2020改訂第2版」,「遺伝性大腸癌診療ガイドライン2024年版」を参考に作成している.

どういう疾患・病態か

1 大腸ポリープ，大腸腺腫

　大腸ポリープは組織学的な違いにより，通常型腺腫，鋸歯状ポリープ，ポリポイド腺癌，炎症性，過誤腫性，間質性，リンパ組織球性，内分泌性，その他，に分類される. 大

腸癌の発癌経路には，① adenoma-carcinoma sequence，② de novo 発癌，③鋸歯状ポリープからの発癌（serrated pathway）が提唱されており，そのほかにも，頻度は低いものの Peutz-Jeghers 症候群や若年性ポリポーシスなどの過誤腫から発癌する経路がある. 鋸歯状ポリープには，過形成性ポリープ

大腸ポリープ，ポリポーシス，大腸腺腫　　**131**

（hyperplastic polyp：HP），traditional serrated adenoma（TSA），sessile serrated adenoma/polyp（SSA/P）があり，SSA/Pは2019年版WHO分類ではsessile serrated lesion（SSL）と記載され，近年ではSSLが使用されることが多い．本稿でもSSLという用語を使用する．腫瘍発生経路のひとつである鋸歯状経路（serrated pathway）は，SSLから癌になる経路，TSAから癌になる経路，またその中間型の分子異常を呈する経路も報告されている．その中でもSSLから癌になる経路は，*BRAF*変異，CpGアイランドのメチル化（CpG island methylation phenotype：CIMP），ミスマッチ修復遺伝子*MLH1*のメチル化による機能不全や*p53*遺伝子変異を経て，MSI（microsatellite instability）-high，MSS（microsatellite stable）大腸癌に至ると考えられている．

2 ポリポーシス

大腸ポリポーシスは，遺伝性の有無，および腫瘍性か非腫瘍性かにより大きく分類される．腫瘍性ポリポーシスの遺伝性疾患には，家族性大腸腺腫症（Gardner症候群を含む），MUTYH関連ポリポーシス，ポリメラーゼ校正関連ポリポーシスがある．非腫瘍性ポリポーシスには過誤腫性ポリポーシスのPeutz-Jeghers症候群，若年性ポリポーシス，Cowden症候群/PTEN過誤腫症候群，遺伝性混合性ポリポーシスがある．近年，過誤腫性ポリポーシスに属し，遺伝性に胃底腺ポリープと胃癌が発生するGAPPS（gastric adenocarcinoma and proximal polyposis of the stomach）が*APC*遺伝子変異に起因することが明らかになっている．非遺伝性の非腫瘍性ポリポーシスには炎症性ポリポーシス，リンパ濾胞性ポリポーシス，Cronkhite-Canada症候群がある．また，鋸歯状ポリープが多発するserrated polyposis syndrome（SPS）がある．

治療に必要な検査と診断

1 大腸ポリープ

大腸ポリープに対する診断，治療は，全大腸内視鏡検査（total colonoscopy：TCS）によって行う．ポリープの診断には白色光の通常観察に加え，色素内視鏡やNBI（narrow band imaging），BLI（blue laser imaging）などの画像強調内視鏡検査を用い，色素拡大観察（pit pattern診断）を加えることにより正診率が向上する．また，NBI拡大観察では腫瘍表面の微小血管（vessel pattern）と表面構造（surface pattern）を診断指標としたthe Japan NBI Expert Team（JNET）分類が使用される[3]．予測組織型として，Type 1は過形成またはsessile serrated polyp，Type 2Aは腺腫～低異形度粘膜内癌，Type 2Bは高異形度粘膜内腫瘍から粘膜下層（SM）軽度浸潤癌，Type 3はSM高度浸潤癌の指標とされており，BLI併用拡大観察にも有用であることが報告されている．TCSの代替検査としてCT colonography（CTC）や大腸カプセル内視鏡検査（colon capsule endoscopy：CCE）がある．CTCは表面型の病変に対する感度が比較的低く，CCEでは保険適用が限られている．これらの検査の有用性は報告され，TCSに代わる代替検査法として期待されるが，治療的処置は行えない．

1．大腸腺腫

病理学的に管状腺腫（tubular adenoma），管状絨毛腺腫（tubulo-villous adenoma），絨毛腺腫（villous adenoma），鋸歯状腺腫（serrated adenoma）に分類されている．典型的な管状腺腫は色素散布によりⅢL

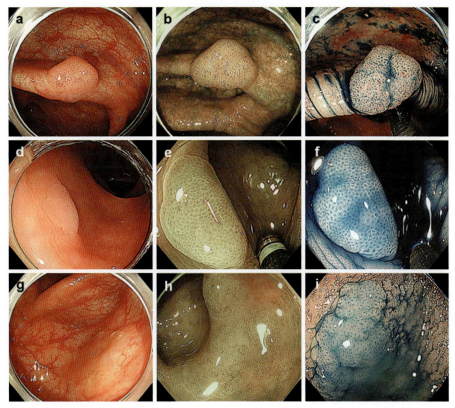

図1 大腸ポリープ内視鏡所見
大腸腺腫： a：白色光画像，b：NBI（narrow band imaging），c：インジゴカルミン散布像
過形成性ポリープ： d：白色光画像，e：NBI，f：インジゴカルミン散布像
Sessile serrated lesion： g：白色光画像，h：NBI，i：インジゴカルミン散布像

型 pit を呈し，NBI や BLI では，異型の乏しい血管，腺管構造（JNET Type2A）がみられる（図1a〜c）．腺腫の担癌率に影響する因子として，大きさ，腺腫の異形度，絨毛成分の有無が挙げられ，さまざまな報告があるが，10 mm を超えると担癌率が上昇するとされている．

2. 過形成性ポリープ

内視鏡的には，表面隆起型（Ⅱa）または無形性隆起型（Is），色調は褪色から同色調を呈する．色素内視鏡ではⅡ型 pit を呈し，NBI や BLI では腺腫でみられるような血管構造はみられない（図1d〜f）．

3. SSL（sessile serrated lesion）

右側結腸や盲腸に多く認められ，粘液付着を伴う．色素内視鏡では開大したⅡ型 pit を呈することが多く，NBI や BLI では小樹枝状血管がみられる（図1g〜i）．2019年版 WHO 分類では病理学的には「陰窩深部の水平発育（horizontal growth）」，「鋸歯状上皮が陰窩深部まで進展している（serrations extending into crypt base）」，「陰窩深部における上皮の非対称的増殖（asymmetrical proliferation）」などが挙げられる．また，SSA/P との大きな変更点は，以前の WHO 分類や本邦の大腸癌取扱い規約では鋸歯状変形腺管が一定の領域をもって認めた際，

SSA/P と診断されていたが，SSL は明らかな鋸歯状変形腺管を 1 本でも認めた際は診断の十分条件となる．また，SSL に異形を認める場合は SSL with dysplasia（SSLD）と呼ばれることとなった．内視鏡所見で発赤や陥凹，隆起を伴う場合，JNET 分類 Type 2A/2B/3 や pit pattern ⅢL/Ⅳ/Ⅴ の混在を認める場合は SSLD の可能性を考慮する．

② 大腸ポリポーシス

1. 家族性大腸腺腫症（familial adenomatous polyposis：FAP）

FAP は①大腸にほぼ 100 個以上の腺腫を有し，家族歴は問わない．②腺腫の数は 100 個に達しないが，FAP の家族歴を有する．上記①または②に合致する場合，臨床的に診断され，遺伝子診断では APC 遺伝子の生殖細胞系列バリアントを有する場合，FAP と診断される．FAP は腺腫の密度により分類されており，密生型 FAP（sever/profuse/dense FAP）では肉眼的に正常粘膜が観察できないほど腺腫を認める．非密生型 FAP（sparse FAP）は，正常粘膜を背景に腺腫が多発しおよその個数が 100 個以上みられ，AFAP（attenuated FAP）は腺腫数がおよそ 10 個以上 100 個未満である．大腸癌研究会の報告では，密生型 FAP ではその他の FAP と比べて腺腫発生の年齢や癌化の年齢も早く，密生型で 40 歳，非密生型で 47 歳，attenuated 型で 55 歳になると半数に大腸癌がみられた．APC 遺伝子変異の有無や変異の部位によって病態が異なることが報告されており，密生型 FAP では，APC 遺伝子の codon 1250〜1464（特に 1309），AFP では APC 遺伝子の 5' 側や 3' 側の領域のほかに選択的スプライシング領域に生殖細胞系列バリアントを認めることが多い．また，codon 1250 よりも 3' 側に変異がある群では直腸での腺腫発生が多く残存直腸の再手術率が高く，exon 10-15 の変異例では十二指腸腺腫有病率が高いとされている．また腸管外病変では，網膜色素上皮過形成は codon 457 から codon 1444 の変異で発生し，難治性のデスモイド腫瘍は codon 1395 から codon 2000 の領域変異で発生する．

2. MUTYH 関連ポリポーシス（MUTYH associated polyposis：MAP）

塩基除去修復遺伝子のひとつである MUTYH 遺伝子の両アレルにおける生殖細胞系列の病的バリアントを原因とする常染色体潜性遺伝性疾患であり，大腸に 10〜100 個の腺腫を認めることが特徴であるが，100 個以上の場合もある．大腸がんの浸透率は 60 歳までで 43〜100％とされる．本邦では報告が少ないが，MAP 患者は FAP と同様の随伴病変が報告されている．治療は AFAP に準じて行われる．

3. ポリメラーゼ校正関連ポリポーシス（polymerase proofreading associated polyposis：PPAP）

PPAP は DNA 複製の際のエラーを修復する機能をもつ POLE 遺伝子や POLD1 遺伝子の生殖細胞系列バリアントを原因とする常染色体顕性遺伝性疾患である．大腸腺腫の数は数十個であることが多いが，腺腫を合併しない症例も報告されている．POLE 遺伝子が原因の場合には十二指腸腫瘍や脳腫瘍，POLDA1 遺伝子が原因の場合には子宮内膜癌，乳癌や脳腫瘍を併発するとの報告がある．

4. Peutz-Jeghers 症候群（Peutz-Jeghers syndrome：PJS）

皮膚・口唇の色素沈着と消化管の過誤腫性ポリポーシスを特徴とする常染色体顕性遺伝性疾患であり，原因遺伝子のひとつとして STK11 遺伝子が同定されている．PJS 患者は悪性腫瘍の高危険群であり，消化管癌とし

て大腸癌，胃癌，小腸癌が発生する．消化管外では，膵癌，乳癌，生殖器癌（卵巣癌，子宮体癌，子宮頸癌，精巣癌）の頻度が高い．また，本症は，20歳までに50％の患者が小腸ポリープを先進部とする腸重積で治療を要している．

5. 若年性ポリポーシス症候群（juvenile polyposis syndrome：JPS）

常染色体顕性遺伝の形式をとる遺伝性消化管疾患であり，①結腸・直腸に5個以上の若年性ポリープ（JP）の存在，②全消化管にわたるJPの存在，③JPSの家族歴を有し消化管に1つ以上JPの存在，のいずれかを満たすものと定義される．結腸・直腸が好発部位であるが，胃や十二指腸，小腸にも生じることがあるため，全消化管の検索が必要であり，消化管悪性腫瘍の発生率が17～55％とハイリスク群であるとされる．原因遺伝子としてSMAD4遺伝子とBMPR1A遺伝子が同定されている．

6. Cowden症候群(Cowden syndrome：CS)/PTEN過誤腫症候群(PTEN hamartoma tumor syndrome：PHTS)

PTEN遺伝子の変異・欠失による常染色体顕性遺伝性疾患である．顔面の多発性丘疹，口腔粘膜乳頭腫，消化管ポリポーシスなど多臓器の多彩な腫瘍性病変を特徴とする．全消化管にポリポーシスを合併するが，組織学的には過形成もしくは過誤腫であり，食道には扁平白色隆起を呈したglycogenic acanthosisを認めることが特徴である．CS/PHTSは悪性腫瘍の高危険群であり，その合併率は30％と報告されている．中でも甲状腺癌と乳癌の頻度が高く，次いで子宮癌，腎癌および悪性黒色腫のリスクが高い．このため，小児期を含む診断初期からのサーベイランスが推奨されている．日本国内の調査では欧米のデータに比較し担癌率が高く

（46.9％，23/49症例），特に女性患者とC2ドメインバリアントをもつ患者は，発癌リスクが高いことが示唆されている[4]．

7. Cronkhite-Canada症候群

皮膚色素沈着，脱毛，爪甲萎縮，消化管ポリポーシスを特徴とする非遺伝性疾患である．消化管に発生するポリープ像は過形成ポリープもしくは若年性ポリープに類似しており，ポリポーシスに起因する消化管からの蛋白漏出により高率に低蛋白血症を呈し，胃癌，大腸癌などの消化管癌合併が報告されている．

8. Serrated polyposis syndrome(SPS)

SPSの定義は，①少なくとも直腸より近位に鋸歯状ポリープが5個以上存在し，そのすべてが5mm以上で，2個以上が径10mm以上の大きさを有している，②大きさは問わないが全大腸に鋸歯状ポリープを20個以上有し，5個以上が直腸より近位に存在する，このうち1つ以上の基準を満たしていることである．好発年齢は50～60歳代とされており，性差は男性に多い．SPSは大腸癌の高発癌グループであり，大腸内視鏡検査によるサーベイランスが推奨されている．

治療の実際

1 大腸ポリープ，大腸腺腫

1. 大腸腺腫（腺腫性病変）

内視鏡治療にはポリペクトミー，内視鏡的粘膜切除術（endoscopic mucosal resection：EMR），内視鏡的粘膜下層剥離術（endoscopic submucosal dissection：ESD）があり，近年では，浸水下に切除を行うunderwater EMRの有用性が報告され，EMRに代わる治療法として期待されている．「大腸ポリープ診療ガイドライン2020」では6mm以上の大腸腺腫を内視鏡切除の適応としている．

大腸ポリープ，ポリポーシス，大腸腺腫　**135**

5 mm 以下の隆起型は経過観察も容認される
が，平坦陥凹型や癌を疑う病変は 5 mm 以下
でも切除が推奨されている．最大径 10 mm
以上の表層拡大型腫瘍は，LST（laterally
spreading tumor：側方進展型腫瘍）と定義
される．LST は形態から LST-G（granular
type）と LST-NG（non-granular type）に
大きく分けられ，LST-G は顆粒均一型
（homogeneous type）と結節混在型（nodu-
lar mixed type），LST-NG は平坦隆起型
（flat elevated type）と偽陥凹型（pseudo-de-
pressed type）に細分類される．LST-G 結
節混在型では粗大結節部で SM 浸潤率が高
いため，同部位は一括切除が望ましく，腺腫
主体の顆粒均一型では分割切除が容認され
る．LST-NG，特に偽陥凹型は多中心性に
SM 浸潤をきたすため，一括切除が必要であ
る．高周波装置を用いない cold snare polyp-
ectomy（CSP）は，後出血や穿孔のリスク
が低く，検査・治療時間も短縮されるため，
近年本邦でも広く行われている．CSP の適
応は 10 mm 未満の非有茎性病変とされてい
るが，EMR に比較し切除深度が浅く，SM
層がほとんどとれない．粘膜内病変において
も，組織学的完全切除率が低いことが報告さ
れており，6 mm を超える病変には注意が必
要である．また，微小病変であっても癌の疑
いがある病変や表面陥凹型病変など SM 浸
潤の可能性を有する病変に CSP を施行して
はならない．

2．鋸歯状ポリープ

HP は基本的に治療の適応はないが，SSL
および TSA は治療適応とされる．TSA で
は通常腺腫と同様 5 mm を超える場合を治療
適応とし，SSL では 10 mm 以上の病変を治
療適応とする報告が多い．また，dysplasia
や癌の併存が疑われる場合は大きさに関係な
く治療適応となる．近年では SSL に対する

CSP の有用性も報告されているが，SSLD は
CSP の適応から除外すべきである．

② ポリポーシス

1．家族性大腸腺腫症（FAP）

下部消化管サーベイランスは，典型的
FAP では 10 歳を過ぎたころから 1〜2 年間
隔で，AFAP では 10 歳代後半から 2〜3 年
間隔で行うことが推奨されている．確実な治
療法は，大腸癌が発生する前に大腸切除を行
う予防的大腸切除である．主な術式として
は，①大腸全摘・回腸人工肛門造設術
（TPC），②大腸全摘・回腸囊肛門（管）吻
合術（IPAA），③結腸全摘・回腸直腸吻合
術（IRA）があり，大腸癌の有病率の観点か
ら，典型的 FAP であれば早ければ 10 歳代
後半から，多くは 20 歳代に手術を受けるこ
とが推奨されている．近年，大腸内視鏡治療
手技の進歩により，安全に多数のポリープ切
除を摘除することができるようになった．非
密生型で手術拒否された症例について，多数
の大腸ポリープを内視鏡的摘除しつつ経過観
察を行った研究では，経過の中で進行癌の発
生を認めなかった．その後，FAP 患者に対
する積極的大腸ポリープ切除術（intensive
downstaging polypectomy：IDP）の安全性
と有効性を評価する第 I，II 層試験
（J-FAPP Study III）が行われた[5]．本研究
では介入期間の大腸手術の有無をエンドポイ
ントとし，最終的に大腸未切除群の 90.4％，
大腸切除群の 83.9％が介入を完遂した．この
結果から，令和 4 年度の診療報酬改定より
FAP に対する IDP が新設された．

2．Peutz-Jeghers 症候群（PJS）

定期的なサーベイランスを行い，重積の原
因となりうるポリープの予防的切除や悪性腫
瘍の早期診断，治療を行う．バルーン内視鏡
を用いて小腸の Peutz-Jeghers ポリープを

切除することにより，その後の外科的治療が回避できる可能性があることが報告されている．「小児・成人のための Peutz-Jeghers 症候群診療ガイドライン（2020年版）」では，小腸ポリープは 15 mm（可能であれば 10 mm）を超えるポリープは切除することが強く推奨されている．

3．若年性ポリポーシス症候群（JPS）

JPS では発癌リスクを考慮したサーベイランスが重要であり，「小児・成人のための若年性ポリポーシス症候群診療ガイドライン（2020年版）」では 12〜15 歳程度から胃と腸のサーベイランスを開始することが推奨されている．進行癌合併例は手術治療が基本であり，5 mm 以上のポリープについては内視鏡的に切除することも推奨されている．病変がびまん性に存在する場合では予防的手術が検討される．

4．Cowden 症候群 / PTEN 過誤腫症候群（CS / PHTS）

本症候群のポリープの組織型は過形成性，炎症性，過誤腫性，腺腫性など多様であり，これらのポリープから癌化すると考えられるが，どのポリープからどのような機序で癌化するのか詳細は不明である．「小児・成人のための Cowden 症候群 / PTEN 過誤腫症候群診療ガイドライン（2020年版）」では，腺腫性ポリープは散発性に準じて 6 mm 以上，過誤腫性ポリープは他の過誤腫性ポリポーシス症候群に準じて 10 mm 以上を治療対象としている．

5．Cronkhite-Canada 症候群

主な治療はステロイド全身投与である．しかし，投与法や投与期間に関する一定の見解はない．ステロイド以外の治療法としては，栄養療法，抗菌薬，ヒスタミン受容体拮抗薬やチオプリン，シクロスポリン，抗 TNF-α 抗体薬が有効であったとされる報告があるが，エビデンスはない．

専門医からのワンポイントアドバイス

大腸癌による死亡率を低下させるため，ポリープ・癌の発見，および治療後における内

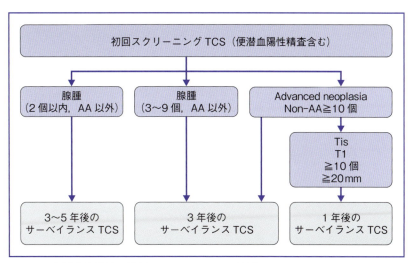

図2 大腸腫瘍内視鏡切除後のサーベイランス間隔
TCS：total colonoscopy，AA：advanced adenoma
（斎藤 豊，岡 志郎，河村卓二 他：大腸内視鏡スクリーニングとサーベイランスガイドライン．Gastroenterol Endosc 62：1519-1560, 2020 より引用）

視鏡によるスクリーニングやサーベイランス施行の重要性は認められているが，これまで本邦において指針はなかった．そこでこれまでのエビデンスや専門家のコンセンサスに基づき，2020年「大腸内視鏡スクリーニングとサーベイランスガイドライン」が作成された．大腸ポリープ切除後のサーベイランスの間隔は，初回スクリーニング大腸内視鏡検査でadvanced adenoma〔AA：10mmを超える腺腫，絨毛または管状絨毛成分を有する，high grade dysplasia（本邦での粘膜内癌に相当）〕を有さず，腺腫が2個以内の症例では3〜5年後，3〜9個の腺腫（AA以外）を認める症例では3年後，advanced neoplasia（AAに浸潤癌を加えたもの），もしくは10個以上の腺腫（non-AA）を有する症例では切除後1〜3年後のサーベイランスが推奨されており，特に，粘膜内癌（Tis），T1，10個以上の腺腫，20mm以上の腺腫を内視鏡的に完全切除した場合は，1年後のサーベイランスが望ましいとされている（**図2**）．

———————**文　献**———————

1) 日本消化器病学会 編：大腸ポリープ診療ガイドライン2020 改訂第2版. 南江堂, 2020
2) 大腸癌研究会 編：遺伝性大腸癌診療ガイドライン 2024年版. 金原出版, 2024
3) Sano Y, Tanaka S, Kudo SE et al：Narrow-band imaging (NBI) magnifying endoscopic classification of colorectal tumors proposed by the Japan NBI Expert Team. Dig Endosc 28：526-533, 2016
4) Teramae S, Muguruma N, Okamoto K et al：Cancer risk and genotype-phenotype correlation in Japanese patients with Cowden syndrome. Int J Clin Oncol 27：639-647, 2022
5) Ishikawa H, Yamada M, Sato Y et al：Intensive endoscopic resection for downstaging of polyp burden in patients with familial adenomatous polyposis (J-FAPP Study Ⅲ)：a multicenter prospective interventional study. Endoscopy 55：344-352, 2023

1. 消化管疾患

痔核，痔瘻，直腸脱

松島　誠，宮島伸宜，松島小百合
松島病院 大腸肛門病センター

POINT
- ●痔核，痔瘻の診療では，悪性疾患との鑑別が最も重要である．
- ●肛門疾患患者の自覚症状は，いつ・どのような状況であったかなどが比較的明確で，診療側にとっても視診や直腸肛門指診などで病変を直接診察できる点で，比較的診断しやすいものである．

ガイドラインの現況

　肛門疾患は，内科・外科を問わず日常診療で遭遇することの多い疾患 common disease である．この疾患の本邦におけるガイドラインは「肛門疾患（痔核・痔瘻・裂肛）診療ガイドライン」として 2014 年 10 月に日本大腸肛門病学会から初めて発刊された．日本大腸肛門病学会は，もっぱら大腸肛門疾患の診療治療を行う内科系，外科系，肛門科系の医師が横断的に連携協力して参加する学会であり，大腸肛門病専門医の認定を行う我が国で唯一の学会である．

　2020 年 1 月には改訂版である「肛門疾患（痔核・痔瘻・裂肛）・直腸脱診療ガイドライン」[1]が上梓され，その特徴としては直腸脱が加えられたことと，Clinical Question を診断・検査や治療法に絞り込み，2014 年版にある各疾患の疫学，病因，臨床所見，診断，ほぼ確立されている治療法に関する解説などを 2020 年度版では総論として掲載した点である．これにより改訂版だけで総論的なレビューから，診断や治療方針の決定の参考になる臨床的重要課題に至るまで効率よく利用できるものとなっている．

【本稿のバックグラウンド】 成人の 3 人に 1 人が痔をもっているといわれる一般的な疾患である．痔核と直腸脱は生活習慣病的な面があり，年齢とともに増加し症状が進行する疾患である．痔瘻は肛門括約筋機能低下をきたすことが少なからずあり，炎症性腸疾患に関連するものや，稀に敗血症や癌化の可能性もある．

どういう疾患・病態か

① 痔　核

　痔核とは，外科的肛門管の粘膜や肛門上皮下に存在する血管や結合織からなる"肛門クッション"が肥大化して出血や脱出などの症状を呈するようになったものである．歯状線を境に，直腸粘膜側を内痔核，肛門上皮側を外痔核と区別する（**図 1**）．痔核は肛門疾患の中で最も多い疾患であるが，診断や調査

痔核，痔瘻，直腸脱　　**139**

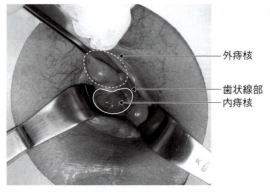

図1 外痔核・内痔核（Ⅲ度）

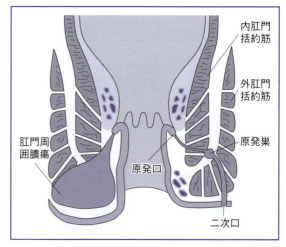

図2 肛門周囲膿瘍と低位筋間痔瘻

表1 Goligher分類，内痔核の脱出度に関する臨床病期分類

GradeⅠ：排便時に肛門管内で痔核は膨隆するが，脱出はしない
GradeⅡ：排便時に肛門外に脱出するが，排便が終わると自然に還納する
GradeⅢ：排便時に脱出し，用手的な還納が必要である
GradeⅣ：常に肛門外に脱出し，還納が不可能である

方法に一定の基準を作ることが困難であるため，正確な有病率は明らかではない．海外の疫学的研究によると，症状からみた有病率は4.4～13.3％であるが，痔核を有していても無症状のものも多く，肛門鏡検査からみた有病率は21.6～55％と報告されている．男女の有病率には差はなく，45～65歳に最も多く，65歳以上では減少傾向にあり，20歳以下では稀であると報告されている．痔核の発症には排便時の怒責が影響し，トイレに長い間座っている人や食物繊維の摂取不足の人が痔核になりやすい，という報告もある．

内痔核の臨床病期分類としてGoligher分類がある．患者の自覚症状により4段階に分類したもので，治療法選択の指標として世界的に汎用されている．実際には単に"Grade分類"として記されているものが多い（**表1**）．

2 痔 瘻

肛門管の正常構造である肛門陰窩→肛門導管→肛門腺の順に細菌が侵入し，そこで初期感染が成立するcryptoglandular infectionがほとんどの痔瘻の病因である．痔瘻とは，初期感染巣から肛門括約筋間や括約筋外側などへ広がる病態を指す．稀に肛門挙筋上に至るものもあり，形態は多彩である．肛門や直腸周囲に進展した膿瘍（直腸・肛門周囲膿瘍）が，自壊または切開により排膿されると，その多くは線維化して難治性の瘻管を形成する．痔瘻の原因となる肛門管内の小孔（細菌の進入口）を原発口（または一次口），最初に感染巣が形成され感染を遷延させる原因となる部位を原発巣，原発口から原発巣までの瘻管を一次瘻管，原発巣外側の遠位瘻管を二次瘻管，二次瘻管の皮膚，時に粘膜の開口部を二次口と呼ぶ（**図2**）．そのほか頻度は高くないが，裂肛から発生する痔瘻やクローン

病に合併する痔瘻，結核，HIV 感染，膿皮症が関与する痔瘻なども存在する．最近の報告では，肛門周囲膿瘍の切開排膿後，痔瘻への移行率は 30 数％程度とされている．長期間膿瘍形成と自壊または切開を繰り返した症例や，瘻管の炎症が持続する症例では，括約筋の硬化による肛門機能の低下や稀に痔瘻癌の発生があるので，適切なタイミングでの根治手術が必要である．本邦の痔瘻患者の年齢別頻度では，30 歳代 30％，40 歳代 21％と若い世代に多く，男女比は 2.2〜5.7：1 である．鑑別診断には，膿皮症，感染性の癤，単純ヘルペス，結核，梅毒など肛門周囲の感染性疾患が挙げられる．

3 直腸脱

　直腸脱は骨盤臓器脱のひとつである．直腸全層が肛門外に脱出している完全直腸脱，粘膜のみ肛門外に脱出する不完全直腸脱，先進部が肛門内にとどまる不顕性直腸脱に大別される．年齢分布は 3 歳未満の小児と高齢者の両極に多く，中高年では女性に多く男性の 6〜9 倍であり，女性の年齢のピークは 60〜70 歳代であるが男性の好発年齢は 40 歳以下である．欧米では全人口の約 0.5％にみられるという報告や，年間の発症数が人口 10 万人あたり平均 2.5 人という報告がある．リスク因子としては，先天的な要因（深い cul-de-sac や直腸の仙骨への固定不良など）に加えて，若年者では排便習慣と精神疾患，高齢者では老化や出産による骨盤底筋群の脆弱化が関与している．

治療に必要な検査と診断

1 痔　核

　痔核の治療に必要な検査は，視診，直腸肛門指診，肛門鏡または各種内視鏡などである．悪性を含め大腸肛門疾患と痔核の鑑別が重要である．痔核の主な臨床症状は，出血，疼痛，脱出，腫脹，掻痒感，粘液漏出などである．内痔核の出血は痔核内の静脈圧上昇によるもので，排便時のみにみられ鮮血であることが多い．基本的に内痔核は無痛であるが，嵌頓や血栓性外痔核，随伴性裂肛などが合併した際には大半の症例で強い痛みを生じる．内痔核の脱出症状は排便時にみられるものが多いが，進行すると蹲踞や歩行など腹圧がかかった状態で肛門管内から外方へ脱出する．鑑別診断は，スキンタッグや粘膜脱，直腸・肛門ポリープ，腫瘍性病変，直腸脱などである．診断は，上記の臨床症状と視診や直腸肛門指診・肛門鏡を使用して行い，痔核の位置・大きさ・随伴する病変などを診断する．

2 痔　瘻

　痔瘻の治療に必要な検査には，肛門周囲の視診・直腸肛門指診，肛門鏡検査，および経肛門的超音波検査，直腸肛門の MRI 検査，瘻孔造影，大腸内視鏡検査などの画像診断法がある．視診では，肛門周囲の膿瘍形成に伴う発赤・腫脹・および痔瘻の二次口などを認める．指診では二次口周囲の皮下硬結の触知，肛門内に挿入した示指と肛門外の拇指とによる双指診により，原発口や，瘻管の走行，病変の局在を知ることができる．診療の現場では，前述の検査により痔瘻の急性期の病態である肛門周囲膿瘍か慢性期かを判断し，前者であれば速やかに切開排膿を行う．また，肛門病変の特徴的な所見からクローン病を疑うことも可能ではあるが，クローン病の好発年齢である若年層（30 歳代以下）では，回盲部の観察を含めた全大腸内視鏡検査が推奨される（**表 2**）．

　稀ではあるが，炎症を繰り返しながら長期間（10 年以上ともいわれている）経過した

表2　クローン病診断基準

1）主要所見
   A.　縦走潰瘍
   B.　敷石像
   C.　非乾酪性類上皮細胞肉芽腫
2）副所見
   a.　消化管の広範囲に認める不整形〜類円形潰瘍またはアフタ
   b.　特徴的な肛門病変
   c.　特徴的な胃・十二指腸病変
確診例：
   [1]　主要所見のAまたはBを有するもの
   [2]　主要所見のCと副所見のaまたはbを有するもの
特徴的な肛門病変とは
       裂肛，cavitating ulcer，痔瘻，肛門周囲膿瘍，浮腫状皮垂など

症例で癌化（痔瘻癌）を認めることがある．

3 直腸脱

　診断と治療に必要な検査は，視診，怒責診，排便造影検査，肛門内圧検査，大腸内視鏡検査などである．診察時に脱出直腸が観察できれば診断は容易であるが，はっきりしないときには簡易便器などで実際にいきんだ状態で観察する怒責診が有用である．排便造影検査では，重積から脱出までが再現でき，小腸，S状結腸，膀胱，腟などの造影を併用することで骨盤臓器脱も診断できる．最近では排便造影検査の代用として3D-CTやMRIで評価する試みもみられる．

治療の実際

1 痔核

　疼痛と出血に対しては，保存的な治療で症状軽減を図ることも可能である．保存的治療で症状が軽減しないものと，Goligher分類のGradeⅢ以上は外科的治療の適応となる．
　保存的治療の主体は生活指導と薬物療法である．生活指導は排便習慣と生活習慣に関す

ることが中心となる．排便に関する事柄としては，便の性状と排便時の怒責や排便に要する時間が適切か否かが重要である．薬物療法は腫脹，疼痛，出血の緩和には効果を認めるが，慢性的な脱出症状を消失させる効果はない．外用薬には坐剤と軟膏があるが効果に大きな差はなく，ステロイド含有薬は，腫脹，疼痛，出血などの急性炎症の症状に効果を認める．通常，2〜4週間の保存的治療で改善しない場合は治療法の再検討を行う．
　本邦での外科的治療法は，結紮切除術，ゴム輪結紮術，硬化療法が主に行われている．結紮切除法とは麻酔下に痔動脈を結紮し痔核病変を切除する方法で，根治性に優れあらゆる形態の内外痔核に対応でき，痔瘻，裂肛，肛門ポリープなどを合併する症例にも対応できる最も有効な治療法であるが，技術習得のためには十分な経験が求められる．術後治癒までに3〜4週間が必要である．ゴム輪結紮法は，内痔核を特殊な輪ゴムで結紮壊死脱落させる方法で，正確に内痔核の結紮が行われれば無痛で痔核の縮小を図れるが，手術創からの後出血を認めることがある．硬化療法のひとつである5％フェノールアーモンドオイ

142　1. 消化管疾患

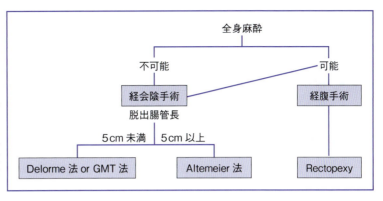

図3 直腸脱術式決定のフローチャート
他臓器脱を認めた場合は婦人科，泌尿器科にコンサルトし術式を決定する．
GMT法：Gant-三輪-Thiersch法
「日本大腸肛門病学会 編：肛門疾患（痔核・痔瘻・裂肛）・直腸脱診療ガイドライン2020年版（改訂第2版），p.81, 2020, 南江堂」より許諾を得て転載．

ル（PAO）を使用した内痔核硬化療法は無麻酔で施行でき，GradeⅡ～Ⅲ内痔核の，特に出血の症状緩和に対して効果的である．

もう1つの内痔核硬化療法であるALTA療法は，硫酸アルミニウムカリウム水和物・タンニン酸（aluminium potassium sulfate hydrate & tannic acid）を腰椎麻酔または局所麻酔下に，四段階注射法に則り注射し，内痔核組織間質の線維化を促す作用により内痔核を縮小，固着して，脱出を改善させるものだが，効果に個体差があり，また技術的にも十分な経験を求められる方法である．

2 痔 瘻

痔瘻の急性期である直腸肛門周囲膿瘍の治療と，慢性期の痔瘻の治療に分けて考える．肛門周囲膿瘍と診断したときは，基礎疾患や抗血栓薬服用の有無にかかわらず準緊急的に切開排膿を行うことが原則である．確実かつ十分な排膿が必要であり，皮下膿瘍や比較的浅部の低位筋間膿瘍では局所麻酔でも可能だが，深部膿瘍では腰椎麻酔などで切開排膿を施行する．痔瘻の根治的治療は手術治療が原則である．痔瘻のタイプによりさまざまな方法が行われているが，根治性と機能温存という，ある意味相反する手技が求められる．術式には開放術式，括約筋温存術式，シートン法，LIFT法などとそれらを組み合わせたものがあり，病態により最適な術式を選択する．

3 直腸脱

治療法は大きく分けて経会陰手術と経腹手術があり，一般的に経会陰手術は経腹手術に耐えられない高齢者，重篤な合併症を有するなど耐術能の低下している症例に行われることが多く，そのほか経腹手術後の再発，骨盤内臓器の手術後や放射線照射治療後の症例に行われることが多い（図3）．経腹手術のアプローチには開腹手術と腹腔鏡下手術があり，それぞれの再発率（4～8％），合併症率（10～33％）は同等で，術後の回復は腹腔鏡下手術が有利である．

処方例

痔 核

排便のコントロールはブリストル便性状スケール（Bristol Stool Form Scale）の4～5を目指して，十分な水分や食物繊維の摂取を勧め，必要に応じて軟便剤・整腸剤などを処方する．

処方 酸化マグネシウム（330mg）1回1錠 1日3回 毎食後
便性状により2g/日までの範囲で増減調節する．

● 痔核の腫脹・疼痛・出血に対して

処方A　ボラザG坐剤または軟膏　2回/日
（排便後と就寝前に使用）

処方B　強力ポステリザン軟膏　2回/日（排
便後と就寝前に使用）

● 疼痛が強いときには

処方　ロキソニン　1回1錠　1日3回
毎食後，または1〜2錠を頓用

痔　瘻

切開排膿された創部の疼痛に鎮痛薬を使用
する程度で，基本的に投薬の必要はない．

直腸脱

直腸脱も排便コントロールを十分に行い，
必要に応じて肛門周囲の皮膚炎の治療を行う．

処方　アズノール軟膏やリンデロン軟膏
1日数回塗布

専門医に紹介するタイミング

1 痔　核

排便の状態や習慣が十分に改善されたうえ
で外用薬を使用して7〜10日経過しても出血
や疼痛の症状が不変，悪化していく場合に
は，可及的速やかに専門医へ紹介する．症状
の改善が徐々にでも認められれば2〜6週間
治療を継続するが，その後も腫脹や脱出症状
が残存し患者自身が気にするようであれば専
門医へ紹介する．

2 痔　瘻

基本的に，肛門周囲膿瘍および痔瘻では手
術治療が主になるため，専門医に紹介する．
しかし痔瘻が認められていても，初発症例で

かつ二次口が上皮化し疼痛や分泌物が認めら
れない場合は，経過観察を行ってもよい．再
度感染し膿瘍形成や持続的な炎症を示唆する
分泌物などが認められたときには，根治的手
術治療を目的に専門医へ紹介する．

3 直腸脱

直腸脱は徐々に進行する疾患で，特に肛門
を太い直腸が繰り返し出入りし肛門管の過伸
展が繰り返されることで，肛門括約筋は不可
逆的な機能低下をきたす．診断後は速やかに
専門医に紹介をする．

専門医からのワンポイントアドバイス

痔核自体は生活習慣病的な側面をもつ良性
疾患で，患者自身に特段の不都合がなければ
積極的に根治手術を奨める必要はないが，日
常生活の中で徐々に増大して行くものでもあ
ることは伝える．排便習慣に関しては，直腸
内の適切な硬さの便を排出するのが目的であ
り，1〜2分で終了するものと指導する．

痔瘻の肛門周囲膿瘍の保存的治療が否定的
である理由は，肛門周囲の正常構造である組
織間隙へ膿瘍が容易に進展・拡大して複雑な
瘻管を形成し，難治性痔瘻となりやすいため
である．膿瘍期には迅速的確な切開排膿を
行って病変をできるだけ縮小させることが必
要である．

――――――――― 文　献 ―――――――――

1）日本大腸肛門病学会 編：肛門疾患（痔核・痔瘻・
裂肛）・直腸脱診療ガイドライン2020年版 改訂第2
版．南江堂，2020

1．消化管疾患

便 失 禁

安部達也，鉢呂芳一，國本正雄
くにもと病院 肛門外科

POINT

● 軟便や下痢を伴う便失禁か，排便困難や便秘に伴う便失禁かを見極める．

● 前者には膨張性薬剤や止痢剤による便性の適正化が，後者には下剤や坐剤・浣腸を用いた直腸の空虚化が推奨される．

● 肛門括約筋不全や直腸感覚の異常が原因であれば，骨盤底筋訓練やバイオフィードバック療法が推奨される．

● 上記の初期治療で十分に改善しない場合や，直腸脱などの解剖学的異常が原因の場合は専門医に紹介する．

ガイドラインの現況

便失禁は日常生活に大きく影響する症状であり，我が国には高齢者を中心に 500 万人以上の患者がいると推定されている．従来から便失禁診療への取り組みが盛んであった欧米に比べると，我が国の診療体制は必ずしも十分ではなかった．そこで便失禁診療の普及と標準化を目的として，2017 年に日本初の「便失禁診療ガイドライン 2017 年版」が日本大腸肛門病学会から刊行された．これにより，基本的な患者評価や初期治療が一般的な診療として行えるようになった．さらにこのほど，初版の発刊以降に報告された新規治療やエビデンスを網羅し，より臨床現場で役立つ内容となった「便失禁診療ガイドライン 2024 年版（改訂第 2 版）」が刊行された．

【本稿のバックグラウンド】 「便失禁診療ガイドライン 2024 年版（改訂第 2 版）」の重要項目の解説に加えて，専門施設以外でも行える診断や治療についても紹介した．

どういう疾患・病態か

便失禁は「無意識または自分の意思に反して肛門から便が漏れる症状」と定義され，これにガス失禁が加わると肛門失禁と表現される[1]．便失禁の症状は，便意を伴わず気づかないうちに漏らす漏出性便失禁，便意を感じるがトイレまで我慢できずに漏らす切迫性便失禁，そして両者の混在する混合性便失禁の 3 タイプに分類される[1,2]．

便失禁は単一の要因によって発症することは少なく，複数の要因が相互に関与している

便失禁　145

ことが多い．内外肛門括約筋の収縮力低下，直腸の感覚や容積の変化，便性状の異常，中枢・末梢神経障害などが便失禁の主なリスク因子とされる[1]．肛門括約筋は肛門手術，分娩，外傷，直腸脱，加齢などで障害され，内肛門括約筋が障害されると肛門静止圧が低下して漏出性便失禁が生じやすく，外肛門括約筋が障害されると肛門随意収縮圧が低下して切迫性便失禁が生じやすい[2]．肛門括約筋機能が正常の場合でも，直腸感覚過敏や慢性下痢症の患者では切迫性便失禁を起こしやすい．一方，直腸感覚低下の患者では便排出能が低下するため，残便が漏出したり直腸に便が充満して溢流性便失禁を起こしたりする．

便失禁の原因で最も多いのは内肛門括約筋機能低下（内肛門括約筋変性症を含む）とされる[2]．これは肛門管超音波検査では括約筋断裂を認めないが，肛門静止圧が異常に低下して漏出性便失禁を呈するもので，高齢者に多くみられる．原因不明のため特発性便失禁と分類されていたものの多くはこの病態である可能性が高い[2]．本症の患者は「肛門が濡れる感じがする」とか「排便後しばらくしてトイレに行くと下着が汚れている」などと訴える（排便後漏出性便失禁）．その他，脱出性の内痔核，直腸脱，直腸重積，直腸瘤などの器質的疾患に続発する便失禁もある[1]．

治療に必要な検査と診断

便失禁は排便障害のうちのひとつの症状名なので，検査をして診断するというものではなく，患者の訴える症状を詳しく把握することがそのまま診断となる．Rome IV 基準では，年齢が4歳以上で，繰り返す自制の効かない便の漏れが少なくとも3ヵ月以上続いていれば便失禁と診断する[1]．適切な問診や肛門診察を行えば，原因となっている病態や障害部位はおおむね見当がつく．一般に固形便の漏れ，液状便の漏れ，ガスの漏れの順に重症と考えられる．漏れの頻度に日常生活への影響を加味した Wexner スコア（**表1**）や St Mark's スコアが評価尺度として便利である[2]．

1 問診のポイント

便失禁のリスク因子に着目し，分娩歴（回数，児体重，鉗子・吸引分娩の有無，会陰切開の有無），既往歴・併存疾患（直腸肛門疾患，脊髄神経疾患，糖尿病，認知症，骨盤腔内手術・放射線治療，胆嚢摘出術，炎症性腸疾患），内服薬（下剤，抗精神病薬など），排便状況（便性状，排便回数，切迫感や排便困難や残便感の有無），尿失禁（女性に多い）の有無などを聴取する[2,3]．便失禁症状に関しては，Wexner スコアの各項目に加えて，

表1　Wexner スコア（クリーブランドクリニック便失禁スコア）

	なし	<1回/月	<1回/週	<1回/日	≧1回/日
固形便の漏れ	0	1	2	3	4
液状便の漏れ	0	1	2	3	4
ガスの漏れ	0	1	2	3	4
パッドの使用	0	1	2	3	4
生活への影響	0	1	2	3	4

各症状の点数を合計する．0点が正常で20点が最重症である．

（文献1を参照して作成）

図1 直腸指診による便失禁の診断

潤滑剤をつけた示指（痛がる場合は小指）をゆっくりと肛門に挿入する．健常者では示指がスムーズに入り，直腸内には便やガスがほとんどない．安静状態では主に内肛門括約筋の自律的収縮によって示指が程よく締めつけられる．次に肛門を思い切り締めてもらうと，外肛門括約筋や恥骨直腸筋の随意収縮によって安静時の数倍の強さで示指が締めつけられる．さらに健常者はこの最大収縮を5秒以上持続できる．一方，肛門括約筋不全の患者では安静時の締まりは弱々しく，肛門と指の間に隙間ができることすらある．さらに肛門を随意収縮させると，安静時との差が小さかったり持続時間が短かったりする．安静時の緩みは内肛門括約筋の障害が，随意収縮が弱い場合は外肛門括約筋の障害が，それぞれ疑われる．

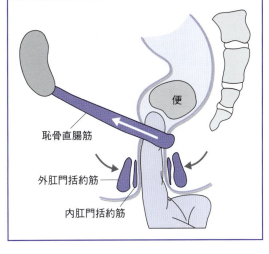

便失禁タイプ（切迫性，漏出性，混合性），漏れるタイミング，日常生活への影響などを尋ねる[1]．

2 肛門診察のポイント

肛門部の視触診は多くの情報が得られるので，患者に同意を得たうえで是非とも行いたい検査である．通常は羞恥心が少ないとされる左側臥位で行う．まず肛門部を視診して手術や分娩による瘢痕の有無，痔疾患や肛門周囲の皮膚炎の有無を観察する．続いて直腸指診を行って直腸内の便の有無や肛門括約筋の収縮力を評価する（図1）．

3 便失禁の検査

専門施設では，引き続き肛門内圧検査（機能的肛門管長，最大静止圧，最大随意収縮圧などを測定），直腸感覚検査，肛門管超音波検査などを行う[2]．さらに直腸重積や直腸瘤が疑われる場合は排便造影検査を実施する．一般の施設においては，腹部X線やCT検査が病態の把握や治療法の選択に役立つことがある．例えば，大腸内に液状便が目立つ場合は，服用中の下剤が過量と判断できる．一方，直腸に便が貯留していれば，坐剤や浣腸による直腸の空虚化が治療の候補に挙がる．

治療の実際

下着が少し汚れる程度であれば，必ずしも治療の必要はない．漏れが多くて臭いが気になる，着替えを持参しないと外出できない，肛門周囲の皮膚がただれる，引きこもりになるなど，日常生活や心身の健康に悪影響を及ぼしている場合は何らかの治療が必要となる．便失禁は良性疾患で緊急度は高くないため，保存的治療から試みるのが原則である[1]．個々の病態，重症度，QOLへの影響，患者や家族，介護者の要望などを総合して治療法を決定する（図2）．便失禁の多くは肛門括約筋不全，便性状の異常，排便困難，加齢など複数の要因が関連しているので，集学的な治療が必要となることが多い．

1 食事・生活・排便習慣指導，スキンケア

便性状を軟化させる作用をもつカフェイン，アルコール，香辛料，糖分などの過剰摂取があれば是正指導する[1]．食物繊維は便性状の適正化に有効な場合があるので，不足していれば摂取を促す．便秘患者において下剤

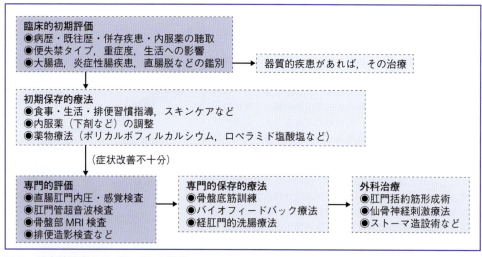

図2 便失禁診療アルゴリズムの要約
実際に使用する際には必ず原版を参照すること.

（文献1を参照して作成）

の使用量が過剰であれば減量させる．温水洗浄便座を浣腸のように使用している患者には，注入した水が後から漏れるので控えさせる．便はアルカリ性なので，失禁によって肛門周囲皮膚炎を併発することがある．皮膚の状態に合わせてステロイド軟膏や撥水性クリームなどを適宜処方する．男性はナプキンやパッドの使用に慣れていないため，スキンケア関連商品について情報提供する．

2 骨盤底筋訓練

外肛門括約筋や肛門挙筋などの骨盤底筋群を強化して，尿失禁や便失禁の症状を改善する治療法である．提唱者の名を冠してケーゲル体操とも呼ばれる．最大随意収縮圧が低下した切迫性便失禁患者が本治療のよい適応である．肛門括約筋の収縮を認識しやすい体位を見つけて，クイック収縮や持続収縮を繰り返す（図3）．患者によっては肛門を上手く締めることができず，腹筋や臀筋を収縮させてしまう．そこで各筋肉の収縮状態を視覚や音に変換し，それを患者に認知させながら行う訓練がバイオフィードバック療法である

（後述）．これらの訓練療法はリスクなく行えて，継続することで有効性が増す[2]．

3 挿入型失禁装具

挿入型肛門用失禁装具としてペリスティーン® アナルプラグが販売されていたが，欧州の医療機器規制の変更により2023年6月に製造中止となったため，現在のところ国内では販売されていない[1]．Eclipse™ システム（国内未承認）は挿入型腟用失禁装具で，着脱可能な圧力調整ポンプでバルーンを膨らませて，直腸を前方から壁外性に閉塞することで便失禁を防ぐ．

4 薬物療法

効能・効果に"便失禁"が記載された処方薬は今のところ存在しないが，便失禁の多くは下痢や便秘などの排便異常が関連しており，これらに適用される薬剤は使用できる．一般に便の水分量が多く，排便回数が多いほど便失禁を起こしやすい．よって軟便や下痢を伴う便失禁に対しては，膨張性薬剤（食物繊維，増粘剤など）や止痢剤による便性の適

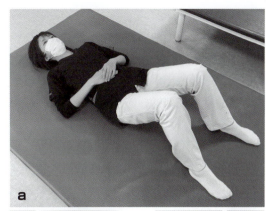
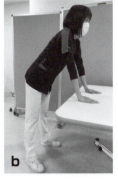
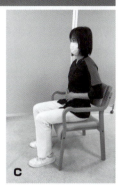

図3 骨盤底筋訓練（ケーゲル体操）
仰臥位で膝を曲げてリラックスした状態で肛門の収縮と弛緩を繰り返す（a）．初めはキュッキュッとテンポよく10回ほど締める．次は5〜10秒間ギューッと締めて10〜20秒間休む運動を10回ほど繰り返す．訓練中は呼吸を止めないように注意する．腹筋や臀筋に力を入れないようにして，肛門だけを頭側に持ち上げるように締めるのがコツである．上手くできない場合は排尿を途中で止めるイメージで締めてみるとよい．立位（b）や座位（c）などいろいろな体位で行うと骨盤底筋群をバランスよく強化できる．

正化が初期治療として推奨されている[1]．薬剤の用量は，便性がブリストル便性状スケールのタイプ3〜4になるように調整する．過敏性腸症候群（IBS）治療薬のポリカルボフィルカルシウムは，小腸や大腸の中性条件下で高い吸水性を示して膨潤・ゲル化する．本剤は消化管内の水分保持作用および消化管内容物の輸送調節作用を併せもつため，下痢型と便秘型のどちらのIBSにも用いられる．このようにポリカルボフィルカルシウムには膨張性薬剤としての作用があるため，国内の専門施設で便失禁治療に頻用されている[2]．

一方，直腸感覚の低下や排便困難型の便秘に由来する便失禁に対しては，坐剤や浣腸を用いた定期的な直腸の空虚化が有効な場合がある[1]．小児の便塞栓や遺糞症に対しては，ポリエチレングリコール（マクロゴール）4000の投与が推奨されている[2]．また，便排出能が低下した高齢者の便失禁に大建中湯が有効であったとの報告がある[4]．大建中湯に関しては，便秘患者の直腸感覚や便排出能を改善したとの観察研究が複数報告されている[4]．

5 バイオフィードバック療法

理学療法のひとつで，通常では認識が困難な生体内の生理現象を感知しうる知覚信号に変換し，それを随意的に制御できるようにする訓練である．便失禁に対しては外肛門括約筋を含めた骨盤底筋群の収縮力増強や直腸感覚の正常化を目的として行われる[1]．便失禁に対する有効性の評価は定まっていないが，副作用がないため，他の保存的療法が無効な場合に施行してもよい治療法とされている[1]．指標となる感覚（視覚や聴覚）が正常で，指導内容を十分に理解できる患者が本治療の対象となる．

6 外科的治療

　初期治療や専門的保存的療法が奏効しない場合は，外科的治療の実施を検討する（図2）．便失禁の原因が肛門括約筋断裂と判断される場合は，肛門括約筋形成術や仙骨神経刺激療法が推奨される．便失禁の原因が肛門括約筋断裂以外であれば，仙骨神経刺激療法が第一選択となる[1]．脱肛や直腸脱に続発する便失禁は，原疾患に対する治療が便失禁症状の改善につながる[5, 6]．ストーマ造設術は重度の便失禁に対する最もシンプルで根治的な解決法である．適切な部位にデザインよく作られたストーマは，便失禁患者のQOLを有意に向上させる[1]．

処 方 例

軟便や下痢を伴う便失禁

　処方Aを第一選択とし，排便回数が1回/2日～2回/日，便性がブリストル便性状スケールのタイプ3～4になるように調整する．効果不十分の場合は処方Bを併用する．それでも不十分の場合は，便秘の副作用に注意しながら処方Bを処方Cに増量する[1]．

処方A　ポリカルボフィルカルシウム　1回
　　　　0.5～1g　1日2～3回　食後
処方B　ロペラミド塩酸塩細粒　1回0.5mg
　　　　1日1～2回
処方C　ロペラミド塩酸塩カプセル　1回
　　　　1mg　1日1～2回

　下痢型IBSに伴う便失禁や便意切迫感には処方Dを投与する．

処方D　ラモセトロン塩酸塩
　　　　男性　1回5～10μg　1日1回
　　　　女性　1回2.5～5μg　1日1回

便秘に伴う便失禁

　便塞栓に伴う溢流性便失禁の場合は，まず摘便や処方A～Cなどで便塊除去を行い，その後に処方DやEによる維持療法へ移行する．

処方A　炭酸水素ナトリウム・無水リン酸二
　　　　水素ナトリウム坐剤　1回1～2個
　　　　挿肛
処方B　ビサコジル坐剤　成人　10mg
　　　　1回1個　挿肛
処方C　グリセリン浣腸　成人　1回60～
　　　　120mL　直腸内注入
処方D　ポリエチレングリコール（マクロ
　　　　ゴール）4000　1回1～2包　1日
　　　　1回
処方E　大建中湯　1回1～2包　1日3回
　　　　食前または食間

　排便困難型便秘などに伴う直腸残便の漏れに対しては，処方Eまたは処方A～C（いずれかを週に数回）を用いた計画排便によって直腸を空虚化する．

専門医に紹介するタイミング

　上述の初期治療を数ヵ月行っても症状が十分に改善しない場合や，直腸脱や直腸腟瘻などの器質的疾患が原因の便失禁は，専門的診療や外科的治療が必要なので専門医に紹介する．便失禁の専門的診療は，主に日本大腸肛門病学会や大腸肛門機能障害研究会の認定・関連施設で行われている．

専門医からのワンポイントアドバイス

　下痢が止まらないといって受診した患者が，実際には便塞栓に伴う溢流性便失禁であったというケースは少なくない．患者は肛門付近が重苦しいため何度もトイレに行く

が，溶解した便汁が少しずつ出るだけで，固くなった便塊は排出されない．液状便が頻回に出るので，下痢と誤診されて止痢剤が処方されてしまうこともある．便失禁診療において，直腸指診や画像検査で直腸内の状況を把握することは非常に重要である．

文 献

1) 日本大腸肛門病学会 編：便失禁診療ガイドライン2024年版（改訂第2版）．南江堂，2024
2) 安部達也，國本正雄，鉢呂芳一：便失禁の診断と治療．medicina 53：1428-1431，2016
3) Abe T, Matsumoto S, Kunimoto M et al：Prevalence of double incontinence and lower urinary tract symptoms in patients with fecal incontinence: a single-center observational study. J Anus Rectum Colon 8：30-38, 2023
4) Abe T, Kunimoto M, Hachiro Y et al：Clinical efficacy of Japanese herbal medicine daikenchuto in the management of fecal incontinence：a single-center, observational study. J Anus Rectum Colon 3：160-166, 2019
5) Abe T, Kunimoto M, Hachiro Y et al：Injection of aluminum potassium sulfate and tannic acid in the treatment of fecal incontinence：a single-center observational study. Ann Coloproctol 38：403-408, 2022
6) Abe T, Kunimoto M, Hachiro Y et al：Simple anal reinforcement with anal encirclement using an artificial ligament in patients with fecal incontinence：a single-center observational study. J Anus Rectum Colon 6：174-180, 2022

1. 消化管疾患

慢性便秘症

中島 淳
横浜市立大学大学院医学研究科 肝胆膵消化器病学教室

POINT

- 慢性便秘症は種々の疾患のリスク因子であること，生命予後が悪い疾患であることが明らかになり，高齢化社会を背景に，医療者が治療すべき疾患であるという認識が広がった．
- 2023年，「便通異常症診療ガイドライン2023―慢性便秘症」(以下，ガイドライン2023)[1] が日本消化管学会から刊行され，本邦で初めて便秘治療のフローが示された．
- 治療においては，まず浸透圧性下剤を用いること，それで不十分な場合は新薬を用いる流れとなっている．刺激性下剤や浣腸はあくまで頓用使用とすべきである．
- 酸化マグネシウム（Mg）の使用にあたっては高マグネシウム血症の注意がたびたび喚起されており，各種ガイドラインでは定期的血中濃度モニタリングが推奨されている．また使用にあたっては，酸分泌抑制薬などの併用注意薬に注意すべきである．
- ガイドライン2023では，便秘の病態に直腸知覚閾値が強く関与すること，これによる便秘患者における便意低下が重要であることが明記された．
- 近年，在宅診療などで急速に普及してきた小型のポケットエコーを用いた便秘のエコー診断が普及してきており，特に直腸内観察により治療方針を検討できるようになってきた．
- オピオイド使用による便秘であるオピオイド誘発性便秘（OIC）で，ナルデメジンの有用性が明記された．

ガイドラインの現況

　慢性便秘症は患者が多く，QOLを著しく下げる疾患であるが生命予後には影響しない疾患として，長らく消化器専門医からは疎んじられてきた．医者も患者も慢性便秘症は病気ではないという認識であった．ところが，高齢化社会を背景に便秘患者が増加してきたこと，大規模疫学研究で便秘はQOLを下げるだけではなく，慢性腎臓病や認知症のリスクを高めることに加え，大きく生命予後を悪化させること[2] が明らかにされ，海外で注目を集めるようになってきた．我が国では酸化Mgの有害事象などでその薬物治療に関しても注意が集まるようになってきた．慢性便秘症は患者数が多く，あらゆる診療科の医師，

> つまり非専門医でも最低限標準的診療ができるためにガイドラインの作成が求められるようになってきた．このような背景で 2017 年には我が国初の「慢性便秘症診療ガイドライン」[3] が発刊されたが，その後の新薬の登場などがあり，2023 年 7 月に「便通異常症診療ガイドライン 2023―慢性便秘症」が刊行された．ガイドライン 2023 では，表 1 のような項目が新しい加筆点となっている．また，便秘は「本来排泄すべき糞便が大腸内に滞ることによる兎糞状便・硬便，排便回数の減少や，糞便を快適に排泄できないことによる過度な怒責，残便感，直腸肛門の閉塞感，排便困難感を認める状態」と定義された．

【本稿のバックグラウンド】 2023 年刊行の「便通異常症診療ガイドライン 2023―慢性便秘症」，および便秘薬使用に関する厚労省指針や他ガイドラインも参考にして，便秘診療の進め方を解説した．

どういう疾患・病態か

慢性便秘症の診断は RomeⅣ による診断基準に則って行われる．この診断基準は，研究などで用いるには有用であるが実臨床では使いにくい．そこで，実地診療では慢性便秘症＝排便回数の減少かつ・または排便困難症状と考えれば理解しやすい．排便困難症状とは主に硬便を排出する際に起きる諸症状を指し，排便時の怒責，排便後の強い残便感，頻回便，会陰部の閉塞感などの症状を指す．慢性便秘症の病態は非常に複雑であるが，主な病態因子として，①十分量の糞便が形成されるに足る食事摂取の欠如，②消化管輸送能の低下，③排便の意図的抑制や便意の低下，肛門括約筋の弛緩不全などの直腸肛門機能異常による直腸内の便塊の排泄不全，の 3 つが複雑に絡み合って便秘病態を形成していると考えられる．

慢性便秘症には原発性と続発性があり，続発性便秘には，薬剤性や橋本病やパーキンソン病などによる症候性便秘，さらには大腸がんなどの悪性疾患によるものがある．原発性（特発性）便秘症は病的な腸管拡張を認めないもので，3 つに分類される（図 1）．かつては直腸性，弛緩性，痙攣性便秘の分類が我が国で用いられてきたが，現在では国際分類

表 1 新しいガイドラインの改訂ポイント

- ●診療フローチャートの作成
- ●慢性便秘症の定義を変更
- ●病態生理に直腸感覚閾値（便意）の関与を追記
- ●診断の項目にエコーを追加
- ●慢性便秘症治療の目的を追記
- ●新規薬剤の発売に伴うエビデンスの追記

に倣い，結腸通過時間の異常の有無と，直腸肛門機能異常の有無による客観的検査結果に基づいた分類として，①結腸通過時間正常型便秘（normal transit constipation），②結腸通過時間遅延型便秘（slow transit constipation），③便排出障害型便秘（outlet obstruction）の 3 分類が用いられる．我が国のガイドラインでもこの分類を採用している．ただし，我が国では結腸通過時間の測定が保険で行えない，また直腸肛門機能異常の検査を行える施設も極めて限られ，実臨床では活用するのは難しい状況である．一方ガイドライン 2023 では，便秘の病態に直腸知覚閾値が強く関与すること，これによる便秘患者における便意低下が重要であることが明記された．便意の低下は治療効果が低くなるばかりか，宿便の貯留，それによる直腸糞便塞栓や時に腸管穿孔など重篤となることがあり，注意が必要である．

慢性便秘症　153

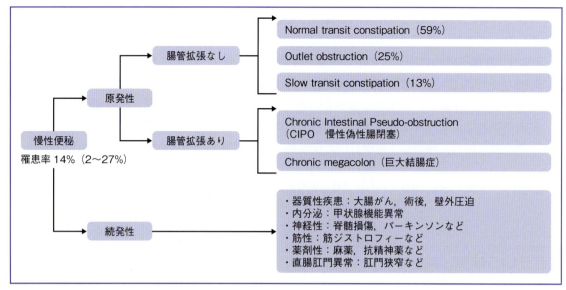

図1　慢性便秘の分類

治療に必要な検査と診断

1 器質性疾患の鑑別・除外

便秘治療にあたっては，まず念頭におくべきは器質性疾患の除外である．そのためには40歳以上であれば大腸内視鏡検査などをしてない患者にはお勧めして，大腸がんなどの除外を行う．また警告徴候の問診も重要である．警告症状・徴候には，発熱，関節痛，粘血便，6ヵ月以内の予期しない3kg以上の体重減少，異常な身体所見（腹部腫瘤の触知，腹部の波動，直腸指診による腫瘤の触知，血液の付着など）が挙げられる．

2 画像診断

可能であれば腹部X線を撮影して，消化管閉塞所見や消化管拡張所見がないかなどのチェックを行う．腹部X線で腸管拡張所見があれば，巨大結腸症や慢性偽性腸閉塞症を疑い専門的検査を進める．最近では腹部超音波検査で便秘の診断が行われることが多くなってきた．特にポケットエコーは簡単に患者の直腸内の状況を診断でき，直腸内の便塊貯留の状況がわかる（この場合直腸肛門機能異常の可能性が示唆され，治療ではグリセリン浣腸などが考慮される）．

3 直腸指診

直腸指診は直腸がんなどの器質性疾患の鑑別に有用であるのみならず，直腸肛門機能異常の診断にも有用である．直腸指診の最後に，患者に排便時のように便を出す動作をしてもらう．この際，検者の指が会陰の下降に伴い患者肛門部より1〜2cm明らかに離れて移動するか，検者の指を締め付けている肛門括約筋が弛緩するかチェックする．ここで異常があれば，感度・特異度が高く直腸肛門機能異常症が疑われる．軽症では緩下剤である程度治療できるが，重症ではバイオフィードバック療法などの専門的治療があり，専門施設への紹介が望ましい（表2)[4]．

治療の実際

ガイドライン2023のハイライトは，治療の手順（フロー）が示されたことである．そ

表2　Digital Rectal Examination（直腸指診）の3ステップ

1）診察
2）肛門周囲の感覚と肛門反射：
　　正常/低下/反応なし
3）指診：腫瘤，圧痛，便
　　患者に肛門を引き締めてもらう（2回）：正常/弱い/強い
　　患者にいきんでもらう（2回）
　　いきみ圧，括約筋弛緩，会陰下降

以下いずれか2つが該当する場合は協調運動障害と考える
• 腹筋群の収縮不能あるいは肛門括約筋の弛緩不能
• 肛門括約筋の奇異性収縮
• 会陰下降を認めない

（文献4より和訳して引用）

のポイントとして，まず使うべき治療薬は浸透圧性下剤である．浸透圧性下剤には3つの種類があり，①塩類下剤である酸化Mg，②糖類下剤であるラクツロース，③高分子化合物であるポリエチレングリコール（PEG）である．保険診療ではまず酸化Mgを用いる．腎機能低下患者や潜在的腎機能低下者である高齢者では減量ないしは他剤を検討するが，この際ほかの浸透圧性下剤の中から選択する．浸透圧性下剤で効果不十分の場合新薬（ルビプロストン，リナクロチド，エロビキシバット）を検討する．オピオイド使用の際にはナルデメジントシン塩酸を検討する．刺激性下剤や浣腸はあくまで頓用で短期の使用にとどめるとされている[1]．

問診では患者の主訴をまず聴く．便秘の原因が何かあるので心配かどうか．この場合器質性疾患の精査を進める．また，排便回数の減少が苦になっているか，排便困難症状（排便時の怒責，残便感，頻回便，会陰部の閉塞感など）が苦になっているかなど，便秘に関する主訴をしっかり聴き，治療ではその主訴の改善を目指す．客観的指標としては，排便回数に加え，便性状（ブリストル便形状スケール）をしっかり聴取しておく．

薬物療法のポイントは，投与量を調節してバナナ状の便（ブリストル便形状スケール4型）にすることである．

初療の患者で重症度の判断は難しいので，まず後述の処方で下痢になったら減薬，効果不十分なら増量ないしは刺激性下剤の頓用での追加を行う．特に下痢はアドヒアランスの低下に直結するので，患者に下痢になったら内服を中止ないしは減量することをあらかじめ伝えることで，アドヒアランスが著明に向上する．

実際の治療ではまずは生活習慣の改善の指導を行う（食物繊維の摂取やトイレに行く習慣など）．薬物療法に関して，我が国では保険診療ではまず酸化Mgを用いることになっており，腎機能異常がなければまず酸化Mgを用いる．酸化Mgが使えない，あるいは効果不十分の場合，他剤の使用を検討する．酸化Mgは，ガイドライン上は"推奨する"になっているが，定期的血液検査での血清Mg濃度測定が推奨されている（**図2**）．この際重要なポイントは刺激性下剤の位置づけである．ガイドラインでは刺激性下剤はあくまでレスキュー薬であり，頓用ないしは短期の使用に限定することを提案している．この点は長期に治療が必要な慢性疾患であるゆえに非常に重要である（図2）．

慢性便秘症　155

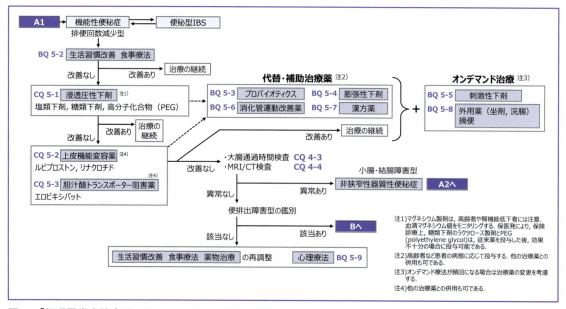

図2 「便通異常症診療ガイドライン2023—慢性便秘症」フローチャート：フローチャート2
BQ, CQ, A1・A2・Bについては原典を参照すること.
(文献1より引用)

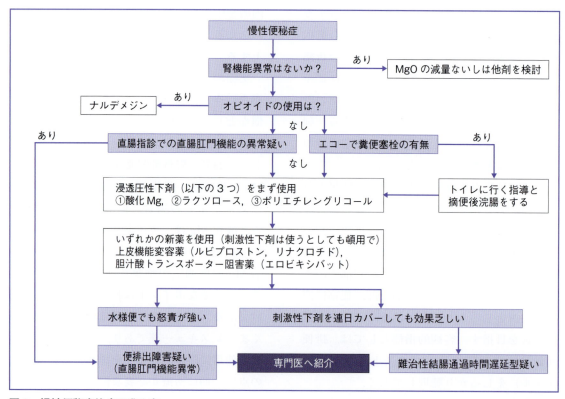

図3 慢性便秘症治療の進め方
(筆者作成)

156　1. 消化管疾患

処方例

まずは以下の処方を行う.

処方A 酸化マグネシウム（散剤）1〜2g
1日2〜3回に分けて食後投与

処方B 酸化マグネシウム錠（330mg）
3〜6錠 1日3回 毎食後

酸化Mgは高Mg血症のリスクの注意喚起がなされているので，定期的血清Mg値のチェックが必要である．高齢者などで腎機能障害の疑いのある患者では，減量ないしは他剤を検討すべきである．またプロトンポンプ阻害薬（PPI）などの酸分泌抑制薬や活性型ビタミンD_3製剤などの併用注意薬がある.

● 酸化Mgで効果が不十分，ないしは腎機能異常などで使えない場合

処方A アミティーザカプセル（12μg, 24μg）
1回24μg 1日2回 食後

投与初期に悪心の副作用の発現があり，若年女性に多い．投与最初の1週間で悪心に慣れたら，ブリストル便性状スケールタイプ4を目指して用量を調整する．最近，12μgカプセルも発売され，投与量の調整が行いやすくなった.

処方B リンゼス錠（0.25mg）1回2錠
1日1回 朝食前

腹痛などの腹部症状を伴う便秘に有効である．下痢の副作用があるので，下痢になったら休薬・減量することなど，患者への説明が重要である.

処方C グーフィス錠（5mg）1回2錠
1日1回 食前

下痢になったら1錠に，効果不十分なら3錠に早期に適宜増減することで，患者満足度が高くなる．投与初期に腹痛の副作用があるので，患者へ「投与初期に，腹痛が起こる可能性がある」ことの説明をすることでアドヒアランスが上がる.

処方D モビコール配合内用剤HD 1回1包
1日1回内服（内服タイミングはいつでもよいので自宅にいるときがベスト）し，適宜増減する

併用注意がない．効果発現が穏やかなので事前に患者への説明が必要．用量調節は，HDの場合1包単位で増量や減量をしてブリストル便形状スケールタイプ4型の便形状にもっていく（最大1日3包まで増量可能）.

処方E ラグノスNF経口ゼリー分包12g
1回2包 1日2回（1日4包）から開始，適宜増減する（最大1日6包）

効果発現が穏やかなので，事前に患者に説明が必要．飲み始めのころに消化器症状（下痢，腹部膨満など）が起こることがある旨，あらかじめ患者に伝える.

● 多くの場合は上記に挙げられた薬剤選択で，投与量の調整をすることにより患者の満足を得られるが，それでも効果不十分の場合刺激性下剤の頓用を行う

処方 プルゼニド錠（12mg）1回1〜2錠
1日1回 就寝前

習慣性や依存性があるので連用はしないこと．あくまで頓用使用.

漢方薬

処方A ツムラ麻子仁丸エキス顆粒（医療用）
1包7.5g 1日1〜3回 食前または食間

処方B ツムラ潤腸湯エキス顆粒（医療用）
1包7.5g 1日1〜3回 食前また

慢性便秘症 157

は食間

便秘薬としての強さは，麻子仁丸＞潤腸湯である．重症度に応じて使い分ければよい．漢方薬でも投与量の調整をして，ブリストル便形状スケールタイプ4の便性状を目指す．

腹痛や腹部膨満感，腹部手術後の腸閉塞の予防

処方　ツムラ大建中湯エキス顆粒（医療用）1包15.0g　1回2包　1日3回食前または食間

オピオイド使用による便秘

処方　スインプロイク錠（0.2mg）1回1錠1日1回

投与初期に一時的に下痢になることがあり，患者への説明をするとアドヒアランスが高くなる．

専門医に紹介するタイミング

器質性疾患が除外された患者で治療抵抗性の場合，専門医へ早めに紹介する．具体的には，①通常の非刺激性下剤を十分に使っても刺激性下剤を毎日使わなければならない患者（難治性結腸通過時間遅延型便秘を疑う），②治療により便性状は正常化しても，あるいは治療により軟便や水様便でも怒責などの排便困難症状がある場合（直腸肛門機能異常を強く疑う），③治療により排便コントロールが良好になっても強い腹部症状（腹痛や腹部膨満）を訴え，対症療法が無効な場合などである．

専門医からのワンポイントアドバイス

便秘は common disease であり，患者は長期にわたって治療を継続しなければならない疾患である．特に初療での治療脱落率が高く，その理由は主に3つ，下痢によるものと，効果不十分によるもの，そして治療薬の副作用である．初診では患者に対し，この3つを回避できるように短時間での説明が必要である．下痢になった場合内服を止めて減量すること，効果不十分の場合は内服を増やすことや刺激性下剤のレスキュー，最後の副作用は事前に説明することで劇的に忍容性が高くなる．また，中には毎日排便しないと満足しない患者もいるが，排便習慣は患者ごとに異なり，また生活の変化で必ずしも同じでないこと，毎日排便する必要はなく，1～2日に1回の排便であれば何ら心配ないことを説明して，重要なことは治療のゴールは便性状の正常化であることを説明することである．治療においてはまず保険診療では酸化Mgから始めるが，その進め方のアルゴリズム案を図3に示したので，参考にされたい．

―――――― 文　献 ――――――

1) 日本消化管学会 編：便通異常症診療ガイドライン2023―慢性便秘症．南江堂，2023

2) Chang JY, Locke GR 3rd, McNally MA et al：Impact of functional gastrointestinal disorders on survival in the community. Am J Gastroenterol 105：822-832, 2010

3) 日本消化器病学会関連研究会 慢性便秘の診断・治療研究会 編：慢性便秘症診療ガイドライン2017．南江堂，2017

4) Tantiphlachiva K, Rao P, Attaluri A et al：Digital rectal examination is a useful tool for identifying patients with dyssynergia. Clin Gastroenterol Hepatol 8：955-960, 2010

5) 日本創傷・オストミー・失禁管理学会看護理工学会 編：エコーによる直腸便貯留観察ベストプラクティス．照林社，2021

1. 消化管疾患

大 腸 癌

えもとしげのぶ　 ささきかずひと　 いしはらそういちろう
江本成伸，佐々木和人，石原聡一郎
東京大学医学部 腫瘍外科

POINT
- ●大腸癌に対する過不足のない診療，適切な治療を行うためのガイドラインとして，大腸癌研究会編集の「大腸癌治療ガイドライン 医師用 2024 年版」が推奨される．
- ●「遺伝性大腸癌診療ガイドライン 2024 年版」では，家族性大腸腺腫症やリンチ症候群に関する解説に加えて，希少ないくつかの遺伝性大腸癌の遺伝的・臨床的特徴も掲載されていることから，大腸癌診療に従事する医療者にぜひ参照してもらいたい．

ガイドラインの現況

「大腸癌治療ガイドライン医師用 2022 年版」に引き続いて，7 回目の改訂となる 2024 年版が出版されている[1]．2022 年版では，薬物療法を中心とした部分改訂であったが，2024 年版はすべての領域（内視鏡治療，外科治療，薬物療法，放射線療法）の改訂と，CQ（クリニカル・クエスチョン）の刷新が行われた．大腸癌診療に携わる多くの医師が治療方針決定の際に参考となる手引書である．欧米のガイドラインでは，全米がんネットワークや欧州臨床腫瘍学会のガイドラインが普及している．大腸癌治療は日進月歩であり，ガイドラインに追記すべき臨床試験の結果や治療に関する情報が大腸癌研究会のホームページに公開されているので参照されたい．

遺伝性大腸癌に関しては，「遺伝性大腸癌診療ガイドライン 2012 年版」が刊行されて以降，3 回目の改訂となる 2024 年版が出版されている[2]．2024 年版では，遺伝性大腸癌，家族性大腸腺腫症，リンチ症候群それぞれについて，診断の主体が臨床情報や病理組織学的評価から遺伝学的検査にシフトしつつある現状が反映された．

【本稿のバックグラウンド】 本稿では，「大腸癌治療ガイドライン 医師用 2024 年版」，「遺伝性大腸癌診療ガイドライン 2024 年版」での改訂点を中心に解説した．

どういう疾患・病態か

大腸癌は大腸に生じた悪性上皮性腫瘍で，

欧米では消化器癌の中で最も多い癌腫であるが，我が国でも食生活の欧米化などに伴い，罹患率・死亡率ともに増加傾向にある．「が

大腸癌　**159**

ん の統計'24」によれば，我が国における2023年の大腸癌の予測罹患数は16万1,100人（男性は9万700人で第2位，女性は7万400人で第2位）で全癌腫の中で第1位であり，2023年の部位別死亡数は5万4,300人で肺癌に次ぐ第2位であった．大腸癌は遺伝性の有無により遺伝性大腸癌と散発性大腸癌に分けられ，遺伝性大腸癌の代表的疾患として，家族性大腸腺腫症（familial adenomatous polyposis：FAP）とリンチ症候群が挙げられる．

大腸癌の発生経路は，主に①adenoma-carcinoma sequence，②de novo発癌，③鋸歯状ポリープからの発癌（serrated pathway），④炎症性腸疾患，特に潰瘍性大腸炎を背景とした大腸癌（dysplasia-carcinoma pathway）に分類される[3]．大腸癌の組織型は主に腺癌であり，分化型腺癌が大半を占めている．早期の段階では自覚症状はほとんどなく，進行してから，右側結腸癌では貧血や腹痛，左側結腸癌や直腸癌では便秘，血便，下血を呈することが多い．さらに大腸癌が進行すると高度狭窄から腸閉塞となり，排便の停止や腹部膨満，嘔吐などの症状が出現し，大腸穿孔に至ることもある．

治療に必要な検査と診断

我が国の大腸癌に対する検診では，免疫学的潜血反応を用いた便潜血検査が通常2日法で行われており，進行癌の約90％，早期癌の約50％が検出可能といわれている．下部消化管内視鏡検査は病変の存在診断と組織診断が可能となるため，必須の検査である．特に，早期大腸癌に対する内視鏡的治療の適応決定には，色素内視鏡や特殊光観察を用いて病変の形態や表面構造を詳細に観察して深達度を判定する必要がある．注腸検査は二重造影検査法を用いたX線造影検査であるが，近年の内視鏡検査の進歩やCT colonographyの普及により，注腸検査の機会は減りつつある．

病変の局在や周囲臓器への直接浸潤の有無，遠隔転移の検索などに胸腹部造影CT検査が用いられる．また，現在の大腸癌手術の主流となる鏡視下手術において，3DCT angiographyおよびvenographyによる血管走行の解剖学的情報は非常に有用である．High resolution MRI検査は直腸癌の術前診断において，深達度診断，周囲臓器浸潤の評価，リンパ節転移の評価に，ガドキセト酸ナトリウム（EOB・プリモビスト）併用MRI検査は肝転移の検索に有用である．また，一般に大腸癌の多くは糖代謝が亢進してFDGが強く集積するため，PET検査の感度は87〜100％，特異度は67〜100％といわれている[4]．実際には，CT検査やMRI検査で確定が困難な病変の転移・再発診断に利用されていることが多い．

治療の実際

大腸癌の治療は，内視鏡治療，手術治療，薬物療法，放射線療法，緩和医療に大別される．病期，癌の進展，患者の状態に応じた適切な治療を選択する．

1 内視鏡治療

内視鏡治療は，リンパ節転移の可能性がほとんどなく，腫瘍が一括切除できる大きさと部位にあることが適応とされており，その基準として，①粘膜内癌，粘膜下層への軽度浸潤癌，②大きさ，肉眼型は問わない，ことが示されている[1]．治療法には，スネアポリペクトミー，内視鏡的粘膜切除術（endoscopic mucosal resection：EMR），内視鏡的粘膜下

160　1．消化管疾患

表1　大腸 ESD の適応病変

内視鏡的一括切除が必要な下記の病変
　1）スネア EMR による一括切除が困難な,
　　・LST-NG，特に pseudo-depressed type
　　・V_I 型 pit pattern を呈する病変
　　・T1（SM）軽度浸潤癌
　　・大きな陥凹型腫瘍
　　・癌が疑われる大きな隆起性病変[※1]
　2）粘膜下層に線維化を伴う粘膜内腫瘍[※2]
　3）潰瘍性大腸炎などの慢性炎症を背景とした sporadic な局在腫瘍
　4）内視鏡的切除後の局所遺残早期癌

注）※1：全体が丈高の結節集簇病変（LST-G）も含む.
　　※2：biopsy や病変の蠕動による prolapse に起因するもの.

（文献5より引用）

層剥離術（endoscopic submucosal dissection：ESD）がある．大腸の ESD は，2012年4月に「早期悪性腫瘍，径2～5cm までの病変」に対して保険適用が認可された．2018年4月の改訂で腫瘍径の上限が撤廃され，また，2cm 以下の線維化を伴う早期大腸癌も保険適用になった．ESD は正確な診断や術者の高い技量が前提となる手技であるため，大腸内視鏡手技に精通した医師が，各種デバイスを整備したうえ，入院や外科的処置が行える環境で施行する必要がある．

前癌病変としての腺腫性病変や早期大腸癌に対して，大腸 EMR と ESD の選択基準，診断方法，内視鏡治療の有効性と安全性を確保するための指針として，「大腸 ESD/EMR ガイドライン（第2版）」が2019年に発刊された[5]．大腸腫瘍に対する EMR と ESD に関して，適応・術前診断・手技・偶発症・内視鏡治療前後の周術期管理・根治性判定・術後経過観察・病理の8項目に分けて解説されており，ESD 適応病変の細目も記載されている（**表1**）．

pT1 大腸癌の所属リンパ節転移リスク因子として，粘膜下層の浸潤距離（SM 浸潤度），低分化腺癌・印環細胞癌・粘液癌など

の組織型，浸潤先進部の低分化領域・粘液結節の存在，簇出，脈管侵襲などが報告されている．ガイドラインでは，それらの因子を用いて内視鏡的切除された pT1 大腸癌の追加治療の適応基準が示されている（**図1**）．

2 手術治療

大腸癌治療の中心となるもので，腸管切除とリンパ節郭清を行うことを原則とする．大腸癌手術におけるリンパ節郭清度は D0～D3に区分されており，術前の臨床所見，および術中所見によるリンパ節転移の有無と腫瘍の壁深達度から決定する．

近年，括約筋間直腸切除術（intersphincteric resection：ISR）による肛門温存や，腹腔鏡・ロボットを用いた鏡視下手術が注目されている．肛門に近い下部直腸癌に対してISR が行われているが，永久的人工肛門が回避できる利点は魅力的である一方，技術的に難易度が高く，根治性の低下を招く危険性は常に念頭において治療に臨むべき術式でもある．特に外科剥離面の確保に関しては，正確な術前深達度診断が必要であり，直腸壁内・壁外への進展程度を把握するために MRI 検査が有用である．

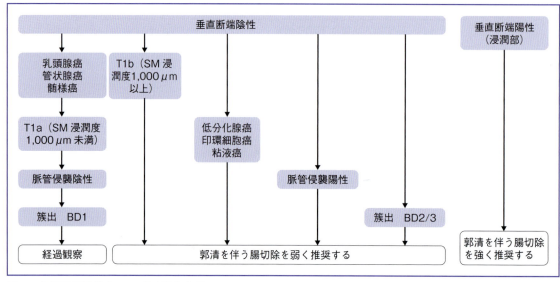

図1 内視鏡切除後のpT1癌の治療方針

(文献1より引用)

大腸癌の主な手術アプローチには，開腹手術，腹腔鏡手術，ロボット支援手術がある．鏡視下手術は，創が小さく術後疼痛が軽減することや，腸蠕動の回復が良好で早期の経口摂取が可能となるなど，従来の開腹手術に比べて侵襲が少ないとされている．我が国では2018年4月に直腸癌手術，2022年4月に結腸癌手術に対してロボット支援下手術が保険適用となった．ロボット支援下手術は，多関節を有する自由度の高い鉗子，安定した3次元画像，器械制御による手振れ防止機能，motion scalingなどの特徴を有し，骨盤深部での緻密な操作における有用性が期待されている．一方，鉗子に触覚がない点，近接した視野を選択する傾向があり周辺部の状況が認識されにくくなること，手術コストが高い，などのデメリットがあり注意が必要である．「大腸癌治療ガイドライン医師用 2024年版」では，CQ3として，ロボット支援手術は，直腸癌手術の選択肢のひとつとして行うことを強く推奨され，また結腸癌手術の選択肢のひとつとして行うことを弱く推奨されている．

3 薬物療法

薬物療法には，術後再発抑制を目的とした補助化学療法と，延命や症状緩和などを目的とした切除不能進行再発大腸癌に対する薬物療法がある．

術後補助化学療法は，治癒切除例に対して術後に実施される全身薬物療法であり，StageⅢ大腸癌を中心に，再発リスクの高いStageⅡ大腸癌に対しても行われている．治療レジメンについては，オキサリプラチン併用療法が最も有効な治療選択肢として推奨され，6ヵ月投与が一般的である．再発低リスク群（主にT1～3, N1症例）においては，CAPOX 3ヵ月投与やフッ化ピリミジン単剤療法（6ヵ月）も選択肢となりえる．

切除不能進行再発大腸癌において，薬物療法を実施しない場合の生存期間中央値（median survival time：MST）は約8ヵ月と報告されているが，近年の薬物療法の進歩によりMSTは30ヵ月を超えるまで延長してきた．薬物療法が適応と判断される患者に対しては，図2に示すように，一次治療前に*RAS*

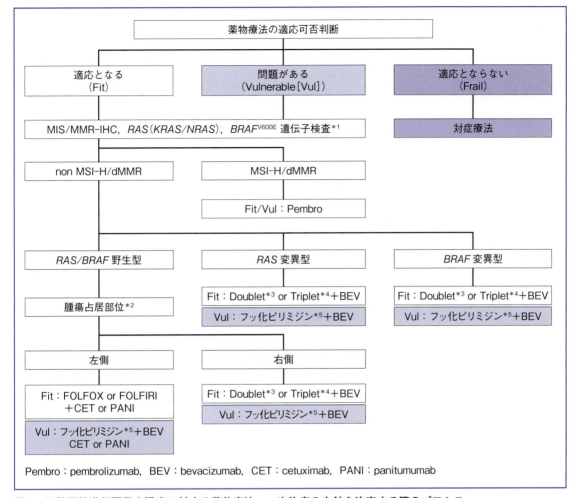

図2 切除不能進行再発大腸癌に対する薬物療法・一次治療の方針を決定する際のプロセス
*1：HER2検査を合わせて実施することも考慮される．
*2：腫瘍占居部位の左側とは下行結腸，S状結腸，直腸，右側とは盲腸，上行結腸，横行結腸を指す．
*3：Doublet：FOLFOX，CAPOX，SOX，FOLFIRI，S-1＋IRI
*4：Triplet：FOLFOXIRI
*5：フッ化ピリミジン：5-FU＋l-LV，UFT＋LV，S-1，Cape

（文献1より引用）

遺伝子検査，$BRAF^{V600E}$遺伝子検査およびMSI検査を実施し，それらの結果や腫瘍の局在を考慮して治療レジメンを選択する．国内で使用可能な治療レジメンは数多く存在し，一次治療から五次治療まで治療の選択肢が増えている．

「大腸癌治療ガイドライン医師用2022年版」では，BRAF変異陽性の切除不能例に対する二次または三次治療として，エンコラフェニブ＋セツキシマブ，エンコラフェニブ＋ビニメチニブ＋セツキシマブが記載され，2024年版でさらに，HER2陽性の切除不能例に対するペルツズマブ＋トラスツズマブが加わった．

ミスマッチ修復機能欠損を有する切除不能進行再発大腸癌既治療例に対する，抗PD-1抗体薬の有効性が報告され，我が国では，MSI-high（microsatellite instability-high）

を有する切除不能進行再発大腸癌既治療例を含む固形癌に対して，2018年12月にペムブロリズマブ療法，2020年2月にニボルマブ療法，2020年9月にニボルマブとイピリムマブの併用療法が保険承認されガイドラインにも記載された．

我が国における包括的がんゲノムプロファイリング（comprehensive genomic profiling：CGP）検査は，2018年12月に「OncoGuide™ NCC オンコパネルシステム」と「FoundationOne® CDx がんゲノムプロファイル」が薬事承認され，2019年7月より保険適用となった．CGP 検査は，多数の遺伝子を網羅的に解析するゲノムプロファイルから遺伝子異常の情報を得て，最適ながん薬物療法を提供することを目的とする．大腸癌では，CGP 検査を実施しエキスパートパネルで推奨された場合，*NTRK* 融合遺伝子陽性例にはエヌトレクチニブ療法または，ラロトレクチニブ療法（保険診療），TMB-H に対するペムブロリズマブ療法（保険診療）などの医療を提供できる可能性がある．ただし，各遺伝子異常の頻度は低く，これらに対する治療薬と標準治療の有用性を直接比較したデータはないことに注意が必要である．

4 放射線療法

放射線療法には，直腸癌の術後の再発抑制や術前の腫瘍量減量，肛門温存を目的とした補助放射線療法と，切除不能進行再発大腸癌や脳転移，骨転移などの症状緩和や延命を目的とした緩和的放射線療法がある．

直腸癌に対する術前化学放射線療法は，生存率の向上は認めないが局所再発率の低下が示されており，「大腸癌診療ガイドライン医師用 2024年版」の CQ 11 において「局所再発リスクが高い直腸癌に対する術前化学放射線療法を行うことを弱く推奨する」とされ

ている．欧米を中心として術前化学放射線療法の著効例に対する watch and wait アプローチが検証されているが，有効性と安全性の確立までは至っていない．

骨盤内病変，骨転移，脳転移，肺転移，リンパ節転移に対する緩和的放射線療法が行われており，疼痛緩和率は骨盤内病変で89〜93％，骨転移で70〜90％，症状緩和率は脳転移で60〜80％と良好である．

5 遺伝性大腸癌

原因遺伝子が明らかにされている遺伝性大腸癌は，大腸癌の約5％に存在し，代表的疾患として FAP とリンチ症候群が挙げられる．FAP は大腸粘膜に100個以上の腺腫が発生するため，診断される機会が多い．一方，リンチ症候群は遺伝性疾患の中でも頻度が高い疾患であるが，特異な徴候に乏しく日常診療で見逃されている可能性がある．遺伝性大腸癌を診断する手掛かりとして，病歴（若年発症，同時性・異時性の大腸癌，大腸癌以外の悪性腫瘍の既往）や第3度近親者までの家族歴の聴取が重要である．図3に示すように遺伝性大腸癌のリスク評価を行い，それぞれの STEP に進んでいく．

FAP は，APC 遺伝子の生殖細胞系列バリアントを原因とする常染色体優性遺伝性の疾患である．典型的 FAP は放置すると患者のほぼ100％に大腸癌が発生する．確実な治療法は大腸癌を発生する前に予防的大腸切除を行うことであり，一般的に20歳代で手術を受けることが推奨されている[2]．FAP の患者における大腸外随伴病変（十二指腸腺腫・癌，胃腺腫・癌，甲状腺癌，腹腔内デスモイド腫瘍，小腸腺腫など）も念頭においたサーベイランスが必要である．

リンチ症候群はミスマッチ修復遺伝子の生殖細胞系列バリアントを主な原因とする常染

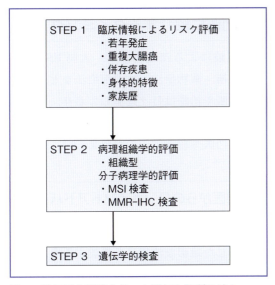

図3 遺伝性大腸癌のリスク評価と診断の流れ
(文献2より引用)

色体優性遺伝性疾患である．一般の大腸癌に比べて若年発症，多発性，右側結腸に好発，低分化腺癌の頻度が高く，腫瘍内リンパ球浸潤や髄様増殖などの組織学的特徴を有する．リンチ症候群の大腸癌に対する術式として，散発性大腸癌と同様の大腸部分切除や拡大手術（結腸全摘術，大腸全摘術）が選択肢として挙げられる．大腸部分切除で22.4％，拡大手術で4.7％に異時性大腸癌が発生することがメタ解析で示されており，我が国のガイドラインでは，「リンチ症候群の初発大腸癌の術式として拡大手術を行うことを弱く推奨する」とされている．また，リンチ症候群関連腫瘍（胃癌，子宮内膜癌，腎盂・尿管癌など）のスクリーニングおよびサーベイランスも行う必要がある．

「遺伝性大腸癌診療ガイドライン2024年版」では，遺伝カウンセリングに関する情報収集内容や専門職によるカウンセリングについても詳細に記載がなされており，診療の際はこれらを踏まえる必要がある．

6 経過・予後

大腸癌研究会の全国登録「2008～2013年症例」の検討結果では，結腸癌・直腸癌の5年生存率は，それぞれ，StageⅠで93.3％，92.7％，StageⅠ～Ⅲで86.1％，85.9％，StageⅣで25.7％，27.8％であった（Stage分類は「大腸癌取扱い規約 第9版」による）．StageⅠ～Ⅲ症例の再発は術後3年以内に87.7％，術後5年以内に97.3％が出現した．再発の傾向として，肺再発の出現時期は遅く，局所再発と肺再発は直腸癌に多く，腹膜再発は結腸癌に多かった．

7 サーベイランス

内視鏡治療後は，異時性大腸腫瘍の検索として1年前後の内視鏡検査によるサーベイランスが行われている．内視鏡治療の結果が分割切除や水平断端陽性の場合には，6ヵ月前後での内視鏡検査によるサーベイランスを行うことが強く推奨される．特に分割切除後の局所再発は9.1～27.5％で2年以内に発生することが多いため注意を要する．我が国の多施設後方視的コホート研究において，追加治療因子を有するpT1癌の内視鏡治療単独群の5年局所再発率は，直腸癌で結腸癌に比較して著明に高く（16.2％ vs. 1.4％），患者希望などにより追加切除が施行されない場合には，手術後に準じた慎重な経過観察が必要である．

手術後に関しては，pStage 0は切除断端や吻合部再発を対象とした定期的な内視鏡検査を1年に1回程度行う．pStageⅠ～Ⅲは，肝，肺，局所，吻合部，リンパ節，腹膜などの再発を検索するため，術後3年以内は，3ヵ月ごとの腫瘍マーカー検査，6ヵ月ごとのCT（胸腹部，骨盤）検査，1年ごとの大腸内視鏡検査を行う．3年以降は，Stageや患者の状況に応じて検査間隔を空けてサーベ

イランスを継続し，術後5年間が目安となる．

処方例

切除不能進行再発大腸癌に対する化学療法

●体重60 kg，体表面積1.7 m²の場合

処方
- ゼローダ（300 mg）1回6錠 1日2回 2週間投与，1週間休薬
- アバスチン450 mg 1日1回
- オキサリプラチン220 mg 1日1回 点滴静注 1日目のみ

Stage Ⅲの術後補助化学療法

●体表面積1.7 m²の場合

処方
- ユーエフティ配合カプセル（100 mg）1日5カプセル 8時間ごと，午前2カプセル，午後2カプセル，夜間1カプセル
- ユーゼル（25 mg）1日3カプセル 8時間ごと 4週間投与，1週間休薬を6ヵ月間

専門医に紹介するタイミング

内視鏡による深達度診断，大腸ESD，鏡視下手術，薬物療法，放射線療法など，大腸癌の診断や治療は日々進歩しており，大腸癌が診断された時点または，少しでも疑った時点で専門医へ紹介するのが望ましい．

専門医からのワンポイントアドバイス

「大腸癌治療ガイドライン医師用」は進行度に応じた適切な治療法を推奨するものであるが，実際の臨床現場では，患者本人の治療に関する考え方や社会背景，併存疾患，地域の医療体制などさまざまであり，各々の患者に応じた適切な医療の提供に努めることが大切である．

―――――― 文　献 ――――――

1）大腸癌研究会 編：大腸癌治療ガイドライン 医師用 2024年版．金原出版，2024
2）大腸癌研究会 編：遺伝性大腸癌診療ガイドライン 2024年版．金原出版，2024
3）北山丈二，佐々木和人，名川弘一：大腸癌の発生機序．The GI Forefront 6：17-20，2010
4）佐々木和人，石原聡一郎：大腸癌．"ガイドライン外来診療"泉 孝英 編，日経BP，pp585-589，2020
5）田中信治，樫田博史，斎藤 豊 他：大腸ESD/EMRガイドライン（第2版）．Gastroenterol Endos 61：1321-1344，2019

1. 消化管疾患

消化管間質腫瘍（GIST）

澤木　明
湘南鎌倉総合病院 腫瘍内科

POINT
- GIST 診療に対するガイドラインとして，本邦の「GIST 診療ガイドライン」が推奨される．
- 消化器腫瘍に対する十分な治療経験を有していれば，GIST の一般的な診断・治療は可能である．
- 切除可能の境界病変，イマチニブ耐性例や若年発症例の治療には，エビデンスが十分ではないため必要に応じて専門病院へのコンサルテーションを検討すべきである．

ガイドラインの現況

　我が国の「GIST 診療ガイドライン」は日本癌治療学会，日本胃癌学会，GIST 研究会の合同で策定され，2008 年 3 月に初版が発表された．その後，改訂を経て 2022 年 4 月に第 4 版[1]が出版されている．2003 年に一次治療薬であるイマチニブ，2008 年に二次治療薬であるスニチニブ，2013 年に三次治療薬であるレゴラフェニブと 5 年ごとに新薬が承認されてきた．その後，新規薬剤は導入されていなかったが，2022 年に世界で初めてとなる熱ショック蛋白 90 阻害薬であるピミテスピブが GIST の治療薬として本邦で承認された．前述の書籍版が日本癌治療学会のホームページ上で，改訂 Web 版として 2023 年 2 月に公開されている．追記された内容として，四次治療としてのピミテスピブの強い推奨と四次治療の追加に関連する変更が内科治療領域を中心に修正されている．GIST の薬物治療を行う際には，四次治療まで念頭においた治療戦略を検討したい．

【本稿のバックグラウンド】2022 年 4 月に改訂された日本癌治療学会の「GIST 診療ガイドライン（第 4 版）」を中心に，米国（NCCN）および欧州（ESMO）のガイドラインを参考にして，診断および治療についてわかりやすく解説した．

どういう疾患・病態か

　GIST は gastrointestinal stromal tumor の頭文字をとった名称で，和名は消化管間質腫瘍である．主に消化管，時に腹膜や腸間膜に発生する間葉系腫瘍で，発生頻度は 10 万人に 1〜2 人程度であり，性差はない．好発部位は胃（70％）で，次いで小腸（20％），大

表1 modified Fletcher 分類

リスク分類	腫瘍径(cm)	核分裂像数(/50HPF)	原発部位	腫瘍破裂
超低リスク	2以下	5以下	—	なし
低リスク	2超〜5	5以下	—	なし
中リスク	5以下	6〜10	胃	なし
	5超〜10	5以下		
高リスク	10超	—	—	なし
	—	11以上		
	5超	6以上		
	5以下	6以上	胃以外	
	5超〜10	5以下		
	—	—	—	あり

HPF：high power field

（文献3，4を参照して作成）

腸および食道（5%）である．好発年齢は中高年層が多く，40歳以下は少数である．多くは散発性だが，わずかながら家族性 GIST も存在する．特有の症状はなく，発見の契機として腹痛，出血，腫瘤触知が多いが，検診などで偶然発見されることも少なくない．転移の好発部位は肝，次いで腹膜であり，リンパ節，肺，脳，骨，軟部組織などへの転移は比較的稀だが，病期が進むと骨，軟部組織などへの転移がみられる．若年発症例で散見されるコハク酸脱水素酵素機能欠損を伴う GIST では，リンパ節に転移する場合がある．全 GIST の 30〜40% で治療後の再発や腫瘍死を起こしうる．

病理学的には，食道から直腸までの消化管の主として固有筋層，時に粘膜筋板層に発生する．これらの層の神経叢に局在するカハールの介在細胞（消化管運動やリズムを調整する働きをもつ細胞）に分化する細胞から発生[2]する．腫瘍は被膜に覆われて膨張性発育を示すが，浸潤性所見を有することもある．多くの腫瘍は紡錘形を呈した細胞からなるが，類上皮様を呈する細胞からなる場合や両者が混在する場合もある．免疫組織化学的特徴として，紡錘形細胞であればほぼ100%，類上皮様細胞であれば多くが KIT 陽性を示し，約70% が CD34 陽性を示す．筋原性マーカーや神経原性マーカーは基本的に陰性である．GIST は潜在的に悪性の性質をもっており，良性/悪性ではなく悪性度で分類される．悪性度の評価は，腫瘍径と核分裂像数から決まる Fletcher 分類，Fletcher 分類に発生部位を加えた Miettinen 分類，前述の3因子に腫瘍破裂の有無を加えた modified Fletcher 分類（表1）が報告[3,4]されている．実臨床では modified Fletcher 分類の使用頻度が高く，術後補助療法の適応の判断基準として用いられている．

治療に必要な検査と診断

GIST に限らず検診などで偶然発見される無症状の粘膜下腫瘍は，腫瘍径に基づいて方針を決定する．原則として 2cm 未満であれば経過観察，5cm 以上であれば外科切除とし，2cm 以上 5cm 未満であれば生検を含め

た精密検査を行う．ただし，5cm 未満であっても，潰瘍形成，腫瘍の辺縁不整，内部エコーの不均一や腫瘍の増大傾向の所見が1つでも存在する，あるいは組織検査で GIST の病理診断が得られれば，5cm 以上の病変と同様に外科切除の方針とする．

　病理学的に GIST と診断されれば，局所の進展度および転移検索のため経静脈性造影剤を用いた CT を行う．1回の撮像であれば門脈相で行い，5mm スライス厚以下の連続スキャンが望ましい．造影剤アレルギーで造影検査が行えない，CT で判断に苦慮する場合などは，MRI に加えて ^{18}F-FDG-PET が補助診断として有用である．ただし，1～2割の GIST では ^{18}F-FDG-PET で集積しないことに留意する．

　病理学的に診断されていない腹部腫瘍の場合は，CT，^{18}F-FDG-PET，消化管の精査，必要に応じて超音波内視鏡を実施し，採血結果などすべての臨床情報を総合して診断する．もし，転移を伴う，あるいは切除不能な病変であれば薬物治療が第一選択となり，被膜損傷のリスクがあっても確定診断のため生検を行い，病理診断に基づいた治療を実施する．治癒切除可能であれば，GIST を含む悪性を疑う場合は切除，疑わなければ定期的な経過観察の方針となる．

治療の実際

　GIST の治療は手術，化学療法，緩和治療に大別される．

■1 手　術

　病理学的に GIST の診断が得られている，画像診断から GIST が極めて疑わしい場合，転移を認めなければ外科手術が第一選択である．切除可能な GIST 治療の原則は，肉眼的断端陰性の完全切除と被膜を損傷しないことである．リンパ節郭清は推奨されないが，画像上リンパ節転移が疑われたり，若年発症や免疫組織学的検索によりコハク酸脱水素酵素欠損が証明されていればリンパ節郭清を考慮する．切除に際して臓器や臓器機能の温存を目指した部分切除が推奨されるが，隣接臓器との癒着や浸潤している場合は無理な剥離を行わずに腫瘍とともに一括切除を行う．

1．腹腔鏡下手術

　近年，多くの疾患に対して鏡視下手術が行われるようになっており，GIST の外科治療においても実施されている．腹腔鏡下手術は開腹術に比較し，短期成績では同等ないしはそれ以上の手術成績（出血量，手術合併症，入院期間，予後など）をもつ可能性が示唆されている．GIST に対する腹腔鏡下手術は，病変および術者により適応や方法がしばしば異なる．現在のガイドラインでは，腹腔鏡下手術の前向きの無作為比較臨床試験がないこと，安全性や腫瘍学的な観点などから腹腔鏡下手術に対してやや保守的な立場であるが，最終的な結論を導くにはさらなる知見の集積が求められる．

2．経過観察

　術後の経過観察は CT で行い，再発リスクに応じて検査間隔の推奨を定めている．高リスクは，術後3年は4～6ヵ月に1回，4～5年までは6ヵ月に1回，その後10年までは年に1回程度とする．その他のリスク（中間，低，超低リスク）では，術後5年は6～12ヵ月に，その後10年まで年1回程度が勧められる．高リスクでは術後補助療法が推奨されており，イマチニブにより再発リスクが下がるためイマチニブ服用中は6ヵ月に1回，イマチニブ終了後は再発リスクが上昇するため，イマチニブ終了後2年は4ヵ月に1回，その後は，補助療法を施行していない高

リスクの検査間隔に準じる.

2 化学療法

化学療法は,腫瘍が残存する切除不能進行・再発および非治癒切除と治癒切除後の高リスク症例に適応となる.腫瘍残存例では化学療法の best supportive care に対する優位性は過去の治療成績と比較すれば明らかであるが,化学療法で治癒は期待できず生存期間の延長が目標となる.治癒切除後の補助療法では治癒率の向上が目標となり,治療期間が定まっている.GIST に有効性が示されている薬剤はイマチニブ,スニチニブ,レゴラフェニブ,ピミテスピブの4剤であり,投与もこの順である.術後補助療法として有効性が示されているのはイマチニブのみであり,スニチニブおよびレゴラフェニブの使用は推奨されない.化学療法実施においては,各薬剤の副作用を十分に理解して安全な治療を心掛ける.

同時性あるいは異時性の転移,切除不能や遺残のある GIST はイマチニブ治療が第一選択である.イマチニブ以前の治療成績と比較して,明らかな生存期間の延長が示されており,イマチニブ治療が強く勧められる.イマチニブは体表面積にかかわらず 400 mg/日の内服が標準量で,食後1回の内服を可能な限り継続する.日常生活に支障が出るような副作用や血液検査で異常がみられた場合には,300 mg への減量や一時的に休薬する.重篤な副作用が出現したり,明らかな腫瘍増大の場合には中止する.

イマチニブ不応・耐性例に対してスニチニブ投与が推奨される.標準投与量は 50 mg/日の4週間投与2週間休薬である.副作用により休薬や 37.5 mg/日へ減量して治療を行う.スニチニブは他の2剤と異なり,血中濃度の半減期が長いうえに代謝産物にも薬理活性を有する.そのため,休薬後も副作用が遷延しやすい特徴があり,休薬時期を慎重に判断する必要がある.スニチニブ不応・耐性例に対しては,レゴラフェニブの投与が推奨される.標準投与量は 160 mg/日であり,3週間投与し1週間休薬する.副作用に応じて休薬や 120 mg へ減量して治療を行う.スニチニブとレゴラフェニブは血管内皮成長因子受容体(vascular endothelial growth factor receptor:VEGFR)の阻害作用を有するため,高血圧,手足症候群や創傷治癒遅延など特有の副作用に注意が必要である.レゴラフェニブに不応・不耐例に対してはピミテスピブの選択肢がある.標準投与量は 160 mg/日を5日間服用で2日間休薬,副作用に応じて減量する.下痢,貧血,腎障害,倦怠感や食欲不振に加えて夜盲などの眼障害がみられるため,投与に際し眼科との連携を考慮すべきである.ピミテスピブに不応・不耐の場合は,対症療法を中心とした緩和医療を検討する.手術,肝動脈塞栓術,ラジオ波焼灼療法,放射線治療,イマチニブやスニチニブの再投与,新薬の治験などの選択肢もあるが,これらの多くは十分なエビデンスがない治療であることから,多くの経験を有する肉腫の専門病院などで実施されるべき治療である.

GIST の化学療法における画像変化の特徴として,治療効果がみられても腫瘍径に変化がなかったり,場合によっては増大することがある(図1).GIST の治療効果判定には腫瘍径と腫瘍の density の低下を総合して判断する必要がある.また,再発時の画像所見として新病変の出現や再増大などに加えて,腫瘍径の増大がなくとも嚢胞様に変化した腫瘍内に新しい結節の出現をみることがある.

3 補助療法

完全切除された高リスク GIST と判定され

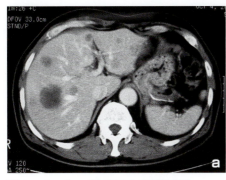
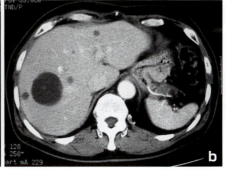

図1　イマチニブ治療による画像変化
　　a：イマチニブ治療前．肝内に複数の造影効果を伴う腫瘤像を認める．
　　b：イマチニブ治療後．腫瘤はいずれも density が低下し，多くは縮小している．S7/8 の腫瘤は腫瘍径が増大しているが，囊胞様変化を示しており，イマチニブの治療効果ありと判断される．

れば，3年間のイマチニブによる術後補助療法が推奨される．この治療のエビデンスとなる試験[5]は，Fletcher 分類の高リスク群（腫瘍径が10cmを超える，強拡大50視野での核分裂像数が10を超える，腫瘍径が5cmを超えかつ強拡大50視野での核分裂像数が5を超える）あるいは腫瘍破裂を認める症例を対象としているが，実臨床においては modified Fletcher 分類（表1）が広く用いられている．イマチニブ内服中に転移・再発を認めた場合は，スニチニブに変更する．イマチニブ終了後に転移・再発を認めた場合は，イマチニブを再開して早期に効果判定を行い，無効であればスニチニブ治療に変更する．

　術前補助化学療法は不完全切除の可能性がある GIST に加えて，高悪性度 GIST も弱く推奨されており，今後は悪性度が高い GIST にも術前化学療法の適応を評価する必要がある．

4　放射線療法

　GIST は放射線感受性が高くないため，放射線治療は限定的に使用される．骨転移に対して除痛，腫瘍の増大抑制効果を期待して放射線治療を行う場合が多く，しばしば薬物治療が無効となった場合に適応される．画像検査で偶然発見されるような無症状で限局する骨転移に対しては，薬物治療の選択肢があれば薬剤の投与が優先されることが多い．

5　緩和治療

　がん治療を行ううえで，がんに伴う苦痛を軽減する医療を提供することは極めて重要である．GIST 特有の対応はなく，他の腫瘍と同様に積極的な緩和治療の実施に努める．

処方例

高リスクの術後 GIST，切除不能・再発 GIST に対する化学療法

処方　イマチニブ（100 mg）1回4錠
　　　1日1回　食後　連日投与　術後補助療法では3年間

イマチニブ不応・不耐 GIST

処方　スニチニブ（12.5 mg）1回4カプセル　1日1回　朝食後　4週間投与，2週間休薬

> **スニチニブ不応・不耐 GIST**
>
> **処方** レゴラフェニブ（40 mg）1回4錠
> 1日1回 朝食後 3週間投与，1
> 週間休薬
>
> **レゴラフェニブ不応・不耐 GIST**
>
> **処方** ピミテスピブ（40 mg）1回4錠
> 1日1回 朝食後 5日間投与，2
> 日間休薬

専門医に紹介するタイミング

　GIST が希少疾患であり，治療の経験値が蓄積されにくいことが問題である．原発腫瘍の治癒切除や一次治療のイマチニブは，胃癌や大腸癌の治療経験があれば十分対処可能と思われるが，治療の実施に少しでも不安や疑問が生じたときが専門医に紹介するタイミングである．若年発症例，早期（6ヵ月未満）のイマチニブ無効例，標準治療3剤の無効例などは，治療経験豊富な肉腫の専門病院にセカンドオピニオンや紹介を検討するべきである．

専門医からのワンポイントアドバイス

　GIST は一般的に進行が遅く膨張性発育であり，リンパ節郭清が不要であること，薬物治療が有効であることから与しやすい腫瘍の印象をもたれることが多い．半数以上のGIST は外科切除で完治してしまうが，再発や転移を生じると，GIST は治癒することはない．一次治療に抵抗性になると，骨，皮下組織，後腹膜，肺や脳など，全身至るところに転移する割合が増え，二次治療，三次治療と進むにつれてその可能性はさらに高くなる．薬剤耐性が出現してからは，常に全身状態を把握しつつ必要に応じて局所療法や緩和治療の適応を見極めながら，最適な治療を選択するよう努めたい．

─────── **文　献** ───────

1) 日本癌治療学会 編：GIST 診療ガイドライン 2022年4月改訂（第4版）．金原出版，2022

2) Hirota S, Isozaki K, Moriyama Y et al：Gain-of-function mutations of c-kit in human gastrointestinal stromal tumors. Science 279：577-580, 1998

3) Joensuu H：Risk stratification of patients diagnosed with gastrointestinal stromal tumor. Hum Pathol 39：1411-1419, 2008

4) Rutkowski P, Bylina E, Wozniak A et al：Validation of the Joensuu risk criteria for primary resectable gastrointestinal stromal tumour-the impact of tumour rupture on patient outcomes. Eur J Surg Oncol 37：890-896, 2011

5) Joensuu H, Eriksson M, Sundby Hall K et al：One vs three years of adjuvant imatinib for operable gastrointestinal stromal tumor：a randomized trial. JAMA 307：1265-1272, 2012

1. 消化管疾患

胃がん検診のガイドライン

加藤元嗣[1]，津田桃子[2]
[1] 北海道対がん協会，[2] 同 札幌がん検診センター

▶ 胃がん検診

　大部分の胃がんは *Helicobacter pylori* 感染に伴う慢性胃炎を背景に発生する．胃がん予防は，*H. pylori* の感染予防と *H. pylori* 除菌による一次予防と二次予防に分けられる．胃がん検診は胃がんの早期発見・早期治療による胃がん死亡率の低下を目指し，予防医学における二次予防にあたる．胃がん治療成績の向上によって，早期胃がんの5年生存率は95％以上である．胃がん発見時の病期が予後と相関するため，胃がん検診の意義は大きい．我が国では胃がん罹患率および死亡率が極めて高率であったために，胃がん対策として胃がん検診は世界に先駆けて1950年代から始められた．当初は肺結核の集団検診で用いられていた間接X線撮影を応用していたが，検診バスの導入，胃の二重造影法の開発などによって胃X線検診は発展してきた．国は1967年に検診事業に公費助成をつけ，1982年には老人保健法の事業となった．1998年には検診事業は一般財源化され，2006年にはがん対策基本法が議員立法にて成立し，胃がんをはじめとする5つのがん検診の受診率を50％にまで引き上げることが目標とされた．がん検診は地方自治体などの住民検診として行う対策型と，人間ドックなど個人による自己判断で受診する任意型に分けられる．ほかに職域においてもがん検診は行われているが，労働安全衛生法にはがん検診の義務は規定されていないので，従業員に対する健康管理の一環として行われている．

▶ 有効性評価に基づく胃がん検診ガイドライン

　2005年の「有効性評価に基づく胃がん検診ガイドライン」[1] から9年が経過して，胃がん検診の有効性評価に関する適正な情報提供を目的として，「有効性評価に基づく胃がん検診ガイドライン2014年度版」が作成された[2]．このガイドラインでは胃内視鏡検診の有効性に科学的根拠が示され，厚生労働省の「がん検診のあり方検討会」において，従来の胃X線検査に加えて胃内視鏡検査による検診が対策型および任意型検診として推奨されることとなった（**表1**）．

　2014年度版での有効性評価の検討対象は，胃X線検査，胃内視鏡検査，ペプシ

表1　2005年版と2014年度版の推奨の比較

	2005年度版			2014年度版			
	対策型検診	任意型検診	対象年齢	対策型検診	任意型検診	対象年齢※	検診間隔※
胃X線検査	推奨	推奨	40歳以上	推奨	推奨	50(40)歳以上	2(1)年
胃内視鏡検査	推奨しない	個人の判断で受診可		推奨	推奨	50歳以上	2年
ペプシノゲン検査（単独法）	推奨しない	個人の判断で受診可		推奨しない	個人の判断で受診可		
ヘリコバクターピロリ抗体検査（単独法）	推奨しない	個人の判断で受診可		推奨しない	個人の判断で受診可		
ペプシノゲン検査とヘリコバクターピロリ抗体検査の併用法	—	—		推奨しない	個人の判断で受診可		

※厚生労働省の指針改正

表2　胃がん検診ガイドライン2014年版

	推奨グレード	証拠のレベル
胃X線検査	B	2+
胃内視鏡検査	B	2+
ペプシノゲン検査（単独法）	I	2−
ヘリコバクターピロリ抗体検査（単独法）	I	3
ペプシノゲン検査とヘリコバクターピロリ抗体検査の併用法	I	3

ノゲン検査（単独法），ヘリコバクターピロリ抗体検査（単独法），ペプシノゲン検査とヘリコバクターピロリ抗体検査の併用法である．胃がん罹患率および死亡率，各方法の利益（胃がん死亡率減少効果）と不利益が検討され，推奨グレードが以下のように決定された（**表2**）．

❶ 胃X線検査（証拠のレベル2+，推奨グレードB）

複数の観察研究において死亡率減少効果を示す相応な証拠があり，その結果には一貫性がある．不利益については，高濃度バリウムの普及後，誤嚥の報告が増加してい

る．その他の不利益には，偽陽性，過剰診断，放射線被曝があり，偶発症として誤嚥，重篤なものとして腸管穿孔がある．対策型検診・任意型検診としての実施を推奨する．検診対象は50歳以上が望ましい．ただし，不利益について適切な説明を行うべきである．

❷ 胃内視鏡検査（証拠のレベル2+，推奨グレードB）

複数の観察研究において死亡率減少効果を示す相応な証拠がある．不利益については偽陽性，過剰診断のほか，前処置の咽頭麻酔によるショックや穿孔・出血などの偶

発症がある．対策型検診・任意型検診としての実施を推奨する．検診対象は50歳以上が望ましく，検診間隔は2年とすることが可能である．ただし，重篤な偶発症に迅速かつ適切に対応できる体制の整備が必要である．さらに，スコープの適切な洗浄消毒と精度管理体制は不可欠であり，不利益について適切な説明を行うべきである．

3 ペプシノゲン検査（単独法）（証拠のレベル2−，推奨グレードI）

複数の観察研究において死亡率減少効果が示唆されたが，研究の質が低いため，確定的な判断は得られなかったので，対策型検診としての実施は推奨しない．不利益については，偽陰性，偽陽性，過剰診断がある．任意型検診として実施する場合には，死亡率減少効果が不明であることと不利益および今後の検診の必要性について適切な説明を行うべきであるが，個人の受診は妨げない．

4 ヘリコバクターピロリ抗体検査（単独法）（証拠のレベル3，推奨グレードI）

死亡率減少効果を検討した研究はなかったため，対策型検診としての実施は推奨しない．不利益については，偽陰性，偽陽性，過剰診断がある．任意型検診として実施する場合には，死亡率減少効果が不明であることと不利益および今後の検診の必要性について適切な説明を行うべきであるが，個人の受診は妨げない．

5 ペプシノゲン検査とヘリコバクターピロリ抗体検査の併用法（証拠のレベル3，推奨グレードI）

死亡率減少効果を検討した研究はなかったため，対策型検診としての実施は推奨しない．不利益については，偽陰性，偽陽性，過剰診断がある．任意型検診として実施する場合には，死亡率減少効果が不明であることと不利益および今後の検診の必要性について適切な説明を行うべきであるが，個人の受診は妨げない．

▶ 利益と不利益

胃X線検診の死亡率減少効果については，国内で行われた症例対照研究4件のメタ解析のオッズ比は0.52〔95％信頼区間（CI）0.35-0.76〕で，国内で行われたコホート研究4件のメタ解析の相対危険度は0.60（95％ CI 0.50-0.73）と，有意な結果であった[2]．一方，胃内視鏡検診の死亡率減少効果については，国内の2件の症例対照研究が報告され，そのうち長崎県上五島を対象にした研究では，小規模研究であるが死亡率減少効果を認めた[3]．新潟県・鳥取県を対象にした研究では，3年以内の内視鏡検診受診の場合，オッズ比0.70（95％ CI 0.49-0.99）で30％の死亡率減少効果を認めた[4]．また，韓国の研究では内視鏡検診により57％の死亡率減少効果を認め，40〜79歳までは1〜3年以内の効果はほぼ同等であった[5]．スクリーニング精度については，胃X線検査の初回と継続受診における診断法あるいは発生率法の感度は0.831〜

胃がん検診のガイドライン　175

0.893 であり，同様に胃内視鏡検査の感度は 0.955〜0.977 と，明らかに胃内視鏡検査で高かった[6]．胃 X 線検査による早期胃がんの示現能は 50％以下とされ，半数は精検の内視鏡検査で発見された異所チェック（やぶにらみ）である．最近，画像強調内視鏡の Linked Color Imaging（LCI）を用いることで，白色光観察より上部消化管腫瘍の検出能が有意に上昇することが認められた[7]．また，内視鏡 AI を併用することで，見逃し病変を減らして胃がん発見率が向上することが期待されている[8]．不利益については，X 線検査では学会や個別の施設から誤嚥や腸閉塞・腸管穿孔などの偶発症報告があり，死亡率も 0 ではない[2]．観察のみ（生検を含む）の上部消化管内視鏡の偶発症発生件数は 0.044％，死亡は 0％で，経鼻内視鏡の偶発症発生件数は 0.291％で，

そのほとんどが鼻出血であり死亡例の報告はなかった[9]．日本消化器がん検診学会の「対策型検診のための胃がん内視鏡検診マニュアル」では，精度管理のために読影委員会による全症例の全内視鏡画像のダブルチェックを必須としている[10]．ダブルチェックの目的は，内視鏡医の技量の標準化，見逃しの回避，不要な生検の減少である．ダブルチェックは検査機関の技量差を補い，検査医の診断レベルの向上には必要である．しかし，見逃し病変の拾い上げについての役割には懐疑的な面がある．ダブルチェックによる要再検査での発見がんは約 5％と報告されているが，いずれも早期がんで，2 年後の検診で発見されたとしても死亡率には影響しない可能性がある．一方，再度の内視鏡検査を受けた残り 95％の方の不利益は無視できない．

▶ 今後の課題

受診率の低迷，受診者の固定化などの問題解決には，胃がんリスクの低い *H. pylori* 未感染者にも一律に検診を義務づけるのではなく，胃がんリスクの高い対象者へのリスク層別化された有効性の高い検診が重要である．また，胃がん撲滅のためには胃 X 線検診や胃内視鏡検診において，*H. pylori* 現感染者を拾い上げて，一次予防である除菌治療に誘導することを胃がん検診の役割として組み込む必要がある[11]．*H. pylori* 感染診断については，「対策型検診のための胃がん内視鏡検診マニュアル」2015 年版では胃炎診断は必要ないとしていたが，2024 年改訂版では *H. pylori* 感染診断が容認された[12]．2022 年度国民生活

基礎調査による胃がん検診受診率は 50 歳以上／過去 2 年間で 42.4％である．現状の受診率で胃がん検診を漫然と続けても胃がん死亡率の減少効果は十分には得られない．海外ではがん検診の対象者を中央登録システムで管理する組織型検診で高い受診率を維持しているが，我が国も一刻も早く組織型検診を導入すべきである．韓国での成功例を真似て，わが国では全国がん検診データベース（CSDB）を作って全国医療情報プラットフォームに接続し，マイナンバーカードを使って検診受診者から CSDB への登録同意を得て，がん検診実施機関すべてがそれらの検診結果を CSDB に送るようにすれば実現は可能と考える[13]．

文　献

1) 平成 17 年度 厚生労働省がん研究助成金がん検診の適切な方法とその評価法の確立に関する研究班（主任研究者 祖父江友孝）：有効性評価に基づく胃がん検診ガイドライン. 2005

2) 国立がん研究センターがん予防・検診研究センター：有効性評価に基づく胃がん検診ガイドライン 2014 年度版. 2015

3) Hamashima C, Ogoshi K, Okamoto M et al：A community-based, case-control study evaluating mortality reduction from gastric cancer by endoscopic screening in Japan. PLoS One 8：e79088, 2013

4) Matsumoto S, Yoshida Y：Efficacy of endoscopic screening in an isolated island：a case-control study. Indian J Gastroenterol 33：46-49, 2014

5) Jun JK, Choi KS, Lee HY et al：Effectiveness of the Korean National Cancer Screening Program in reducing gastric cancer mortality. Gastroenterology 152：1319-1328.e7, 2017

6) 濱島ちさと：ガイドライン改訂に当たっての変更点と課題. 臨牀消化器内科 31：125-132, 2016

7) Ono S, Kawada K, Dohi O et al：Linked color imaging focused on neoplasm detection in the upper gastrointestinal tract：a randomized trial. Ann Intern Med 174：18-24, 2020

8) Wu L, Shang R, Sharma P et al：Effect of a deep learning-based system on the miss rate of gastric neoplasms during upper gastrointestinal endoscopy：a single-centre, tandem, randomised controlled trial. Lancet Gastroenterol Hepatol 6：700-708, 2021

9) 古田隆久, 入澤篤志, 青木利佳 他：消化器内視鏡関連の偶発症に関する第 7 回全国調査報告 2019 〜 2021 年までの 3 年間. Gastroenterol Endsc 66：327-354, 2024

10) 対策型検診のための胃がん内視鏡検診マニュアル作成委員会編：対策型検診のための胃がん内視鏡検診マニュアル 2015 年度版. 日本消化器がん検診学会, 2016

11) Asaka M, Kato M, Graham DY：Strategy for eliminating gastric cancer in Japan. Helicobacter. 15：486-490, 2010

12) 対策型検診のための胃がん内視鏡検診マニュアル改訂版編集委員会 編：対策型検診のための胃がん内視鏡検診マニュアル 2024 改訂第 2 版. 南江堂, 2024

13) Lee SL, 中島滋美：韓国の胃がん内視鏡検診の実情. 日消がん検診会誌 61：292-305, 2023

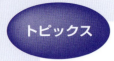

1. 消化管疾患

十二指腸非乳頭部腫瘍の内視鏡治療

加藤元彦[1]，髙取祐作[2]，矢作直久[2]

[1] 慶應義塾大学病院 内視鏡センター，[2] 同 腫瘍センター 低侵襲療法研究開発部門

▶ POINT

十二指腸非乳頭部腫瘍の内視鏡治療について収載されている「十二指腸癌診療ガイドライン」の初版が2021年8月に発行された.

十二指腸非乳頭部腫瘍の治療についてのエビデンスは依然少なく，本ガイドラインではほとんどの提言において弱い推奨にとどまっている.

なお，本ガイドラインについては2025年中に第2版の改訂が予定されており，消化器内視鏡学会からも内視鏡診断・治療に焦点をあてた「非乳頭部十二指腸腫瘍に対する内視鏡診療ガイドライン」が作成中である.

▶ はじめに

十二指腸腫瘍は消化器腫瘍の中でも希少がんに属する疾患であり，2016年の国立がん研究センターがん情報サービスのがん統計では，人口100万人あたり23.7人と報告されている[1].　2021年8月に本邦初となる「十二指腸癌診療ガイドライン」が発行された.　また，本稿のテーマとなる十二指腸非乳頭部腫瘍のうち一般的に内視鏡治療の適応となりうるのは，病変の主座が上皮にとどまる表在性非乳頭部十二指腸上皮性腫瘍（superficial non-ampullary duodenal epithelial tumor：SNADET）である.　本稿では，本ガイドラインの中から，SNADETの内視鏡的治療に関する記載に焦点をあてて解説する.

▶ 治療すべきかどうか

1 CQ2-1 十二指腸腺腫は治療対象か？

非乳頭部十二指腸腺腫に治療を行うことを弱く推奨する.

十分なエビデンスはないものの，SNADETはこれまで一般的に長年経過観察してもほとんど変化のないものが多く，進行癌もほとんどみられないとされ，経験的に治療の必要性は乏しい腫瘍であるとされてきた.

しかし近年，SNADETは孤発性であっても経時的に組織異型度が増加することや，一定の割合で治療前の生検診断よりも治療後の組織診断で異型度が増加すること

が報告され，生検で腺腫と診断されたSNADETの中には，一定数の癌が含まれている可能性があると考えられるようになってきた[2]．以上のことを踏まえ，本ガイドラインでも非乳頭部十二指腸腺腫に治療を行うことが弱く推奨された．

実際の治療方法とその適応基準について

1 CQ4-1 十二指腸腫瘍に対する各種内視鏡治療の適応基準は何か？

Polypectomy，EMR，ESD，LECSなどが行われているものの，各種治療法の適応基準は明らかではない．

2 CQ4-2 各種内視鏡治療の術者・施設要件は何か？

術者・施設要件は明らかではないが，ESDは手技に習熟した術者，施設による施行を弱く推奨する．

SNADETに対する内視鏡治療として，コールドフォーセプスポリペクトミー（CFP），コールドスネアポリペクトミー（CSP），内視鏡的粘膜切除術（endoscopic mucosal resection：EMR），underwater EMR（UEMR），内視鏡的粘膜下層剝離術（endoscopic submucosal dissection：ESD），腹腔鏡内視鏡合同治療手術（laparoscopy and endoscopy cooperative surgery：LECS）などが報告されている．CFPは，生検鉗子より大型のカップを有した開閉型鉗子を用いて病変を非通電下に把持切除する手法であり，CSPは鉗子ではなくスネアを用いて病変を非通電下に絞扼切除する手法である（図1）．EMRは，病変の粘膜下層に生理食塩液やヒアルロン酸溶液などを局注し病変を挙上させた後，スネアと呼ばれる処置具を用いて通電下に

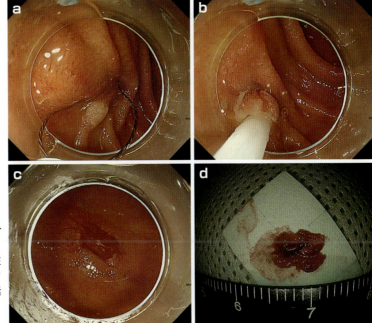

図1 十二指腸下行部のSNADETに対するCSP
a：十二指腸下行部に存在する小型病変，b：スネアを用いて病変を絞扼し一括切除した，c：切除後創部，d：切除検体．

十二指腸非乳頭部腫瘍の内視鏡治療

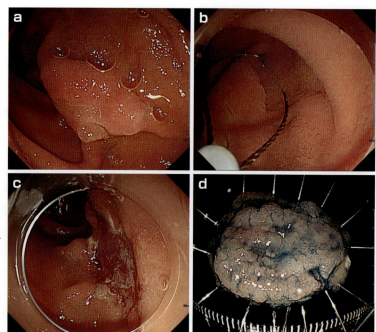

図2 十二指腸水平部のSNA-DETに対するUEMR
a：十二指腸下行部に存在する18mm大の病変，b：浸水下にスネアを用いて病変を一括切除した，c：切除後創部，d：切除検体．

切除する方法であり，UEMRは病変の存在する管腔内を生理食塩液で満たし水中に浮遊した病変にスネアをかけ，通電下に切除する手法である（図2）．ESDは，病変部の粘膜下に局注した後，専用のナイフを用いて内視鏡直視下に粘膜下層を剥離して切除する方法である（図3）．LECSは，内視鏡で消化管の内腔側からの病変の周囲切開を行い，同時に腹腔鏡で消化管外からの切開縫合などを行って病変を全層で切除する手技である．一方で，それぞれの合併症や治療成績などについても報告されつつあるが[3]，適応についてはまだ一定のコンセンサスが得られておらず，ガイドラインでも上記記載にとどまっている．一般的には各病変の難易度や合併症リスクの観点から治療法が選択されることが多い．

また，十二指腸の内視鏡治療は一般的に高難度な処置であるとされている．その理由として，十二指腸は口からの距離があり上十二指腸角や下十二指腸角などの解剖学的な屈曲があるために，内視鏡の操作性が制限されやすい．また，十二指腸は他の消化管と比較して非常に壁が薄く，穿孔するリスクが他臓器より高い．胆汁・膵液の曝露も合併症の誘因のひとつと考えられている．いわゆるhigh volume centerを対象とした多施設の後ろ向き観察研究では，エキスパートが施行したとしても，十二指腸ESD後出血は4.7％，術中穿孔は9.3％，術後穿孔は2.3％に認められたと報告された[3]．一方で他消化管におけるESDの多施設前向き観察研究において，胃の後出血は4.4％，術中穿孔は2.3％，術後穿孔は0.4％，大腸の後出血0.7〜3.1％，術中穿孔は2〜14％，術後穿孔は0.1〜0.4％と報告されている[4,5]．他方，合併症対策として内視鏡的経鼻胆管ドレナージや，内視鏡的

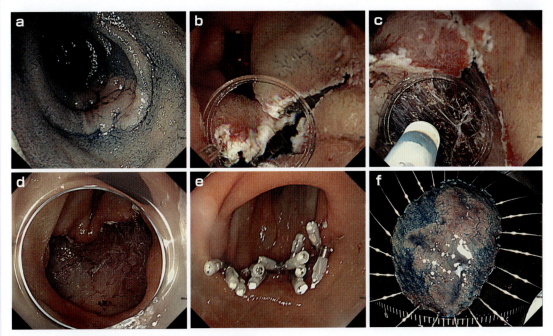

図3　十二指腸水平部の SNADET に対する ESD
　　a：十二指腸下行部に存在する 25 mm 大の病変，b：専用ナイフを用いた病変の周囲切開，c：粘膜下層の剝離，
　　d：切除後創部，e：内視鏡用クリップによる創部縫縮，f：切除検体．

経鼻膵管ドレナージによる膵液・胆汁曝露の回避が有用との報告もあり，術後マネジメントにも他臓器の ESD とは異なった専門的な対応が必要とされる．

▶専門医からのアドバイス

　SNADET の治療は，ガイドラインが発行されたものの，依然としていずれの提言においてもエビデンスレベルが低い現状であり，治療難易度も高いとされる．そのため治療に際しては，high volume center への紹介が望ましいと考える．

--- 文　献 ---

1) 国立がん研究センター：がん情報サービス「がん統計」(全国がん登録)
2) 十二指腸癌診療ガイドライン作成委員会 編：十二指腸癌診療ガイドライン 2021 年版．金原出版，2021
3) Kato M, Takeuchi Y, Hoteya S et al：Outcomes of endoscopic resection for superficial duodenal tumors：10 years' experience in 18 Japanese high volume centers. Endoscopy 54：663-670, 2022
4) Suzuki H, Takizawa K, Hirasawa T et al：Short-term outcomes of multicenter prospective cohort study of gastric endoscopic resection：'Real-world evidence' in Japan. Dig Endosc 31：30-39, 2019
5) 田中信治，樫田博史，斎藤　豊 他：大腸 ESD/EMR ガイドライン．Gastroenterol Endosc 61：1321-1344, 2019

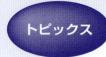

1. 消化管疾患

内視鏡の画像強調や AI 診断

千葉秀幸
大森赤十字病院 消化器内科

▶ 画像強調観察とは

　消化管癌など腫瘍性疾患の早期発見・診断，また炎症性疾患などの確実な診断という点における内視鏡の役割は非常に大きい．しかし早期癌の腫瘍粘膜や血管の変化は微細なものが多く，通常の内視鏡観察のみでは病変の発見・診断が困難なことも多かった．画像強調内視鏡（image-enhanced endoscopy：IEE）による観察方法は，種々の色素散布・投与，あるいはデジタル画像処理によって，粘膜のわずかな形態変化や性質の違いを鮮明，かつ効果的に強調することを可能にした．現在，癌診断においては IEE を全く用いていない症例のほうがむしろ稀な状況ともいえるほど，IEE の役割が大きくなってきた．

　画像強調観察には図1のごとく，光学法，デジタル法，光デジタル法，色素法がある[1]．色素法は1960年代に開発され，病変部における色素反応による変色や，病変の凹凸の変化を観察することができる一方で，色素そのものの調剤や散布自体の煩雑さがあり，国や施設によってその使用頻度に違いがあるのも現状である．その中で，光デジタル法の NBI（Narrow Band Imaging, Olympus Medical Systems 社），BLI（Blue LASER Imaging, Fujifilm Medical 社）などといった，内視鏡のボタン1つで画像強調効果を得ることができる IEE が各社より開発され，癌の早期発見から診断を目的として日常臨床に広く普及している．

▶ 画像強調観察法の臨床的意義

　IEE は，単独で使用する場合と拡大内視鏡と併用される場合とがある．前者では，主に病変検出に効果を発揮する．例えば，食道・中下咽頭領域の癌の発見には，NBI によって癌病変が茶色に観察（brownish area）されることで，その病変検出能が優れていることが証明されている[2]．一方，拡大内視鏡はそのターゲットの病変の不整な微細血管パターンや微小な表面構造をリアルタイムに観察することで，病変の質的な診断（癌か非癌かなど），病変の範囲診断，癌の深達度診断にも有用である（図2）．IEE 発展の先駆けとなった第1世代の NBI では，その光量の問題により癌の

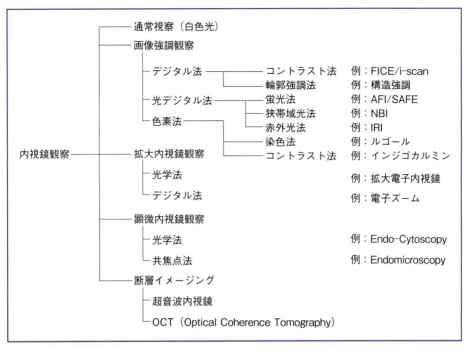

図1　内視鏡観察法の分類

(文献1より引用)

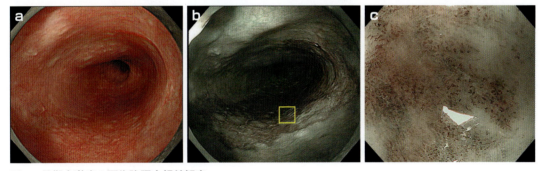

図2　早期食道癌の画像強調内視鏡観察
　a：中部食道に淡い発赤調の0-IIc病変を認識できるが，範囲がやや不明瞭（非拡大白色光観察）．
　b：図2aと比べ，brownish areaとして明瞭な半周性病変として認識可能（非拡大NBI観察）．
　c：日本食道学会分類B1血管であり，深達度EP-LPMと想定可能（図2bの黄色枠部分をNBI拡大観察）．

検出という点では不適切と考えられていたが，その後技術革新が行われ，最新のNBI，BLI-bright，i-scan OE（HOYA株式会社PENTAXライフケア事業部）ではその明るさが大幅に改善している．またOlympus社の最新機種（EVIS X1シリーズ）では，処置中の出血時の血液の観察がしやすくなるRDI（Red Dichromatic Imaging）が開発され，これまでの内視鏡診断に対するテクノロジーのみならず，内視鏡治療への貢献（出血点同定や術者ストレス軽減など）も期待されている．

顕微拡大内視鏡観察とは

　抗血栓薬内服例に対する組織生検による後出血への危惧，病変の治療前生検による内視鏡治療への障害といった点が指摘されている中で，病変を採取・切除することなく内視鏡観察のみで病理診断を予測する"optical biopsy"の重要性が注目を浴びている．これら顕微内視鏡診断を可能にする内視鏡が Endocytoscopy（EC：CFH290E-CI, Olympus Medical Systems 社）と confocal laser endomicroscopy（CLE：Cellvizio, Mauna Kea Technologies 社）である．CLE は，プローブ先端から発光されるレーザーにより細胞内に吸収された蛍光色素を介した励起光を画像化し，倍率1,000倍で腺腔などを観察することを可能にした．また，EC はスコープ先端に光学顕微鏡観察用レンズを搭載しており，従来の拡大ズームレバー操作の延長で，核/腺腔と血管を最大520倍率で細胞レベルでの生体内観察が可能となっている．実際にはメチレンブルーによる染色を行い拡大することで大腸腫瘍診断などに応用され，その診断能の上乗せ効果が期待されている（図3）．

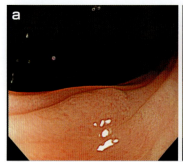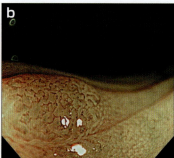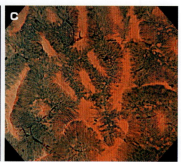

図3　大腸ポリープに対する通常内視鏡観察と画像強調観察
　　a：横行結腸に3mm大の0-Ⅱa病変を認める（非拡大白色光観察）．
　　b：narrow band imaging 併用内視鏡像．病変の微細粘膜とやや拡張した血管構造を認め，腺腫相当と診断．
　　c：1％メチレンブルー染色 endocytoscopy 像．スリット状の腺管と規則正しい配列をする紡錘形の核が確認でき，腺腫性病変と想定される（超拡大分類 EC 分類2）．

人工知能（artifical intelligence：AI）診断について

　さまざまな内視鏡画像技術の発展・開発の一方で，このような高精度な内視鏡診断が可能なエキスパート医師の数が限られ，診断する医師によってその診断性能に差があるというのも現実である．例えば，早期胃癌の見落としは5〜26％程度[3]，大腸ポリープの見落としは20〜40％程度との報告がある[4]．誰でも，いつでも，どこでもエキスパートと同じクオリティで診断ができることが，内視鏡診断の理想とすべき将来像と思われる．このような現実と理想像のギャップを埋めるため，近年内視鏡 AI を用いた医用画像診断支援システム（computer aided diagnosis：CAD）の研究開発

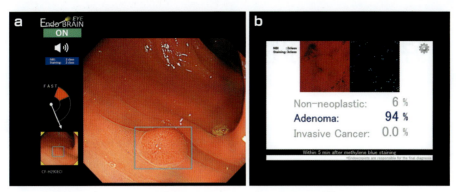

図 4　内視鏡 AI（EndoBRAIN 使用 Olympus Medical System 社）
a：矩形表示で警告音とともに病変検出をサポート（EndoBRAIN EYE）．
b：同病変に対して EndoBRAIN Plus により高い信頼度で腺腫と診断できる．

が本邦でも注目を浴びている．内視鏡 AI は，コンピュータ検出支援 CADe（computer-aided detection）と，コンピュータ診断支援 CADx（computer-aided diagnosis）に分類され，前者は病変の検出支援，後者は発見された病変の質的・量的診断などを支援するものである（図 4）．これらの発展により，病変の見逃し防止や読影時間の短縮（例：検診ダブルチェックやカプセル内視鏡など）による医師の負担軽減が期待されている．具体的には，Repici らによって実施された大腸腫瘍の検出率に関する多施設 RCT 試験の結果では，CADe 群は 54.8%（対照群 40.4%）と有意に高いことが報告された[5]．現時点での内視鏡 AI の limitation としては，そもそも内視鏡医がターゲットとなる場所を撮影・観察していないと活用ができないということであるが，今後ブラインドエリアを検出できる，または関心領域を自動抽出できる，などといった開発も期待したい．現在，内視鏡 AI は病変検出や癌の質的診断以外にも，胃炎と胃癌の診断，または癌の深達度診断，潰瘍性大腸炎の粘膜治癒の同定など，検査の客観化が難しかった領域にも応用が進んでおり，今後内視鏡分野でその存在感がさらに増してくると思われる．

文　献
---

1) 丹羽寛文：消化器内視鏡の過去・現在・未来そして日本の課題．Gastroenterol Endosc 53：3701-3735, 2011
2) Muto M, Minashi K, Yano T et al：Early detection of superficial squamous cell carcinoma in the head and neck region and esophagus by narrow band imaging：a multicenter randomized controlled trial. J Clin Oncol 28：1566-1572, 2010
3) Hosokawa O, Hattori M, Douden K et al：Difference in accuracy between gastroscopy and colonoscopy for detection of cancer. Hepatogastroenterology 54：442-444, 2007
4) Kumar S, Thosani N, Ladabaum U et al：Adenoma miss rates associated with a 3-minute versus 6-minute colonoscopy withdrawal time：a prospective, randomized trial. Gastrointest Endosc 85：1273-1280, 2017
5) Repici A, Badalamenti M, Maselli R et al：Efficacy of real-time computer-aided detection of colorectal neoplasia in a randomized trial. Gastroenterology 159：512-520.e7, 2020

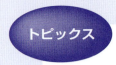

1. 消化管疾患

好酸球性食道炎・胃腸炎

田中史生, 沢田明也, 藤原靖弘
大阪公立大学大学院医学研究科 消化器内科学

▶ ガイドラインの現況

2020年9月に厚生労働省好酸球性消化管疾患研究班による本邦初の「幼児・成人好酸球性消化管疾患診療ガイドライン」が公開された[1]．好酸球性食道炎については，欧米において複数のガイドラインが公開されている．2022年の英国消化器病学会など[2]，2020年の米国消化器病学会など[3]，2017年の欧州消化器病学会など[4]によるガイドラインがある．好酸球性胃腸炎に関しては，これまでに欧米で公開されているガイドラインはないのが現状である．

▶ どういう疾患・病態か

1 好酸球性食道炎(eosinophilic esophagitis：EoE)

EoEは食道上皮への好酸球浸潤と，それによる食道運動機能障害に起因する臨床症状を特徴とする慢性アレルギー疾患である．2022年における本邦の有病率は10.68/10万人で，2017年の約8倍に増加しており，近年注目されている[5]．臨床背景は40～50歳の中年に多く，約8割が男性である．約半数でアトピー性皮膚炎や気管支喘息など他のアレルギー疾患を合併する．典型的な症状は，食物のつまり感や嚥下困難であるが，胸やけや胸痛などのさまざまな症状が主訴となる点に注意が必要である．近年，健診で発見される無症候症例が多く，治療の必要性やその予後については明らかになっていない．発症機序は，食物抗原によって刺激を受けた食道上皮内の樹状細胞がTh2免疫反応を誘導し，各種サイトカインを介して食道上皮内へ好酸球の浸潤を促すと考えられている．さらに，EoEの一部はプロトンポンプ阻害薬(proton pump inhibitor：PPI)が有効であることから，胃酸逆流の関与も病因のひとつとして考えられている．PPIが有効である機序は，胃酸の曝露によって食道上皮バリア機構が破綻しアレルゲンが侵入しやすくなるのをPPIが抑制することや，PPI自体の抗炎症作用が考えられている．

2 好酸球性胃腸炎(non-esophageal eosinophilic gastrointestinal diseases：Non-EoE EGIDs)

Non-EoE EGIDsは，胃，小腸，大腸へ

の好酸球主体の炎症細胞浸潤によって，腹痛，嘔吐，下痢，腹水による膨満などのさまざまな腹部症状を生じる疾患である．重症例では消化管穿孔や腸閉塞をきたし，緊急処置を要する．臨床背景は，発症年齢にピークはなく，男女差はない．EoE と同様に約半数でアレルギー疾患の既往を有する．発症機序は，EoE と同じく Th2 サイトカインを中心としたアレルギー反応と推測されているが，十分に解明されていない．

▶ 治療に必要な検査と診断

1 EoE の診断

EoE の診断基準は，①食道運動機能障害に起因する食物のつまり感，嚥下困難などの症状があることと，②食道上皮内に高倍率視野中 15 個以上の好酸球浸潤（好酸球浸潤をきたす他疾患の除外が必要）を認めることである．上部消化管内視鏡検査で，食道に EoE に特徴的な縦走溝，輪状溝，白斑，浮腫，狭窄があれば，それらの部位を含めて食道から少なくとも 5 ヵ所以上（上部食道から 1 ヵ所，中部・下部食道から 2 ヵ所ずつ）の生検を施行する．しかし，特徴的な内視鏡所見を認めない EoE 症例もあるため，EoE を疑う症状がある場合は，異常所見がなくても積極的に生検を行うことが重要となる．しばしば難治性 GERD（gastroesophageal reflux disease）患者の一部に EoE が紛れていることがあるため，注意が必要である．また，胃・十二指腸にびらんや潰瘍を認める場合や，非典型的な症状を有する症例では Non-EoE EGIDs の合併を疑い，胃・十二指腸からも生検が必要である．その他，補助診断に有用なものとしては，末梢血中の好酸球数の増加（約 3 割），IgE の上昇（約 7 割），胸部 CT 検査や超音波内視鏡で食道壁の全周性肥厚などがある．

2 Non-EoE EGIDs の診断

EGE の診断基準は，①腹部症状があることと，②腸管粘膜の生検で高倍率視野中 20 個以上の好酸球浸潤を認める（好酸球浸潤をきたす他疾患の除外が必要），または腹水中に多数の好酸球を認めることである．症例によって好酸球浸潤をきたす消化管がさまざまであるため，主訴は腹痛，下痢，腹部膨満，血便など多様である．血液検査では，EoE と比較して好酸球数の増加を認める症例が多く（約 8 割），CT 検査で腸管壁肥厚や腹水の所見と合わせて Non-EoE EGIDs を疑うきっかけとなることがある．Non-EoE EGIDs の胃病変の内視鏡所見として，発赤が最も多く（72%），それに続いて潰瘍，褪色域，びらん，結節，ポリープの順に多くみられる[6]．正常に見える腸管粘膜にも好酸球浸潤を認めることがあるため，異常所見がなくても複数箇所から生検を施行する必要がある．ただし終末回腸から上行結腸には生理的な好酸球浸潤を認めることがあるため，病理学的に基準を満たしても診断は慎重に行う必要がある．鑑別疾患としては，過敏性腸症候群，炎症性腸疾患，寄生虫などの感染性腸炎，薬剤性腸炎，好酸球性多発血管炎性肉芽腫症，特発性好酸球増多症候群などがあり，除外すべき疾患が多くしばしば診断が困難となる．

好酸球性食道炎・胃腸炎　**187**

治療の実際

1 EoEの治療

EoEの治療指針を図1に示す[7]．第一選択薬はPPIまたはカリウムイオン競合型アシッドブロッカー（potassium-competitive acid blocker：P-CAB）であり，8週間の投与で約1/2〜2/3の症例で症状は消失する．しかし，減量や中止で再燃する症例もあるため，症例に応じて維持療法や間欠的またはオンデマンド治療を選択する場合がある．無効例では，喘息治療薬であるステロイド吸入薬を用いたステロイド局所療法を行う．息を止めた状態で吸入薬を口腔内に噴霧し，そのまま嚥下する方法が一般的である．以前は欧米でフルチカゾン880〜1,760μg/日やブデソニドの嚥下療法が用いられていたが，近年ではブデソニド口腔内崩壊錠が使用認可されている．ステロイド全身投与は副作用の発生を考慮し，入院加療が必要な重症例に限られる．また2022年以降に欧米で抗IL-4/13受容体抗体であるデュピルマブの使用が認可され，EoEの治療として生物学的製剤が用いられる時代の幕開けとなった．その他のEoEの治療薬として，肥満細胞阻害薬（クロモグリク酸ナトリウム）やロイコトリエン受容体拮抗薬（モンテルカスト）の

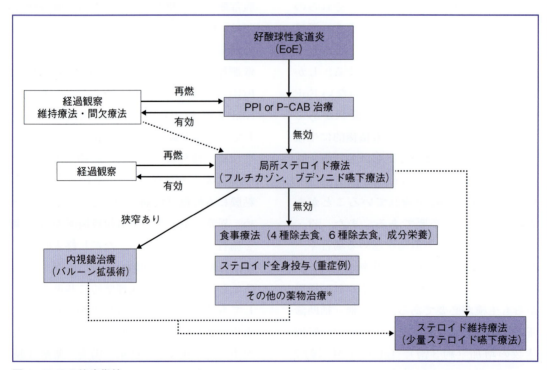

図1 EoEの治療指針
※：クロモグリク酸ナトリウム，モンテルカスト，生物学的製剤などが含まれる．
PPI：プロトンポンプ阻害薬，P-CAB：カリウムイオン競合型アシッドブロッカー

（文献7より和訳して引用）

有用性の報告があるが，いまだエビデンスは乏しい．いずれの薬物治療も保険適用外であり，注意を要する．さらに食事療法も重要であり，4種（卵，牛乳，小麦，豆類）または6種（卵，牛乳，小麦，豆類，ナッツ，魚介類）除去食や成分栄養療法で自覚症状や好酸球浸潤が改善したとの報告がある．しかし，食事を元に戻すと再燃する症例が多く，食事療法は長期間に及ぶため，我が国の成人症例では食事療法はあまり行われていない．狭窄の強い症例に対しては，内視鏡的バルーン拡張術が行われる．

② Non-EoE EGIDs の治療

Non-EoE EGIDs の治療は全身性ステロイドの経口投与が行われることが多い．投与量や期間については一定の見解はないが，プレドニゾロン0.5〜1mg/kg/日で治療を開始し，1，2週間後から漸減するのが一般的である．ステロイド中止後に再燃する症例が多いため，少量のステロイド維持療法を必要とする症例も少なくない．ステロイド離脱のため前述の食事療法を併用することもあるが，長期の食事制限によるQOLの低下など課題は多い．ステロイド以外の薬剤では，抗アレルギー薬が用いられる．特にロイコトリエン受容体拮抗薬であるモンテルカストの有効性が示唆されており，副作用も少ないことから使用しやすい．その他，免疫抑制薬や生物学的製剤などを用いた報告はあるが，その有効性は定まっていない．

▶ おわりに

今後も好酸球性消化管疾患患者が増加していく可能性があるため，その特徴を理解し鑑別疾患に挙げ，診断・治療につなげることが重要である．

文　献

1) 厚生労働省好酸球性消化管疾患研究班 編：幼児・成人好酸球性消化管疾患診療ガイドライン. 2020
https://www.jspaci.jp/news/member/20200915-1602/

2) Dhar A, Haboubi HN, Attwood SE et al：British Society of Gastroenterology (BSG) and British Society of Paediatric Gastroenterology, Hepatology and Nutrition (BSPGHAN) joint consensus guidelines on the diagnosis and management of eosinophilic oesophagitis in children and adults. Gut 71：1459-1487, 2022

3) Hirano I, Chan ES, Rank MA et al：AGA institute and the joint task force on allergy-immunology practice parameters clinical guidelines for the management of eosinophilic esophagitis. Ann Allergy Asthma Immunol 124：416-423, 2020

4) Lucendo AJ, Molina-Infante J, Arias Á et al：Guidelines on eosinophilic esophagitis：evidence-based statements and recommendations for diagnosis and management in children and adults. United European Gastroenterol J 5：335-358, 2017

5) Sawada A, Imai T, Ihara Y et al：Epidemiology and risk factors of eosinophilic esophagitis in Japan：a population-based study. Clin Gastroenterol Hepatol 22：2023-2032.e6, 2024

6) Fujiwara Y, Tanoue K, Higashimori A et al：Endoscopic findings of gastric lesions in patients with eosinophilic gastrointestinal disorders. Endosc Int Open 8：E1817-E1825, 2020

7) Fujiwara Y：Symptom-based diagnostic approach for eosinophilic esophagitis. J Gastroenterol 55：833-845, 2020

1. 消化管疾患

内視鏡鎮静に関するガイドライン

坂口賀基, 辻 陽介, 藤城光弘
東京大学医学部附属病院 消化器内科

▶「内視鏡診療における鎮静に関するガイドライン[1)]」とは

　近年，内視鏡技術の進歩により，消化器内視鏡は検査・診断中心から治療の占める割合が増加してきた．内視鏡治療は低侵襲に，患者の quality of life（QOL）を損なうことなく根治的治療も可能なことから，今後その需要はさらに高まることが予想される．しかしながら治療内視鏡は手技時間も長く，治療中の患者の苦痛も大きいことから，安全に内視鏡診療を行うためには鎮静下での施行が望ましいと考えられる．
　2002年，米国麻酔科学会（American Society of Anesthesiologists：ASA）により「非麻酔科医のための鎮静・鎮痛薬投与に関するガイドライン」が改訂，2018年には処置時鎮静に特化した「処置目的の中等度鎮静・鎮痛ガイドライン」が発表された．本邦でも日本消化器内視鏡学会から2013年に「内視鏡診療における鎮静に関するガイドライン」初版が刊行され，2020年には，最新の知見ならびに実臨床でのクリニカルクエスチョン（CQ）に対するエビデンスを集積した第2版が刊行された．今回はそれらの内容を一部紹介する．
　なお，ガイドライン内の推奨の強さとエビデンスレベルは「Minds 診療ガイドライン作成マニュアル 2017」[2)]に準じて作成されている（表1）．

表1　推奨の強さとエビデンスレベル

推奨の強さ
1：強く推奨する
2：弱く推奨する（提案する）
なし：明確な推奨ができない，もしくは推奨の強さを決められない

エビデンスレベル
A：強い根拠に基づく
B：中程度の根拠に基づく
C：弱い根拠に基づく
D：とても弱い根拠に基づく

▶内視鏡鎮静に用いる薬剤の種類

　代表的な鎮静薬（表2），鎮痛薬（表3）に関してまとめた．基本的には施設ごとに使い慣れた薬剤を使用すればよいと考えるが，いずれの薬剤も呼吸抑制・循環抑制などの偶発症が生じうることを念頭におき，検査中は常に患者のモニタリングを行う．

表2　代表的な鎮静薬とその特徴

鎮静薬	ベンゾジアゼピン系薬剤			プロポフォール	デクスメデトミジン
	ミダゾラム	ジアゼパム	フルニトラゼパム		
商品名	ドルミカム®	セルシン®	サイレース®	ディプリバン®	プレセデックス®
製　剤	10mg/2mL	10mg/2mL	2mg/1mL	500mg/50mL	200μg/50mL
使用例	0.02〜0.06mg/kg	5〜10mg	0.004〜0.03mg/kg	0.5〜2.0mg/kg	6μg/kg/h（ボーラス）
	静注	静注	静注	静注	0.2〜0.7μg/kg/h（維持）
半減期	2〜6時間	35時間	7時間	3相性	2時間
注意点		血管痛		血管痛	
循環抑制	○	○	○	○	○
呼吸抑制	○	○	○	○	×
拮抗薬	○	○	○	×	×

表3　代表的な鎮痛薬とその特徴

鎮痛薬	オピオイド系鎮痛薬		拮抗性鎮痛薬
	ペチジン塩酸塩	フェンタニル	ペンタゾシン
商品名	ペチジン塩酸塩®	フェンタニル®	ソセゴン®
製　剤	50mg/1mL	0.1mg/2mL	15mg/1mL
使用例	35〜50mg	1〜3μg/kg	15mg
	皮下注/筋注/静注	静注	静注
半減期	4時間	30分	1時間
注意点	嘔気, めまい	嘔気, めまい	
循環抑制	○	○	○
呼吸抑制	○	○	○
拮抗薬	○	○	×

▶ ガイドラインの CQ と解説

① 安全性

　CQ2では，合併症〔COPD（chronic obstructive pulmonary disease），心疾患，慢性腎不全，肝硬変，向精神薬服用，重症筋無力症など〕のある患者，高齢者および妊娠患者における鎮静に関して検討され，「麻酔科や他診療科へのコンサルトも含め

た評価を行い，基礎疾患に配慮した鎮静薬を選択することで安全に施行できる（推奨の強さ：2，エビデンスレベル：D）」としている．COPD患者では呼吸数低下につながる過鎮静を避けるとともに，CO_2ナルコーシスを予防するため酸素飽和度を上げ

内視鏡鎮静に関するガイドライン　191

すぎず88〜92％程度に維持することや，高齢者では加齢に伴う臓器機能低下により血圧低下，低酸素血症，不整脈，誤嚥のリスクが上がるため，鎮静薬を少量から開始することが必要である．

CQ7では緊急内視鏡における適切な鎮静法に関して検討され，「緊急対応ができる環境下で，確実なモニタリングを行い，拮抗薬のある鎮静薬もしくは半減期の短い鎮静薬を使用する（推奨の強さ：2，エビデンスレベル：D)」ことが提案された．ただし患者の全身状態不良（ショックや意識状態不良）時には鎮静が有用でない場合もあるため，症例ごとに適切に判断する．

拮抗薬のある鎮静薬として，ジアゼパム（セルシン）・ミダゾラム（ドルミカム）・フルニトラゼパム（サイレース），鎮痛薬としてペチジン塩酸塩・ペンタゾシン（ソセゴン）などが頻用されている．

2 有用性

CQ8，9では，鎮静が経口・経肛門的内視鏡に寄与するかを検討しており，経口的内視鏡では「受容性や満足度を改善し，検査・治療成績向上に寄与する（推奨の強さ：2，エビデンスレベル：A)」，経肛門的内視鏡では「不安・疼痛軽減，満足度上昇に貢献し，検査・治療成績向上に寄与する（推奨の強さ：2，エビデンスレベル：C)」としている．経口・経肛門的内視鏡いずれにおいても，患者側の観点（不快感，不安の軽減，再検査の希望率の上昇）および内視鏡施行医側の観点（満足度向上）ともに有用とされている．

3 薬剤選択

CQ10〜16では，経口・経肛門的な内視鏡検査，治療における適切なベンゾジアゼピン系薬剤の選択ならびに鎮痛薬との併用の有効性について検討されている．内視鏡検査においてはいずれも「鎮静効果および患者の満足度からミダゾラムの使用を提案する（推奨の強さ：2，エビデンスレベル：C)」が，内視鏡治療においてはいずれも「選択に関するエビデンスは乏しく，適切な薬剤は確立していない（推奨の強さ：なし，エビデンスレベル：D)」．また，短時間で比較的苦痛の少ない内視鏡治療では，ベンゾジアゼピン系薬剤単独あるいはペチジン塩酸塩などの鎮痛薬単独による鎮痛で対応可能なことが多いが，ESD（endoscopic submucosal dissection）などの長時間に及ぶ内視鏡治療では，ベンゾジアゼピン系薬剤＋鎮痛薬が併用されることも多い．なお，いずれのベンゾジアゼピン系薬剤（ミダゾラム，ジアゼパム，フルニトラゼパム）も保険収載条件に内視鏡時の鎮静が明記されておらず，査定されるかどうかには地域差などが介在することにも留意する．

CQ17，18では内視鏡におけるプロポフォール（ディプリバン）の有用性，および非麻酔科医によるプロポフォール使用の安全性につき検討されており，「麻酔深度に十分注意しASA-PS分類Ⅰ〜Ⅱ（全身疾患を認めないか，軽度の全身疾患はあるが日常生活は制限されない）の患者に限れば，気道確保など訓練を受けた医師によるプロポフォール使用は可能（推奨の強さ：2，エビデンスレベル：A）であり，適切なモニタリング下で使用されれば偶発症は

増加せず，回復・離床時間が短く，長時間手技の中断率が低く，医師・看護師・患者満足度が高い（推奨の強さ：2，エビデンスレベル：A）」とされた．ただしプロポフォールの副作用である呼吸抑制，循環抑制（徐脈，血圧低下）には十分注意が必要である．また，日本には非麻酔科医がプロポフォールを安全に使用するための教育システムや指針がないため，現時点では本邦で安全に使用できるかの明言は避けられている．

CQ19 ではデクスメデトミジン（プレセデックス）の内視鏡治療時の有用性に関して検討され，「長時間の鎮静が必要となる内視鏡治療時の鎮静に有用（推奨の強さ：1，エビデンスレベル：B)」とされた．本邦において，デクスメデトミジンは局所麻酔下における非挿管下での処置時の鎮静に対して保険適用となっており，内視鏡時の鎮静でも使用可能である．ベンゾジアゼピン系薬剤と異なり，呼吸抑制がほとんどな

く鎮静・鎮痛作用，交感神経抑制作用を有することから，非挿管下で行う内視鏡時に有用と考えられるが，副作用として徐脈，血圧低下があり，投与時には循環動態に十分注意する必要がある．

CQ20 では鎮静・鎮痛施行例での拮抗薬の有用性に関して検討されており，「ベンゾジアゼピン系薬剤およびオピオイド性鎮痛薬により誘発された呼吸抑制に対する拮抗薬として，それぞれフルマゼニルおよび塩酸ナロキソンの使用を推奨する（推奨の強さ：2，エビデンスレベル：B)」とされた．ミダゾラムによる呼吸抑制に対する拮抗作用は，フルマゼニル静注 2 分後には発現し，早期に呼吸抑制の解除が可能であるが，フルマゼニルの半減期がミダゾラムの半減期より短いため，再鎮静が起きる可能性があること，抗不安薬の服用者ではフルマゼニルの投与により痙攣発作や不安発作が誘発されることがあることに注意が必要である．

--- 文 献 ---

1) 日本消化器内視鏡学会内視鏡診療における鎮静に関するガイドライン委員会 編：内視鏡診療における鎮静に関するガイドライン（第 2 版）. 2020

2) 小島原典子，中山健夫，森實敏夫 他：Minds 診療ガイドライン作成マニュアル 2017. 日本医療機能評価機構，2017

トピックス

1. 消化管疾患

大腸 cold polypectomy ガイドライン

浦岡俊夫
群馬大学大学院医学系研究科 内科学講座 消化器・肝臓内科学

▶ 大腸 cold polypectomy ガイドラインとは

　従来の内視鏡的ポリープ切除術や内視鏡的粘膜切除術（endoscopic mucosal resection：EMR）には高周波通電を必要とするが，欧米では高周波通電を伴わない cold polypectomy が行われるようになってきた．より技術的に簡便で，安全なポリープ切除法として認知され，本邦でも導入・実施する施設が増加していった（図1）．一方で，適応や手技そのものにばらつきがあったためにガイドラインによる整

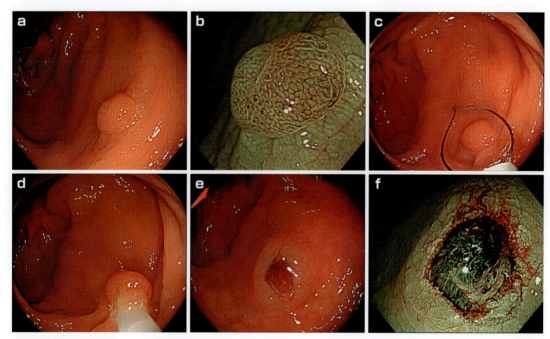

図1　大腸 cold polypectomy の実際
　a：下行結腸 5mm, 0-Is 型 polyp
　b：拡大 NBI 所見から，JNET Type 2A，腺腫と診断した．
　c, d, e：Cold snare polypectomy の適応と判断し，同手技にて病変を切除した．
　f：拡大 NBI にて，腫瘍の遺残がないことを確認した．

表1 大腸 cold polypectomy ガイドライン構成メンバー

〈日本消化器内視鏡学会　ガイドライン委員会〉
●担当理事 / 委員長
　藤本　一眞　（国際医療福祉大学医学部）
〈ワーキング委員会〉
●委員長 / 作成委員長
　田中　信治　（広島大学大学院医系科学研究科内視鏡医学）
●作成委員　　　（主），（副）
　浦岡　俊夫　（群馬大学大学院医学系研究科消化器・肝臓内科学）
　滝沢　耕平　（静岡県立静岡がんセンター内視鏡科）
●作成委員
　樫田　博史　（近畿大学医学部消化器内科）
　斎藤　豊　　（国立がん研究センター中央病院内視鏡科）
　矢作　直久　（慶應義塾大学医学部腫瘍センター）
　山野　泰穂　（札幌医科大学医学部消化器内科学講座）
　斎藤　彰一　（がん研有明病院下部消化管内科）
　久部　高司　（福岡大学筑紫病院消化器内科）
　八尾　隆史　（順天堂大学大学院医学研究科人体病理病態学）
　渡邊　昌彦　（北里大学北里研究所病院）
　吉田　雅博　（国際医療福祉大学市川病院人工透析・一般外科）
●評価委員
　斉藤　裕輔　（市立旭川病院消化器病センター）
　鶴田　修　　（聖マリア病院消化器内科）
　五十嵐正広　（がん研有明病院下部消化管内科）
　豊永　高史　（神戸大学附属病院光学医療診療部）
　味岡　洋一　（新潟大学大学院医歯学総合研究科分子・診断病理学）

備が求められていた．また，既存の「大腸 ESD/EMR ガイドライン（第2版）」（日本消化器内視鏡学会，2019年改訂）[1] には，cold polypectomy についての提言は含まれていないこともあり，本ガイドラインに追補する形で2021年に「大腸 cold polypectomy ガイドライン（大腸 ESD/EMR ガイドライン追補）」が発刊された[2]．ガイドライン作成には，「Minds 診療ガイドライン作成の手引き 2014」と evidence based medicine のもと，エキスパートによる委員構成とし（表1），大腸癌研究会，日本大腸肛門病学会，日本消化器病学会の協力を得た．執筆の形式は クリニカルクエスチョン（CQ）形式とし，後述する6つのCQを基本構成とした．

▶内視鏡ポリープ切除の意義−日本からのエビデンス

　大腸内視鏡検査にて発見された腺腫性病変の内視鏡切除が大腸癌の発生および死亡率の低下につながることが，米国で実施された臨床研究で証明されている[3]．米国で

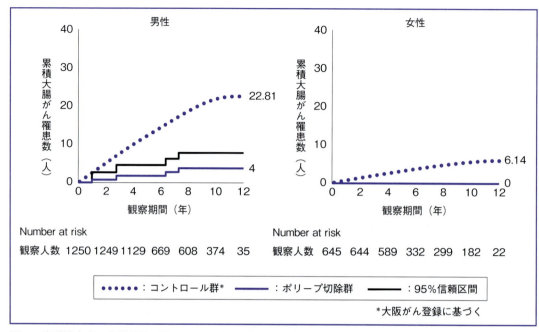

図2 腺腫性病変の内視鏡的切除による大腸がん発生の抑制効果　　　（文献4より和訳して引用）

は，内視鏡を用いた大腸がんスクリーニングが導入されており，実際，米国での大腸癌の年齢調整死亡率は1990年代後半から減少している．

一方で，日本での増加傾向であった大腸癌の年齢調整死亡率は，1992年の便潜血検査による大腸がん検診導入により減少傾向に転じるようになったが，極めて緩やかで，主要先進国と比較して高い．また，日本における大腸がん内視鏡スクリーニングおよび切除に関する臨床研究は存在しなかった．しかし，大腸腫瘍内視鏡切除後の適正な経過観察期間を設定することを多施設共同研究目的としたJapan Polyp Studyにおいて，RCT後のコホート研究が継続され，その結果の一部が最近報告された[4]．結果として，内視鏡切除により大腸癌発生率が約50％低下することが確認され，特に女性において顕著であった（図2）．日本からのエビデンスとして，大腸癌予防における内視鏡的ポリープ切除の有効性が示され，今後は，死亡率減少に寄与するかについてのさらなる報告が待たれる．

▶各CQ・ステートメントおよび解説

前述のごとく，本ガイドラインでは，6つのCQ提示およびステートメントが示されている．発刊後のエビデンスが発表されているが，本稿ではその内容も追加して各CQを解説する．

❶ 大腸 cold polypectomy の適応

内視鏡切除には，病変の根治性と切除検

体に対する病理組織学的診断の質の担保が求められる．と同時に，手技上の安全性や確実性なども十分に考慮されるべきである．そのため，切除法に対する適応病変の設定が臨床上重要である．まず，CQ1として，「Cold polypectomy の適応病変は？」を設定した．本 CQ に対するステートメントは，「病変の完全切除の観点から，腺腫と術前診断された 10 mm 未満の病変に限定されること」（推奨の強さ：1，エビデンスレベル：B）とした．癌は本手技の適応外としている第一の理由は，cold polypectomy での切除深度は浅く，癌の深達度判定をするための粘膜筋板および粘膜下層の病理組織学的評価が不十分であることにある．そのためにも，術前の画像強調・拡大観察を用いた精度の高い質的診断を推奨している．また，大きさの限定は，病理組織学的一括完全切除が得られる本手技の限界によるものである．

ここ数年，10 mm 以上の上皮性腫瘍に対する cold snare polypectomy の適応拡大についての報告が欧米を中心に散見される[5]．中型や一部の大型病変における内視鏡的ポリープ切除術は，分割切除とはなるが，手技関連偶発症の発症率を抑制することには同意できる．一方で，正確な病理組織診断が可能かは不明である．現在，短期成績のみの報告であり，長期成績を検討し，cold snare polypectomy が 10 mm 以上の上皮性腫瘍へと適応拡大するのかの判断が必要である．

② 大腸 cold polypectomy の偶発症

大腸 cold polypectomy に関連する偶発症について CQ2 と 3 に言及した．大腸

cold polypectomy においては，高周波通電による組織焼灼を伴う従来の内視鏡的ポリペクトミーや EMR と比べて，後出血・穿孔などの偶発症発症率は少ない傾向にあることが知られるようになった．それにより，CQ2「Cold polypectomy における偶発症は，通電を伴う内視鏡切除よりも少ないのか？」を設定した．ステートメントは，「通電を伴う内視鏡切除と比較して後出血は少なく，穿孔はほとんどない可能性がある」としたが，メタ解析で採用された本手技に関する各ランダム化比較試験（RCT）のほとんどは，偶発症を主要評価項目として検討されておらず，また，腸管穿孔症例は，採用された RCT では認められなかったために，推奨の強さ：なし，エビデンスレベル：C とせざるを得なかった．しかし，台湾において一般人口を対象とした大規模 RCT が実施され，後出血率は，cold polypectomy において有意に低率であった〔cold polypectomy 群：0.4 %（0.1～0.6）vs. 通電を伴う polypectomy 群：1.5 %（1.0～2.0）〕[6]．

一方で，穿孔については，術中・術後の穿孔症例の報告が散見されるようになった．その誘因として，スネア絞扼後に切除しきれない際のシースを力尽くで手前に引き込む動作，ステロイド内服患者などが挙げられている．

CQ3 は，「抗血栓薬内服患者における cold polypectomy の後出血のリスクは，通電を伴う内視鏡切除よりも低いか？」とし，抗血栓薬内服患者における本手技の後出血のリスクを問うものとした．高齢化社会における抗血栓薬内服患者数の増加により，より重要な CQ と考えられた．ステー

トメントは,「抗血栓薬内服患者の後出血のリスクが低い可能性がある」(推奨の強さ:なし,エビデンスレベル:C)とした.これまで抗血栓薬内服中であってもcold polypectomy後の出血率は少なく,抗血栓薬の中止による血栓症リスクやヘパリン置換術により生じる後出血リスクを回避する可能性が示唆されている.エビデンスレベルは低く,さらなる大規模な臨床研究の実施が望まれる.

3 大腸cold polypectomy検体の病理組織診断精度と根治切除の判定

大腸cold polypectomy検体の病理組織診断精度に関するCQ4「Cold snare polypectomy検体における病理組織学的診断精度は,通電を伴う内視鏡切除検体と同等か?」を設定した.ステートメントは,「病変の組織学的質的診断は同等もしくは優れていると考えられるが,断端診断は劣ることが多い」(推奨の強さ:なし,エビデンスレベル:C)とした.前述のような本手技による切除深度が浅いことによる粘膜筋板および粘膜下層の病理組織学的診断の不確実性と熱変性がないためによる真の断端陰性の判定の困難性を挙げた.本手技を行う上で認識すべき現状である.

さらには,CQ5として,切除標本による病理組織診断が「"がん"であった場合,追加外科切除をすべきか?」を設定した.エビデンスは少ないが,病理組織診断的根治判定の困難性により,ステートメントは,「深部断端陽性や深達度などの詳細な病理組織学的因子が判定不能の場合は早期に大腸内視鏡を再検し,必要に応じて追加内視鏡切除あるいは追加外科切除を考慮

すべきである」(推奨の強さ:2,エビデンスレベル:D)とした.本手技による切除検体における深部断端陽性や深達度などの病理組織診断精度の低さから,このように提唱したが,今後,症例を集積し,この問題への対応を検討継続すべきである.あらためて,拡大内視鏡を用いた正確な術前内視鏡診断が強く求められることを確認し,それが不可能な場合は,cold polypectomyに固執することなく通電を伴う内視鏡切除を考慮すべきである.

4 大腸cold polypectomy後の遺残・局所再発割合

CQ6には,「Cold polypectomy後の遺残・局所再発割合は,通電を伴う内視鏡切除後よりも高いのか?」を設定した.ステートメントは,「cold polypectomy後の局所遺残割合は従来のポリペクトミーとほぼ同等である」(推奨の強さ:なし,エビデンスレベル:C)と「cold polypectomy後の局所遺残割合はEMRより高い可能性があるが,現時点では明らかでない」(推奨の強さ:なし,エビデンスレベル:D)とした.小病変への高周波を伴う内視鏡切除後の遺残・局所再発はほとんど認められないが,高周波通電による焼灼効果のないcold polypectomyではより高いと考えられるためである.しかし,サーベイランス内視鏡によるcold polypectomy後瘢痕の同定は困難な場合が少なく,多数例かつ経過観察期間の十分な前向き研究によるデータが存在しないため,遺残・局所再発について言及することは困難である.今後の症例集積による検討が期待される.

おわりに

　本稿では，大腸 cold polypectomy ガイドラインの紹介と本ガイドライン発刊後の複数のエビデンスについて解説した．解説したように本ガイドラインのエビデンスは十分でない点もあるが，専門家間ではある一定のコンセンサスは得られている．本ガイドラインの英語バージョンも発刊されており[7]，本手技のメリットおよびデメリットが各方面で理解され，国内外で活用されることが期待される．また，大腸内視鏡切除に関連するエビデンスの集積が進んでいる現状から，現在，日本消化器内視鏡学会では，大腸 ESD/EMR ガイドラインと大腸 cold polypectomy ガイドラインを統合した形で，「大腸腫瘍に対する内視鏡切除ガイドライン」の作成作業が開始されている．

文　献

1) 田中信治，樫田博史，斎藤　豊 他：大腸 ESD/EMR ガイドライン（第 2 版）．Gastroenterol Endosc 61：1321-1344, 2019

2) 浦岡俊夫，滝沢耕平，田中信治 他：大腸 cold polypectomy ガイドライン（大腸 ESD/EMR ガイドライン追補）．Gastroenterol Endosc 63：1147-1158, 2021

3) Zauber AG, Winawer SJ, O'Brien MJ et al：Colonoscopic polypectomy and long- term prevention of colorectal-cancer deaths. N Engl J Med 366: 687-696, 2012

4) Sano Y, Hotta K, Matsuda T et al；Japan Polyp Study Workgroup：Endoscopic removal of premalignant lesions reduces long-term colorectal cancer risk: results from the Japan Polyp Study. Clin Gastroenterol Hepatol 22：542-551. e3, 2024

5) O'Sullivan T, Cronin O, van Hattem WA et al：Cold versus hot snare endoscopic mucosal resection for large（≥15 mm）flat non-pedunculated colorectal polyps：a randomised controlled trial. Gut 73：1823-1830, 2024

6) Chang LC, Chang CY, Chen CY et al：Cold versus hot snare polypectomy for small colorectal polyps：a pragmatic randomized controlled trial. Ann Intern Med 176：311-319, 2023

7) Uraoka T, Takizawa K, Tanaka S et al：Guidelines for Colorectal Cold Polypectomy（supplement to "Guidelines for Colorectal Endoscopic Submucosal Dissection/Endoscopic Mucosal Resection"）. Dig Endosc 34：668-675, 2022

1. 消化管疾患

クローン病小腸狭窄に対する内視鏡的バルーン拡張術ガイドライン

矢野智則, 山本博徳
自治医科大学内科学講座 消化器内科学部門

▶ POINT

クローン病では炎症をコントロールできても，線維性狭窄が残ってQOLを悪化させる．小腸の線維性狭窄はこれまで外科的手術で治療されることが多かったが，バルーン内視鏡を用いた内視鏡的バルーン拡張術を行うことで外科手術を回避できるようになってきた．ただし，再狭窄することも多く，内科的治療で深寛解を維持することが重要である．

▶ ガイドラインの現況とバックグラウンド

バルーン内視鏡（balloon assisted enteroscopy：BAE）の登場により深部小腸の内視鏡治療が可能となり，外科的治療に代わる低侵襲治療として，小腸狭窄に対する内視鏡的バルーン拡張術（endoscopic balloon dilation：EBD）が近年普及しつつある．これを踏まえ，EBDの標準的な方法と残された課題をまとめるため，2015年に作成された「小腸内視鏡診療ガイドライン」の追補版として「クローン病小腸狭窄に対する内視鏡的バルーン拡張術ガイドライン」が2021年に作成[1]された．本稿では，このガイドラインに基づいたクローン病小腸狭窄に対するEBDについて解説する．

▶ どういう疾患・病態か

クローン病は慢性炎症性腸疾患（inflammatory bowel disease：IBD）のひとつで，比較的若年で発症し，口から肛門までの全消化管に全層性の炎症をきたし，再燃・寛解を繰り返すうちに腸管ダメージが蓄積され，変形・狭窄を生じ，穿孔して膿瘍や瘻孔を形成することもある疾患である．

■1 EBDの意義

生物学的製剤の登場により，クローン病に対する内科的治療は大きく進歩し，炎症のコントロールが可能になってきた．しか

200 　1．消化管疾患

し，炎症がコントロールできた後も，過去の炎症によって蓄積した腸管ダメージによる小腸狭窄は閉塞症状の原因となり，クローン病患者のQOLを低下させる大きな要因となる．また，小腸狭窄を外科的に切除してもクローン病そのものは完治せず，再燃から狭窄を生じて外科的切除を繰り返せば，短腸症候群となってしまう．

EBDにより狭窄症状が改善すれば，その後仮に再狭窄してEBDを繰り返し行ったとしても，外科的切除を回避できれば短腸症候群とはならない．クローン病患者の長期予後において，その臨床的意義は非常に大きい．

小腸狭窄による腸内容の停滞は，腸内細菌叢の異常増殖を促し，クローン病再燃の原因となることも考えられる．EBDにより腸内容の停滞が改善されれば，再燃リスクの低減につながる可能性も期待される．

② BAE の挿入経路と腸管前処置

クローン病の小腸病変は遠位回腸に多く分布するため，距離的に近い経肛門でBAEを挿入することが多い．しかし，目的とする狭窄まで経肛門で到達困難な場合は，経口で挿入すると変形が少なく容易に到達できる場合もある．また，広範囲の小腸に狭窄が多発する場合には，経肛門・経口の両方からのBAEを計画する．

経肛門BAEでは腸管前処置が必要となるが，狭窄の影響で残渣が残りやすい．前日もしくは前々日から経口摂取を流動食や成分栄養剤のみとし，徐放性5-アミノサリチル酸製剤は休薬しておく．腸管洗浄剤をBAE当日の朝に一気に服用すると狭窄症状の出現が危惧されるため，半量ずつ前

日と当日に分けるなど，時間をかけて服用させる．

腸管洗浄剤を小腸に溜めた状態で，CTもしくはMRIを撮影してCT/MR enterographyとすれば，病変分布，瘻孔や膿瘍の合併を把握できる．

③ EBD の適応と禁忌

クローン病の狭窄には，活動性炎症による腸管壁肥厚で起きる炎症性狭窄と，活動性炎症が治まった後の線維化で起きる線維性狭窄の2種類がある．炎症性狭窄は内科的治療による炎症コントロールで治療し，炎症が治まった後に残る線維性狭窄がEBDの対象となり，狭窄症状や狭窄前拡張を伴う線維性狭窄がEBDの適応となる．

狭窄長が長いほど治療成績が悪く，4～5cmまでの狭窄がよい適応と考えられる．吻合部狭窄も，非吻合部狭窄と同様の効果・安全性が期待できる．

狭窄の個数には制限なく，手技的に可能であればEBDを行う[2]ことが，本ガイドラインでは推奨されている．

深い潰瘍が存在する場合には，穿孔の危険があるためEBDを避けるべきだが，浅い潰瘍であればEBDは可能である．ただし，潰瘍を認める例ではEBD後の長期予後が悪い傾向にある[3]ため，粘膜治癒を目指して治療最適化を検討すべきである．

膿瘍や瘻孔を伴う狭窄はEBDの対象としない．治療により膿瘍が消失した後はEBDが有効である可能性がある．癒着を伴う強い屈曲を伴う狭窄では，拡張用バルーンによって強制的に直線化されるため，狭窄部分だけでなく狭窄の前後に穿孔するリスクがあり，注意する必要がある．

また，悪性腫瘍が合併した狭窄の可能性も念頭におき，異型上皮を疑う領域が認められれば組織生検する．

4 EBD の偶発症

EBD に伴う穿孔や高度出血，外科的治療を要するような主要な偶発症の発生確率は患者数ベースで 3.21％，手技数ベースで 1.82％である．

5 EBD の実際[4]

BAE で狭窄部に到達したら，ガイドワイヤを狭窄部に通した後に拡張用バルーンを通す．透視画像で拡張用バルーンが屈曲している場合には，腸管形状を整えて屈曲を解消しておく．加圧器でバルーンを拡張していく際，特に最初はゆっくりと圧を上げていくほうがよい．

バルーン拡張で目標とする拡張径は，有効性の観点からは 12～15 mm を推奨する．しかし，内径が大きくなれば穿孔のリスクも高まるため，安全性の観点からは EBD 前の狭窄径に応じて調整すべきである．目盛り付き先端細径透明フード（キャストフード，トップ株式会社）を BAE 先端に装着し，狭窄部に押し当てて白色輪が透見できたところの目盛りを読み取れば，線維性狭窄の内径を客観的に計測でき，それを指標として拡張径を検討できる．

拡張用バルーンを拡張させたまま維持する時間については，施設間で差があり 30 秒～2 分で実施されているが，至適時間は確立されていない．

6 EBD 後の再狭窄と今後の課題

EBD を行っても再狭窄して EBD を繰り返すことがあるが，再狭窄に影響する因子は確定していない．従来の臨床研究では，患者の食事習慣や意向に左右される閉塞症状の再発や外科手術への移行を指標としてきた．再狭窄を防ぐためには，何を指標にどのような治療を行うべきか，狭窄内径の変化を客観的な指標とした研究[5]が望まれる．

また，今回作成されたガイドラインでは，狭窄症状や狭窄前拡張を伴っていない狭窄に対し予防的・計画的に EBD を行うことは，有効性についてのエビデンスが未集積のため，ガイドラインとしての推奨は見送られた．私見であるが，スコープが通過しない狭窄に EBD を行って観察範囲を拡大することは，クローン病の病状を把握して治療を最適化するために有意義と考えられる．また，狭窄症状や狭窄前拡張を伴うほど高度の狭窄になってから EBD を行うよりも，軽度の狭窄のうちに EBD したほうが，安全性の面でも有利と考えられる．この予防的・計画的 EBD の是非についても，研究していく必要がある．

▶ 専門医に紹介するタイミング

本邦のクローン病患者の多くが小腸病変を有する一方で，大腸病変に比べて小腸病変は治りにくいうえに臨床症状や採血検査異常が出にくく，不十分な治療のまま経過することが多い．その結果，徐々に小腸狭窄が進行していき，閉塞症状が出たときに

は多数の高度狭窄を生じていることが珍しくない.

クローン病患者の診療においては，この点に留意して小腸病変の適切なモニタリングと治療最適化を繰り返す必要がある．小腸病変のモニタリングができない施設は，クローン病と診断した時点で，小腸病変のモニタリングが可能な施設に紹介したほうがよい.

▶ 専門医からのワンポイントアドバイス

小腸狭窄が存在する状態で，制限なく食事摂取すれば腸閉塞を発症して，最悪の場合は小腸穿孔となる場合もある．すべての狭窄に対して十分な EBD 治療を完遂できるまでの数ヵ月は，成分栄養剤を中心とする食餌療法を行うことが望ましい．成分栄養剤の受容性については個人差が大きいが，外来でいきなり成分栄養剤を処方するのではなく，入院して1日でも絶食期間を作ってから少量で開始すれば受容しやすくなる.

文 献

1) 山本博徳，矢野智則，荒木昭博 他：クローン病小腸狭窄に対する内視鏡的バルーン拡張術ガイドライン（小腸内視鏡診療ガイドライン追補）. Gastroenterol Endosc 63：2253-2275, 2021

2) Oguro K, Yano T, Sakamoto H et al：Sequential endoscopic balloon dilations using a calibrated small-caliber-tip transparent hood for a patient with 10 ileal strictures secondary to Crohn's disease. Endoscopy 54：E664-E665, 2022

3) Hibiya S, Ohtsuka K, Takenaka K et al：Mucosal healing of small intestinal stricture is associated with improved prognosis post-dilation in Crohn's disease. BMC Gastroenterology 22：218, 2022

4) 矢野智則，坂本博次，小林泰俊 他：手技の解説 クローン病小腸狭窄に対する内視鏡的バルーン拡張術（動画付き）. Gastroenterol Endosc 60：1107-1115, 2018

5) Dashnyam U, Nagayama M, Yano T et al：Maintenance of complete mucosal healing is associated with avoiding restenosis after endoscopic balloon dilation of Crohn's disease-related small intestinal strictures. DEN Open 3：e239, 2023

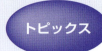

1. 消化管疾患

大腸内視鏡サーベイランスに関するガイドライン

松田尚久
東邦大学医療センター大森病院 消化器内科

▶「大腸内視鏡スクリーニングとサーベイランスガイドライン」[1] とは

 本邦における大腸癌の年齢調整死亡率は，便潜血検査を用いた大腸がん検診が開始された1992年以降，減少傾向にあるものの近年は下げ止まりの状態である．大腸癌のスクリーニング法として，確固とした死亡率減少効果が証明されている便潜血検査であるが，検診受診率および精検受診率の低迷が課題であり，より病変の検出能が高い全大腸内視鏡検査（total colonoscopy：TCS）の大腸がん検診での有効活用への期待が高まっている．日本消化器内視鏡学会では，2017年に「大腸内視鏡スクリーニングとサーベイランスガイドライン」[1] の作成委員会を立ち上げ，修正Delphi法を用いた議論を重ねながらその作成を進め，2020年8月に同ガイドラインが完成し刊行された．

▶ガイドラインの構成

 「大腸内視鏡スクリーニングとサーベイランスガイドライン」では，TCSを用いたスクリーニング・サーベイランスに関連する基本的知識（background knowledge：BK）8項目が最初に提示され，続いて20項目のclinical question（CQ）に対するステートメントと解説文を掲載している．CQでは，「大腸内視鏡によるスクリーニング」，「大腸内視鏡検査の実際（挿入・観察・診断/治療）」，「大腸内視鏡検査・治療後のフォロー・サーベイランス」を網羅している．本ガイドラインはMinds診療ガイドライン作成の手引き2014[2] に基づいて作成され，大腸内視鏡サーベイランスに関するCQは**表1**に示すCQ15〜20の6項目である．本稿では，腫瘍性病変に対する内視鏡的切除後のサーベイランスTCS間隔に焦点をあて，CQ16〜18について概説する．

表 1　大腸内視鏡サーベイランスに関するガイドライン CQ の構成

	[Ⅲ] 大腸内視鏡検査の実際（Ⅲ-3 サーベイランス，その他）
CQ 15	初回スクリーニング大腸内視鏡で腫瘍性病変を認めない場合の対応は？
CQ 16	初回スクリーニング大腸内視鏡で腺腫（2 個以内，advanced adenoma 以外）を認め切除した場合のサーベイランスの方法・間隔は？
CQ 17	初回スクリーニング大腸内視鏡で腺腫（3〜9 個，advanced adenoma 以外）を認め切除した場合のサーベイランスの方法・間隔は？
CQ 18	初回スクリーニング大腸内視鏡で advanced neoplasia，10 個以上の non-advanced adenoma を認め切除した場合のサーベイランスの方法・間隔は？
CQ 19	大腸がん術後のサーベイランス内視鏡間隔は？
CQ 20	初回スクリーニング大腸内視鏡で SSL を認め切除した場合のサーベイランスは必要か？

▶ ガイドラインの CQ と解説

CQ16〜18 は，初回スクリーニング TCS 所見に基づく，内視鏡切除後サーベイランス TCS 間隔に関するものである．本稿では，欧米のガイドラインと日本のガイドラインとを比較しながら解説する．米国 US-MSTF ガイドライン（2020 年改訂版）[3] では，初回の TCS 所見による 2 回目のサーベイランス TCS の推奨時期が，きめ細やかに設定されている（**表 2**）．一方，欧州（ESGE）ガイドライン（2020 年改訂版）[4] の特徴として，初回のスクリーニング TCS にて大腸癌リスクが低いと判断された場合には，可能な限り TCS を温存し，スクリーニング TCS のリソースを確保しようとしている点が挙げられる（**表 3**）．

CQ16［初回スクリーニング TCS で腺腫（2 個以内，advanced adenoma 以外）を認め切除した場合のサーベイランスの方法・間隔は？］に対する本ガイドラインのステートメントは，「3〜5 年後の TCS によるサーベイランスを提案する」（**表 4**）であるのに対し，米国ガイドラインでは 7

〜10 年後の TCS，欧州ガイドラインでは 10 年後の TCS あるいは便潜血検査によるフォローアップが推奨されている．

CQ17［初回スクリーニング TCS で腺腫（3〜9 個，advanced adenoma 以外）を認め切除した場合のサーベイランスの方法・間隔は？］については，本ガイドラインのステートメントは，「3 年後の TCS によるサーベイランスを提案する」であるが，米国ガイドラインでは 3〜4 個の場合は 3〜5 年後，5〜9 個の場合は 3 年後と細かく推奨すべき検査間隔が設定されている．一方，欧州ガイドラインでは 3〜4 個の場合は low risk group として取り扱い 10 年後の TCS あるいは便潜血検査によるフォローアップを，5〜9 個の場合は 3 年後の TCS が推奨されている．

CQ18［初回スクリーニング大腸内視鏡で advanced neoplasia，10 個以上の non-advanced adenoma を認め切除した場合のサーベイランスの方法・間隔は？］に対する本ガイドラインのステートメントは，「1

表 2 米国におけるポリープ切除後サーベイランス間隔

初回検査所見	推奨検査間隔（年）
腫瘍性ポリープなし	10
10mm 未満の管状腺腫，1〜2 個	7〜10
管状腺腫，3〜10 個	3〜4 個：3〜5
	5〜10 個：3
10mm 以上の管状腺腫	3
絨毛状腺腫	3
High grade dysplasia	3
10 個を超える管状腺腫	1
Sessile serrated polyp（異型なし）	1-2 SSPs，＜10mm：5〜10
	3-4 SSPs，＜10mm：3〜5
	5-10 SSPs，＜10mm：3
Sessile serrated polyp（異型あり or 10mm 以上 or 鋸歯状腺腫）	3
Serrated polyposis syndrome	1

（文献 3 を参照して作成）

表 3 欧州におけるポリープ切除後サーベイランス間隔

初回検査所見	推奨検査間隔（年）
Low risk（LR）group*	10[§]（Return to screening）
High risk（HR）group**	3
10 個以上の腫瘍性病変	Genetic counselling
2 回目の検査所見（初回 HR 群）	
High risk adenoma なし	5
High risk adenoma あり**	3

*High risk group に該当しない場合.
**High risk の定義：10mm 以上の腺腫，high grade dysplasia，5 個以上の腺腫，10mm 以上の鋸歯状病変，異型のある鋸歯状病変，以上のいずれかに該当する場合.
[§]：Return to screening；独自のスクリーニングプログラムがない場合は 10 年後の TCS を推奨.

（文献 4 を参照して作成）

〜3 年後の TCS によるサーベイランスを提案する」とし，特に粘膜内癌（Tis），粘膜下層浸潤癌（T1），10 個以上の腺腫，20mm 以上の腺腫を内視鏡的に完全切除した場合には，1 年後のサーベイランスが望ましいと追記している．米国ガイドライ

表4 「大腸内視鏡スクリーニングとサーベイランスガイドライン」におけるポリープ切除後サーベイランス間隔
（文献1を参照して作成）

初回検査所見	推奨検査間隔（年）
腫瘍性ポリープなし	定期的な FIT 検診を提案する*
腺腫，1～2個（advanced adenoma 以外）	3～5
腺腫，3～9個（advanced adenoma 以外）	3
Advanced neoplasia**	1～3
Tis，T1，10個以上の腺腫，20mm 以上の腺腫	1

*本邦において初回スクリーニング法として TCS が導入された場合，腫瘍性病変がない場合には5年後のスクリーニング TCS を考慮する（FIT：免疫便潜血検査）．
**ここでは，Tis 癌と T1 癌を除く，径10mm 以上の腺腫および villous 成分を有する病変を想定．

ンおよび欧州ガイドラインでも，同様に3年後のサーベイランス TCS が推奨されており，欧州ガイドラインでは10個以上の腺腫を認めた場合には genetic counselling の実施が推奨されている．

腫瘍性病変に対する内視鏡切除後サーベイランスに関する3つの CQ を通して，本ガイドラインでは，欧米のガイドラインに比べてより短期間でのサーベイランス TCS が推奨されている．これは，本ガイドラインが大腸癌死亡抑制のみならず大腸浸潤癌の発生予防と腸管温存を目指していること，さらに，急速に発育すると考えられている *de novo* 癌や見逃しやすい側方発育型大腸腫瘍（laterally spreading tumor：LST）による post-colonoscopy colorectal cancer（PCCRC）のリスクを最小限に抑えることを念頭においていることによる．

本ガイドラインは，主に海外からの研究データを引用しながら，本邦の内視鏡診療事情も鑑みて作成された．今後，JPS コホート[5] をはじめとした日本独自のデータを用いて，よりエビデンスレベルの高いものにアップデートしていく必要がある．

文献

1) 斎藤 豊，岡 志郎，河村卓二 他：大腸内視鏡スクリーニングとサーベイランスガイドライン．Gastroenterological Endoscopy 62：1519-1560, 2020

2) 福井次矢，山口直人 監：Minds 診療ガイドライン作成の手引き 2014. 医学書院，2014

3) Gupta S, Lieberman D, Anderson JC et al：Recommendations for follow-up after colonoscopy and polypectomy：a consensus update by the US Multi-Society Task Force on Colorectal Cancer. Gastroenterology 158：1131-1153, 2020

4) Hassan C, Antonelli G, Dumonceau JM et al：Post-polypectomy colonoscopy surveillance：European Society of Gastrointestinal Endoscopy（ESGE）Guideline-Update 2020. Endoscopy 52：687-700, 2020

5) Matsuda T, Fujii T, Sano Y et al：Randomised comparison of postpolypectomy surveillance intervals following a two-round baseline colonoscopy：the Japan Polyp Study Workgroup. Gut 70：1469-1478, 2020

1. 消化管疾患

免疫チェックポイント阻害薬による腸炎

浜本康夫
東京科学大学（旧 東京医科歯科大学）臨床腫瘍学分野

▶免疫チェックポイント阻害薬関連腸炎の特徴

　免疫チェックポイント阻害薬（ICI）関連腸炎（irAE腸炎）は抗CTLA-4抗体では約20〜30％，抗PD-1/PD-L1抗体では10〜20％に認め，そのうち3〜6％，1〜3％に米国国立がん研究所による有害事象共通用語基準（CTCAE）Grade 3〜4に相当する重篤な下痢を合併する症例を認めている．また抗CTLA-4抗体と抗PD-1抗体の併用療法ではさらにリスクは増加し，20〜40％に下痢・腸炎を合併し，重症例はそれぞれ10％前後と，単剤治療のときよりも頻度が上昇する．抗CTLA-4抗体によるirAEに関しては用量依存することが知られており，近年の報告ではこの頻度も減少している傾向である[1〜5]．

　発症までの期間については，抗CTLA-4抗体では中央値としては初回投与から1ヵ月程度となる．一方，抗PD-1/PD-L1抗体では抗CTLA-4抗体よりも発現時期が遅く治療開始から2〜4ヵ月後にみられることが多いとされているが，1年以上経過した後に発症した症例も報告されている．

　下痢以外にも腸炎の症状として腹痛，血便などを認めることもあり，重篤な症例では穿孔をきたす症例もあり，早期の診断，治療が必要である．殺細胞性の抗がん薬による下痢では対症療法のみで粘膜再生をきたせば治癒するのに対し，irAE腸炎は速やかなステロイドなどの免疫抑制薬による治療が必要となる．

▶免疫チェックポイント阻害薬関連腸炎のマネジメント

1 irAE腸炎の診断・検査所見

　ICI投与中もしくは投与歴のある患者に下痢や腹痛など腹部症状を認めた場合にはirAE腸炎を考えるが，感染性腸炎を含めた鑑別診断が重要となるため，便培養検査による細菌性腸炎の鑑別に加え，*Clostridioides difficile*（CD）関連腸炎ならびにCMV腸炎も鑑別する．CMV腸炎は血中抗原陰性でも否定できない．そのため遷延する難治性ステロイド抵抗性の腸炎の際には組織学的な評価による再評価を検討する．

　CTや下部消化管内視鏡検査は，腸炎の診断に加え，炎症の範囲や重症度を評価す

るのにも有用である．CT は診断の感度は低いため除外診断には適さないものの，内視鏡と比べ簡便で病変の範囲や穿孔の評価，膿瘍などに有用である．腸管壁の浮腫，肥厚が重要な所見である．また，各種ガイドラインでも強調されエビデンスの集積があるのは下部消化管内視鏡検査である．内視鏡所見は，発赤・血管透見の消失・びらん・潰瘍などで，炎症性腸疾患に類似した所見として観察されることが多いとされるが，非特異的な所見のみの場合もあり注意が必要である．また 20〜30％程度は粘膜所見のない組織学的な所見のみの irAE 腸炎があるため[5]，組織採取を必ず実施することが重要である．罹患範囲が広く潰瘍形成を認める腸炎はステロイド抵抗例が多く治療効果の予測に有用である．内視鏡的な重症度分類は，CTCAE による重症度分類よりも治療効果予測に関係するとの報告があり，必要に応じて繰り返し実施することが提案される[6]．下痢症状が著しい場合には強い前処置を行わず浣腸程度で検査に踏み切るなど配慮が望ましい．大腸炎以外にも，上部消化管や小腸に炎症をきたすことがあり，症状に合わせて大腸以外の腸管の評価も考慮する必要がある．なお，内視鏡へのアクセス不良な施設の場合に，便中ラクトフェリン測定（緊急内視鏡の可否判断）や便中カルプロテクチン（病態活動性の判断）を利用するという選択肢もある．

irAE 腸炎の病理所見としては，好中球やリンパ球の浸潤，陰窩膿瘍などの急性炎症所見を認めるのが一般的である．殺細胞性抗がん薬あるいは分子標的薬剤併用時の下痢の鑑別ポイントは，ICI による下痢・大腸炎は少なくとも 1 ヵ月程度経過してから発症するのに対して，殺細胞性抗がん薬あるいは分子標的薬剤の場合には治療開始初期に生じることが多い．またチロシンキナーゼ阻害薬による下痢は，薬剤の半減期が短いためチロシンキナーゼを休止すると速やかに下痢が改善することから容易に鑑別可能である．

2 治 療

irAE 腸炎に対する治療は，CTCAE を用いて下痢・腸炎の重症度を評価し，軽症，中等症，重症と大きく 3 段階に分けて考える（**表 1**）．ただし前述したように，下痢・腸炎の臨床症状による重症度分類は治療効果を予測するには不十分と指摘があり，内視鏡的な重症度分類のほうが適切と考えられている．MD アンダーソンがんセンターの提案した内視鏡分類が，潰瘍の有無，大きさ（1cm），深さ（2mm），潰瘍個数（3 個）に加えて罹患範囲（左側限局，全結腸）で重症度分類されており，シンプルで理解しやすい（**表 2**）[7]．また内視鏡による分類に関しては，潰瘍性大腸炎で用いられる Mayo スコアと後方視的に比較し検討されており，免疫関連腸炎内視鏡スコアが最もステロイド抵抗性の予測に役立つと報告されている[8]．

1. 軽症〜中等症

排便回数の増加が 4 回未満であり，その他の腹部症状を伴わないような軽症例では，原因となっている ICI を継続したまま対症療法のみで経過をみることが可能である．排便回数が 4〜6 回増加している症例は中等症と判断され，軽症例と同様にロペラミドやメサラジンなどの対症療法で経過

免疫チェックポイント阻害薬による腸炎　209

表1　各種ガイドラインの抜粋

ガイドライン	Grade1	Grade2	Grade3
NCCN 2024年	・継続可能 ・対症療法で2～3日 ・症状が続く場合にはラクトフェリン・カルプロテクチン測定	・投与休止 ・PSLあるいはmPSL 1mg/kg/日 ・2～3日で改善なければPSL 2mg/kg/日に増量しインフリキシマブ追加を検討 ・インフリキシマブ不応あるいはインフリキシマブ禁忌例にベドリズマブを検討 ・インフリキシマブ・ベドリズマブ不応であればトファシチニブかウステキヌマブ	・投与休止（イピリムマブは再開不可，PD-1/PD-L1はGrade1になれば再開可能） ・入院し支持療法 ・mPSL静注1～2mg/kg/日 ・1～2日で改善なければステロイドを継続したままインフリキシマブ・ベドリズマブを積極的に検討 ・インフリキシマブ・ベドリズマブ不応であればトファシチニブかウステキヌマブ
ASCO 2021年	・継続可能 ・対症療法で3日間ごとにモニタ	・投与休止（再開可能） ・PLS 1mg/kg/日 ・72時間以内の改善がない場合や内視鏡で高リスクの場合はインフリキシマブかベドリズマブを検討 ・Grade1に改善すれば4～6週かけて減量，生物製剤使用時は早めに減量 ・インフリキシマブ・ベドリズマブ不応であればトファシチニブかウステキヌマブ	・投与休止 ・PLS 1～2mg/kg/日 ・72時間以内の改善がない場合や内視鏡で高リスクの場合は早期のインフリキシマブかベドリズマブを検討 ・Grade1に改善すれば4～6週かけて減量，生物製剤使用時は早めに減量 ・インフリキシマブ・ベドリズマブ不応であればトファシチニブかウステキヌマブ
ESMO 2022年	・継続可能 ・持続する下痢にはPSL 40～60mg/日	・投与休止（再開可能） ・PSL 40～60mg/日 ・十分な効果が得られない場合にはインフリキシマブかベドリズマブを検討	・投与休止（再開可能） ・厳密な観察目的に入院を強く推奨 ・mPSL静注1mg/kg/日 ・mPSL静注で3～5日で反応した場合は経口に変更し4～8週かけて減量 ・ステロイド不応の場合にはインフリキシマブ（0週，2週，6週）を投与（特に広範な腸炎と潰瘍形成例，内視鏡未施行例でカルプロテクチン高値（>400μg/mg），CTLA4抗体＋PD-1抗体症例） ・ベドリズマブ（0週，2週，6週）は治療効果発現が遅いもののオプションとなる ・インフリキシマブは急性で重篤な腸炎や複数irAEを有する症例に対して選択肢となる ・インフリキシマブ・ベドリズマブ不応であればトファシチニブかウステキヌマブ

（次頁へ続く）

ガイドライン	Grade1	Grade2	Grade3
SITC 2021年	・記載なし	・投与休止（再開可能：Grade1以下に安定しPSL10mg/日以下） ・PSL 1mg/kg/日 ・Grade1に改善してから4週以内に終了 ・3〜5日以内に反応しない，減量中に腸炎増悪，内視鏡所見で重篤な潰瘍がある場合はインフリキシマブ3回投与 ・インフリキシマブ2回投与し改善がなければ3回目は中止しベドリズマブを3回投与	・投与休止（再開可能：Grade1以下に安定しPSL10mg/日以下） ・PSL静注 1〜2mg/kg/日 ・Grade1に改善してから4週以内に終了 ・3〜5日以内に反応しない，減量中に腸炎増悪，内視鏡所見で重篤な潰瘍がある場合はインフリキシマブ3回投与 ・インフリキシマブ2回投与し改善がなければ3回目は中止しベドリズマブを3回投与
JSMO 2023年	・継続可能	・投与休止（再開可能：ベースラインまたはGrade1以下に回復した場合，抗CTLA4抗体薬は永続的な中止を考慮） ・症状が3日より長く続く場合にステロイド全身投与0.5〜1mg/kg/日　経口または全身投与 ・全身状態悪化または3〜5日以内に改善が認められない場合Grade3として取り扱う	・投与休止または中止（再開可能：ベースラインまたはGrade1以下に回復した場合，抗CTLA4抗体薬は永続的な中止を考慮） ・ステロイド全身投与（PSL静注 1〜2mg/kg/日） ・3日以内に改善が認められない場合，または症状改善後に再増悪した場合はインフリキシマブの追加投与を検討

表2　MDアンダーソンがんセンター内視鏡分類

重症度	内視鏡所見
軽　症	正常内視鏡 正常病理組織
中等症	正常大腸で組織学的に炎症：小潰瘍（1cm未満），浅い潰瘍（2mm未満）and/or 3個未満の潰瘍数 炎症が左側結腸に限局，非潰瘍性炎症
重　症	大きな潰瘍（1cm以上） 深い潰瘍（2mm以上） 　and/or 3個以上の潰瘍 左側結腸を超える広範な炎症

をみることも可能である．しかし症状が遷延する場合や，発熱や脱水，頻脈，血便などの症状を伴う場合には，原因となっていると考えられるICIの中止を検討する．

　軽症の場合は2週間程度，中等症では3日以上経過しても改善がみられない場合は，速やかにプレドニゾロン1〜2mg/kg/日での治療を検討する．ステロイド治療にも反応がみられない場合は，72時間以内に判断しインフリキシマブあるいはベドリズマブの治療へ移行する必要がある．なお一部のガイドラインで0.5mg/kgのステロイドの記載もあるが，ステロイド不応の判定や免疫抑制療法への移行が遅れることも

あり注意が必要である．症状発生から免疫抑制療法への開始が 10 日以内がよい経過が期待できるという報告があることを考慮すると，不十分な投与量のステロイドのデメリットは大きい．

2．重症例

1 日の排便回数が 7 回以上増加しているような重症例では，直ちに ICI を中止しプレドニゾロン 1〜2mg/kg/日による治療を開始する．重症例では，腸管穿孔や腹腔内膿瘍を合併し緊急手術が必要になる症例も報告されている．ステロイド治療は数日で効果がみられることが多く，改善がみられた症例では 4〜12 週程度かけて適宜漸減する．一方，ステロイド抵抗性に関しては 72 時間以内で判断し，10 日以内にインフリキシマブあるいはベドリズマブへの変更が望ましい．irAE 腸炎を合併した症例では，腸炎の回復後も同じ ICI の再開は推奨されない．またステロイドパルス療法は irAE 腸炎に対しては推奨しない．

3．ステロイド抵抗性・依存性の症例に対する治療（表 3）

ステロイド治療の効果は 40〜60％程度と考えられており，またステロイド減量中に再燃するようなステロイド依存性を示す症例も報告されている．このような症例に対し，抗 TNF-α 抗体であるインフリキシマブが推奨されている．インフリキシマブ 5mg/kg の単回投与で効果がみられるが，1〜2 回投与では 3 回投与に比べて予後不良と報告されており，最近では 3 回投与が望ましいと考えられている．なおインフリキシマブ導入例に関しては，ステロイドを可及的速やかに（30 日以内）中止しなければ感染などの頻度が増えるため予後不良となる．本邦ではインフリキシマブは irAE 腸炎に対する適応はないため，臨床の場面で実際に使用する場合には注意しなければならない．またベドリズマブとインフリキシマブを比較した米国の前向き臨床試験は小規模であるが両者に大きな差がないことが報告された．インフリキシマブあるいはベドリズマブ不応例にはトファシチニブ，ウステキヌマブの有効例が報告され，一部のガイドラインでも提案されている．

4．ピットフォール

難治例に関してはピットフォールとなる疾患の再評価が重要である．CMV 腸炎やプロトンポンプ阻害薬由来の腸炎，腹膜転移による腸炎などは重要な鑑別となる．偽膜性腸炎も irAE 腸炎と併発することも多いため，難治例については再評価が望ましい（抗菌薬使用歴を認めないことも多い）．

▶ **まとめ**

腸炎は免疫関連有害事象（irAE）の中でも頻度が高く，時に重症化・致死的な合併症となる可能性もあり注意が必要である．irAE 発症例は原疾患の予後が良好と報告があり，適切な対応が非常に重要である．

表3 ステロイド抵抗例に対する治療薬

	インフリキシマブ	ベドリズマブ	ウステキヌマブ	トファシチニブ
機序	抗TNFαモノクローナル抗体	腸管選択性α4β インテグリンモノクローナル抗体	抗IL12/23モノクローナル抗体	経口チロシンキナーゼ JAK阻害薬
用量	5mg/kg	300mg/body	・初回 　55kg以下：260mg 　55kgを超え85kg以下：390mg 　85kgを超える：520mg ・8週後に90mg皮下投与	1回10mg　1日2回
投与間隔	0週，2週，6週	0週，2週，6週	初回，8週後	30日間投与
禁忌条項	・腸管穿孔 ・敗血症 ・活動性結核 ・NYHA Ⅲ/Ⅳうっ血性心不全	・過敏症	・重篤な感染症の患者 ・活動性結核の患者 ・本剤の成分に対し過敏症の既往歴のある患者	・本剤の成分に対し過敏症の既往歴のある患者 ・重篤な感染症（敗血症など）の患者 ・活動性結核の患者 ・重度の肝機能障害を有する患者 ・好中球数＜500/mm^{3}の患者 ・リンパ球数＜500/mm^{3}の患者 ・ヘモグロビン値＜8g/dLの患者 ・妊婦または妊娠している可能性のある女性
特徴	・irAE診療におけるエビデンスが最も集積している ・ベドリズマブより軽快が早い ・短期的には総じて安全と考えられるが，長期使用に際してICIの抗腫瘍効果が損なわれる可能性があるため可能な限り短期間にとどめる	・インフリキシマブ投与2回目以降も下痢・腸炎が遷延する場合には3回目投与を行わず，ベドリズマブ投与を計3回行う ・インフリキシマブに比較して作用発現がやや緩徐である ・消化管悪性腫瘍に対する抗腫瘍効果が損なわれる懸念がある（活性化された白血球の腸管移行を抑えるため）	・抗腫瘍効果が損なわれるのではないかという懸念があるものの，現時点では悪性腫瘍リスク上昇は認められていない	・ICIの効果が損なわれる可能性に留意する ・静脈血栓症リスク上昇の可能性がある

文 献

1) Schneider BJ, Naidoo J, Santomasso BD et al：Management of immune-related adverse events in patients treated with immune checkpoint inhibitor therapy：ASCO Guideline update. J Clin Oncol 39：4073-4126, 2021

2) Haanen J, Obeid M, Spain L et al；ESMO Guidelines Committee：Management of toxicities from immunotherapy：ESMO Clinical Practice Guideline for diagnosis, treatment and follow-up. Ann Oncol 33：1217-1238, 2022

3) Greten TF, Abou-Alfa GK, Cheng AL et al：Society for Immunotherapy of Cancer（SITC）clinical practice guideline on immunotherapy for the treatment of hepatocellular carcinoma. J Immunother Cancer 9：e002794, 2021

4) NCCN guideline.
https://www.nccn.org/professionals/physician_gls/pdf/immunotherapy.pdf

5) Dougan M, Wang Y, Rubio-Tapia A et al：AGA clinical practice update on diagnosis and management of immune checkpoint inhibitor colitis and hepatitis：expert review. Gastroenterology 160：1384-1393, 2021

6) Cheung VTF, Gupta T, Olsson-Brown A et al：Immune checkpoint inhibitor-related colitis assessment and prognosis：can IBD scoring point the way? Br J Cancer 123：207-215, 2020

7) Gong Z, Wang Y：Immune checkpoint inhibitor-mediated diarrhea and colitis：a clinical review. JCO Oncol Pract 16：453-461, 2020

8) Wang Y, Abu-Sbeih H, Tang T et al：Novel endoscopic scoring system for immune mediated colitis：a multicenter retrospective study of 674 patients. Gastrointest Endosc 100：273-282.e4, 2024

2. 肝疾患

急性肝炎，急性肝不全

持田　智

埼玉医科大学 消化器内科・肝臓内科

- ● 正常肝ないし肝予備能が正常と考えられる肝に障害が生じ，初発症状が出現してから8週以内にプロトロンビン時間 INR が1.5以上になる症例を急性肝不全と診断する．
- ● 急性肝不全の診療では，その病型と成因を正確に分類し，成因に対する治療と肝庇護療法，人工肝補助，肝移植などの治療を集学的に実施する．
- ● Child-Pugh スコアが5～9点の肝硬変を背景に，急性増悪要因を契機として発症する ACLF で最も多いのは，わが国では重症型アルコール性肝炎である．

ガイドラインの現況

　我が国では犬山シンポジウムで作成された劇症肝炎の診断基準が用いられてきたが，欧米との整合性を考慮して，厚生労働省研究班は2011年に急性肝不全の診断基準を発表した[1]．これに基づいて，同研究班は急性肝不全とその類縁疾患である遅発性肝不全（late-onset hepatic failure：LOHF）の全国調査を実施している[2]．また，2018年には acute-on-chronic liver failure（ACLF）の診断基準（案）を発表したが[3]，これに準拠した症例の全国調査によってその有用性が検証された[4]．そこで，2022年にこれを正式な診断基準として採用し，関連病態も含めた病型分類を発表した[5]．Common disease である急性肝炎，難治性希少疾患である急性肝不全およびその類縁疾患である LOHF，ACLF の診療ガイドラインはない．全国調査の成績を参考にして，この領域での経験が多い肝臓専門医の expert opinion に基づいた診療が行われている．

【本稿のバックグラウンド】　急性肝不全は稀な病態で，致死的な経過を辿るため，治療法に関してエビデンスレベルの高い臨床研究を実施することができない．一方，厚生労働省の研究班が全国調査を毎年実施しており，これに基づいた expert opinion を採用することで，一定レベルの診療は可能である．なお，最近では肝硬変を背景に発症する ACLF とその関連病態が注目されており，その実態解明と診療指針を明確にすることが課題になっている．

表 1　急性肝不全の診断基準（厚生労働省「難治性の肝・胆道疾患に関する研究」班：2011 年）

　　正常肝ないし肝予備能が正常と考えられる肝に肝障害が生じ，初発症状出現から 8 週以内に，高度の肝機能障害に基づいてプロトロンビン時間が 40％以下ないしは INR 値 1.5 以上を示すものを「急性肝不全」と診断する．急性肝不全は肝性脳症が認められない，ないしは昏睡度が I 度までの「非昏睡型」と，昏睡 II 度以上の肝性脳症を呈する「昏睡型」に分類する．また，「昏睡型急性肝不全」は初発症状出現から昏睡 II 度以上の肝性脳症が出現するまでの期間が 10 日以内の「急性型」と，11 日以降 56 日以内の「亜急性型」に分類する．

（注 1）B 型肝炎ウイルスの無症候性キャリアからの急性増悪例は「急性肝不全」に含める．また，自己免疫性で先行する慢性肝疾患の有無が不明の症例は，肝機能障害を発症する前の肝機能に明らかな低下が認められない場合は「急性肝不全」に含めて扱う．
（注 2）アルコール性肝炎は原則的に慢性肝疾患を基盤として発症する病態であり，「急性肝不全」から除外する．但し，先行する慢性肝疾患が肥満ないしアルコールによる脂肪肝の症例は，肝機能障害の原因がアルコール摂取ではなく，その発症前の肝予備能に明らかな低下が認められない場合は「急性肝不全」として扱う．
（注 3）薬物中毒，循環不全，妊娠脂肪肝，代謝異常など肝臓の炎症を伴わない肝不全も「急性肝不全」に含める．ウイルス性，自己免疫性，薬物アレルギーなど肝臓に炎症を伴う肝不全は「劇症肝炎」として扱う．
（注 4）肝性脳症の昏睡度分類は犬山分類（1972 年）に基づく．但し，小児では「第 5 回小児肝臓ワークショップ（1988 年）による小児肝性昏睡の分類」を用いる．
（注 5）成因分類は「難治性の肝疾患に関する研究班」の指針（2002 年）を改変した新指針に基づく（表 3）．
（注 6）プロトロンビン時間が 40％以下ないしは INR 値 1.5 以上で，初発症状出現から 8 週以降 24 週以内に昏睡 II 度以上の脳症を発現する症例は「遅発性肝不全」と診断し，「急性肝不全」の類縁疾患として扱う．

（文献 1 より引用）

どういう疾患・病態か

　我が国では，正常肝ないし肝予備能が正常と考えられる肝に障害が生じて，初発症状が出現してから 8 週以内にプロトロンビン時間 INR が 1.5 以上になる症例を急性肝不全と診断している（表 1）[1]．劇症肝炎との整合性を考慮して，プロトロンビン時間は INR 1.5 以上とともに 40％以下を併記した．しかし，市販測定キットでは 40％に相当する INR が 1.6〜2.1 であり[1]，臨床の現場では INR を指標として診断する．したがって，急性肝不全には劇症肝炎より軽症例も含まれるため，病型には昏睡 I 度までの「非昏睡型」を加えた．一方，「昏睡型」は劇症肝炎と同様に「急性型」と「亜急性型」に分類している．劇症肝炎は肝炎症例のみを対象としているが，急性肝不全には薬物中毒，Wilson 病などの代謝性疾患，循環障害などによる肝炎以外の肝不全も含まれている．肝炎症例のうち B 型は，急性感染例とキャリア例に分類し，後者は HBs 抗原陽性キャリアと既往感染例

および免疫抑制・化学療法などの誘因の有無で，4 型に分類する（表 2）[6]．なお，類縁疾患としては LOHF の診断基準を注記に加えた（表 1）[1]．プロトロンビン時間の指標は急性肝不全と同様であるが，昏睡 II 度以上の肝性脳症のみられる症例が対象になる．このため「非昏睡型」で LOHF の範疇に含まれない症例は，従来どおり亜急性肝炎と診断する．

　急性肝不全および LOHF のうち自己免疫性の症例は，発症前が正常肝，慢性肝炎のいずれかを判定できない場合が多い．また，生活習慣病を合併しており，脂肪性肝疾患を基盤に発症する急性肝疾患が増加している．したがってこれらの場合は，背景肝が肝硬変まで進展していなければ，急性肝不全ないし LOHF と診断することになる．一方，背景肝が肝硬変の症例は ACLF と診断する（表 3）[5]．Child-Pugh スコアが 10 点以上の症例は，すでに chronic decompensation の過程にあると考えられ，5〜9 点の代償性ないし非代償性肝硬変のみを対象としている．急性肝不全とは異なり，プロトロンビン時間

216　2. 肝疾患

表2 急性肝不全の成因分類（厚生労働省「難治性の肝・胆道疾患に関する調査研究」班）

Ⅰ．ウイルス性
    A型：IgM-HAV 抗体陽性
    B型：HBs 抗原または IgM-HBc 抗体が陽性，発症時には HBV-DNA 量高値
    ・急性感染例：IgM-HBc 抗体高力価，HBc 抗体低力価
    ・キャリア例：発症前に HBs 抗原陽性ないし HBs 抗原陰性，HBc 抗体または HBs 抗体が陽性
                IgM-HBc 抗体低力価，HBc 抗体高力価
                HBs 抗原陽性の無症候性キャリア（誘因なし）
                HBs 抗原陽性の無症候性キャリア（誘因あり：再活性化例）
                HBs 抗原陰性の既往感染例（誘因なし）
                HBs 抗原陰性の既往感染例（誘因あり：再活性化例，*de novo* B 型肝炎）
    ・分類不能例
    C型：HCV 抗体ないし HCV-RNA 陽性
    E型：IgA-HEV 抗体ないし HEV-RNA 陽性
    その他のウイルス：EBV，CMV などの急性感染，再活性化例
Ⅱ．**自己免疫性**：国際診断基準を満たす症例，抗核抗体陽性ないし血清 IgG 濃度が正常上限の 1.1 倍以上の症例
   （上記基準を満たさない成因不明例ないし薬物性症例にも自己免疫性肝炎が含まれている可能性がある）
Ⅲ．**薬物性**：臨床経過から薬物が肝障害の原因と考えられる症例
        アレルギー性（肝炎症例）
        中毒性（肝炎以外の症例）
Ⅳ．**その他の肝炎以外の症例**
    循環障害
    代謝性：Wilson 病，神経性食欲不振症，急性妊娠脂肪肝，Reye 症候群など
    悪性腫瘍の肝浸潤
    肝切除後ないし肝移植後肝不全
    その他
Ⅴ．**成因不明**：十分な検査を実施したにも拘らず，上記の何れにも分類されない症例
Ⅵ．**評価不能**：十分な検査を実施されていないため，上記の何れにも分類されない症例

（文献6より引用）

INR が 1.5 以上であるとともに，総ビリルビン値が 5.0 mg/dL 以上であることを肝不全の基準としている．また，INR，総ビリルビン値のいずれかの基準のみを満たす場合は ACLF 拡大例（extended-ACLF），背景肝の Child-Pugh スコアが不明の場合は ACLF 疑診例（probable-ACLF），その両者に該当する場合は ACLF 拡大疑診例（extended/probable-ACLF）と診断する[5]．なお，我が国の ACLF と関連病態には，肝硬変の成因，急性増悪要因ともにアルコール性の症例が最も多く，その主体は重症型アルコール性肝炎であることが明らかになっている[4]．

治療に必要な検査と診断

急性肝不全と LOHF の治療では，その病型と成因を正確に把握することが重要である．このため肝性脳症が出現している症例では，家族から初発症状の出現時期と精神・神経症状の推移を詳細に聴取する必要がある．また，成因の診断では，その分類法（表2）に記載されている肝炎ウイルスおよび自己抗体などの検査をすべて実施することが求められる[6]．なお，急性肝不全の予後は，発症から昏睡出現までの期間とともに，プロトロンビン時間，総ビリルビン値，直接型/総ビリルビン値比，血小板数，肝萎縮の有無などで

急性肝炎，急性肝不全　**217**

表3 我が国における acute-on chronic liver failure（ACLF）の診断基準

Child-Pugh スコアが5～9点の代償性ないし非代償性肝硬変に，アルコール多飲，感染症，消化管出血，原疾患増悪などの増悪要因が加わって，28日以内に高度の肝機能異常に基づいて，プロトロンビン時間INRが1.5以上ないし同活性が40%以下で，血清総ビリルビン値が5.0mg/dL以上を示す肝障害をACLFと診断する．なお，その重症度に関しては，肝，腎，中枢神経，血液凝固，循環器，呼吸器の臓器機能障害の程度に応じて4段階に分類する．

a) 臓器不全の基準

臓器機能	基　準
肝　臓	血清総ビリルビン値≧12mg/dL
腎　臓	血清クレアチニン値≧2mg/dL ないし血液透析の実施
中枢神経	昏睡Ⅲ度以上の肝性脳症（犬山分類）
血液凝固	プロトロンビン時間INR>2.5 ないし末梢血血小板数≦20,000/μL
循環器	ドパミンないしドブタミンの投与
呼吸器	動脈酸素分圧（PaO$_2$）/吸入酸素分圧（FiO$_2$）≦200 ないし経皮的動脈酸素飽和度（SpO$_2$）/FiO$_2$≦200

b) 重症度の基準

Grade	基　準
0	(1) 臓器機能不全なし (2) 腎臓以外の単一臓器機能不全で，血清クレアチニン値が1.5mg/dL未満かつ肝性脳症なし (3) 中枢神経の単一機能不全で，血清クレアチニン値が1.5mg/dL未満
1	(1) 腎臓機能不全のみ (2) 肝臓，血液凝固，循環器ないし呼吸器いずれか単一臓器機能不全で，血清クレアチニン値が1.5mg/dL以上2mg/dL未満ないし昏睡Ⅰ，Ⅱ度の肝性脳症 (3) 中枢神経の単一機能不全で，血清クレアチニン値が1.5mg/dL以上2mg/dL未満
2	(1) 2臓器の機能不全
3	(1) 3臓器以上の機能不全

（文献5より引用）

規定される（表4）[7]．このため腹部超音波，CTなどの画像検査で，肝容量を経時的に評価することも重要である．ACLFの治療では，急性増悪要因に応じて，細菌学的検査，上部・下部消化管内視鏡検査なども必要となる．また，アルコール性症例が多いため，飲酒量の正確な聴取も重要である．

治療の実際

急性肝不全とLOHFでは，成因に対する治療と肝庇護療法は可及的速やかに開始すべきである（図1）．このため急性肝炎の症例は，プロトロンビン時間が80%未満ないしINRが1.3以上になった場合は，重症化を考慮して治療を開始する．A型，B型の急性感

表4 劇症肝炎の肝移植適応ガイドライン：スコアリングシステム（厚生労働省「難治性の肝・胆道疾患に関する研究」班）

スコア	0	1	2
発症-昏睡（日）	0〜5	6〜10	11≦
PT（%）	20<	5<≦20	≦5
T.Bil（mg/dL）	<10	10≦<15	15≦
D.Bil/T.Bil	0.7≦	0.5≦<0.7	<0.5
血小板（万）	10<	5<≦10	≦5
肝萎縮	なし	あり	

〈スコア合計点と予測死亡率〉
0点：ほぼ0%，1点：約10%，2〜3点：20%〜30%，4点：約50%，5点：約70%，6点以上：90%以上

（文献7より引用）

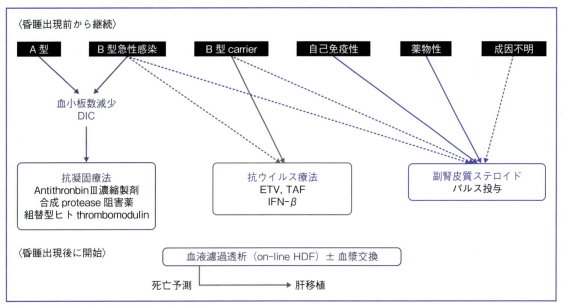

図1 急性肝不全（肝炎症例）の治療体系

染例で血小板数が低値の場合は，肝類洞内凝固による微小循環障害が肝壊死の増悪要因の場合があり，抗凝固療法を実施する．B型では急性感染例，キャリア例とも核酸アナログによる抗ウイルス療法を行う．自己免疫性および薬物性のうち特異体質アレルギーの症例では，副腎皮質ステロイドの大量静注療法（パルス療法）を行うが，同療法は肝庇護にも作用するため，他の成因でも実施されることが多い．肝炎以外の症例では，成因に応じた治療が本質的で，副腎皮質ステロイドを用いた肝庇護療法は原則的に実施しない．

昏睡Ⅱ度以上の肝性脳症が出現した際は人工肝補助を開始するが（図1），最も覚醒効率の高いon-line血液濾過透析（hemodiafiltration：HDF）を行うのが望ましい[8]．On-line HDFの導入で血漿交換を実施する機会は減少している．On-line HDF終了後に新鮮凍結血漿（fresh frozen plasma：FFP）を輸注することで，プロトロンビン時間が25

〜30％を維持する．なお，昏睡Ⅲ度以上の場合には，脳浮腫を併発するリスクがあり，マンニトール投与も併用する．また，肝性脳症出現後は直ちに移植外科医に連絡し，脳死および生体肝移植の準備を開始する．脳死肝移植は原則的にスコア法（表4）[7]で4点以上の場合に適応になるが，生体肝移植の場合は予測死亡率を基にドナー候補者および家族と相談し，実施のタイミングを計る．

ACLFおよびその関連病態の症例では，細菌感染，消化管出血，原疾患の増悪などの急性増悪要因に応じて，その治療を実施する．最も多い重症型アルコール性肝炎に対しては，筆者らは副腎皮質ステロイドのパルス投与と顆粒球除去（granulocyte membrane absorption：GMA）を組み合わせた sequential 療法を実施している[9]．

処方例

抗凝固療法

処方　①と②，出血がみられない場合は③を追加．

①レミナロン注　1回39mg/kg　1日1回　5％ブドウ糖薬液500mLに溶解して24時間かけて持続静注

②アンスロビンP500注射用　1回30単位/kg　1日1回　静注

③リコモジュリン注　1回380単位/kg　1日1回　30分で点滴静注

免疫抑制療法

処方　ソル・メドロール注　1回1,000mg　1日1回　5％ブドウ糖薬液250mLに溶解して2時間で点滴静注（3日間続けて，中止ないしは漸減）

B型症例の治療

処方　ベムリディ錠（25mg）　1回1錠

1日1回を経口ないし経鼻カテーテルで投与

高アンモニア血症の治療

処方　非昏睡型では①と②ないし③，昏睡例ではこれを経鼻カテーテルで継続して④を追加，昏睡Ⅲ度以上では⑤も実施する．

①ポルトラック末　1回2包　1日3回　経口ないし経鼻カテーテルで投与

②リフキシマ錠（200mg）　1回2錠　1日3回　経口ないし経鼻カテーテルで投与

③ポリミキシンB硫酸塩錠（100万単位）　1回1〜2錠　1日3回　経口ないし経鼻カテーテルで投与（保険適用外）

④ラクツロース・シロップ65％　1回90mL　1日1回　微温湯110mLと混合して注腸（保険適用外）

⑤20％マンニットール注射液　1回300mL　1日2回　30分で点滴静注

専門医に紹介するタイミング

急性肝疾患は，プロトロンビン時間が80％未満ないしINRが1.3以上になったら肝臓専門医に相談し，INRが1.5以上になる前に成因に対する治療と肝庇護療法を開始すべきである．また，INRが1.5以上になり急性肝不全と診断されたら移植外科医に連絡し，肝移植の準備を開始する．人工肝補助は昏睡Ⅱ度以上の肝性脳症が出現した場合に開始するが，肝臓専門医に相談した時点で，online HDFなど高流量での血液濾過統制が実施できる施設に搬送するのが望ましい．

専門医からのワンポイントアドバイス

急性肝疾患の診療では，かかりつけ医，肝

臓専門医と移植外科医の連携が重要である.
急性肝炎は,プロトロンビン時間が80%未
満になったら肝臓病専門医に相談し,60%未
満ないしINR 1.3以上になる前に成因に対す
る治療と肝庇護療法を開始する.また,INR
が1.5以上になって急性肝不全と診断され,
昏睡II度以上の肝性脳症が出現したら,移植
外科医に連絡して,生体および脳死肝移植の
準備を進める必要がある.一方,ACLFと
その関連病態の症例では,肝以外の臓器機能
不全にも対応するために,消化器以外の領域
の専門医との連携も重要である.

文 献
---

1) Mochida S, Takikawa Y, Nakayama N et al:Diag-
   nostic criteria of acute liver failure:a report by
   the Intractable Hepato-Biliary Diseases Study
   Group of Japan. Hepatol Res 41:805-812, 2011
2) Nakao M, Nakayama N, Uchida Y et al:Nation-
   wide survey for acute liver failure and late-onset
   hepatic failure in Japan. J Gastroenterol 53:752-
   769, 2018
3) Mochida S, Nakayama N, Ido A et al:Proposed di-
   agnostic criteria for acute-on-chronic liver failure
   in Japan. Hepatol Res 48:219-224, 2018
4) Nakayama N, Umemura H, Uchida Y et al:Nation-
   wide survey for patients with acute-on-chronic liv-
   er failure occurring between 2017 and 2019 and di-
   agnosed according to proposed Japanese criteria. J
   Gastroenterol 56:1092-1106, 2021
5) Mochida S, Nakayama N, Terai S et al:Diagnostic
   criteria for acute-on-chronic liver failure and relat-
   ed disease conditions in Japan. Hepatol Res 52:
   417-421, 2022
6) Mochida S, Nakayama N, Ido A et al:Revised cri-
   teria for classification of the etiologies of acute liver
   failure and late-onset hepatic failure in Japan:a
   report by the Intractable Hepato-Biliary Diseases
   Study Group of Japan in 2015. Hepatol Res 46:
   369-371, 2016
7) Naiki T, Nakayama N, Mochida Y et al:Scoring
   system as a useful model to predict the outcome of
   patients with acute liver failure:Application to in-
   dication criteria for liver transplantation. Hepatol
   Res 42:68-75, 2012
8) 井上和明, 織田成人, 安部隆三 他:On-line HDL
   を急性肝不全の患者に施行する際の診療ガイド. 肝
   臓 61:47-60, 2020
9) Watanabe K, Uchida Y, Sugawara K et al:Sequen-
   tial therapy consisting of glucocorticoid infusions
   followed by granulocyte-monocyte absorptive
   apheresis in patients with severe alcoholic hepatitis.
   J Gastroenterol 52:830-837, 2017

2. 肝疾患

B 型慢性肝炎

吉丸洋子, 田中靖人
熊本大学大学院生命科学研究部 消化器内科学

- B 型慢性肝炎に対するガイドラインとして, 日本肝臓学会 肝炎診療ガイドライン作成委員会が編集した「B 型肝炎治療ガイドライン」がある.
- HBV キャリアの自然経過を認識し, また抗ウイルス治療薬の適応, 特徴を理解することが重要である.

ガイドラインの現況

本邦での「B 型肝炎治療ガイドライン」は, 日本肝臓学会より 2013 年 4 月に第 1 版が作成され, その後新規核酸アナログ製剤のテノホビル・アラフェナミド (TAF), 核酸アナログ治療良好例, 不良例における治療戦略などが追加され, 現在第 4 版として改訂されている[1]. また B 型肝炎再活性化についても, 関連学会が加わり同様に示されている. また米国肝臓学会 (American association for the study of liver diseases : AASLD), 欧州肝臓学会 (European Association for the Study of the Liver : EASL), アジア太平洋肝臓学会議 (Asian Pacific Association for the Study of the Liver : APASL) からもガイドラインが示されているが, 治療開始基準など小さい差異はあるもの, ほぼ類似したガイドラインとなっている.

【本稿のバックグラウンド】日本肝臓学会からの「B 型肝炎治療ガイドライン」を参考に, 病態, 一般治療について概説した. また, 免疫抑制・化学療法などによる HBV 再活性化についても解説した.

どういう疾患・病態か

B 型慢性肝炎は, B 型肝炎ウイルス (hepatitis B virus : HBV) の持続感染により引き起こされるウイルス性肝炎であり, 感染者数は全世界で 2 億 5 千万人程度存在し, 我が国では約 130〜150 万人の HBV 感染者がいると推定され, 全人口の約 1% 程度と推察されている. 出産時, 乳幼児期に HBV に感染すると, 9 割ほどは持続感染の状態に移行するが, 多くは HBe 抗原陽性から HBe 抗体陽性になるセロコンバージョンを起こし, 肝炎は終息する. しかし約 1 割は肝炎が持続し, 慢性肝炎から肝硬変へ進展する. 1986 年に開始された母子感染防止事業により垂直感染からの HBV キャリアは減少したが, 一方で性

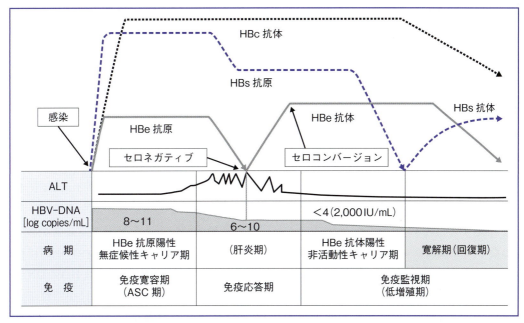

図1 HBVキャリアの自然経過

交渉による水平感染での急性B型肝炎の発症数は減少しておらず，特にgenotype AのHBV感染の場合は慢性化しやすい．HBVの持続感染では，ウイルスの増殖状態（活動性）とそれに対する宿主の免疫状態により病態が異なり，HBV DNA量，ALT値，HBe抗原，HBs抗原から，主に下記の4期に分類される．HBV自身には細胞障害性はないが，免疫応答により感染したHBVを排除しようとして感染肝細胞を攻撃し肝炎を発症することで，ウイルスが排除に向かい肝炎が鎮静化する場合と，肝炎が持続し病態が進展する場合がある．HBV持続感染者の治療ではこのような自然経過，特にHBVマーカーの推移と肝炎発症の関連性を理解することが必要である[1,2]．

■ HBVキャリアの自然経過（図1）

1．免疫寛容期(immune tolerance phase)

宿主の免疫応答が未発達なために，乳幼児期では感染が持続する状態．HBe抗原陽性かつHBV DNA高値であり，ウイルスの増殖が活発であるが，ALT値は正常で肝炎の活動性がほとんどない状態（無症候性キャリア）．

2．免疫応答期(immune clearance phase)

成人近くに達すると，HBVに対する免疫応答が活発となる．HBe抗原の消失・HBe抗体の出現（HBe抗原セロコンバージョン）に伴いHBV DNA量が低下し，増殖が抑制されると肝炎は鎮静化する．しかし，肝炎が鎮静化せずHBe抗原が陽性の状態が長期間続くと，慢性肝炎として肝病変が進展する（HBe抗原陽性慢性肝炎）．

3．免疫監視期（低増殖期）(low replicative phase, inactive phase)

HBe抗原セロコンバージョンが起こり，HBV DNA量が低値となり肝炎が鎮静化した時期（非活動性キャリア）．しかし10〜20％の症例ではHBe抗原陰性の状態でHBVが再増殖し，肝炎が再燃する（HBe抗原陰性慢性肝炎）．

4. 寛解期（回復期）（remission phase）

HBe抗原セロコンバージョンを経て，一部の症例ではHBs抗原が消失しHBs抗体が出現して臨床的寛解に至る．しかしこのような症例はごくわずかであり，自然経過では年率1%ほどといわれている．

治療に必要な検査と診断

まず感染の有無を調べる必要があり，HBs抗原を測定する．そのうえでトランスアミナーゼなどの肝機能検査，前述した自然経過のphaseを判断するために，HBV DNA，HBe抗原，HBe抗体を測定する．またHBV genotypeは，その差異により臨床的差異が報告されており，予後や治療効果予測に有用である．

HBV genotypeの測定は，PreS2領域を認識して判定するEIS法が保険収載されている．本邦での持続感染例ではgenotype BやCが多いが，特に本邦で多いgenotype Cは活動性が高く，HBV DNA量も高く，HBe抗原陽性のまま病態が進行してしまう例が多い．近年の急性肝炎で多いgenotype Aのうち欧米型（Ae）は，都市部の若年者を中心に水平感染により増加しており，約10%がキャリア化する．比較的予後良好とする報告が多いが，慢性化による発癌頻度など長期予後は不明である．

HBV DNA量は，病態の把握や抗ウイルス治療の効果判定，モニタリングやウイルス学的ブレイクスルーの診断に必須のマーカーであり，高値な場合は肝不全への進展や発癌率が高いため，予後に関連する因子である[3]．最近はリアルタイムPCR法が用いられ，高感度となったため，ウイルス学的ブレイクスルーの診断や，HBVの再活性化の早期診断，潜在性HBV感染も検出が可能に

なった．また以前はcopies/mL（Log copies/mL）で表記していたが，IU/mL（国際単位）が採用され，2017年8月に改訂した「B型肝炎治療ガイドライン」においてもIU/mLで表記されている．そのため過去に測定されたHBV DNAと比較するときには注意が必要である．また，IU/mLからcopies/mLへの変換には換算係数をかけると数値は得られるが，同じリアルタイムPCRでも検査会社によりその係数が異なるので，得られた数値の測定方法を把握する必要がある．

HBs抗原はHBVのエンベロープに存在する抗原であり，HBV自体はHBV DNAを包埋しているDane粒子以外に中空粒子，小型球状粒子，管状粒子にも存在し，いずれも肝細胞内のcccDNA（covalently closed circular DNA）から産生される．最近では定量検査としても使用され，核酸アナログの投与で検出感度以下に低下したHBV DNAに代わりHBs抗原量の経時的変化と発癌などの臨床転帰を検討した報告も散見されるようになった．

HBコア関連抗原（HBV core related antigen：HBcrAg）検査は，pregenomic mRNAから翻訳されるHBc抗原，precore mRNAから翻訳されるHBe抗原，p22cr抗原の3種類の抗原蛋白をモノクローナル抗体で測定するもので，測定が簡便である．肝細胞中のHBV複製の鋳型となると考えられるcccDNAを反映するマーカーと考えられている（図2）[1, 4]．自然経過において，HBe抗原陰性化後の発がんおよび核酸アナログ治療中のHBe抗原陰性例における肝発がんにおいても，治療開始前および治療開始1年後のHBコア関連抗原量が肝発がんと関連する[5]．さらに，最近開発された迅速検査にも対応可能な（自動化）高感度コア関連抗原検査は，治療中の発がんリスクの指標となるの

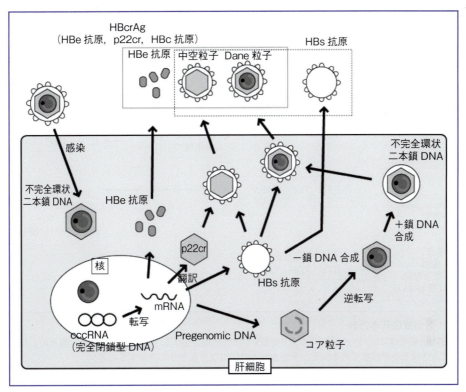

図2 HBVの生活環とHBV関連マーカー

みならず[6]，現在開発中の治療薬の効果判定やHBV再活性化の早期診断にも有用である可能性が示唆され[7]，今後の臨床応用が期待される．

治療の実際

ガイドラインでは，HBV持続感染者に対する治療目標は「HBV感染者の生命予後およびQOLを改善すること」と記されている．線維化が進行することでそのリスクは上昇するために，肝炎の活動性と肝線維化進展の抑制により肝不全を回避し，さらに肝細胞癌の発症を抑止することで生命予後を改善させることが目標となる．治療の短期目標は，ALT持続正常化（30U/L以下），HBe抗原陰性かつHBe抗体陽性，HBV DNAの増殖抑制の3項目であり，長期目標ではHBs抗原消失になる．HBV DNA量についての具体的な目標は，核酸アナログを継続している症例（on-treatment）と核酸アナログを中止した場合やインターフェロン（IFN）終了例（off-treatment）では異なり，on-treatmentの症例はHBV DNA陰性であるが，off-treatmentの症例の場合はHBV DNA量を2,000IU/mL（3.3LogIU/mL）未満に維持することが経過観察継続のための条件となる．また肝硬変では核酸アナログの中止は推奨されていない．

1 治療対象

必要な基準は，①組織学的進展度，②ALT値，③HBV DNA量である．抗ウイルス治療の基本方針を図3に示す[1]．HBV DNA量，ALT値で治療開始を判断するが，実際は病態進行のリスク（特に肝癌，肝硬変

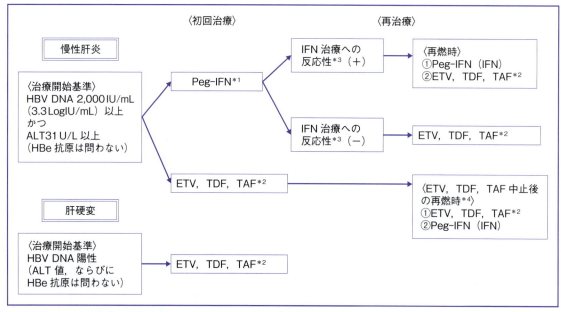

図3　抗ウイルス治療の基本方針

* 1　HBe抗原セロコンバージョン率やHBV DNA陰性化率が必ずしも高くはないこと，個々の症例における治療前の効果予測が困難であること，予想される副作用などを十分に説明すること．
* 2　挙児希望がないことを確認した上で，長期継続投与が必要なこと，耐性変異のリスクがあることを十分に説明すること．核酸アナログ製剤の選択においては，それぞれの薬剤の特性を参考にする．
* 3　ALT正常化，HBV DNA量低下（HBs抗原量低下），さらにHBe抗原陽性例ではHBe抗原陰性化を参考とし，治療終了後24～48週時点で判定する．
* 4　ETV中止後再燃時の再治療基準：HBV DNA 100,000 IU/mL（5.0 LogIU/mL）以上，またはALT 80 U/L以上．

（日本肝臓学会 肝炎診療ガイドライン作成委員会 編「B型肝炎治療ガイドライン」（第4版）2022年6月，P69）
https://www.jsh.or.jp/medical/guidelines/jsh_guidlines/hepatitis_b.html（2022年12月参照）

への進展），年齢，病期，炎症と線維化の程度を十分に検討する必要がある．逆に治療対象とならない症例は，ALTが正常，組織学的な肝病変がないかあるいは軽度である病態，すなわち，免疫寛容期の「無症候性キャリア」と免疫監視期の「非活動性キャリア」となる．HBe抗原陽性慢性肝炎のALT上昇時も，自然経過でHBe抗原が陰性化する可能性があるので，若年で肝線維化の進展がないものや劇症化の可能性が低いものは治療を待機することも検討されるが，専門医の判断が必要である．後者の非活動性キャリアの定義は，1年以上の観察期間のうち3回以上でHBe抗原陰性，ALT値30 U/L以下，HBV DNA量2,000 IU/mL（3.3 LogIU/mL）未満としているが，実際にALTの正常値やHBV DNA量の治療適応の基準はコンセンサスが存在しておらず，欧米，アジアでのガイドラインには相違がある．また，HBV DNA量またはALT値のいずれか一方のみ治療開始基準に到達している，いわゆるグレーゾーン症例（本邦のガイドラインでは，HBV DNA量2,000 IU/mL（3.3 LogIU/mL）以上かつALT 30 U/L以下の症例，またはHBV DNA量2,000 IU/mL（3.3 LogIU/mL）未満かつALT 31 U/L以上）においては，ALTが軽度あるいは間欠的に上昇する症例，40歳以上でHBV DNA量が多い症例，血小板数15万未満の症例，肝細胞癌の家族歴のある症例，画像所見で線維化進展が疑われる

症例は発癌リスクが高いため，肝生検あるいは非侵襲的方法による肝線維化評価を施行し，治療を検討する．さらに，非活動性キャリアでも，HBV DNA が陽性であり，かつ線維化が進展し発癌リスクが高いと判断される症例は治療対象となる．

② IFN，核酸アナログの違い

現在，B型肝炎ウイルスに対する抗ウイルス治療薬は IFN 製剤と核酸アナログ製剤があるが，各薬剤の特徴を理解しておく必要がある[1, 4]．

IFN 製剤の作用機序としては，直接的な抗ウイルス作用に加え，免疫賦活作用が考えられている．治療期間が 24 ～ 48 週に限定されるため，特に，若年者や挙児希望者など，核酸アナログ製剤の長期継続投与を回避したい症例が選択されるが，インフルエンザ症状やうつ症状などの IFN 特有の副作用がある．また，進行した肝硬変には適応ではない．2011 年には，週に 1 回の投与になる Peg-IFNα2a が HBe 抗原の有無にかかわりなく適応となっている．Peg-IFNα2a の HBe 抗原セロコンバージョン率は 30％前後と報告されている．また，長期経過にて治療終了後無効と判断された症例でも，HBe 抗原の陰性化を認めることが示されている．HBe 抗原陰性の B 型慢性肝炎においても ALT 正常化率は 60～70％と報告されている．治療効果を規定する因子について，HBV genotype A であること以外は，HBe 抗原陽性例・陰性例のいずれにおいても明らかにされていない．

一方核酸アナログは，複製過程を直接抑制する逆転写酵素阻害薬である．Peg-IFN 不適応症例および肝硬変症例では，初回から核酸アナログ製剤を投与する．しかし，核酸アナログ製剤は肝細胞核内の cccDNA には直接作用しないため，投与を中止すると高頻度に HBV DNA が再増殖し肝炎が再燃する可能性があるので，長期間服用する必要がある．これまで本邦では，ラミブジン（LAM），アデホビル（ADV），エンテカビル（ETV），テノホビル（TDF）に加え，テノホビルのプロドラッグであるテノホビルアラフェナミドフマル酸塩（TAF）の 5 種類の核酸アナログ製剤が承認されてきたが，2022 年 5 月に ADV が販売中止となった．初回投与例では抗ウイルス効果が高く，薬剤耐性ウイルスの出現しにくい ETV，TDF，TAF のいずれかを単剤で投与する．これらの薬剤の DNA 陰性化率は HBe 抗原陽性例で 30～60％，HBe 抗原陰性例で 95％前後である．また，治療開始時に腎障害，低リン血症，骨減少症・骨粗鬆症を認める場合は，TDF では腎障害，低リン血症，骨減少症，Fanconi 症候群のリスクがあるので，ETV あるいは TAF が第一選択薬となる．

一方，過去に LAM を使用し薬剤耐性を獲得した症例や，これに対して ETV や ADV を投与して多剤耐性を獲得した症例も存在する．治療効果による核酸アナログの選択を図 4 に示す[1]．治療効果良好例では，多くの場合でその治療を継続でよいが，LAM 単独例では，耐性ウイルスの出現リスクがあることから，ETV や TAF に変更するほうがよい．また，TDF 単独例では，長期的な副作用の観点から TAF への切り替えも選択肢となる．さらに，LAM＋ADV 併用，ETV＋ADV 併用例では，LAM＋TAF（または TDF）併用，ETV＋TAF（または TDF）併用への変更が必要とされ，LAM＋ADV 併用，ETV＋ADV 併用，LAM＋TDF 併用，ETV＋TDF 併用例では，TAF 単剤への変更が許容されている．一方治療効果不良例において，LAM，ETV 単独例では交叉耐性のない

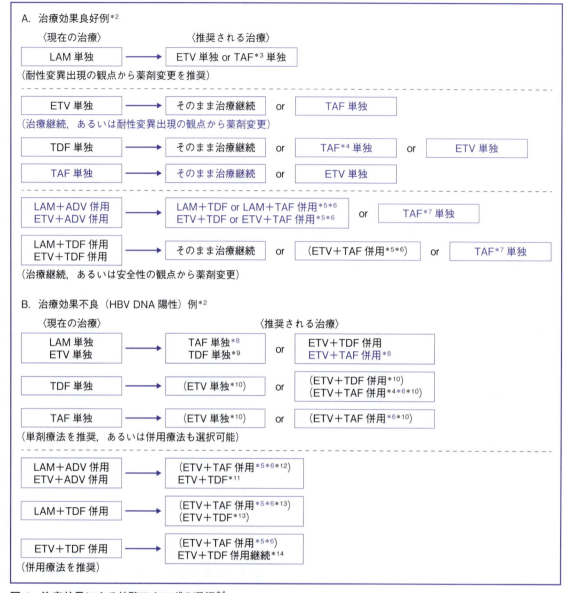

図4 治療効果による核酸アナログの選択[*1]

* 1 国内・海外臨床試験が施行されていない治療法は（ ）で括った．
* 2 核酸アナログ投与中の治療目標はHBV DNA陰性化である（治療開始後12か月以降に判定）．治療開始後12か月時点でHBV DNAが陰性化していない場合には，HBV DNAが減少傾向であれば，ETV，TDF，TAFについては治療を継続するが，減少傾向がなければ治療薬を変更する．特にHBV DNA量2,000 IU/mL（3.3 LogIU/mL）以上では治療薬を変更すべきである．治療中にHBV DNAが1.0 LogIU/mL以上上昇するブレイクスルーでは迅速に治療薬を変更する．いずれの場合も服薬アドヒアランスが保たれていることを確認する必要がある．
* 3 耐性変異出現の可能性を考慮し，ETV（レベル1b，グレードA）あるいはTAF（レベル6，グレードA）への切り替えが推奨される．
* 4 長期的な副作用出現の可能性を考慮し，TDFからTAFへ切り替えることも選択肢となる（レベル2a，グレードB）．腎機能障害，低P血症，骨減少症・骨粗鬆症を認める場合は，TAFへの切り替えが推奨される（レベル2a，グレードA）．

（次頁へ続く）

＊5 ADV 併用は TAF 併用に変更，TDF 併用から TAF 併用への切り替えは長期的な副作用出現の可能性を考慮して選択となる（レベル 2a，グレード B）．腎機能障害，低 P 血症，骨減少症・骨粗鬆症を認める場合は，TAF 併用への切り替えが推奨される（レベル 2a，グレード A）．

＊6 TAF 併用の臨床データは短期的・少数例であり十分明らかになっていない（レベル 2a，グレード B）．

＊7 TAF 単独の臨床データは短期的であり長期的な成績が示されていない（レベル 2a，グレード B）．

＊8 ETV 効果不良例のうち HBV DNA 量（＞2000 IU）では，TAF 単独療法の効果はやや低下するため，ETV との併用療法が望ましい（レベル 2a，グレード B）．

＊9 国内臨床試験は行われていないが，海外での ETV 耐性例に対する臨床試験において TDF 単独と ETV ＋ TDF 併用の効果が同等であることが示されている（レベル 1b，グレード A）．

＊10 TDF あるいは TAF 治療効果不良例に対する ETV 単独，ETV ＋ TDF ないし ETV ＋ TAF 併用の臨床試験は行われていない（レベル 6，グレード C1）．

＊11 ADV と TDF には交叉耐性があり，ETV 耐性例に対する TDF を含むレジメンの海外臨床試験において，ADV 既治療例では抗ウイルス効果が減弱したことから，TDF 単独ではなく TDF 併用を推奨する（レベル 4，グレード B）．

＊12 TAF の効果は TDF と同等であることが示されているため，TAF についても単独ではなく併用を推奨する（レベル 6，グレード B）．

＊13 LAM ＋ TDF 併用の治療効果不良例に対する ETV ＋ TDF 併用や ETV ＋ TAF 併用の臨床試験は行われていない（レベル 6，グレード C1）．

＊14 ETV ＋ TDF 併用で治療効果不良である場合，現時点で明らかに有効な代替治療法はない．

（日本肝臓学会 肝炎診療ガイドライン作成委員会 編「B型肝炎治療ガイドライン」（第4版）2022年6月，P71-73）
https://www.jsh.or.jp/medical/guidelines/jsh_guidlines/hepatitis_b.html（2022年12月参照）

TAF，TDF の単独投与，また TAF や TDF 単独例では ETV 単独投与もしくは併用投与が推奨されるが，それぞれ併用療法も選択可能である．また LAM ＋ ADV 併用，ETV ＋ ADV 併用，LAM ＋ TDF 併用における治療効果不良例では，ADV と TDF には交叉耐性があり，TDF 単剤投与ではなく ETV ＋ TDF 併用あるいは ETV ＋ TAF 併用療法を推奨する．ETV ＋ TDF 併用における治療効果不良例では，現時点で明らかに有効な代替治療法はないため，同治療を継続するが，長期的な副作用の観点から TDF から TAF への変更が推奨される．

3 HBV 再活性化

　HBV 感染患者において免疫抑制・化学療法などにより HBV が再増殖することがあり，HBV 再活性化といわれているが，これは現感染状態であるキャリアの状態のみならず，HBs 抗原陰性，HBc 抗体もしくは HBs 抗体陽性の既往感染症例からの再増殖（de novo 肝炎）もあり，いったん肝炎を発症し

た場合は原疾患の治療が困難になることや肝炎自体が重篤化しやすいので，発症そのものを阻止することが重要である．したがって，このような治療前には HBs 抗原，HBc 抗体，HBs 抗体を測定することは必須であり，HBs 抗原陽性の際は核酸アナログ投与，既往感染の場合は 1〜3 ヵ月ごとの HBV DNA 量のモニタリングが必要である．特に，副腎皮質ステロイド薬，免疫抑制薬，免疫抑制作用あるいは免疫修飾作用を有する分子標的治療薬による免疫抑制療法では，治療開始後および治療内容の変更後（中止を含む）少なくとも 6 ヵ月間は，月 1 回の HBV DNA 量のモニタリングが望ましい．なお，6 ヵ月以降は 3 ヵ月ごとの HBV DNA 量測定を推奨するが，治療内容に応じて迅速診断に対応可能な高感度 HBs 抗原測定（感度 0.005 IU/mL）あるいは高感度 HB コア関連抗原測定（感度 2.1 log U/mL）で代用することは可能である．

処方例

処方A	バラクルード錠 0.5mg 1回1錠 1日1回（食前後2時間は避ける）
処方B	ベムリディ錠 25mg 1回1錠 1日1回

専門医に紹介するタイミング

若年，妊婦や授乳中の症例など，核酸アナログ，IFN治療のどちらがよいか判断の難しい症例，また抗ウイルス治療を受けているがHBV DNA量が低下しない，もしくは検出感度近くまで低下していたが上昇傾向の症例などは紹介する．また免疫抑制・化学療法などの施行予定前，HIVとの共感染例などの，特別な場合も紹介するほうがよい．

専門医からのワンポイントアドバイス

B型慢性肝炎の診療は，経過観察する症例から治療介入が必要な症例と幅広く，専門的な知識を有するため，HBVキャリアの自然経過を認識しておくことが肝要である．

文　献

1) 日本肝臓学会 編：B型肝炎治療ガイドライン（第4版）．2022年6月
https://www.jsh.or.jp/medical/guidelines/jsh_guidlines/hepatitis_b

2) Yim HJ, Lok AS：Natural history of chronic hepatitis B virus infection：what we knew in 1981 and what we know in 2005. Hepatology 43（2 Suppl 1）：S173-181, 2006

3) Chen CJ, Yang HI, Su J et al：Risk of hepatocellular carcinoma across a biological gradient of serum hepatitis B virus DNA level. JAMA 295：65-73, 2006

4) 堤　進, 新海　登, 田中靖人：B型肝炎創薬研究の最前線．肝臓 58：217-227，2017

5) Hosaka T, Suzuki F, Kobayashi M et al：Impact of hepatitis B core-related antigen on the incidence of hepatocellular carcinoma in patients treated with nucleos（t）ide analogues. Aliment Pharmacol Ther 49：457-471, 2019

6) Hosaka T, Suzuki F, Kobayashi M et al：Ultrasensitive assay for hepatitis B core-related antigen predicts hepatocellular carcinoma incidences during entecavir. Hepatol Commun 6：36-49, 2022

7) Inoue T, Kusumoto S, Iio E et al：Clinical efficacy of a novel, high-sensitivity HBcrAg assay in the management of chronic hepatitis B and HBV reactivation. J Hepatol 75：302-310, 2021

2. 肝 疾 患

C 型慢性肝炎

朝比奈靖浩
（あさ ひ な やすひろ）
東京科学大学大学院医歯学総合研究科 消化器病態学分野

POINT
- ● C 型肝炎の治療については，日本肝臓学会「C 型肝炎治療ガイドライン」が参考になる．最新のガイドラインは，日本肝臓学会のホームページに公開されているので，常に最新版を参照することが大切である．
- ● 近年，ウイルス増殖に重要な働きをもつ HCV 蛋白を直接阻害する経口薬である直接作用型抗ウイルス薬（direct acting antiviral agent：DAA）により，ほぼ100% 近い症例で HCV 排除が達成可能になった．
- ● どの DAA をどのように組み合わせて治療するかは，種々の宿主因子・ウイルス因子を考慮して，総合的・専門的に決定される．

ガイドラインの現況

　C 型肝炎の治療については，日本肝臓学会編集「C 型肝炎治療ガイドライン」が参考になる．本ガイドラインは 2012 年 5 月に第 1 版が策定されたが，C 型肝炎治療の著しい進歩に伴い逐次改訂されており，2024 年 5 月の第 8.3 版までに 23 回の改訂が行われ，英文論文化もされている[1, 2]．最新のガイドラインは，日本肝臓学会のホームページに公開されているので，最新版を参照することが大切である．また，ガイドラインの本文には，各治療法の成績や推奨根拠，注意点などが詳細に記載されているが，要点は随所に【Recommendation】としてまとめられている．さらに，簡便に使用できるように治療フローチャートも作られ，各病態における治療推奨が簡潔に理解できるようになっており，フローチャートのみを抜粋した資料も公開されている．ただし，各フローチャートには注釈が附記されており，特に重要な点が記載されているので，必ず注釈を熟読したうえで診療に供する必要がある．

【本稿のバックグラウンド】 C 型肝炎の診療は正に日進月歩の分野であり，本稿では最新の情報に基づき，病態・診断・治療について概説し，専門医との連携についても解説した．

どういう疾患・病態か

　C 型肝炎ウイルス（hepatitis C virus：

HCV）は血液や体液を介して感染し，いったん感染が成立すると，健康成人への感染であっても，一過性の経過でウイルスが排除さ

C 型慢性肝炎　**231**

れるものは約30％と低率で，感染例の約70％でHCV持続感染となり，慢性肝炎へと移行する．慢性肝炎から自然寛解する確率は0.2％と非常に稀で，肝臓における壊死炎症反応が持続し，肝臓の線維化が徐々に進行する．C型慢性肝炎の早期の段階では門脈域での炎症が主体であるが，肝炎の持続によって門脈域から肝小葉内に次第に炎症が拡大し，インターフェース肝炎が強くなり，門脈域の線維化が拡大する．徐々に肝実質の切り崩しが進むと，隣接する門脈域との間に架橋性線維化がみられるようになり，小葉構造の改変が進行する．最終的には線維性隔壁が肝実質を不規則に分断し，再生結節が形成されて肝硬変へと進行する．慢性肝炎の10〜20％の症例は，初感染から平均20年の経過で肝硬変に移行する．肝硬変になると，門脈圧亢進症や腹水，黄疸，肝性脳症などの重篤な合併症のリスクが生じ，肝発がん率も上昇する．肝硬変の症例では，年率5〜7％と高率に肝細胞がんを発症する．40歳のHCVキャリアを適切な治療を行わずに放置した場合，70歳までに約20〜25％が肝細胞がんに進展すると予測されている．

治療に必要な検査と診断

C型慢性肝炎の多くは無症状であるが，全身倦怠感や食欲不振などの症状がみられることもある．肝硬変でも代償性の場合は臨床症状に乏しいことが多いが，手掌紅斑，くも状血管拡張，女性化乳房を認めることがある．非代償性肝硬変では，腹水，黄疸，下腿浮腫，肝性脳症，下腿浮腫，ばち状指などを認める．

HCV感染のスクリーニングとしてはHCV抗体検査が施行されることが多いが，急性期における偽陰性や治療後などの感染既往例に

おける偽陽性があり，HCV感染の確定診断にはHCV-RNAの測定，場合によっては高感度HCVコア抗原検査が施行される．すなわち，現在一般に用いられている第三世代HCV抗体検査は，cut off index 1以上が陽性と判断され，HCV抗体が「陽性」ということは，HCV感染状態または感染の既往を意味する．HCV抗体高力価陽性（cut off index 50以上）の場合は，ほぼ100％ウイルス血症を認めるが，反対に4.0未満の低力価陽性の場合は，ウイルス血症を認めないことが多い．したがって，特に中・低抗体価（cut off index 50未満）の場合は，HCV-RNA検査などによるウイルス血症の有無の確認が必要である．一方，HCV感染からHCV抗体陽性となる期間は約3ヵ月とされ，この間（ウインドウ期）にHCV抗体を測定すると，HCVの感染状態であってもHCV抗体陰性となる．また，血液透析患者や免疫不全患者では，HCV感染状態でもHCV抗体が陰性のことがある．

HCV-RNA検査は，HCVの感染状態の診断に重要な検査であり，陽性の場合はHCV感染状態にあると診断できる．現在，TaqMan HCVオート（ロシュ・ダイアグノスティックス社）とアキュジーン m-HCV（アボット社）の2種類が主に用いられている．いずれの方法も，定量限界未満となってもウイルスはある程度まで検出可能で，定量できない微量なHCV-RNAを検出した場合は，例えば「<1.2log/mL」と報告される．これは極めて少ないHCV-RNAが存在することを意味し，ウイルス陰性とは異なる．本法によってHCV-RNAが全く検出されない場合は，例えば「検出せず」と報告される．

高感度HCVコア抗原検査は，HCV-RNA核酸検査と同様にHCV感染状態の診断に有用である．本検査は，HCV-RNA検査と比

較して感度が落ちるため，陰性の場合は HCV-RNA 検査による確認が必要であるが，陽性の場合には HCV 感染状態にあると診断できる．HCV-RNA 検査に比し操作が簡便で安価であり，短時間で測定できるという利点がある．したがって，急性肝炎の迅速診断や HCV 抗体が低〜中力価陽性者の二次検査などにおいて有用な検査法である．

HCV 感染状態と診断された場合には，肝線維化の程度や肝予備能，および合併症の有無などをチェックする．肝線維化診断には肝生検が有用であるが，血小板や，Ⅲ型プロコラーゲンペプチド，Ⅳ型コラーゲン 7S，ヒアルロン酸，WFA$^+$M2BP，オートタキシン，ELF スコアなどの血液・血清線維化マーカーや，aspartate aminotransferase to platelet ratio index（APRI），FIB-4 などの肝線維化計算式も広く用いられる．また，超音波や MRI を用いたエラストグラフィによる非侵襲的肝硬度測定法も専門施設では行われている．肝硬変と診断した場合には，血清アルブミン値，血清ビリルビン値，プロトロンビン時間，および肝性脳症や腹水の有無などにより代償期か非代償期かの判別を行い，門脈圧亢進症に伴う食・胃道静脈瘤の有無は内視鏡検査により確認する．

さらに C 型肝炎の診断とフォローアップにおいては，肝がんのスクリーニングが極めて重要である．日本肝臓学会「肝癌診療ガイドライン」では，3〜6 ヵ月間隔での腹部超音波検査を主体とし，腫瘍マーカー測定も用いたスクリーニングを軸とするとされている．C 型慢性肝炎は肝がんの高危険群とされ，6 ヵ月に 1 回の超音波検査を行うことが提案されている一方，C 型肝硬変は超高危険群とされ，3〜4 ヵ月に 1 回の超音波検査が推奨されており，さらに dynamic CT あるいは Gd-EOB-DTPA 造影 MRI を含む dynamic MRI を併用することも考慮するとされている．腫瘍マーカー検査については，AFP，AFP-L3 分画および PIVKA-Ⅱ を，超高危険群では 3〜4 ヵ月に 1 回，高危険群では 6 ヵ月に 1 回測定することが推奨されている．ただし，月 1 回の AFP および PIVKA-Ⅱ 測定は保険適用となっているが，AFP-L3 分画の測定は肝細胞がんが強く疑われる場合にのみ算定できるとされている．

なお，すべての C 型慢性肝炎・肝硬変は抗ウイルス療法の適応があるとされ，抗ウイルス薬の選択には，HCV セロタイプ検査のほか，HCV ゲノタイプ検査（保険適用外），耐性ウイルス検査（保険適用外）が行われ，宿主 IL28B 遺伝子多型（保険適用外）なども参考になる．

治療の実際

C 型肝炎治療の目標は，慢性炎症の活動性を抑制または終息させることで肝線維化進展を抑止し，肝硬変への進行と肝発がんのリスクを低減させるとともに，HCV 持続感染に起因する肝内・肝外合併症を制御し生存率を改善させることである．この目標を達成するためには，HCV に対する抗ウイルス療法が第一選択となり，原則として非代償性肝硬変を含むすべての HCV 持続感染例が対象となる．

HCV に対する抗ウイルス療法は，従来はインターフェロン（IFN）療法が基本であったが，近年ウイルス増殖に重要な働きをもつ HCV 蛋白を直接阻害する経口薬である直接作用型抗ウイルス薬（direct acting antiviral agent：DAA）の開発が進むと，IFN を用いない経口薬のみの治療が抗 HCV 療法の中心となった．現在，DAA のみによる IFN フリー治療により，ほぼ 100％ 近い症例で

C 型慢性肝炎　233

HCV排除が達成可能になった．DAAは，標的とするHCV蛋白の相違から3つのクラスに分類され，これまでに臨床応用されたものは，①NS3/4Aプロテアーゼ阻害薬（グラゾプレビル，グレカプレビルなど），②NS5A阻害薬（レジパスビル，ベルパタスビル，ピブレンタスビルなど），③NS5Bポリメラーゼ阻害薬（ソホスブビル）である．DAAのウイルス増殖抑制効果は強力で副作用も比較的少ないが，耐性ウイルスが存在すると効果が減弱することと，治療が不成功に終わった場合にはさらなる耐性ウイルスが生じる危険がある．DAAを単剤で投与すると容易に耐性ウイルスを生じるため，IFNフリー治療では，必ず複数のクラスのDAAと，またはリバビリンと併用する．どのDAAをどのように組み合わせて治療するかは，種々の宿主因子・ウイルス因子を考慮して決める必要があり，肝機能や肝硬変の有無，腎機能や合併症の有無，治療歴，HCVのゲノタイプ，耐性変異ウイルスの有無，常用併用薬剤の種類，さらに肝発がんリスクなどを考慮して，総合的・専門的に決定される．C型肝炎の治療方針の決定には，日本肝臓学会編集の「C型肝炎治療ガイドライン」が参考になるが，新薬の開発に応じて頻回に改訂されているので，常に最新版を参照する必要がある．

1 ゲノタイプ1型C型慢性肝炎

　DAA治療歴のない初回治療のゲノタイプ1型症例に対する抗ウイルス治療としては，ソホスブビル/ベルパタスビル配合錠，グレカプレビル/ピブレンタスビル配合錠，ないしはソホスブビル/レジパスビル配合錠の3レジメンが第一選択として推奨されている（エビデンスレベル1b，推奨グレードA）．
　一方，IFNフリーDAAによる前治療（ダ

クラタスビル+アスナプレビル併用，オムビタスビル/パリタプレビル/リトナビル配合錠，ソホスブビル/レジパスビル配合錠，エルバスビル+グラゾプレビル併用）を行い不成功となった例では，L31やY93以外にP32欠失やA92など多彩な耐性変異が惹起されている可能性があり，このような症例の再治療の適応判断ならびに治療薬選択には，難易度が高い総合的な判断を要するため，肝臓専門医によって検討されるべきである．特にP32欠失はNS5A阻害薬に対して強い耐性を示し，P32欠失以外の変異も治療効果低下に関与する可能性があるため，DAA前治療不成功例に対する再治療を検討する際には，NS3/4AならびにNS5A領域の薬剤耐性変異，特にP32欠失の有無を測定したうえで，慎重な治療薬選択がなされることが推奨されている．プロテアーゼ阻害薬+NS5A阻害薬あるいはNS5A阻害薬+NS5B阻害薬の不成功例に対する再治療においては，ソホスブビル/ベルパタスビル配合錠+リバビリン併用24週投与，続いてグレカプレビル/ピブレンタスビル配合錠12週投与が選択肢となる．しかし，P32欠失例でのグレカプレビル/ピブレンタスビル配合錠による治療成績は不良であり，ソホスブビル/ベルパタスビル配合錠+リバビリン併用24週投与を選択すべきである．

2 ゲノタイプ2型C型慢性肝炎

　DAA治療歴のない初回治療例に対しては，ゲノタイプ1型と同様，ソホスブビル/ベルパタスビル配合錠，グレカプレビル/ピブレンタスビル配合錠，ないしソホスブビル/レジパスビル配合錠が第一選択である（エビデンスレベル1b，推奨グレードA）．
　一方，DAA不成功例，すなわちソホスブビル+リバビリン併用の治療不成功例に対す

る再治療としては，グレカプレビル/ピブレンタスビル配合錠 12 週投与，あるいはソホスブビル/ベルパタスビル配合錠＋リバビリン 24 週投与が推奨されている．

3 C型代償性肝硬変

肝予備能が保たれ，黄疸，腹水，肝性脳症，胃・食道静脈瘤出血などの肝不全症状がない状態を代償性肝硬変，肝不全症状を伴う状態を非代償性肝硬変と呼ぶ．高度の肝線維化進行がみられる肝硬変は，肝発がんの高リスク群である．また，肝発がんを免れても肝不全に進展すれば生命予後が不良となる．したがって，肝硬変の治療目的は肝発がんと肝不全の両者を抑制することにあり，代償性肝硬変では積極的な抗ウイルス治療の必要性が高い．

ゲノタイプ 1 型の代償性肝硬変では，初回治療および DAA 治療歴のない再治療のいずれにおいても，慢性肝炎同様にソホスブビル/ベルパタスビル配合錠，グレカプレビル/ピブレンタスビル配合錠，ないしはソホスブビル/レジパスビル配合錠が第一選択である（エビデンスレベル 1a，推奨グレード A）．また，ゲノタイプ 2 型の代償性肝硬変でも同様にソホスブビル/ベルパタスビル配合錠，グレカプレビル/ピブレンタスビル配合錠，ならびにソホスブビル/レジパスビル配合錠が推奨されている（エビデンスレベル 1a，推奨グレード A）．いずれにしても，代償性肝硬変症例における抗ウイルス治療では，重篤な副作用の報告例もあるため，治療にあたっては副作用の出現に十分に注意する必要がある．なお，非代償性肝硬変，すなわちChild-Pugh 分類 grade B または C の症例において，プロテアーゼ阻害薬を含む治療レジメンは禁忌ないし使用すべきではない．

4 C型非代償性肝硬変

2019 年 1 月，わが国においてソホスブビル/ベルパタスビル配合錠が非代償性肝硬変に対して製造販売承認された．国内臨床試験の結果は，ソホスブビル/ベルパタスビル配合錠 12 週間投与における全体の SVR12 率は 92％であり，Child-Pugh 分類 grade B 症例で 95％（38/40），Child-Pugh 分類 gradeC 症例で 80％（8/10）であった．しかし，この試験では Child-Pugh 分類 grade C の症例は 10 例のみであり，さらに Child-Pughスコア 13 ～ 15 点は 1 例も含まれず，全例が10 ～ 12 点であったことに注意が必要である．

これらの結果から，非代償性肝硬変に対してはソホスブビル/ベルパタスビル配合錠 12週投与が選択肢となる（エビデンスレベル2a，推奨グレード B）．しかし，現時点ではChild-Pugh 分類 grade C 症例の中でもChild-Pugh スコア 13 ～ 15 点の症例に対するソホスブビル/ベルパタスビル配合錠 12 週投与の安全性は十分担保されていないため，こうした症例に対するソホスブビル/ベルパタスビル配合錠投与については，当面，肝臓専門医によって治療方針が決定されるべきであり，投与の場合には極めて慎重な経過観察が望ましい（エビデンスレベル 2a，推奨グレード C1）．

DAA 前治療不成功であった非代償性肝硬変に対するソホスブビル/ベルパタスビル配合錠 12 週投与は，肝臓専門医の判断において選択肢となる．しかし，ソホスブビル/ベルパタスビル配合錠 12 週投与の国内第 III 相試験では，NS5A 阻害薬を含む DAA 前治療不成功例は除外されており，有効性は明らかになっていない．一方，重度肝障害症例に対するリバビリンの使用は禁忌であるため，DAA 前治療不成功であった非代償性肝硬変ではソホスブビル/ベルパタスビル配合錠＋

リバビリン併用 24 週投与は保険適用外であり，使用すべきでない．

処 方 例

ゲノタイプ 1 または 2 型の C 型慢性肝炎・初回治療例

処方A　エプクルーサ配合錠　1 回 1 錠
1 日 1 回　食後，12 週間

処方B　マヴィレット配合錠　1 回 3 錠
1 日 1 回　食後，8 週間

ゲノタイプ 1 または 2 型の C 型代償性肝硬変・初回治療例

処方A　エプクルーサ配合錠　1 回 1 錠
1 日 1 回　食後，12 週間

処方B　マヴィレット配合錠　1 回 3 錠
1 日 1 回　食後，12 週間

C 型非代償性肝硬変・初回治療例

処方　エプクルーサ配合錠　1 回 1 錠
1 日 1 回　食後，12 週間

C 型慢性肝炎および代償性肝硬変・DAA 前治療不成功例に対する再治療例

処方A　マヴィレット配合錠　1 回 3 錠
1 日 1 回　食後，12 週間

処方B　エプクルーサ配合錠　1 回 1 錠
1 日 1 回　食後，24 週間
および
レペトールカプセル 200mg　1 回 2
カプセル　1 日 2 回（体重 60kg 超
80kg 以下の場合）朝夕食後，24 週間

専門医に紹介するタイミング

　C 型肝炎の治療法の開発速度や治療適用の変化は著しく，診療方針の決定には最新情報に基づく総合的・専門的判断を要するため，HCV 陽性例は原則として肝臓専門医へのコンサルトを行うことが望ましい．特に，ガイドラインの中で "special population" と位置付けられている，DAA による治療不成功例，B 型肝炎ウイルスやエイズウイルスとの共感染例，重度腎障害や透析例，他疾患を合併する例，肝・腎などの臓器移植例，小児例などで，抗ウイルス治療を検討する際には必ず肝臓専門医へのコンサルトを行う．さらに重要な点として，2024 年 5 月に改訂された最新版である第 8.4 版では，special population として肝がん症例における DAA 治療についての記載が追加されているので，肝がんを合併している C 型肝炎症例においても肝臓専門医とともに DAA 治療の適用について検討していくことが必要である．

　抗ウイルス療法前はもとより，HCV 排除後であっても，症例ごとの発がんリスクに応じて定期的な肝がんスクリーニングを実施し，腫瘍性病変が疑われた場合は，速やかに肝臓専門医にコンサルトする．また，肝硬変例では，HCV 排除後であっても，食道静脈瘤の破裂や，肝性脳症が出現することがあるので，門脈圧亢進や肝不全兆候が認められる場合は，速やかに肝臓専門医にコンサルトする．

専門医からのワンポイントアドバイス

　現在，治療例のほぼ 100％に HCV 排除が達成されるようになったが，社会に潜在する HCV キャリアや医療管理下にない HCV キャリアは 55 万〜105 万人と推定されており，それぞれの拾い上げと適切な医療を提供することが重要である．また，HCV 排除が得られても肝発がんは完全には抑止されないことから，特に線維化進展例や高齢者などの

高リスク例では[3~5]，抗ウイルス療法後も肝細胞がんのスクリーニングを継続することが重要である．

──────── 文　献 ────────

1) Ando R, Asahina Y, Chayama K et al：JSH guidelines for the management of hepatitis C virus infection：2019 update. Hepatol Res 50：791-816, 2020

2) Asahina Y, Drafting Committee for Hepatitis Management Guidelines, the Japan Society of Hepatology：JSH guidelines for the management of hepatitis C virus infection：2019 update；Protective effect of antiviral therapy against hepatocarcino-genesis. Hepatol Res 50：775-790, 2020

3) Asahina Y, Tsuchiya K, Tamaki N et al：Effect of aging on risk for hepatocellular carcinoma in chronic hepatitis C virus infection. Hepatology 52：518-527, 2010

4) Asahina Y, Tsuchiya K, Nishimura T et al：α-fetoprotein levels after interferon therapy and risk of hepatocarcinogenesis in chronic hepatitis C. Hepatology 58：1253-1262, 2013

5) Nagata H, Nakagawa M, Asahina Y et al：Effect of interferon-based and-free therapy on early occurrence and recurrence of hepatocellular carcinoma in chronic hepatitis C. J Hepatol 67：933-939, 2017

2. 肝疾患

肝硬変，門脈圧亢進症

辻　裕樹，鍛治孝祐，吉治仁志
奈良県立医科大学 消化器・代謝内科

POINT
- ●肝硬変はあらゆる慢性肝疾患の終末像である．肝硬変の進行により腹水貯留や肝性脳症などの症状が出現する．
- ●肝硬変の原因疾患の精査，治療を行い，非代償期には出現するさまざまな症状に対する治療が必要である．
- ●肝硬変では肝癌や食道・胃静脈瘤を合併することが多く，定期的な検査が必要である．

ガイドラインの現況

　肝硬変診療ガイドラインは 2010 年に消化器病学会より第 1 版が発刊され，2015 年の改訂第 2 版を経て，改訂第 3 版は日本消化器病学会と日本肝臓学会が合同で編集し，「肝硬変診療ガイドライン 2020」が 2020 年 11 月に刊行された．2015 年の改訂以降，肝硬変および合併症の病態の解明が進み，新規治療法が認可されるなど肝硬変診療が大きく変遷した．今回の改訂ガイドラインにおいても，これらの診断と治療において新たな概念が反映されている．

【本稿のバックグラウンド】　「肝硬変診療ガイドライン 2020」を参考に，肝硬変の病態，診断，合併症の記載に加え，最近認可された新規治療法についても，わかりやすく解説した．

どういう疾患・病態か

　肝硬変は，病理学的にコラーゲンで構成される線維性隔壁に囲まれた再生結節が肝臓全体に形成された状態であり，肝疾患の終末像である．肝内の炎症により，類洞に存在する星細胞が活性化され，Ⅰ型・Ⅳ型コラーゲンなどを産生し，肝線維化が持続的に進行する．線維化反応の結果，類洞の Disse 腔や門脈終末枝周囲にⅠ型コラーゲンを主体とする細胞外マトリックスが集積する．結果，類洞の有窓性が失われることで肝内微小循環障害を生じ，門脈終末枝は物理的に狭細化をきたす．さらに活性化した星細胞から血管収縮性物質であるエンドセリンが産生される一方，類洞内皮細胞から血管弛緩物質である一酸化窒素（NO）の産生が低下し，類洞や門脈終末枝が収縮する．このような機序から，肝硬

238　2. 肝疾患

表1　Child-Pugh 分類

評　点	1点	2点	3点
肝性脳症	なし	軽度（Ⅰ～Ⅱ）	昏睡（Ⅲ以上）
腹　水	なし	軽度	中等度以上
血清ビリルビン（mg/dL）	2.0 未満	2.0～3.0	3.0 超
血清アルブミン（g/dL）	3.5 超	2.8～3.5	2.8 未満
プロトロンビン時間（%）	70 超	40～70	40 未満

5項目の合計点が5～6点を Grade A，7～9点を Grade B，10～15点を Grade C とする．

変では門脈圧亢進症を併存することが考えられる．門脈圧亢進症の結果，脾腫による血小板を中心とした汎血球減少，食道・胃静脈瘤の形成，門脈-大循環シャントの発達による肝性脳症，腹水貯留などが出現する．

　臨床的には，肝機能が保たれて症状がほとんどない代償性肝硬変と，黄疸，腹水，肝性脳症などの肝不全に起因する症状が出現する非代償性肝硬変に分類される．機能的側面から Child-Pugh 分類（表1）を用いて A，B，C の3段階に分類され，B 以上または A でも過去に非代償性肝硬変の既往・治療歴がある場合に，非代償性肝硬変としている．病因は慢性ウイルス性肝炎，アルコール性肝疾患，自己免疫性肝炎，原発性胆汁性胆管炎，代謝機能障害関連脂肪肝炎（metabolic dysfunction associated steatohepatitis：MASH）などが代表的疾患である．本邦では C 型肝炎による肝硬変が最多であるが，近年 C 型肝炎の割合が低下する一方で，アルコール性や MASH の割合が増加している．

　また，肝硬変では肝癌のリスクが極めて高く，注意が必要である．

治療に必要な検査と診断

　肝硬変の治療にあたり，肝硬変の診断に加えて成因の診断が必要である．C 型肝炎，B 肝炎，アルコール性肝障害，MASH，自己免疫性肝炎，原発性胆汁性胆管炎など成因の診断は別稿を参照されたい．

　ガイドライン[1] の肝硬変診断フローチャートを図1に示す．確定診断は組織学的診断であり，新犬山分類において F4 の線維化を認めるものとされ，肝生検での組織採取が必要である．しかし肝生検は侵襲性の高い検査であり，sampling error や評価者間の組織診断の不一致という限界がある．一方，非侵襲的診断方法として血清線維化マーカーや超音波 elastography や magnetic response elastography（MRE）による肝硬度測定がある．血清線維化マーカーとしては，結合組織代謝マーカーである PⅢP，Ⅳ型コラーゲン 7s，ヒアルロン酸，M2BPGi や，線維化予測スコアである APRI（aspartate aminotransferase to platelet ratio index，血小板数と AST からなる計算式）や Fib-4 index（年齢，血小板数，AST，ALT からなる計算式）などさまざまな計算式が用いられる．超音波 elastography は肝硬度測定専用機である FibroScan が 2011 年に保険適用となり簡便な測定が可能であるが，肥満・腹水・狭い肋間などにより，測定不能や診断能が低下する場合がある．MRE は体型や術者の技量の影響を受けず，肝臓全体の硬度の評価が可能であるが，高コストであり，検査できる施設も

肝硬変，門脈圧亢進症　　239

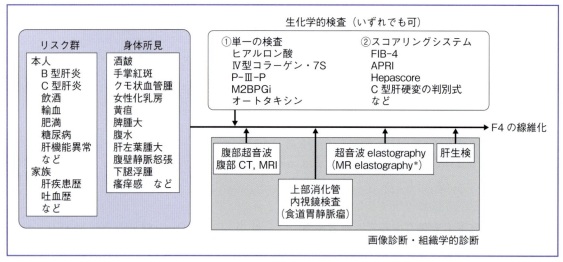

図1 肝硬変診断のフローチャート
注：上記のフローチャートは肝硬変の診断に必須なF4の線維化にいたるものであり，肝硬変の原因（種類）を知るにはそれぞれの疾患に特有な生化学検査や組織学的特徴が必要である．
*：2022年4月より保険収載された．算定要件，施設基準の要点は以下の通り．
1. 1.5T以上のMRI装置で薬事承認を得た専門装置を使用
2. 対象はNASH（非アルコール性脂肪肝炎）（疑いも含む）のみ
3. 画像診断管理加算2もしくは3
4. 放射線診断専門医が3名以上
5. 日本医学放射線学会および日本磁気共鳴医学会が定める指針に基づくこと

（「日本消化器病学会・日本肝臓学会 編：肝硬変診療ガイドライン2020（改訂第3版），p.xviii，2020，南江堂」より許諾を得て転載）
（追補内容反映済み．参照先の必要な記述（BQ）を省略．実際に使用する際には，必ず原版の注釈を参照すること）

限られるという欠点もある．

治療の実際

肝硬変の治療は，原因の治療，栄養療法，合併症（腹水，肝性脳症，血小板減少症など）の治療がある．

1 原因の治療

B型肝硬変では，HBV-DNAが陽性の全症例が抗ウイルス療法の適応であり，核酸アナログの投与が推奨される．核酸アナログ投与による肝線維化改善効果，発癌抑止効果が期待される．C型肝硬変では，代償性肝硬変に対しては2014年9月より直接作用型抗ウイルス薬（direct acting antivirals：DAA）が適応となり，非代償性肝硬変に対しても2019年1月よりDAAが適応となった．C型肝炎ウイルスの排除（sustained virologic response：SVR）により，肝予備能・肝線維化改善効果が期待される．その他，アルコール性肝硬変に対しては禁酒，自己免疫性肝炎に対してはステロイド治療が推奨される．

2 肝庇護療法

原因の治療効果が乏しく，血清トランスアミナーゼが高値の症例には，肝庇護療法としてウルソデオキシコール酸やグリチルリチン酸の投与を検討する．

3 栄養療法

肝硬変では蛋白エネルギー低栄養（protein energy malnutrition：PEM）をきたすことが多く，代償性肝硬変の20％，非代償

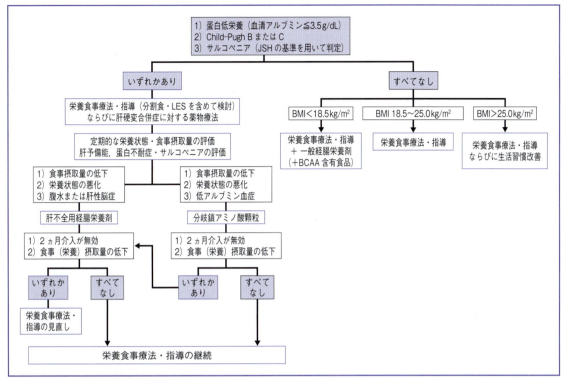

図2 肝硬変栄養療法のフローチャート
(「日本消化器病学会・日本肝臓学会 編：肝硬変診療ガイドライン2020（改訂第3版），p.xix，2020，南江堂」より許諾を得て転載)
(参照先の必要な記述（CQ）および注釈を省略．実際に使用する際には，必ず原版の注釈を参照すること)

性肝硬変の60％以上の頻度で合併し，予後や生活の質（quality of life：QOL）の悪化に関与している．ガイドライン[1]においても，フローチャート（図2）に従って患者の栄養状態を評価し，適切な栄養療法を行うことが推奨されている．血清アルブミン値が3.5g/dL未満，Child-Pugh分類BまたはC，サルコペニアのいずれかが存在する場合は栄養療法を行う．エネルギー摂取量は，耐糖能異常がない場合25～35kcal/kg（標準体重）/日，蛋白質必要量は，蛋白不耐症がない場合1.0～1.5/g/kg/日を基本とし，分割食（1日4回）として約200kcal程度の就寝前軽食（late evening snack：LES）が推奨されている．低アルブミン血症（血清アルブミン≦3.5g/dL）を認め，経口食によって十分な蛋白質摂取ができない場合は，分岐鎖アミノ酸製剤（branched chain amino acid：BCAA）の投与を考慮する．

4 腹 水

ガイドライン[1]の腹水治療フローチャートを図3に示す．腹水治療の最初のステップは，安静と食欲を損なわない程度の緩やかな塩分摂取制限（5～7g/日）である．生活指導を行っても腹水が減少しない場合は利尿薬を用いた薬物治療が適応となる．肝硬変ではレニン・アンジオテンシン・アルドステロン系が活性化されており，抗アルドステロン薬であるスピロノラクトンが第一選択薬となる．50mg/日まで増量しても効果が乏しい場合は，ループ利尿薬であるフロセミドを併用する．ただ，フロセミドは高用量の使用で腎機能悪化をきたすことが知られており，20

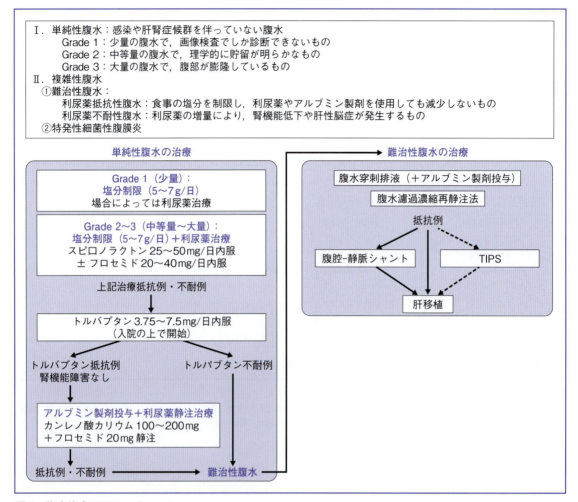

図3 腹水治療のフローチャート
(「日本消化器病学会・日本肝臓学会 編：肝硬変診療ガイドライン2020（改訂第3版），p.xxi, 2020, 南江堂」より許諾を得て転載)
(注釈を省略．実際に使用する際には，必ず原版の注釈を参照すること)

～40mg/日までにとどめる．スピロノラクトンとフロセミドの併用でも効果不十分な抵抗例や不耐例には，バソプレシンV2受容体拮抗薬であるトルバプタンを併用する．トルバプタンは急激な水利尿効果により高ナトリウム血症をきたす可能性があり，入院で導入し，3.75～7.5mg/日の用量で開始する．トルバプタン抵抗例に対しては，アルブミン製剤およびカンレノ酸カリウムやフロセミドの静注を行う．また，上記の治療を行っても腹水の減少を認めない場合は難治性腹水と判断し，腹水穿刺排液や腹水濾過濃縮再静注法（cell-free and concentrated ascites reinfusion therapy：CART）を行う．なお，大量穿刺排液（通常5L以上）を行う際には，穿刺後循環不全を予防するためにアルブミン投与を併用し，大量穿刺排液時に限り必要に応じて高用量のアルブミン製剤の投与が可能である．これらの治療にも抵抗性の場合は，腹腔–静脈シャントや経頸静脈肝内門脈大循環シャント術（transjugular intrahepatic portosystemic shunt：TIPS）を考慮するが，現

時点で TIPS は本邦では保険適用外である．これらの治療の実施が困難な場合は肝移植を検討する．

5 肝性脳症

肝性脳症は肝の解毒能低下や門脈大循環シャントに伴って，アンモニアなどの昏睡起因物質が大循環に流入することで起こる．昏睡度は，明らかな臨床症状を呈する顕性脳症と，臨床症状が認められないあるいは乏しいミニマル脳症を含む不顕性脳症に分類される．羽ばたき振戦や意識障害を伴う顕性脳症に対しては，肝不全用アミノ酸製剤注射液を点滴静注する．また，維持療法は高アンモニア血症に対する治療が中心となり，合成２糖類や難吸収性抗菌薬を投与する．また，亜鉛欠乏症やカルニチン欠乏症を有する際は，これらの補充が推奨される．

6 血小板減少症

肝硬変では脾腫やトロンボポエチン産生低下のため血小板減少症を認めることが多い．一方で，肝硬変では食道・胃静脈瘤の内視鏡治療や肝細胞癌に対するラジオ波焼灼療法など，出血のリスクの高い観血的治療が必要なことも多い．待機的な観血的手技を予定している慢性肝疾患患者に対する血小板減少症の改善を目的として，トロンボポエチン受容体作動薬であるルストロンボパグが2015年から，アバトロンボパグが2023年から適応となった．

処方例

原因の治療

● B 型肝硬変

処方 ベムリディ 25 mg 1回1錠 1日1回 朝食後

● C 型代償性肝硬変（※ DAA 治療歴なし）

処方 マヴィレット配合錠 1回3錠 1日1回 朝食後 12 週間

● C 型非代償性肝硬変

処方 エプクルーサ配合錠 1回1錠 1日1回 朝食後 12 週間

肝庇護療法

処方A ウルソデオキシコール酸錠（100 mg） 1回1〜2錠 1日3回 毎食後

処方B 強力ネオミノファーゲンシー（20 mL） 1回1〜5バイアル 静注 週3〜5回

栄養療法

処方A リーバクト配合顆粒 1回1包 1日3回 毎食後

処方B アミノレバンEN 1回1包 1日3回 毎食後

腹 水

処方Aを第一選択とし，効果不十分の場合処方Bを併用する．それでも不十分の場合は処方Cの併用を検討する．添付文書上，アルダクトンAは100 mg まで，ラシックスは80 mg まで増量可能であるが，腎機能の悪化に注意する．

処方A アルダクトンA（25 mg） 1回1〜2錠 1日1〜2回 朝（昼）食後

処方B ラシックス（20 mg） 1回1〜2錠 1日1回 朝食後

処方C サムスカ（7.5 mg） 1回0.5〜1錠 1日1回 朝食後

● 内服治療を行っても治療抵抗例では，処方DとEの静注を行う．

処方D ソルダクトン（100 mg） 1回1〜2バイアル 1日1回 静注

処方E ラシックス注（20 mg） 1回1バイアル 1日1回 静注

肝性脳症

●顕性肝性脳症

処方 アミノレバン点滴静注（500 mL）
1回 500 mL　1日 1〜2回

●維持療法

合成2糖類である処方Aまたは Bに，必要に応じて難吸収性抗菌薬である処方Cを併用する．

処方A ラクツロースシロップ　1回 10〜
20 mL　1日 3回　毎食後

処方B ポルトラック原末（6 g）　1回 1〜2
包　1日 3回　毎食後

処方C リフキシマ（200 mg）　1回 2錠
1日 3回　毎食後

●上記治療を行っても高アンモニア血症の改善が乏しい場合，亜鉛欠乏症があれば処方Dを，カルニチン欠乏症があれば処方Eを併用する．

処方D ノベルジン（25 mg）　1回 1〜2錠
1日 2回　朝夕食後

処方E エルカルチンFF錠（250 mg）
1回 2錠　1日 3回　毎食後

血小板減少症

待機的な観血的手技を予定している慢性肝疾患患者に対する血小板減少症の改善目的に用いる．手技の 10〜14日前から 5〜7日間内服することで，手技施行時の血小板増加効果が期待できる．

処方A ムルプレタ（3 mg）　1回 1錠
1日 1回　朝食後　7日間

処方B ドプテレット（20 mg）
・投与開始前の血小板数が 40,000 μL
以上 50,000 μL 未満：1回 2錠
1日 1回　朝食後　5日間
・投与開始前の血小板数が 40,000
μL 未満：1回 3錠　1日 1回
朝食後　5日間

専門医に紹介するタイミング

慢性的な肝障害を有し，血小板低下（特に 10万/μL 以下）を併存する症例は肝硬変に至っている可能性が高く，専門医にコンサルトする．また，非代償期にみられる腹水や肝性脳症など出現した場合も専門医にコンサルトすることが望ましい．

専門医からのワンポイントアドバイス

肝硬変の診療では肝癌の合併の有無を評価することも重要である．定期的に超音波検査，CT，MRI などの画像検査でのサーベイランスを行い，肝癌の早期発見を心掛ける必要がある．

──────── 文　献 ────────

1）日本消化器病学会・日本肝臓学会 編：肝硬変診療ガイドライン 2020（改訂第3版）．南江堂，2020

2. 肝疾患

原発性胆汁性胆管炎

田中 篤
帝京大学医学部 内科学講座

POINT
- 胆道系酵素上昇を主体とした肝障害の場合，胆石症や悪性腫瘍除外のために腹部超音波検査など画像検査を行うとともに，原発性胆汁性胆管炎（PBC）の可能性を念頭におき抗ミトコンドリア抗体を測定する.
- PBC と診断した場合の第一選択薬はウルソデオキシコール酸（ursodeoxycholic acid：UDCA）で，600 mg/日を投与する．20％程度の症例では ALP の低下が十分ではないため，この場合にはベザフィブラート（400 mg/日）を投与する．長期予後は一般人口と同等で良好である.

ガイドラインの現況

およそ 1980 年代まで，原発性胆汁性胆管炎（primary biliary cholangitis：PBC）は大多数が肝硬変まで進行した段階で発見されていたため，原発性胆汁性肝硬変（primary biliary cirrhosis）と呼ばれていた．しかしながら診断・治療技術の進歩した現在では，PBC の 70〜80％の症例は肝硬変に至らず，日本では 2016 年に原発性胆汁性胆管炎と名称変更がなされている.

PBC に対する第一選択薬は UDCA であるが，およそ 20％では治療反応性が不良である．この場合の第二選択薬として，日本ではベザフィブラート（bezafibrate：BZF）が使用されている．最近 UDCA＋BZF 併用治療の長期予後改善効果が報告され，ガイドラインでも 2023 追補として UDCA 治療効果不十分例に対する BZF の併用が記載された.

【本稿のバックグラウンド】 厚生労働省難治性疾患政策研究事業「難治性の肝・胆道疾患に関する調査研究」班の「原発性胆汁性胆管炎（PBC）診療ガイドライン（2023 年）」をもとに解説している.

どういう疾患・病態か

PBC は，中高年女性に好発し，病因・病態に自己免疫機序が想定される慢性進行性の胆汁うっ滞性疾患である[1]．病理組織学的には慢性非化膿性破壊性胆管炎（chronic non-suppurative destructive cholangitis：CNSDC）と肉芽種の形成を特徴とし，胆管上皮細胞の変性・壊死によって肝内小型胆管が破壊され消失することにより，慢性進行性の胆汁うっ滞を呈する．臨床的には胆汁うっ滞に伴う搔痒感が特徴的である.

原発性胆汁性胆管炎　**245**

表 1　PBC 診断基準

次のいずれか 1 つに該当するものを PBC と診断する.
 1) 組織学的に CNSDC を認め，検査所見が PBC として矛盾しないもの.
 2) AMA が陽性で，組織学的には CNSDC の所見を認めないが，PBC に矛盾しない（compatible）組織像を示すもの.
 3) 組織学的検索の機会はないが，AMA が陽性で，しかも臨床像及び経過から PBC と考えられるもの.

（文献 2 より引用）

　PBC は，皮膚掻痒感・黄疸・腹水などの症状を呈する症候性 PBC（symptomatic PBC：sPBC）と，臨床症状を認めない無症候性 PBC（asymptomatic PBC：aPBC）に大別される.

　2018 年に行われた厚生労働省「難治性の肝・胆道疾患に関する調査研究」班（以下，厚労省研究班）の全国疫学調査によると，2016 年時点での全国の PBC 患者数は推定約 37,000 例，人口 10 万人あたりの有病率は 33.8 であった. 2004 年に行った全国疫学調査では有病率 11.6 であり，12 年間でおよそ 3 倍に増加し，ほぼ欧米並みとなっている. 男女比は，2004 年に 1：7 だったが 2016 年には 1：4.3 であり，相対的に男性患者が増加している. この疫学調査とは別に厚労省研究班がほぼ 3 年ごとに行っている全国調査では，好発年齢は女性 50 歳代，男性 60 歳代となっている. 幼少時期での発症はないとされ，近年は診断時年齢が高齢化する傾向にある. 健診時や他疾患受療時に肝機能検査異常を契機として診断される aPBC 例が増加している.

　発症の原因はまだ不明であるが，自己抗体である抗ミトコンドリア抗体（anti-mitochondrial antibodies：AMA）が特異的かつ高率に検出されること，慢性甲状腺炎やシェーグレン症候群などの自己免疫疾患をしばしば合併することから，胆管障害の機序として自己免疫学的機序が想定されている. また IgM が上昇することが特徴のひとつである. 組織学的にも門脈域，特に障害胆管周囲には高度の単核球浸潤がみられ，胆管上皮細胞層にも単核球細胞浸潤がみられる. T 細胞優位であり，小葉間胆管上皮細胞表面にはヒト白血球抗原（human leukocyte antigen：HLA）クラス I 抗原の発現が増強しているなど，胆管障害機序には免疫学的機序，とりわけ T 細胞（細胞障害性 T 細胞）が重要な役割を担っていることが想定されている.

　UDCA が第一選択薬であり，およそ 70～80％の症例では UDCA が奏効し，長期予後も良好である. しかし無治療例，あるいは治療が行われても反応不良な症例では，胆汁うっ滞に伴い肝実質細胞の破壊と線維化を生じ，究極的には肝硬変から肝不全を呈し，肝移植を行わないと救命できない.

治療に必要な検査と診断

　自己抗体のひとつである AMA が 90％以上の症例で検出され，診断的意義が高い.

　日本では厚生労働省研究班が作成した診断基準が用いられている（表 1）. すなわち，臨床経過・血液検査・画像診断（CT，腹部超音波検査）により，ウイルス性肝炎，薬物性肝障害，胆石症，悪性疾患など他の原因を除外（表 2）したうえで，①胆道系酵素（ALP，γ-GTP）優位の肝機能検査異常，②血清中 AMA 陽性，③特徴的な肝組織像，以上のうち 3 点のうち 2 点が揃えば PBC と診断する[2]. この基準は欧米と同一である[3]（図 1）.

表2 PBCの鑑別診断

1) 胆汁うっ滞性肝疾患	肝内胆汁うっ滞：慢性薬物性肝内胆汁うっ滞，原発性硬化性胆管炎，IgG4関連硬化性胆管炎，成人肝内胆管減少症 閉塞性黄疸
2) 免疫異常を伴う疾患	自己免疫性肝炎，薬物性肝障害
3) 高ALP, γ-GTP血症	肝腫瘍性病変，骨病変，甲状腺機能亢進症，脂肪性肝障害

(文献2より引用)

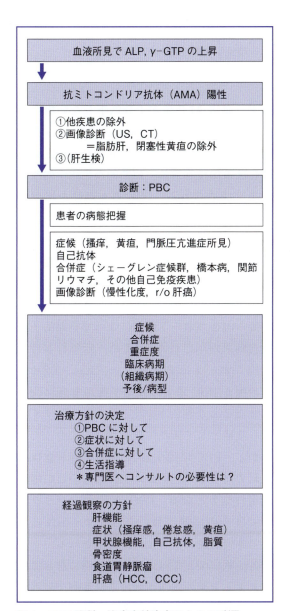

図1 PBC診断，治療方針決定のための手順
(文献2より引用)

　胆道系酵素の慢性的な上昇，およびAMA陽性の所見が揃えば，肝生検は必ずしも必須ではなく，この段階でPBCと診断可能である．しかしALT上昇や抗核抗体陽性など自己免疫性肝炎（autoimmune hepatitis：AIH）とのオーバーラップが疑われる症例やAMA陰性例などの非典型例では肝生検は必須である．また，血清AMAが陽性である一方で肝機能検査異常がなく，ALP，γ-GTPともに基準値範囲内である症例が稀に存在する．このような症例で肝生検を行う必要はなく，この段階ではPBCと診断するべきではないが，今後ALP，γ-GTPの上昇をきたす可能性があり，定期的な観察が必要である．

　最も簡便な重症度分類は，症状の有無によるaPBC，sPBCの分類である．

　多くの症例は病初期の無症候の時期に診断され，無症候のまま長い期間経過する．10年の経過で25％はsPBCへ移行し，sPBCの病期に進展すると種々の症候が生じ（表3），強い皮膚掻痒感や黄疸などを伴う．sPBCはaPBCに比べて予後が不良であることが示されている．sPBCは現在，厚生労働省により指定難病制度における医療費助成対象要件として採用されている．

　肝硬変まで進展した症例の肝予備能評価には，血清ビリルビン値をPBCに適した形で修正したChild-Pugh分類が用いられる．肝移植を想定した予後予測には，Mayo Clinicの予後予測式，日本肝移植適応研究会の予後

表3　PBC の症候，合併症

PBC の症候	合併症
1）無症状 2）全身倦怠感 3）胆汁うっ滞に基づく症状 　・皮膚掻痒（皮膚引っ掻き傷） 　・黄疸 4）肝障害・肝硬変に基づく症状 　・吐血・下血（食道静脈瘤破裂） 　・腹部膨満 　・意識障害 5）免疫異常，合併した他の自己免疫疾患 　　に基づく症状 　・乾燥症候群，など	1）胆汁うっ滞に基づく合併症 　・骨粗鬆症 　・高脂血症 2）肝障害・肝硬変に基づく合併症 　・門脈圧亢進症（食道静脈瘤，脾腫） 　・肝細胞癌 　・腹水 　・肝性脳症 3）免疫異常，他の自己免疫疾患の合併 　・シェーグレン症候群 　・関節リウマチ 　・慢性甲状腺（橋本病），など

（文献2より引用）

予測式，MELD スコアなどが用いられている．

　予後予測因子として最も重要な因子は血清総ビリルビンであり，Mayo の予後予測式，MELD スコアの因子に含まれる．血清総ビリルビン値が 2.0 mg/dL になると約 10 年，3.0 mg/dL になると約 5 年，6.0 mg/dL 以上になると約 2 年以下の余命であるとされる．

治療の実際

　PBC に対する第一選択薬は UDCA であり，原則として PBC と診断された症例すべてが治療対象となる．推奨投与量は 13〜15 mg/kg/日で，UDCA はおよそ 70〜80％程度の症例で有効性がみられ，半年ほどの投与により胆道系酵素は著明に低下する．治療目標について本邦におけるコンセンサスは得られていないが，血清 ALP 値が基準値上限の 1.5 倍程度まで低下すれば治療効果は十分と考えられ，この場合長期予後も良好であることが確認されている[4]．UDCA の投与を開始して 1 年経過しても胆道系酵素が十分に低下しない場合，まず UDCA のコンプライアンス，および投与量を確認する．コンプライアンスおよび投与量とも十分であるにもかかわ

らず，血清 ALP 値が十分低下しない場合は UDCA 不応例と判断される．このような症例に対して，本邦では BZF 400 mg/日がしばしば追加投与され，短期的な生化学的改善効果も認められる．BZF の有効性を示す成績は，最近まで少数例の後ろ向き研究のみであったが，2018 年，フランスのグループがランダム化前向き比較試験によって生化学的改善効果のみならず非侵襲的検査による肝線維化改善効果を示し，さらに日本からも大規模後ろ向きコホート研究によって長期的予後改善効果が示された[5]．また，近年日本の大規模コホート研究により，UDCA＋BZF 併用治療が PBC 患者の長期予後を有意に改善させたことが報告され[6]，診療ガイドラインにも追補として新たに記載されるに至った．しかし，PBC に対する BZF の薬事承認はなされておらず，高脂血症を伴っていない場合適用外処方となる．PBC-AIH オーバーラップで肝炎の病態が強い場合には，AIH に準じて副腎皮質ステロイドが併用される．

　各症状に関しては，皮膚掻痒感に対して抗ヒスタミン薬の内服が繁用されるが，最近オピオイドレセプター拮抗薬の有効性が確認され，保険適用となり，本症の皮膚掻痒感をコ

表4 PBC患者の経過観察項目

1) PBCの活動度・進行度の評価	
①肝機能検査（Alb, T-Bil, AST, ALT, γ-GTP, PT）	3～6ヵ月ごと
2) 合併症の評価	
②甲状腺機能（TSH）	1年ごと
③骨密度測定	2～4年ごと
④上部消化管内視鏡検査	1～2年ごと
⑤腹部超音波検査とAFP測定	12ヵ月ごと，肝硬変では3～6ヵ月ごと

（文献2より引用）

ントロールするうえで一定の効果がある．胆汁うっ滞に伴い高コレステロール血症がしばしばみられるが，喫煙や高血圧，糖尿病など動脈硬化への他の危険因子が存在しなければ治療の必要はない．ビタミンDの吸収障害による骨粗鬆症が出現するので，定期的に骨密度を測定し，低下している場合にはビスホスホネート製剤やデノスマブを使用する．また，肝硬変に至る前に門脈圧亢進症および胃・食道静脈瘤を発症することが知られており，内視鏡による定期的な観察が必要である（**表4**）．

PBC患者のうちシェーグレン症候群の診断基準を満たす患者は20～30％であるが，口腔や眼の乾燥症状を訴える患者はそれよりも多く70％程度の患者が乾燥症状を自覚しており，シェーグレン症候群に対して保険適用のある内服薬ほか，点眼薬や人工唾液などが使用される．

病期が進むと，内科的治療に限界が生じ肝移植の適応となるが，重症進行例では手術成績も低下するので，血清総ビリルビン値3～5mg/dLを目処に移植専門医に相談する．移植後の生存率は5年で80％と優れている．脳死移植が少ない我が国では，すでに生体部分肝移植が定着しており，移植成績も欧米の脳死肝移植例と同様に良好である．また，本症の長期予後の改善に伴い，従来PBCでは稀といわれていた肝細胞癌の併発

も少なからずみられることが知られてきた．男性・線維化進展例は肝細胞癌の高リスクであり注意が必要である．

処方例

PBC自体に対する治療

処方A　ウルソデオキシコール酸（100mg）1回2錠　1日3回　毎食後（効果不十分な場合は1日最大投与量900mg（1回3錠　1日3回）まで増量可）

●さらに効果不十分な場合は下記を追加処方

処方B　ベザトール徐放剤（200mg）1回1錠　1日2回　朝夕食後（PBCに対する保険適用外，高脂血症に対して保険適用あり）

皮膚掻痒感に対しての治療

処方　・アレグラ（60mg）1回1錠　1日2回　朝夕食後〔皮膚疾患（湿疹・皮膚炎，皮膚掻痒症，アトピー性皮膚炎）に伴う掻痒に保険適用あり〕

・コレバイン（500mg）1回3錠　1日2回　朝夕食後（PBCに対する保険適用外，高コレステロール血症に対して保険適用あり，UDCAとの結合による減弱効果を

原発性胆汁性胆管炎　249

避けるため UDCA と同時に服用しないこと）

- レミッチカプセル　2.5μg　1回　1カプセル　1日1回　夕食後または就寝前

骨粗鬆症に対する治療

処方
- ボナロン（35mg）1回1錠　1週間に1回内服　朝起床時に水180mL とともに内服，服用後少なくとも30分は横にならず飲食ならびに他薬の経口摂取を避ける
- エディロールカプセル（0.75μg）1回1カプセル　1日1回

乾燥症状に対する治療

処方A　サリグレンまたはエボザック（30mg）1回1カプセル　1日3回　毎食後

処方B　サラジェン（5mg）1回1錠　1日3回　毎食後

※いずれも PBC に対する保険適用外，シェーグレン症候群に対して保険適用あり

専門医に紹介するタイミング

肝胆道系酵素上昇が継続し薬剤性肝障害や他の肝炎が否定的な場合は，PBC も疑い専門医を紹介することが望ましい．

最初の確定診断を下すとき，治療方針を決定する際，UDCA の効果不十分なとき，あるいは sPBC になった場合はその時点で一度コンサルトする．PBC-AIH オーバーラップ症候群例などの非定型 PBC 症例は，早めの紹介が望まれる．

総ビリルビン値が5mg/dL 以上を呈した時点では，肝移植専門医への紹介が必要である．

専門医からのワンポイントアドバイス

PBC の予後は全般的に良好・改善傾向であり，UDCA 治療に反応し肝機能検査値が安定すれば生命予後は一般人とほぼ同等である．aPBC であれば，UDCA の服薬を継続する以外は日常生活において特別な注意や制限は不要である．しかし，UDCA 治療に反応せず血清 ALP 値が低下しない症例は何らかの追加治療が必要となり，さらに総ビリルビンが上昇し黄疸が出現すると，進行性で予後不良である．

文　献

1) Tanaka A, Ma X, Takahashi A et al：Primary biliary cholangitis. Lancet 404：1053-1066, 2024
2) 厚生労働省難治性疾患政策研究事業「難治性の肝・胆道疾患に関する調査研究」班：原発性胆汁性胆管炎（PBC）診療ガイドライン（2023年）．2023
3) European Association for the Study of the Liver：EASL Clinical Practice Guidelines：the diagnosis and management of patients with primary biliary cholangitis. J Hepatol 67：145-172, 2017
4) Corpechot C, Chazouillères O, Poupon R：Early primary biliary cirrhosis：biochemical response to treatment and prediction of long-term outcome. J Hepatol 55：1361-1367, 2011
5) Honda A, Tanaka A, Kaneko T et al：Bezafibrate improves GLOBE and UK-PBC scores and long-term outcomes in patients with primary biliary cholangitis. Hepatology 70：2035-2046, 2019
6) Tanaka A, Hirohara J, Nakano T et al：Association of bezafibrate with transplant-free survival in patients with primary biliary cholangitis. J Hepatol 75：565-571, 2021

2. 肝 疾 患

自己免疫性肝炎

おおひらひろまさ
大平弘正
福島県立医科大学 消化器内科

POINT
- ●非典型的な急性肝炎期例の存在を理解する.
- ●重症度判定基準が改訂され,項目の整理と PT–INR 表記に変更されている.
- ●アザチオプリンの使用ならびに *NUDT15* 遺伝子多型検査が保険適用されており,副作用には十分に留意しながら投与する必要がある.

ガイドラインの現況

　自己免疫性肝炎(autoimmune hepatitis:AIH)の診療ガイドラインは,厚生労働省の研究事業である「難治性の肝・胆道疾患に関する調査研究」班から,2014 年 3 月に我が国で初めて「自己免疫性肝炎(AIH)診療ガイドライン(2013 年)」として公表された.2017 年 3 月に内容の一部が見直され,2016 年版として改訂された.最新のものは,2022 年 1 月に 2021 年版として公開されている.この間,2018 年 7 月にアザチオプリンの公知申請認可や本剤による重篤な副作用に関連する *NUDT15* 遺伝子多型検査の重要性が指摘され,アザチオプリンに関する内容が追記された.2021 年版では重症度判定基準の改訂がなされている.

【本稿のバックグラウンド】　最新の自己免疫性肝炎の診療ガイドラインを参考に,本邦例における診断ならびに病態に応じた治療法についてわかりやすく解説した.

どういう疾患・病態か

　AIH は,自己の肝細胞に対する免疫学的寛容が破綻し,自己免疫応答により生じる疾患である.遺伝的要因に何らかの発症誘因が加わり肝炎が発症し,持続的な炎症と線維化の進行により,肝硬変まで進展しえる.本症に特徴的な症候はなく,発症型により,無症状から食欲不振・倦怠感・黄疸といった急性肝炎様症状を呈するなど,さまざまである.

　初診時に肝硬変へ進行した状態で肝性脳症や食道静脈瘤出血にて受診する症例も存在する.また,合併する慢性甲状腺炎,シェーグレン症候群,関節リウマチなどの症状を呈することもある.

　本邦例では中年以降の女性に比較的多く発症し,検査所見では中等度のトランスアミナーゼの上昇,γ グロブリンと IgG の上昇,抗核抗体や抗平滑筋抗体の陽性が認められる.発症様式には急性と慢性のいずれも存在

自己免疫性肝炎　**251**

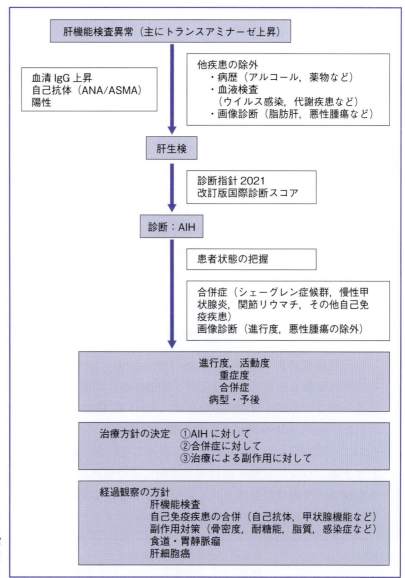

図1 自己免疫性肝炎診断，治療方針決定のための手順
（文献3より引用）

するが，急性肝炎様に発症する場合，慢性の経過中に急性増悪し発症したと思われる急性増悪期と，急性肝炎の病理所見が主体の急性肝炎期の2つの病態が存在する[1]．特に急性肝炎期の症例では，典型例でみられる自己抗体陽性やIgG高値を呈さない場合がある．

遺伝的要因では，海外例においてはDRB1*0301とDRB1*0401に強い相関と，non-HLA領域に疾患感受性遺伝子として*SH2B3*と*CARD10*がgenome-wide association study（GWAS）にて同定されている[2]．しかし，本邦例ではHLA-DR4との相関があるが，これら遺伝子との関連は認められていない．免疫学的要因では，自然免疫でのToll-like receptorの機能異常，damage-associated molecular patterns（DAMPs）による樹状細胞の活性化，獲得免疫での制御性T細胞の量的・質的異常，IL-17，Th17細

表1　AIH 診断，治療方針決定のためのサマリーシート

基本的データ	
基 本	性別：男・女　　年齢＿＿＿＿歳 T.Bil＿＿＿＿＿mg/dl, AST＿＿＿＿＿U/L, ALT＿＿＿＿＿U/L ALP＿＿＿＿＿U/L, γ-GTP＿＿＿＿＿U/L, IgG＿＿＿＿＿mg/dl 抗核抗体（陰性・陽性）＿＿＿＿＿倍 抗平滑筋抗体（陰性・陽性）＿＿＿＿＿倍 抗 LKM-1 抗体（陰性・陽性）
除外診断 (*とくに急性肝炎で 測定が望ましい.)	薬物治療歴（なし・あり），飲酒歴（なし・あり） HBs 抗原（陰性・陽性），HBc 抗体（陰性・陽性） HCV 抗体（陰性・陽性），HCV-RNA（陰性・陽性） 抗ミトコンドリア抗体・M2 抗体（陰性・陽性） 血清鉄＿＿＿＿＿μg/dl, フェリチン＿＿＿＿＿ng/ml 血清銅＿＿＿＿＿μg/dl, セルロプラスミン＿＿＿＿＿mg/dl *IgM-HA 抗体，*IgM-HBc 抗体，*IgA-HE 抗体， *IgM-CMV 抗体，*IgM-EB VCA 抗体 画像診断：脂肪肝（なし・あり），占拠性病変（なし・あり）
重症度	Alb＿＿＿＿＿g/dl, PT-INR＿＿＿＿＿ 黄疸（なし・あり），腹水（なし・あり），肝性脳症（なし・あり） 画像診断：肝萎縮（なし・あり）
合併症	甲状腺機能低下症状（なし・あり），乾燥症状（なし・あり） 関節痛（なし・あり），free T4＿＿＿＿＿μg/dl, TSH＿＿＿＿＿μU/dl 抗 TPO 抗体（陰性・陽性），抗 SS-A 抗体（陰性・陽性） 抗 SS-B 抗体（陰性・陽性），リウマトイド因子（陰性・陽性） 糖尿病（なし・あり），HbA1c＿＿＿＿＿% 骨粗鬆症（なし・軽度・高度）
その他	HLA-DR（DRB1）＿＿＿＿＿ 血小板数＿＿＿＿＿万/μl, AFP＿＿＿＿＿ng/dl, PIVKA-Ⅱ＿＿＿＿＿mAU/ml
病理所見	インターフェイス肝炎（なし・あり），形質細胞浸潤（なし・あり） ロゼット形成（なし・あり），emperipolesis（なし・あり） 肝実質の壊死・炎症（なし〜軽度・中等度・高度） 中心静脈周囲の肝細胞壊死（なし・あり），胆管病変（なし・あり）
特記事項	

(文献3より引用)

胞の増加などが報告されている.

　発症誘因として，先行する感染症や薬剤服用，妊娠・出産との関連が示唆されており，ウイルス感染や薬物代謝産物による自己成分の修飾，外来蛋白と自己成分との分子相同性，ホルモン環境などが発症に関与する可能性も推察されている.

治療に必要な検査と診断

　AIH の診断，治療方針決定においては，図1に示す手順および表1に示すサマリーシートを参考とする[3]．これら検査データをもとに，肝炎ウイルス，アルコール，薬物性肝障害および他の自己免疫性疾患に基づく肝

自己免疫性肝炎　253

表2 自己免疫性肝炎の診断指針・治療指針（2021年）

診　断
1. 抗核抗体陽性あるいは抗平滑筋抗体陽性
2. IgG 高値（＞基準上限値 1.1 倍）
3. 組織学的に interface hepatitis や形質細胞浸潤がみられる
4. 副腎皮質ステロイドが著効する
5. 他の原因による肝障害が否定される

●典型例
　上記項目で，1〜4 のうち 3 項目以上を認め，5 を満たすもの．
●非典型例
　上記項目で，1〜4 のうち 1 項目以上を認め，5 を満たすもの．

（文献3より引用）

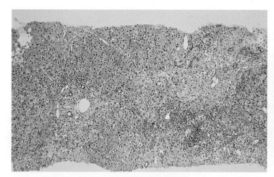

図2　典型的な AIH の肝生検組織像

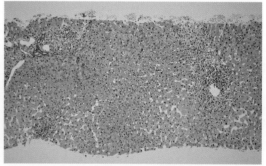

図3　急性肝炎期 AIH の肝生検組織像

障害を除外し，診断指針（表2）[3]ならびに International Autoimmune Hepatitis Group (IAIHG) が提唱した改訂版国際診断スコア[4]を用いて診断する．肝生検の組織学的所見として，典型例では門脈域の線維性拡大とリンパ球，形質細胞の浸潤を伴う interface hepatitis 像と肝細胞ロゼット形成，emperipolesis などが認められる（図2）．一方，急性肝炎期例では，門脈域に変化が乏しく，小葉中心帯壊死を示す症例もある（図3）．

重症例での診断・治療の遅れは予後不良の要因となるため，AIH の診断後には重症度判定を行い対応することが重要である．2022 年 1 月に重症度判定基準が改訂（表3）され，プロトロンビン時間（PT）の国際標準比（INR）表記に変更され，臨床所見は肝性脳症と肝萎縮の有無の2項目に整理されている[3]．また，中等症でも 60 歳以上の高齢者の場合は専門医療機関への紹介を考慮することが記載されている．

治療の実際

AIH の治療目標は，ALT と IgG 値の正常化，組織学的炎症と線維化の改善，そして持続した寛解状態を得ることである．本症では，原則として副腎皮質ステロイドによる治療を行う．プレドニゾロン初期投与量は十分量（0.6 mg/kg/日以上）とし，中等症以上では 0.8 mg/kg/日以上を目安とする．早すぎる減量は再燃の原因となるため，プレドニゾロン 5 mg/1〜2 週を減量の目安とする．血

表3 自己免疫性肝炎の重症度判定

臨床所見	臨床検査所見
①肝性脳症あり ②肝萎縮あり	①ASTまたはALT>200U/l ②総ビリルビン>5mg/dl ③プロトロンビン時間（PT-INR）≧1.3

重 症
次のいずれかが見られる
  1. 臨床所見：①または②
  2. 臨床検査所見：③

中等症
  臨床所見：①，②，臨床検査所見：③が見られず，臨床検査所見：①または②が見られる

軽 症
  臨床所見：①，②，臨床検査所見：①，②，③のいずれも見られない

註1. 重症と判断された場合，遅滞なく肝臓専門医のいる医療機関への紹介を考慮する．
  2. 重症の場合，劇症肝炎分科会の予後予測モデル，MELDも参考にする．
  3. 中等症の症例で，黄疸高度，60歳以上の高齢者の場合も専門機関への紹介を考慮する．
  4. 肝萎縮はCT volumetryが測定可能な場合は，肝容積対標準肝容積比を参考にする．
  5. 急性肝不全の診断は，厚生労働省「難治性の肝・胆道疾患に関する研究」班の診断基準（2011年版）を用いる．

（文献3より引用）

清トランスアミナーゼ値と血清IgG値の改善を効果の指標に漸減する．本症では，副腎皮質ステロイド投与が長期となるため，骨粗鬆症や糖尿病の合併にも留意する必要がある．一般的な食事療法や運動療法に加え，必要に応じて薬物療法を行う．

ウルソデオキシコール酸（UDCA）は，プレドニゾロンの減量時に併用あるいは軽症例に単独投与することがある．一部の症例ではUDCA 600mg/日の単独投与により血清トランスアミナーゼ値が改善することがある．しかし，副腎皮質ステロイド治療に比べてUDCA単剤治療では治療開始から血清トランスアミナーゼ値の正常化に長期間を必要とするため，肝硬変例など速やかな血清トランスアミナーゼ値の改善が必要な症例におけるUDCA単剤治療は推奨されない．また，UDCA単剤治療例においても，経過中に血清トランスアミナーゼ値の上昇を認める場合には，可能な限り副腎皮質ステロイド治療が必要である．

再燃を繰り返す例や副作用のためプレドニゾロンを使用しにくい例では，アザチオプリンの併用を考慮する．アザチオプリンを新規に使用する場合には，副作用との関連が知られているNUDT15遺伝子多型検査を行う．遺伝子多型検査にてCys/Cys型の場合，重篤な副作用が出現するリスクが非常に高いため，原則としてアザチオプリンの使用を回避する必要がある．一方，Arg/Cys，Cys/Hisの場合には，低用量（通常の半量程度）からの使用を検討する．なお，これらの副作用のリスクが低いとされるArg/Arg，Arg/His型の場合でも，定期的な副作用モニタリングが必要である．なお，アザチオプリンを使用する場合，治療効果が認められた際には効果を維持できる最低用量まで減量することを検討する．また，6ヵ月投与しても治療効果が表れない場合には，投与継続の要否を検討することが必要である[3]．

自己免疫性肝炎　255

重症例の治療においては，副腎皮質ステロイドパルス療法が実施される場合が多く，European Association for the Study of Liver（EASL）の診療ガイドラインでは，急性重症 AIH では可能な限り早急に高用量（1mg/kg 以上）の副腎皮質ステロイド静脈内投与で治療すべきであり，7日以内に改善がみられない場合は肝移植を考慮すべきとされている[5]．

一方，AIH と原発性胆汁性胆管炎（primary biliary cholangitis：PBC）のいわゆるオーバーラップ症候群の治療としては，副腎皮質ステロイドまたは UDCA の一方で治療された症例からの予後不良例が比較的多く報告されているため，副腎皮質ステロイドと UDCA の併用療法が推奨されている[3]．

また，2024 年6月に「PBC-AIH overlap 診療ステートメント」が公開されている（https://www.hepatobiliary.jp）．

処方例

軽症～中等症例

処方A　初期治療
プレドニン錠5 mg　1回2錠
1日3回　毎食後
＊導入量は 0.6 mg/kg/日以上とし，中等症以上では 0.8 mg/kg/日以上を目安とする．

処方B　維持療法
・プレドニン錠5 mg　1回1錠
1日1回　朝食後
・ウルソ錠 100 mg　1回2錠
1日3回　毎食後
＊ウルソはプレドニンの減量時に併用あるいは軽症例に単独投与することがある．

再燃例

処方　プレドニン錠5 mg　朝4錠，昼2錠，夜2錠　1日3回　毎食後
または下記と併用
イムラン錠 50 mg　1回1錠　1日1回　朝食後
＊初回治療時にプレドニンの治療反応性が良好であった例では，再燃時においても本剤の増量または再開が有効の場合が多い．

重症例

処方　ソル・メドロール　1,000 mg　1日1回　3日間
その後
プレドニン錠5 mg　朝4錠，昼2錠，夜2錠　1日3回　毎食後
または下記と併用
イムラン錠 50 mg　1回1錠　1日1回　朝食後
＊重症型あるいは劇症型の AIH では，早期にステロイドパルス療法や血漿交換療法といった劇症肝炎に準じた積極的な治療が必要となる．肝不全症例に対しては肝移植も念頭に治療にあたる．

専門医に紹介するタイミング

以下の場合には専門医への紹介が望ましい．
①診断および治療方針決定，初期治療の開始時
②急性発症例
③重症度基準で中等症以上
④治療抵抗例
⑤妊婦例

なお，維持療法中や寛解中においても，年1～2回は専門医によるチェックが望ましい．

専門医からのワンポイントアドバイス

線維化進行例では，肝硬変に伴う食道・胃静脈瘤や肝細胞癌の出現に注意する必要がある．他の肝疾患と同様に，定期的に内視鏡検査や画像検査（エコー・CT・MRI）を行う必要がある．

1) Onji M, The Autoimmune Hepatitis Study Group：Proposal of autoimmune hepatitis presenting with acute hepatitis, severe hepatitis and acute liver failure. Hepatol Res 41：497, 2011
2) de Boer YS, van Gerven NM, Zwiers A et al：Genome-wide association study identifies variants associated with autoimmune hepatitis type1. Gastroenterology 147：443-452.e5, 2014
3) 厚生労働科学研究費補助金　難治性疾患等政策研究事業「難治性の肝・胆道疾患に関する調査研究」班：自己免疫性肝炎（AIH）の診療ガイドライン（2021年）．2022
4) Alvarez F, Berg PA, Bianchi FB et al：International Autoimmune Hepatitis Group Report：review of criteria for diagnosis of autoimmune hepatitis. J Hepatol 31：929-938, 1999
5) EASL clinical practice guidelines：Autoimmune hepatitis. J Hepatol 63：971-1004, 2015

2. 肝 疾 患

薬物性肝障害

徳本良雄, 日浅陽一

愛媛大学大学院医学系研究科 消化器・内分泌・代謝内科学

POINT

- 薬物性肝障害は, 薬物服用後に生じる急性肝障害である.
- 薬物性肝障害は特異的な検査所見に乏しく, 診断には臨床経過の把握と他の肝疾患の除外が重要である.
- 漢方薬, 健康食品, サプリメントも薬物性肝障害をきたしうる.
- 我が国ではスコアリングシステムである RECAM-J 2023, 厚生労働省が作成した重篤副作用疾患別対応マニュアル, 副作用報告などのデータベースが診療の補助となる.

ガイドラインの現況

薬物性肝障害（drug-induced liver injury：DILI）は, 薬物副作用の肝臓における表現型である. 我が国では, 厚生労働省が, 重篤副作用疾患別対応マニュアルのひとつとして DILI を取り上げている. マニュアルでは, DILI の概要, 診断基準, 治療法, 典型例などが示されている[1].

DILI の診断は, 薬物投与から発症までの経過を詳細に把握し, 他疾患を除外することで行われる. 2023 年に DILI の可能性を判断するスコアリングシステムである RECAM-J 2023 が提唱され, 診断の補助とすることができる. DILI の臨床像は薬物により異なり, データベース検索により発症頻度や報告例を把握することが診断に有用である. 独立行政法人医薬品医療機器総合機構（Pharmaceuticals and Medical Devices Agency：PMDA）のホームページでは, 医薬品の副作用として届出のあった症例が検索可能である. また, 米国 National Center for Biotechnology Information（NCBI）は Web 上で LiverTox® を公開しており, 薬物別に想定される肝障害機序や症例報告が検索可能である.

DILI の診断と治療は, これらマニュアルとデータベースを参考に行うこととなる.

【本稿のバックグラウンド】 薬物性肝障害の臨床像は起因薬物によりさまざまであり, 我が国では薬物性肝障害に特化したガイドラインはない. 本稿では, 薬物性肝障害のスコアリングシステム, 重篤副作用疾患別対応マニュアル, 起因薬物の検索に利用可能なデータベースを用いた薬物性肝障害の診断および治療の流れを概説する.

表1 薬物性肝障害の分類

臨床病型による分類

R値≧5 　　　　肝細胞障害型
2＜R値＜5 　　混合型
R値≦2 　　　　胆汁うっ滞型
　R値＝（ALT/ULN）÷（ALP/ULN） ※ULN：基準範囲上限

機序に基づく分類
●通常型
　・中毒性
　・特異体質性（アレルギー性，代謝性）
●特殊型
・薬剤過敏症症候群（DIHS/DRESS）：カルバマゼピン，フェニトイン，フェノバルビタール，ミノサイクリン，アロプリノール，アバカビルなど
・薬物誘発性自己免疫性肝炎：ジクロフェナク，インドメタシン，インフリキシマブ，メチルドパ，ミノサイクリン，スタチンなど
・免疫関連有害事象（irAE），免疫介在有害事象（imAE）：免疫チェックポイント阻害薬
・B型肝炎ウイルス再活性化：免疫抑制薬，化学療法薬，免疫チェックポイント阻害薬，直接作用型経口抗HCV薬
・二次性硬化性胆管炎：アミオダロン，アトルバスタチン，アモキシリン-クラブラン酸塩など
・急性脂肪肝：アミオダロン，バルプロ酸など
・特定成因脂肪性肝疾患：タモキシフェン，メトトレキサート，イリノテカン，5-FUなど
・胆管減少（消失）症候群：アザチオプリン，カルバマゼピン，ST合剤など
・肝中心静脈閉塞症（VOD）／肝類洞閉塞症候群（SOS）：オキサリプラチン，シクロホスファミド，ブスルファン，アザチオプリン，エトポシドなど
・肝腫瘍：蛋白同化ホルモン，経口避妊薬など

DRESS：drug reaction with eosinophilia and systemic symptoms, DIHS：drug-induced hypersensitivity syndrome, irAE：immune-related adverse event, imAE：immune-mediated adverse event, NRH：nodular regenerative hyperplasia, VOD：veno-occlusive disease, SOS：sinusoidal obstruction syndrome

どういう疾患・病態か

　DILIは，薬物服用後に食思不振，倦怠感，発熱，黄疸などの急性肝障害の症状を呈し，他の肝疾患が除外された場合に疑われる疾患である．起因薬物の中止により，多くは軽快する．臨床で使用される薬物は無数にあり，臨床の中で遭遇する頻度の高い肝疾患のひとつである．起因薬物は医薬品に限らず，漢方薬，健康食品，サプリメントなど多岐にわたり，代謝産物，添加物やコーティング剤が原因となることがある．

　DILIには，臨床病型と肝障害機序に基づく病型分類がある．臨床病型は，肝逸脱酵素（AST，ALT）と胆道系酵素（ALP，γ-GT）のいずれが優位に上昇するかにより，「肝細胞障害型」，「胆汁うっ滞型」，「混合型」に分類する[2]（**表1**）．また，肝障害機序により，通常型（中毒性，特異体質性）と特殊型に分けることができる．通常型のうち，中毒性は薬物が肝細胞を直接障害し，多くは用量依存的な反応を示す．代表的な薬物は，アセトアミノフェンやキノコ毒，有機溶剤，パラコートなどである．一方，特異体質性はアレルギー性と代謝性に分かれる．前者は薬物もしくは代謝産物が抗原，ハプテンとなることで，免疫応答が生じ，好酸球増多などを伴うことがある．薬物に対するアレルギーであ

薬物性肝障害　259

り，投与前の発症予測は困難である．後者は薬物代謝酵素活性の個体差による．代謝産物が体内に蓄積することで発症するため，アレルギー性よりも発症まで時間を要する．代表的な薬物としてイソニアジド，イトラコナゾールなどがある．

特殊型には，タモキシフェンによる脂肪肝炎，経口避妊薬や蛋白同化ホルモン薬の長期服薬による肝腫瘍などがある．また，ミノサイクリン，スタチンなどは薬物誘導性の自己免疫性肝炎を発症することがある．近年，免疫チェックポイント阻害薬（抗PD-1抗体，抗PD-L1抗体，抗CTLA-4抗体など）の使用頻度が増加している．これらの薬物は，腫瘍に対する免疫寛容システムを解除することで，抗腫瘍効果を示す．しかし，時に自己に対する免疫応答が増強し，免疫関連有害事象（immune-related Adverse Event：irAE）を生じることがある．肝臓では，自己免疫性肝疾患に類似した病態を示すことがあり，注目されている．

さまざまな新薬が登場する中で，臨床現場で使用する頻度の高い薬物は，経年的にみると変化している．さらに，欧米ではOTC薬としてアセトアミノフェンが購入可能であり，国ごとに使用頻度の高い薬物は異なる．このようにDILIの疫学には，薬物の保険適用，OTC薬の普及状況，さらに人種による薬物代謝能の違いも影響する．したがって，我が国におけるDILIの動向を理解しておく必要がある．我が国では，これまで，1997～2006年[3]，2010～2018年[4]のDILI症例について全国調査が行われた．2010～2018年におけるDILIの起因薬は，解熱・鎮痛・抗炎症薬および抗菌薬が11％と多く，抗腫瘍薬が10％，さらに，健康食品，消化器用薬，精神科・神経科用薬，漢方薬，循環器薬の順であった．臨床病型は，肝細胞障害型が

64％，混合型が20％，胆汁うっ滞型が16％であった．1997～2006年の全国調査では，肝細胞障害型が59％，胆汁うっ滞型が21％であり，胆汁うっ滞を呈する薬物の使用頻度が減少したことにより，肝細胞障害型が増加したと考えられる．投与開始から発症までの期間は，7日以内が19％，14日以内が29％，30日以内が53％，60日以内が71％，90日以内が79％であった[4]．約半数が1ヵ月以内に，約8割が3ヵ月以内にDILIを発症していた．

治療に必要な検査と診断

DILIの診断は，薬物開始から肝障害が出現するまでの時間的経過を把握し，他の原因を除外することで行う．中止後の経過も参考となる．しかし，特異的な臨床症状や検査所見に乏しく，被疑薬が複数存在することも多いため，肝臓専門医であっても，被疑薬の同定および診断に苦慮する場合も多い．

我が国では，2004年に提案されたDDW-JワークショップのDILI診断基準（DDW-J）を参考にしてきた．一方，2022年に海外から新たなスコアリングシステムであるRECAM（a revised electronic version of RUCAM for the diagnosis of DILI）が報告された．これを受けて，RECAMを土台に我が国の現状を加味したスコアリングシステムとしてRECAM-J 2023（RECAM-J）が提唱された[2]．DDW-Jでは，肝細胞障害型と胆汁うっ滞型／混合型で発症までの期間，経過に関する点数が異なっていたが，RECAM-J 2023では臨床病型によらず，同一の基準を用いて評価を行うことになった．また，女性や飲酒などの危険因子，好酸球増多およびDLSTの評価項目が削除され，既往歴，肝生検，DIHSの3項目が新たに追加

表2　薬物性肝障害の起因性に関する分類

カテゴリー A：definite likelihood of causing clinically apparent liver injury（臨床的に明らかな肝障害を引き起こす確実性がある）
カテゴリー B：highly probable（可能性が非常に高い）
カテゴリー C：probable（可能性が高い）
カテゴリー D：possible（可能性がある）
カテゴリー E*：unproven but suspected（証明されていないが疑われる）
カテゴリー E：unlikely（可能性が低い）
カテゴリー X：unknown（不明）

※過量投与により薬物性肝障害を生じる薬物（アスピリン，アセトアミノフェン，ナイアシン，ビタミンAなど）はカテゴリー分類の後に［HD］を付記する．

（LiverTox：https://www.ncbi.nlm.nih.gov/books/NBK547852/）

されている．RECAM-J は，ALT ≧ 5 × ULN（基準範囲上限），ALP ≧ 2 × ULN，ALT > 3 × ULN かつ総ビリルビン > 2 × ULN のいずれかを満たす場合に適用することを想定している．その他にも項目ごとに注釈が付記されており，RECAM-J の適切な使用にあたり，原典を必ず参照しながらスコアリングを行うことが重要である．

RECAM-J は，ALT ≧ 5 × ULN（基準範囲上限），ALP ≧ 2 × ULN，ALT > 3 × ULN かつ総ビリルビン > 2 × ULN のいずれかを満たす場合に適用することを想定しており，5 つのカテゴリーから構成されている．まず，「1. 発症までの期間」は，投与中の発症や中止後の発症でも「投与開始から発症までの日数」および「投与中止から発症までの日数」の両方を評価する．投与開始から10 ～ 60 日に発症した場合が 4 点と最も高く，1 日以下であれば DILI の可能性は低く −6 点と大幅な減点となる．一方，中止から発症までの期間は 30 日以下であれば 0 点として，31 日以上の場合は長期になるにしたがって減点が大きくなる．近年，アドヒアランス向上を目的とした monthly 製剤や抗体薬など半減期が長期となる薬剤が増加しており，これらの薬物は中止後も長期に血中濃度が維持されるため発症までの期間が長くなる場合がある．そのため，半減期が 15 日以上の薬物

は判定不能と考えて 0 点とする．

次に，R 値 ≧ 5 の肝細胞障害型では ALT 値，R 値 < 5 の胆汁うっ滞型 / 混合型では ALP 値（小児は γ-GT で代用する）か総ビリルビン値のうち高スコアとなる項目を用いて，「2. 肝障害発症後の経過」を評価する．中止後にピーク値の 50 ％未満に低下する期間により，1 ～ 30 日（4 点）から，31 ～ 90 日（3 点），91 ～ 182 日（2 点），185 ～ 365 日（1 点），365 日（0 点）に分かれており，50 ％未満に低下しない場合は 0 点，182 日超の任意の日時もしくは移植前にピーク値の90 ％超であれば，DILI は否定的であり −6 点となる．

RECAM では，「3. 過去の肝障害の報告」として米国の DILI データベースである LiverTox のカテゴリー（**表2**）を採用しているが，同データベースは我が国の医薬品のすべてを網羅していないことや，新規医薬品についても記載がない．そのため RECAM-J では，日本の添付文書や PMDA の医療用医薬品情報における肝障害報告も採用できることとしている．

「4. 他の原因の除外」では，ウイルス性急性肝炎（HAV，HBV，HCV，HEV，CMV，EBV，HSV）のほか，アルコール，肝・胆道疾患（胆道閉塞や肝の 50 ％を占める悪性腫瘍），自己免疫性肝炎，虚血性肝障害，急

性うっ血性肝障害，敗血症による胆汁うっ滞など多岐にわたる疾患を除外することを求めている．これらの項目が陽性であれば−6点（敗血症による胆汁うっ滞は−2点）と大幅な減点となる．除外するために求めている検査項目は多岐にわたり，IgM-HAV抗体（HAV），HBs抗原とIgM-HBc抗体（HBV），HCV抗体とHCV RNA（HCV），IgA-HEV抗体（HEV），IgM-CMV抗体（CMV），IgM-VCA抗体（EBV），IgM-HSV抗体（HSV）のほか，自己免疫性肝炎を除外するために抗核抗体，抗平滑筋抗体（保険適用なし），IgGの測定，肝胆道系疾患の除外目的に腹部超音波検査やCTの実施を求めている．臨床の場ではすべての項目を測定するとは限らないため，検査を行っていないが臨床的に否定できる原因は0点としてスコアリングを行う必要がある．

最後に，「5．その他」では「既往歴の確認」，「偶然の再投与」，「肝生検」，「DIHS」の各項目についてスコアリングを行う．既往に服用歴があり，黄疸を伴う肝障害を発症していた場合は1点が加点される．被疑薬の意図的な再投与は行うべきではないが，偶然の再投与が行われた場合は初回と同一の病型で60日未満に発症し，AST，ALT＞3×ULNとALP＞2×ULNの両方もしくはいずれかを満たした場合には典型的な経過として6点の加点となる．一方でAST，ALT＜2×ULNかつALP正常の場合は否定的な経過として3点の減点となる．肝生検を実施して，他の疾患と診断できる場合は−6点，想定される臨床病型のDILIの組織像に矛盾しない場合は1点の加算となる．ただし，ミノサイクリンなどの特定の薬物は自己免疫性肝炎を誘導することが知られている．逆に，急性肝炎様に発症する自己免疫性肝炎では，抗核抗体が陰性でIgGの上昇がみられない場

合もある．このようにDILIと自己免疫性肝炎の鑑別は臨床経過や血液検査のみではが困難な場合があり，組織学的検討を踏まえたうえで診断と治療を進めていくべきである．

RECAM-Jは被疑薬がDILIの原因薬物であるかの可能性を評価するスコアリングシステムであり，スコアが8点以上を「非常に可能性が高い（definite/highly likely）」，4〜7点を「可能性が高い（probable）」，−3〜3点を「可能性が残る（possible）」，−4点以下を「可能性が低い（unlikely）」としている．臨床医は，RECAM-Jのスコアを参考に，総合的にDILIの診断を行うこととなる．

RECAM-Jは急性肝障害を呈するDILIを対象としており，アセトアミノフェンなどの中毒型やタモキシフェンによる脂肪肝など慢性の経過をとるDILIは対象としていない．また，漢方薬，健康食品，サプリメントなどのherb and dietary supplements（HDS）や免疫チェックポイント阻害薬によるDILIに対するRECAM-Jの有用性は確立されていないことに注意を要する．軽微な肝胆道系酵素上昇にとどまるDILIへのRECAM-Jの使用は，ベースラインまで低下してもピークから50％未満の改善にとどまる可能性があるなど，その妥当性および有用性は現時点で明らかとなっていない．

RECAM-Jには含まれていないが，末梢血中の好酸球増多（6％以上）が約27％，発熱が18％，皮疹が13％にみられ[4]，これらの症状の合併もDILIを疑う根拠となる．

1997〜2006年の調査では，投与薬物数の調査が行われ，1が25％，2が22％，3以上が53％であり，平均4.2剤[3]服用していた．このように，投与薬物が複数ある場合，薬物によるリンパ球刺激試験（drug-induced lymphocyte stimulation test：DLST）が被疑薬の絞り込みに有用な場合がある．DLST

262　2．肝疾患

表3　国際ワーキンググループによる薬物性肝障害の重症度分類

- ・軽　症：総ビリルビン＜正常上限×2
- ・中等症：総ビリルビン≧正常上限×2 もしくは有症状の肝炎
- ・重　症：総ビリルビン≧正常上限×2 かつ次の1つ：
  - INR≧1.5
  - 背景に肝硬変がなく病悩期間が26週未満の腹水か脳症
  - 薬物性肝障害による他臓器不全
- ・致死的もしくは肝移植：薬物性肝障害による死亡または肝移植

（文献5より引用）

は末梢血リンパ球と被疑薬を共培養し，リンパ球の増殖反応をみる検査である．アレルギー性で陽性になりやすく，中毒性，特異体質性のDILIでは陽性率が低下する．全国調査ではDILIの59％でDLSTが実施され，陽性が48％，擬陽性が3％であった[4]．ただし，漢方薬など一部の薬物はDLSTで擬陽性を呈しやすいとされる．一方で，DILIの極期，リンパ球機能を低下させる薬物（免疫抑制薬など），細胞毒性を有する薬物（抗腫瘍薬など）は擬陰性となることがある．また，肝細胞障害型よりも胆汁うっ滞型で陽性となる頻度が高いと考えられており，臨床経過を踏まえて結果の解釈を行う必要がある．なお，DLSTは薬疹の原因と疑われる薬物に対して実施した場合が保険適用であり，DILIの被疑薬に対しては保険適用外である．

RECAM-Jには再投与に関する項目が含まれている．しかし，再投与は，初回の投与よりも高度の反応を示す可能性が高く，診断目的の被疑薬の再投与は禁忌である．あくまで偶発的に再投与が行われた場合の反応を評価する項目であることを理解しておく必要がある．

治療の実際

薬物性肝障害の多くは，被疑薬の速やかな中止により，自然に軽快する．食事摂取量が減少している場合には，カロリー不足を避けるため輸液を行う．

ビリルビン値，プロトロンビン時間など肝予備能の低下を目安に，重症度の評価を行う．がん化学療法では，米国国立がん研究所による有害事象共通用語規準（CTCAE バージョン 5.0）による重症度分類を用いることが多い．また，国際ワーキンググループからも重症度分類が提唱されている[5]（表3）．

黄疸遷延例や急性肝不全への移行が想定される症例では，薬物療法の追加を検討する必要があり，肝細胞保護を目的として，グリチルリチン注射剤，ウルソデオキシコール酸（UDCA）を使用する．黄疸遷延例や，高度の肝炎を伴う場合に副腎皮質ステロイドを使用することがある．また，肝予備能の低下など急性肝不全に移行が疑われる場合には，肝性脳症の予防を目的として，蛋白制限など高アンモニア血症の治療を行う．

2010〜2018年の全国調査では，全例で被疑薬は中止されていた．DILIの治療として，UDCAが28％，グリチルリチン注射剤が26％，副腎皮質ステロイドが11％，抗アレルギー薬が1％で使用されていた[4]．

薬物により特異的な治療法が存在する場合があり，アセトアミノフェン大量服用によるDILIでは，グルタチオンを補充する目的で発症早期にN-アセチルシステインの投与を行うことが推奨される．

薬物性肝障害　263

処方例

軽症〜中等症

被疑薬を中止しても改善が乏しい場合に，下記のいずれか，または両方を投与する．

処方A　ウルソ錠（50mgまたは100mg）1回
　　　　50〜200mg　1日3回　毎食後

※「胆汁うっ滞を伴う肝疾患」は150mg/日まで保険適用

処方B　強力ネオミノファーゲンシー
　　　　（20mL/アンプル）1回2〜5アンプル　1日1回静注または点滴静注

※肝疾患の保険適用は「慢性肝疾患における肝機能異常の改善」である．

重症例，重症化を疑う症例

処方A　ソル・メドロール注　1回1,000mg
　　　　1日1回　3日間点滴静注

※その後2日ごとに500mg，250mg，125mg，60mgと漸減し，処方Bに移行．

処方B　プレドニゾロン錠（5mg）1回8錠
　　　　1日1回　食後　2日間

※その後，1回4錠　1日1回　食後　2日間投与．

※処方A，Bともに肝予備能をみながら適宜増減，投与期間の延長を検討する．

アセトアミノフェン大量服薬例

処方A　アセチルシステイン内服液17.6%

処方B　ムコフィリン吸入液20%（2mL/包）

※アセトアミノフェン内服から10時間以内に投与を開始することが望ましい．処方A，Bともに，アセチルシステインとして1mLあたり176.2mg含む製剤である．初回に140mg/kg投与，以降4時間ごとに70mg/kgを17回で，計18回経口投与または胃管から投与する．

※ムコフィリン吸入液は「アセトアミノフェン過量摂取時の解毒」の保険適用が

ないため，処方Aが院内にない場合にのみ使用を考慮する．

専門医に紹介するタイミング

複数の被疑薬があり同定が困難な場合や，肝炎ウイルスマーカー陽性や自己抗体陽性など他の疾患との鑑別が困難な場合には，専門医へのコンサルトが必要である．

ビリルビンの上昇，プロトロンビン時間の延長，尿素窒素，コリンエステラーゼ，アルブミン低下など蛋白合成能が低下している場合，肝予備能が低下しており，急性肝不全への移行が危惧されるため，専門医療機関への転院が望ましい．

専門医からのワンポイントアドバイス

健康食品やサプリメント，日常および職場で曝露される化学物質による薬物性肝障害も念頭において病歴を聴取することが，起因薬物の同定につながる．

原因となった薬物の製品名，成分名を患者・家族にしっかりと情報提供を行うことで，再投与を防止することが重要である．

文　献

1) 厚生労働省：重篤副作用疾患別対応マニュアル 薬物性肝障害（令和元年9月改定）．
https://www.pmda.go.jp/files/000234239.pdf
2) 田中　篤：薬物性肝障害スコアリングシステム－RECAM-J 2023－．肝臓 65：482-490，2024
3) 恩地森一 監：薬物性肝障害の実態．pp1-10，中外医学社，2008
4) Aiso M, Takikawa H, Tsuji K et al：Analysis of 307 cases with drug-induced liver injury between 2010 and 2018 in Japan. Hepatol Res 49：105-110, 2019
5) Aithal GP, Watkins PB, Andrade RJ et al：Case definition and phenotype standardization in drug-induced liver injury. Clin Pharmacol Ther 89：806-815, 2011

2. 肝疾患

アルコール関連肝疾患/
アルコール性肝障害

堀江義則
ケイアイクリニック 内科

POINT

●欧州肝臓学会ではそのガイドラインにおいて，従来の alcoholic liver disease に対して alcohol-related liver disease，米国肝臓学会では alcohol-associated liver disease という用語を用いるようになった．アルコール性肝炎におけるステロイド治療を中心とした診断・治療の指針が示されている．

●本邦でも，「アルコール性肝障害（アルコール関連肝疾患）診療ガイド 2022」が日本肝臓学会から発刊された．脂肪性肝疾患の病名の変更に伴い，アルコール関連肝疾患の各病名も改訂されるとの公表があった．

●厚生労働省の「健康に配慮した飲酒に関するガイドライン」では，「飲酒量が少ないほど，飲酒によるリスクは少なくなる」ことも示されており，「新アルコール・薬物使用障害の診断治療ガイドライン」においても，アルコール使用障害と診断した場合は早期から飲酒量低減・禁酒の簡易介入を行うことが推奨されている．

ガイドラインの現況

欧州肝臓学会（EASL）では，そのガイドラインにおいて，「alcoholic」という用語は患者の尊厳や自尊心を傷つけるものとして，従来の alcoholic liver disease に対して alcohol-related liver disease という用語を用いるようになった[1]．米国肝臓学会（AASLD）でも，alcohol-associated liver disease に変更されている[2]．脂肪性肝疾患の病名の変更に伴い，アルコール関連肝疾患の各病名も改訂されるとの公表があった．英文ガイドラインの各病名の直訳を表 1 に示す．本邦では，日本肝臓学会から「アルコール性肝障害（アルコール関連肝疾患）診療ガイド 2022」が，2022 年に発刊された[3]．診断基準としては，日本肝臓学会としての診断基準の提示はなく，アルコール医学生物学研究会からアルコール性肝障害診断基準[4]が示されている．厚生労働省が 2024 年 2 月にアルコール健康障害の防止などに活用することを目的に「健康に配慮した飲酒に関するガイドライン」を公表した[5]．「新アルコール・薬物使用障害の診断治療ガイドライン」においても，アルコール性肝障害への対応のポイントが記載されているのみであ

る[6]．EASL，ASSLD ともにアルコール性肝炎（alcohol hepatitis：AH）の名称は残し，ステロイド治療を中心とした診断・治療の指針も示されている．

【本稿のバックグラウンド】 本邦ではアルコール性肝障害診断基準が示されているが治療指針については記載されていないため，本稿は欧州肝臓学会や米国肝臓学会で作成されたガイドラインを参考に治療指針についても解説した．

どういう疾患・病態か

アルコール医学生物学研究会が策定したアルコール性肝障害診断基準（2011 年版）[4] の「アルコール性肝障害」の診断基準では，**表2** に示すように，長期（通常は 5 年以上）にわたる過剰の飲酒（1 日平均純エタノール60 g 以上の飲酒）が肝障害の主な原因と考えられる病態と定義されている．アルコール関連肝疾患は，EASL のガイドラインでは，「女性 20 g/日，男性 30 g/日超の飲酒に関連した肝障害」と定義されている．飲酒習慣のある肝疾患患者について，米国精神医学会による診断基準「DSM-V」による「アルコール使用障害」に該当するか，スクリーニングを行うことが推奨されており，アルコール関連肝疾患のガイドライン中にアルコール使用障害の診断基準が記載されている[1~3]．DSM-V

では，DSM-Ⅳ にあった「アルコール依存症」の病名をなくす改訂が行われており，「アルコール依存」と「アルコール乱用」に分かれていた診断を，「アルコール使用障害」とひとくくりにしている．DSM-V での変更も大きく影響し，肝障害の用語も「アルコール関連肝疾患」に変更された．AASLD のガイダンスでは，飲酒量については，アルコール性肝炎の診断で，「女性 40 g/日，男性 60 g/日超の飲酒を 6 ヵ月以上」（**表3**）と記載されているが，全体での飲酒量の記載はなく，「アルコール使用による肝障害」と定義されている[2]．「アルコール性肝障害（アルコール関連肝疾患）診療ガイド 2022」においても，「アルコール関連肝疾患」に統一されることが望まれるとの記載もあり，本稿でも広い意味で飲酒に伴う肝疾患としてアルコール関連肝疾患の用語を使用する．EASL，

表 1　アルコール使用障害による肝疾患の名称（訳・案）

現行の名称	案	英語表記（EASL）（*AASLD）
アルコール性	アルコール使用障害による	due to alcohol use disorder（AUD）
アルコール性肝障害	アルコール関連肝疾患	alcohol-related liver disease（ALD） *alcohol-associated liver disease（ALD）
なし	代謝機能障害アルコール関連肝疾患	MASLD and increased alcohol intake（MetALD）
アルコール性肝硬変	アルコール関連肝硬変	cirrhosis due to ALD 　（ALD cirrhosis）（*ALC）
アルコール性脂肪肝	アルコール関連脂肪肝	*alcohol-associated steatosis
アルコール性脂肪肝炎	アルコール関連脂肪肝炎	steatohepatitis due to ALD（*ASH）
アルコール性肝線維症	アルコール関連肝線維症	fibrosis due to ALD（ALD fibrosis）
アルコール性肝炎	アルコール性肝炎	alcoholic hepatitis（AH）

「アルコール関連脂肪肝炎」は，組織学的診断にのみ用いる．アルコール性肝炎の名称は残すが，今後その名称につき検討していく．
MASLD：metabolic dysfunction-associated steatohepatitis

表2　アルコール性肝障害診断基準（アルコール医学生物学研究会：JASBRA 2011年版）（抜粋）

Ⅰ. 概　念
「アルコール性」とは，長期（通常は5年以上）にわたる過剰の飲酒が肝障害の主な原因と考えられる病態で，以下の条件を満たすものを指す．
　1.　過剰の飲酒とは，1日平均純エタノール60g以上の飲酒（常習飲酒家）をいう．ただし女性やALDH2活性欠損者では，1日40g程度の飲酒でもアルコール性肝障害を起こしうる．
　2.　禁酒により，血清AST，ALTおよびγ-GTP値が明らかに改善する．
　3.　肝炎ウイルスマーカー，抗ミトコンドリア抗体，抗核抗体がいずれも陰性である．

Ⅱ. アルコール性肝障害の病型および病理診断
　1.　アルコール性脂肪肝（Alcoholic fatty liver）
　　　肝組織病変の主体が，肝小葉の30%以上（全肝細胞の約1/3以上）にわたる脂肪化（fatty change）であり，そのほかには顕著な組織学的な変化は認められない．
　2.　アルコール性肝線維症（Alcoholic hepatic fibrosis）
　　　肝組織病変の主体が，①中心静脈周囲性の線維化（perivenular fibrosis），②肝細胞周囲性の線維化（pericellular fibrosis），③門脈域から星芒状に延びる線維化（stellate fibrosis, sprinkler fibrosis）のいずれか，ないしすべてであり，炎症細胞浸潤や肝細胞壊死は軽度にとどまる．
　3.　アルコール性肝炎（Alcoholic hepatitis）
　　　肝組織病変の主体が，肝細胞の変性・壊死であり，①小葉中心部を主体とした肝細胞の著明な膨化（風船化，ballooning），②種々の程度の肝細胞壊死，③マロリー体（アルコール硝子体），および④多核白血球の浸潤を認める．
　　　　a.　定型的：①～④のすべてを認めるか，③または④のいずれかを欠くもの．
　　　　b.　非定型的：③と④の両者を欠くもの．
　　　背景肝が脂肪肝，肝線維症あるいは肝硬変であっても，アルコール性肝炎の病理組織学的特徴を満たせば，アルコール性肝炎と診断する．
　4.　アルコール性肝硬変（Alcoholic liver cirrhosis）
　　　肝の組織病変は，定型例では小結節性，薄間質性である．肝硬変の組織・形態学的証拠は得られなくとも，飲酒状況と画像所見や血液生化学検査から臨床的にアルコール性肝硬変と診断できる．
　5.　アルコール性肝癌（Alcoholic hepatocellular carcinoma）
　　　アルコール性肝障害で，画像診断，または組織診断で肝癌の所見が得られたもので，他の病因を除外できたものをアルコール性肝癌と診断する．

付記：アルコール性肝炎の臨床的診断における重症度（JAS）の取り扱い
　アルコール性肝炎は，飲酒量の増加を契機に発症し，AST優位の血清トランスアミナーゼの上昇や黄疸を認める．著明な肝腫大，腹痛，発熱，末梢血白血球数の増加，ALPやγ-GTPの上昇を認めることが多い．このような所見を伴う場合，臨床的アルコール性肝炎として取り扱う．一部のアルコール性肝炎では，禁酒しても肝腫大などアルコール性肝炎の症状が持続するものもあり，肝性脳症，肺炎，急性腎不全，消化管出血などの合併症を伴う場合は予後不良である．
　別表のアルコール性肝炎重症度（JAS）スコアで10点以上の症例は，重症（アルコール性肝炎）であり，積極的な治療介入が必要である．8～9点の症例は10点以上に移行する可能性があり，注意深い経過観察が必要である．3点以上の項目がある場合もその障害に即した早期からの治療介入が望まれる．

アルコール性肝炎重症度スコア：Japan Alcoholic Hepatitis Score（JAS）

スコア	1	2	3
白血球数（/μL）	<10,000	10,000≦	20,000≦
クレアチニン（mg/dL）	≦1.5	1.5<	3≦
プロトロンビン時間（INR）	≦1.8	1.8<	2≦
総ビリルビン（mg/dL）	<5	5≦	10≦
消化管出血またはDIC	なし	あり	
年齢（歳）	<50	50≦	

JAS：7以下：軽症，8～9：中等症，10以上：重症

（文献4より引用）

表3 AASLDによるアルコール性肝炎の定義についてのコンセンサス

臨床診断
・8週以内の黄疸の発症
・女性40g/日，男性60g/日超の飲酒を6ヵ月以上継続し，黄疸発症前の非飲酒日が60日未満であること
・AST＞50IU/L，AST/ALT＞1.5であり，AST，ALTともに＜400IU/Lであること
・血清総ビリルビン値＞3.0mg/dL

交絡因子
・虚血性肝炎（重度の上部消化管出血，低血圧，7日以内のコカインの使用など），または，代謝性肝疾患（ウィルソン病，α1-アンチトリプシン欠損症など）の可能性
・薬物性肝障害の可能性（黄疸発症前30日以内の被疑薬の存在）
・飲酒量が不明（過剰飲酒の否認など）
・非定型的な血液検査所見（AST＜50，または，＞400IU/L，AST/ALT＜1.5，抗核抗体（ANA）＞160倍，または，抗平滑筋抗体（SMA）＞80倍

(文献2より和訳して引用)

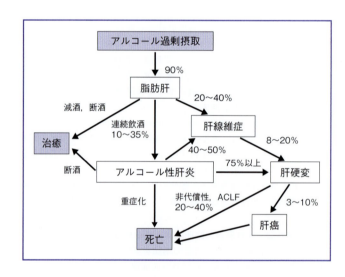

図1 アルコール関連肝疾患の自然史
ACLF：acute-on-chronic liver failure

　AASLDは，脂肪性肝疾患の病名を変更することを2023年6月に発表したが，alcohol-associated（alcohol-related）liver disease（ALD）のうち，飲酒量が女性20～50g/日，男性30～60g/日の中等量飲酒者で，メタボリック症候群の基準の一部を満たす脂肪性肝疾患の場合はmetabolic dysfunction-associated steatohepatitis（MASLD）and increased alcohol intake（MetALD）と診断することも明記されている（表1)[7]．日本肝臓学会，日本消化器病学会は，この病名変更と分類に賛同することを決定した．これら病名の日本語訳が決定し，ALDはアルコール関連肝疾患，MetALDは代謝機能障害アルコール関連肝疾患と決定されたが，アルコール摂取量などに関しては我が国におけるアルコール性肝障害の基準とは異なる部分があり，継続審議となることが発表された．

　過剰飲酒により最初に起こるアルコール関連肝疾患は脂肪肝であり，大量飲酒者のほとんどに認められる（図1）．各ガイドラインでも，血液検査でASTやγ-GTPの上昇が

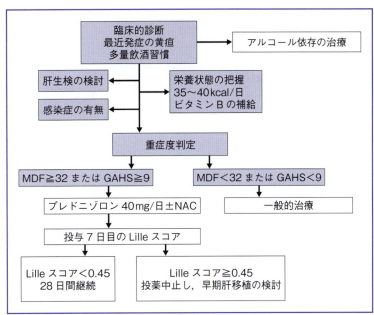

図2 アルコール性肝炎の治療のアルゴリズム（EASL）
MDF：Maddrey discriminant function, GAHS：Grasgow alcohol hepatitis score, NAC：N-acetylcysteine
（文献1より和訳して引用）

認められることがあるが，症状はほとんどないとされている．脂肪肝の状態にある人が連続大量飲酒を繰り返すと，その10〜35％にアルコール性肝炎が発症する[2]．重症化せずに長期に大量飲酒をすると，肝の線維化が進み，アルコール性肝線維症からアルコール性肝硬変に至る場合がある．肝硬変の臨床症状・臨床所見は，他の原因の肝硬変と同様である．AASLDのガイダンスでも，アルコール関連肝硬変において，酒臭と離脱症状以外の臨床症状は，他の肝硬変と比べて特異的な症状はないと記載されている．AASLD，EASLとも，アルコール関連肝硬変についての診断基準は明記されていない．

本邦での各病型の病理診断は，アルコール性肝障害診断基準に記載されている（表2）[4]．AASLDのガイダンスでは，脂肪肝については診断に肝生検が必要なことは稀で，腹部超音波，CT，MRIなどでの診断が可能と記載されている．EASLのガイドラインでは，脂肪化をきたすとの記載のみで，病型としては定義されていない．

アルコール性肝炎（alcoholic hepatitis：AH）については，AASLDのガイダンスでは表3に示した臨床診断と交絡因子が記載され，臨床診断に加え組織診断のある「Definite AH」と，組織診断がないが交絡因子のない「Probable AH」，交絡因子のある「Possible AH」に分別し，「Possible」については診断のための肝生検を推奨している[2]．EASLのガイドラインでは，臨床診断として，最近発症した黄疸と多量飲酒習慣のある肝障害としており，その典型的な血液検査所見も示して，それらがあることとしているが，その内容はAASLDの定義に示されたものと大きくは変わらない（血清総ビリルビン値$>50\mu M/L$，AST$>50IU/L$，AST/ALT$>1.5〜2.0$，稀に300IU/L以上との記載）（図2）．AASLD，EASLともに，steatohepatitis due to alcohol-related liver disease（ASH）という概念を提示しているが，明確な定義は記載されておらず，組織学的に確定した病変と記載し，AHは臨床的にも診断することで区別している．本邦の診断基準

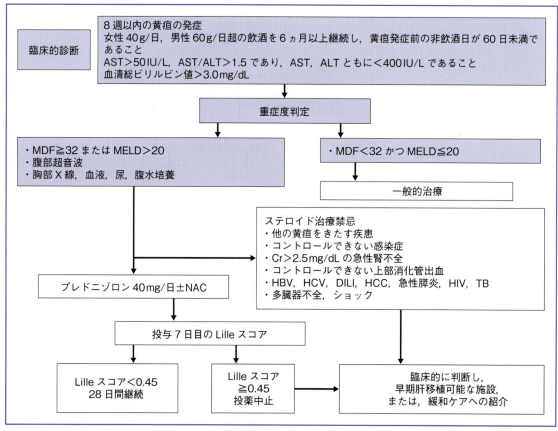

図3 アルコール性肝炎におけるステロイド治療選択（AASLD）
DILI：drug-induced liver injury, HBV：hepatitis B, HCV：hepatitis C, HIV：human immunodeficiency virus, TB：tuberculosis.

（文献2より和訳して引用）

でも，臨床的アルコール性肝炎について記載されている（表2）．

「健康に配慮した飲酒に関するガイドライン」では，我が国における疾病別の発症リスクと飲酒量（純アルコール量）において，「肝がん」は男性450g/週（60g/日）以上，女性150g/週（20g/日）以上と記載されている[5]．

治療に必要な検査と診断

アルコール関連肝疾患の治療の基本は，どの病型であっても飲酒量低減や禁酒であり，その他の療法は補助的である．EASL, AASLD，日本肝臓学会すべてにおいて，肝疾患のガイド・ガイドラインであるにもかかわらず，アルコール使用障害の診断基準を掲載し，その薬物療法についても記載されている．しかし，何項目以上で飲酒量低減のための薬物治療が必要かなどの投与基準は示されていない．学際的な管理（内科と精神科の併診）が改善率を向上させることが記載されており，本邦の「新アルコール・薬物使用障害の診断治療ガイドライン」においても，一般医療機関における簡易介入や医療連携の重要性について記載されている[6]．

各病型の診断には，肝生検を行ったうえでの組織学的診断が確実であるが，肝生検を行

えないことも多く，臨床的に画像診断や血液検査データを用いで診断することが多い．具体的な臨床診断の基準は，アルコール性肝炎以外はどのガイドラインにも記載されておらず，脂肪肝や肝硬変などは，その診断や治療は他の成因によるものと同様である．

唯一，アルコール性肝炎についてのみ，本邦では重症度判定（表2）が，AASLD，EASL ではその重症度判定と薬物療法について記載されている．EASL のガイドラインでは，図2に示したいくつかの判定基準を用いた治療のアルゴリズムを示している[1]．AASLD のアルコール性肝炎の診断についてはすでに表3に記載した．予後ならびに重症度判定についてはいくつかの判定基準が示されているが，ステートメントとしては，Maddrey discriminant function（MDF）32以上，Model for End-Stage Liver Disease（MELD）20超でのステロイドを中心とした薬物療法が推奨されている（**図3**）[2]．

治療の実際

脂肪肝や肝線維症の場合，薬物療法は不要なことが多く，ガイドラインに薬物療法の記載はない．「健康に配慮した飲酒に関するガイドライン」[5] では，「低リスク飲酒の明確な指標を示すことは困難」との理由で「低リスク飲酒」の指標が示されなかった．「生活習慣病のリスクを高める量＝1日当たり男性40g以上，女性20g以上」の記載は残ったが，「これらの量の飲酒をしている者の減少を目標としたものです．なお，これらの量は個々人の許容量を示したものではありません．」との注釈が示され，そして「飲酒量が少ないほど，飲酒によるリスクは少なくなる」ことも示されている．肝疾患以外でも何らかの健康障害を認めた場合，早期からの飲酒量低減治療のための介入が望まれる．簡易介入により飲酒量低減を認めない例では，飲酒量低減治療薬の投与も検討する[1~3]．肝硬変の合併症については，「他の成因による肝硬変と同様の一般的な治療を行う」と，ガイドラインにも記載されている．抗酒薬や断酒補助薬は，専門医による投与が望ましい．

アルコール性肝炎のみ，この疾患に特異的な治療が行われる．アルコール性肝炎では，まず禁酒，安静のうえ，補液をして脱水や電解質異常の改善を目指す．栄養障害を伴っていることが多く，ビタミンBの不足がクエン酸回路障害を引き起こし，β 酸化の障害を惹起することが示唆されており，ビタミンBの補給を栄養療法と同時に行うことが推奨されている（図2）[1]．EASL では，総カロリーは標準体重1kgに対し1日35~40kcalが推奨されているが，本邦では1日25~35kcal/kgとの記載が多く，肥満に注意するよう記載されている[3]．各重症度判定のスコアで重症と判断された場合に，ステロイドを中心とした薬物治療などが行われる（図2，3）．

ステロイド無効例では，肝移植を検討することになる．欧米では図2，3に示すように，アルコール性肝炎において「早期肝移植」の概念が導入され，アルコール性肝硬変で広く用いられていた移植前の6ヵ月間の禁酒，いわゆる6ヵ月ルールの概念は消失し，禁酒期間にとらわれることなく総合的に移植の適応を検討することを推奨している．しかし，明確な移植の基準は示されていない．

処方例

飲酒量低減治療薬

処方　セリンクロ錠　10mg　1錠　1日1回　飲酒開始2時間前に服用

アルコール関連肝疾患／アルコール性肝障害　271

効果ない場合，20 mg までの増量可.

アルコール性肝炎（中等症，重症）

処方 プレドニゾロン錠 5 mg 1日8錠
1日3〜4回で内服
1週間投与して効果ない場合は中止.
4週間投与後は，中止もしくは3週間以上かけて減量.

専門医に紹介するタイミング

スクリーニングでアルコール使用障害と診断した場合，まずは飲酒量低減・禁酒の簡易介入を行う．簡易介入後も飲酒量低減効果が認められない場合は，飲酒量低減治療薬の処方や禁酒のためのアルコール・リハビリテーション・プログラム参加が必要であり，専門医への紹介が推奨される．入院を要するアルコール性肝炎患者は，再飲酒のリスクが高く，退院時に専門医への紹介が推奨される.

専門医からのワンポイントアドバイス

通院中に多量飲酒を認めた場合も，簡易介入と専門医紹介を繰り返し行うことが重要である．アルコール関連肝疾患の肝線維化は，アルコールによる肝星細胞への薬物刺激として惹起されるため，肝逸脱酵素上昇の程度とは必ずしも相関しない．肝硬変に至らない状態からの肝発癌も稀ではなく，軽度でも線維化が認められる例では，定期的な画像検査が必要である．発癌のリスクを説明することで，飲酒量低減や禁酒につながることも多い.

———— 文 献 ————

1) European Association for the Study of the Liver：EASL clinical practice guidelines：management of alcohol-related liver disease. J Hepatol 69：154-181, 2018

2) Crabb DW, Im GY, Szabo G et al：Diagnosis and treatment of alcohol-associated liver diseases：2019 practice guidance from the American Association for the Study of Liver Diseases. Hepatology 71：306-333, 2020

3) 日本肝臓学会 編：アルコール性肝障害（アルコール関連肝疾患）診療ガイド 2022. 文光堂，2022

4) 堤 幹宏：アルコール性肝障害の病型—欧米との相違と問題点—. 日消誌 112：1623-1629, 2015

5) 厚生労働省：健康に配慮した飲酒に関するガイドライン. 2024 年 2 月 19 日
https://www.mhlw.go.jp/content/12200000/001211974.pdf

6) 新アルコール・薬物使用障害の診断治療ガイドライン作成委員会 監，樋口 進，齋藤利和，湯本陽介 編：新アルコール・薬物使用障害の診断治療ガイドライン. 新興医学出版社，2018

7) Rinella ME, Lazarus JV, Ratziu V et al：A multisociety Delphi consensus statement on new fatty liver disease nomenclature. J Hepatol 79：1542-1556, 2023

2. 肝疾患

代謝機能障害関連脂肪性肝疾患（MASLD）

米田正人, 中島 淳
横浜市立大学大学院医学研究科 肝胆膵消化器病学教室

POINT
- 非アルコール性脂肪性肝疾患（NAFLD）と呼ばれていた疾患は，差別や不利益につながるスティグマに配慮し，2023年に代謝機能障害関連脂肪性肝疾患（MASLD）へと疾患概念および診断基準が変更された．
- MASLDは，肝疾患だけでなく，他臓器癌や心・血管系イベントを増加させる全身疾患としての側面をもっている．
- 日本ではMASLDに保険適用をもつ薬剤がないため，食事運動療法などの生活習慣の改善，対応する生活習慣病への薬剤介入が治療の主体となる．減量・代謝改善手術が適応になることもある．

ガイドラインの現況

日本では2020年に日本消化器病学会・日本肝臓学会共同編纂による「NAFLD/NASH 診療ガイドライン2020（改訂第2版）」が発行されているが[1]，現在同学会にて新版のガイドラインが作成中である．米国肝臓学会（AASLD）は2023年にNAFLD診療のガイダンス[2]，欧州肝臓学会（EASL）は2024年に欧州糖尿病学会（EASD）と欧州肥満学会（EASO）との合同でMASLDの診療ガイドライン[3]を更新している．両者のガイドラインは肝線維化進展度やその評価法を重視し，かかりつけ医や糖尿病専門医と消化器／肝臓専門医への診療連携が視覚的にも捉えやすく作成されている．

どういう疾患・病態か

今まで，非飲酒者（エタノール換算で男性210g/週未満，女性140g/週未満）で，主にメタボリックシンドロームに関連する諸因子とともに組織診断または画像診断で脂肪肝を認める病態は，非アルコール性脂肪性肝疾患（nonalcoholic fatty liver disease：NAFLD）と定義されていた．2023年，NAFLDの名称に使用されている「nonalcoholic」が実際の病態を正確に反映していないことや，「alcoholic」という用語がアルコール依存を，「fatty」という用語が肥満体型を揶揄するスティグマ（差別や偏見）にあたるという

概念から，欧州肝臓学会（EASL），米国肝臓学会（AASLD），ラテンアメリカ肝疾患研究協会（ALEH）主導で国際的に名称変更と定義の是正が検討された[4]．その結果，肝臓に脂質が過剰に蓄積する状態を表す包括的な病名として「fatty liver」から「steatotic liver disease（SLD）」へ，また肥満・糖尿病・高血圧・高中性脂肪・低 HDL 血症などの心代謝系危険因子の有無や，飲酒量，その他の原因を勘案して，SLD は代謝機能障害関連脂肪性肝疾患（MASLD），代謝機能障害アルコール関連肝疾患（MetALD），アルコール関連肝疾患（ALD），特定成因脂肪性肝疾患，成因不明脂肪性肝疾患と5つに分類されることになった（図1，2）[3〜5]．また，非アルコール性脂肪肝炎（nonalcoholic steatohepatitis：NASH）とされていた組織学的評価のある脂肪肝炎の病態は，代謝機能障害関連脂肪肝炎（metabolic dysfunction-associated steatohepatitis：MASH）と名称が変更されることになった[3〜5]．

1 疫学（全世界/日本での疫学）

MASLD は代謝機能障害の有無を組み入れ基準としているが，実臨床では 98〜99％ は NAFLD と相同性がある[5]．全世界で MASLD の推定有病率は 1990〜2006 年で 25.3％，2007〜2010 年で 28.5％，2011〜2015 年で 27.8％ であったが，2016〜2019 年では有病率は 38.2％ と増加の一途をたどっている[3]．地域別では MASLD の有病率は，北米では 31.2％，西ヨーロッパでは 25.1％，東南アジアで 33.07％，東アジアで 29.71％，南アジアで 33.83％，ラテンアメリカで 44.37％，中東・北アフリカで 36.53％ と報告されている．脂肪性肝疾患のうち 10〜30％ が脂肪肝炎（MASH）へ進展することが想定されているが，2 型糖尿病合併の場合には，その頻度は 42〜65％ と高くなることが報告されている[3]．

2 病態

MASLD の主な発症原因はメタボリックシ

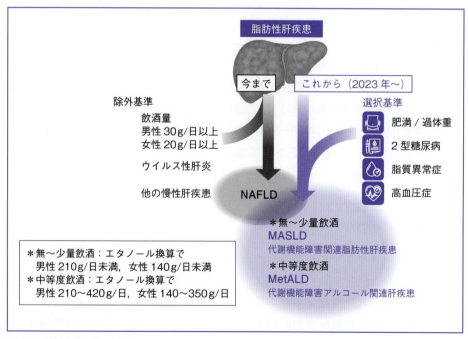

図1　脂肪性肝疾患の変遷

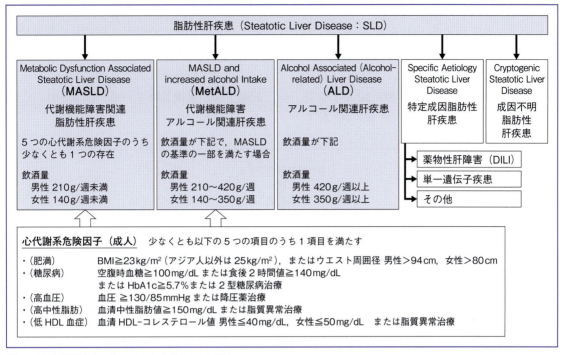

図2 脂肪性肝疾患（SLD）の分類と日本語名

（文献4を参照して作成）

ンドロームの諸因子の合併であり，心代謝系危険因子（肥満，糖尿病，高血圧，脂質異常症）として診断基準に組み込まれている（図2）[3〜5]．中でも2型糖尿病は，MASLDの発症および進展，肝関連事象，予後に最も影響を及ぼす因子として重要である．メタボリックシンドロームの因子以外に，遺伝的素因もまたMASLDの発症および進展に影響する因子である．MASLD患者を対象としたgenome-wide association study（GWAS）により，patatin-like phospholipase domain containing 3 protein（*PNPLA3*）のI148M一塩基多型（rs738409C＞G）が感受性遺伝子として同定され，MASLD発症および病態進展に関与することが明らかとなった．*PNPLA3*遺伝子は，トリアシルグリセロール分解酵素を産生する遺伝子であり，I148M一塩基多型（rs738409C＞G）を認めると，肝細胞に中性脂肪の蓄積が促進されてしまい，

MASLD/MASHにつながるとされている．日本人における本遺伝子多型保有率は20％と高く，欧米人と比較し日本人はMASLDを発症しやすいと考えられている[1]．*PNPLA*遺伝子以外に，*TM6SF2*（Transmembrane 6 superfamily member 2），*GCKR*（glucokinase gene regulator），*MBOAT7*（Membrane Bound O-Acyltransferase Domain Containing 7）遺伝子多型がMASLD/MASHの発症に関わっていること，*HSD17B13*（17-beta hydroxysteroid dehydrogenase）は変異型がMASLD肝障害に保護的に作用することが報告されている．

3 合併症と死因

MASLDと，以前のNAFLDを比較した研究では，両者のBMI，肝機能，腎機能，肝硬度，炎症や線維化の程度には違いがないこと，また10年後の肝関連イベントの発症

率や生存率に変化がなかったことが報告されている[5]. 2021年にSimonらが報告したスウェーデンの10,568症例を対象とした14.2年間の後ろ向き研究によると，死因の1位は肝臓以外の悪性腫瘍（1,343例，32％），2位は心血管疾患（1,199例，29％）であり

MASLDは全身疾患としての側面をもっている．肝関連死を含め全死亡率にも肝線維化進行程度は関連するため，日米欧のガイドラインにおいて肝線維化進行症例の拾い上げと，評価方法が重視されている（図3～5）.

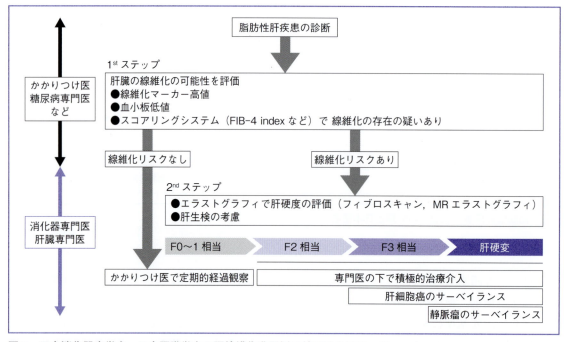

図3　日本消化器病学会・日本肝臓学会の肝線維化進展例の絞り込みフローチャート

（文献1を参照して作成）

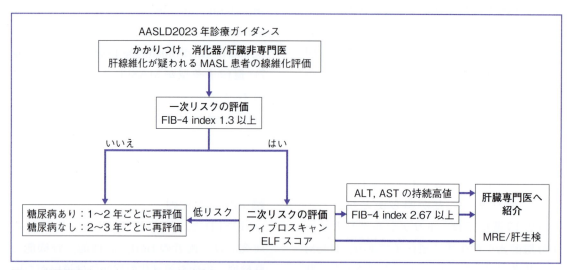

図4　米国肝臓学会（AASLD）の肝線維化進展例の絞り込みフローチャート

（文献2を参照して作成）

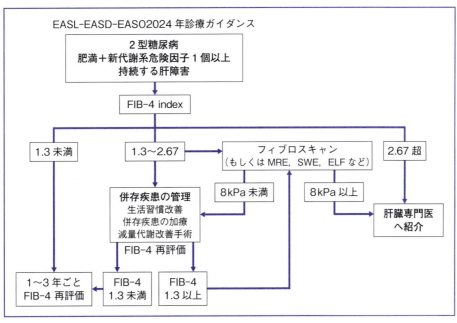

図5 欧州肝臓学会（EASL）の肝線維化進展例の絞り込みフローチャート
（文献3を参照して作成）

治療に必要な検査と診断

MASHの診断に必要な所見（例えば，肝細胞の風船様変性，小葉内炎症，マロリー・デンク体，大滴性脂肪滴，正式な肝線維化）の評価には肝生検が必須である[3]．しかし，肝生検は侵襲的な検査であり，コストの面からもすべての患者に繰り返し施行することは困難であり，多くのMASLD診療においては肝生検が必須ではない[3]．また，肝生検は肝臓の1/50,000を評価する方法であり，サンプリングエラーの問題や肝全体の評価を行うには十分ではないなど検査の限界が指摘されている．近年は，非侵襲的な画像検査であるエラストグラフィの開発・普及が進み，実臨床において非侵襲的に線維化の評価を行う機会が増えてきている[1〜3, 5]．

1 MASHの組織診断

MASHの病理学的特徴として，肝臓の脂肪沈着だけでなく，脂肪変性・炎症・肝細胞障害（風船様変性）がある．線維化が進行して肝硬変に進展したMASH症例の中には，進行とともに脂肪変性や風船様変性などのMASHの特徴が消失し，burned-out MASHを呈する症例も存在する[1]．

2 MASLDの脂肪化定量

脂肪性肝疾患の診断には，超音波検査のBモードを用いた検査で，①肝腎コントラスト，②脈管の不明瞭化，③深部エコーの減衰，④高輝度肝や，腹部単純CTでの肝臓と脾臓のCT値の比較（liver to spleen ratio：L/S比）が用いられているが，脂肪の定量は困難である．近年新しい技術として，超音波測定機器で肝臓に脂肪が沈着すると超音波減衰率が低下することを用いた測定法〔CAP（controlled attenuation paramete）；Echosens, Paris, France〕，ATI（Attenuation imaging；キヤノンメディカルシステムズ，

東京，日本），UGAP（Ultrasound-guided attenuation parameter；GEヘルスケア・ジャパン株式会社，東京，日本），ATT（Attenuation coefficient；日立製作所，東京，日本）やMRIの肝臓プロトン密度脂肪率〔proton density fat fraction（PDFF）〕法による測定が可能となった．

3 MASLDの線維化評価

肝線維化の進展度評価は，組織学的に行われてきた．しかし侵襲的であるため，非侵襲的な検査としてエラストグラフィが開発されてきた．エラストグラフィには，超音波エラストグラフィとMRエラストグラフィの2つに大別され，いずれも体外より機械的刺激を与え，肝臓内を伝わる剪断波の伝播速度を測定する非侵襲的な技術であり，繰り返し行うことが可能である．超音波エラストグラフィによる肝硬度を測定はフィブロスキャン®に代表されるVibration-controlled transient elastography（VCTE）に加え，point shear wave elastography（p-SWE），2D-shear wave elastography（2D-SWE）がある．MRエラストグラフィによる肝硬度測定は最も診断能の高い非侵襲的診断方法とされ，肝全体を評価することも可能である．日本でも2022年よりMRエラストグラフィは保険診療報酬加算が認められるようになった．

4 一次スクリーニング（かかりつけ医から MASLD 線維化進展例の特定）

日本のガイドライン[1]，AASLDのガイドライン[2]，EASL-EASD-EASOのガイドライン[3]では，かかりつけ医（消化器/肝臓非専門医）での肝線維化進展MASLD例の拾い上げが重要視されている（図3〜5）．健康診断や人間ドックで脂肪性肝疾患を指摘された場合や，代謝性危険因子（肥満，糖尿病，脂質異常症，高血圧など）を有する患者が肝逸脱酵素や腹部超音波検査で脂肪性肝疾患を指摘された場合には，肝線維化進展の有無を評価することが推奨されている．日本のガイドラインでは，①線維化マーカー，②スコアリングシステム（特にFIB-4 index），③血小板20万/mm³未満のいずれかに該当する場合，肝線維化進展リスクがあるとされ，消化器/肝臓医へのコンサルテーションが望ましいとしている．これに該当しない場合は，かかりつけ医での適宜フォローアップを行うことが提案されている[1]（図3）．

下記に，代表的なスコアリングシステムであるFIB-4 indexの計算式を示す．

FIB-4 index＝
（年齢×AST）/血小板（×10⁹/L）×√ALT

5 二次スクリーニングおよび精密検査（消化器・肝臓専門医による MASLD 線維化進展例の可能性がある群の診断）

FIB-4 indexで線維化リスクを低（1.3未満）・中（1.3〜2.67）・高リスク（2.67以上）の3つに分類する．日本のガイドラインでは，線維化進行度が低リスクであれば，1〜2年ごとに血液検査・線維化評価のfollow upを行い，中リスクであれば，肝生検もしくはエラストグラフィを考慮，高リスクであれば肝生検もしくはエラストグラフィが推奨され，また線維化リスクの高さに応じた肝細胞癌のサーベイランスを行う[1]．肝細胞癌のサーベイランスに関しては日本のガイドラインでは肝硬変に至っている場合には，6ヵ月ごとの超音波検査，6ヵ月ごとの腫瘍マーカーの測定を行い，肝細胞癌のサーベイランスを行う．また，男性で線維化/エラストグラフィでF2以上の場合，女性で線維化/エラストグラフィでF3以上の場合は肝細胞癌のリスクとされ，6〜12ヵ月ごとの超音波を

278 2. 肝疾患

考慮する[1]．MASLD症例からの発癌率の低さから（肝硬変で0.2〜2.6％/年，非肝硬変症例は0.00008〜0.27％/年）[3] AASLDのガイドラインでは肝細胞癌のサーベイランスは肝硬変の場合に限定され[2]，EASL-EASD-EASOのガイドラインにおいては線維化非進展症例では推奨されていない[3]．

治療の実際

MASLDの治療の主体は食事・運動療法，薬物療法，外科療法であり，それぞれについて概説する．

1 食事・運動療法

食事・運動療法による体重減少は，MASLDの病態を改善させる．具体的な目標も設定されている．5％の体重減少によりchronic liver disease questionnaire（CLDQ）が改善し，7％以上の体重減少によりMASHの肝脂肪化や炎症細胞浸潤，風船様腫大を軽減し，NAFLD activity score（NAS）の改善が認められる．海外からの報告によると，5％の減量によりQOLが，7〜10％以上の減量により組織学的改善ができる．しかし，5％，7％，10％減量の達成率はそれぞれ30％，18％，10％と低く，生活習慣への介入は目標達成率やアドヒアランスの維持が課題である[1]．また，地中海食に代表されるように，低炭水化物に加え不飽和脂肪酸を摂取することで肝脂肪化が改善するとの報告もみられる．

食事療法において，カロリー制限による体重の減少は，MASLD患者の肝脂肪化を改善させる．その際は，炭水化物もしくは脂質が制限された食事を処方することを提案する．カロリー制限を長時間施行することはQOLを損ないうるが，安全性の高い治療法である．

運動療法の方法として，有酸素運動の効果は広く受け入れられているが，最近レジスタンス運動も有用と報告されている[1]．EASL-EASD-EASOのガイドラインでは中等度の運動は週に150分以上，強度の運動では週に75分以上が推奨されている[3]．

2 薬物療法

2024年に米国食品医薬品局（FDA）が甲状腺ホルモン受容体β（THR-β）作動薬のレスメチロム「Razdiffra®」をMASLDの治療薬として承認したが，日本では承認・販売されていない．日本ではMASLDの治療は合併する生活習慣病の基礎疾患に対する治療が基本である[5]．

1．2型糖尿病（インスリン抵抗性）合併例

チアゾリジン誘導体の比較的短期の使用がMASHの組織像を改善させるため推奨されてきた．長期投与では，副作用の出現が問題となり，体重増加や心不全・骨折リスクについても注意を要する．当初，ピオグリタゾンによる膀胱癌リスクの上昇が懸念されたが，最近の大規模な疫学研究結果より因果関係は否定的とする報告もあり，インスリン抵抗性を有するNASH症例へのピオグリタゾン投与は有益性が高いと結論づけられている[1〜3]．

2型糖尿病合併MASLDの治療薬としてGLP-1アゴニストやSGLT2阻害薬も有用性が報告されている．エビデンスの大規模な集積結果はまだであるが，肥満改善効果，腎機能保護や心血管代謝の改善も期待されている[1〜3]．またGLP-1/GIPデュアルアゴニストであるチルゼパチドも第Ⅱ相試験でMASHの改善効果が報告されている．

2．脂質異常症

HMG-CoA還元酵素阻害薬の投与がアミノトランスフェラーゼを改善させるため投与することが提案されているが，肝線維化改善

については一定の見解が得られていない．しかし7,988人を対象とした国際的大規模観察試験でスタチン投与により全死亡者数の低下，肝関連有害事象の低下が報告されており，スタチンの使用は長期予後の改善につながる可能性が指摘されている．選択的PPARαモジュレーター（SPPARMα）であるペマフィブラートは国内治験のサブ解析では肝機能改善効果，肝硬度改善効果を認め，「NAFLD/NASH診療ガイドライン」のannual reviewとして追補内容が記載されている．

3. 高血圧

アンジオテンシンⅡ受容体拮抗薬（ARB）またはアンジオテンシン変換酵素（ACE）阻害薬の投与が血液生化学検査と肝組織を改善させるために，高血圧を有するMASLD/MASH症例への投与が提案されている[1]．

4. 基礎疾患がない場合

ビタミンEはMASHの血液生化学検査および肝組織像を改善させるため，基礎疾患を有していない場合および基礎疾患それぞれに適応の薬剤に加えての投与が推奨されている．本剤はMASLD/MASHに対する保険適用はない[1]．

③ 外科療法

減量・代謝改善手術については，2014年に腹腔鏡下スリーブ状胃切除術が保険収載され，2024年にスリーブ状胃切除術および十二指腸空調バイパス術が保険収載された．保険適応基準であるが，BMI 35以上の場合には糖尿病，高血圧症，脂質異常症，閉塞性睡眠時無呼吸症候群または非アルコール性脂肪肝炎を含めた非アルコール性脂肪肝疾患のうち1つ以上を合併すること，BMI 32〜34.9の場合には糖尿病（HbA1c 8.0以上），高血圧症，脂質異常症，閉塞性睡眠時無呼吸症候

群，非アルコール性脂肪肝炎を含めた非アルコール性脂肪肝疾患のうち2つ以上を合併することとされ，2024年より新たに非アルコール性脂肪性肝疾患（現在のMASLD）が新たに条件が追記された．2023年に肥満（BMI 30〜55）かつMASHの患者288例を対象として，生活習慣改善かつ内科治療と，減量・代謝改善術の効果を比較する無作為化比較試験（BRAVES試験）の結果がLancet誌に報告された．1年後の組織学的なMASH消失効果はRoux-en-Y胃バイパス術で56%，スリーブ胃切除術で57%となり，生活習慣改善かつ内科治療16%と比べ有意に高値であった．

処方例

基礎疾患の有無に応じて，下記のように検討する．

2型糖尿病合併例

● 【般】ピオグリタゾン

処方　アクトス（15mg）1回1錠　1日1回　朝食後

● 【般】GLP-1アゴニスト

処方　トルリシティ（0.75）1回0.75mg　週1回皮下注射

● 【般】GLP-1/GIPデュアルアゴニスト

処方　マンジャロ皮下注　1回5〜15mg　週1回皮下注射

● 【般】SGLT2阻害薬

処方A　デベルザ（20mg）1回1錠　1日1回　朝食後

処方B　フォシーガ（5mg）1回1錠　1日1回　朝食後

処方C　カナグル（100mg）1回1錠　1日1回　朝食後

脂質異常症合併例

- 【般】スタチン
- 処方A ロスバスタチン（2.5mg）1回1錠
  1日1回　朝食後
- 処方B アトルバスタチン（10mg）1回1
  錠　1日1回　朝食後
- 【般】ペマフィブラート
- 処方 パルモディアXR（0.4mg）1回1
  錠　1日1回　朝食後

高血圧合併例

- 【般】ARB/ACE阻害薬
- 処方A オルメテック（10mg）1回1錠
  1日1回　朝食後
- 処方B アジルバ（10mg）1回1錠　1日1
  回　朝食後

基礎疾患がない場合

- 【般】ビタミンE
- 処方 ユベラ（50mg）1回1〜2錠　1日
  3回　毎食後

専門医に紹介するタイミング

かかりつけ医で血液検査（FIB-4 index，各種線維化マーカーなど）でMASLD線維化進展例のある可能性がある群の拾い上げを行い，線維化進展例を疑う所見がある場合は消化器病・肝臓専門医への紹介が推奨される．

専門医からのワンポイントアドバイス

MASLDは，国内で2,000万人以上の罹患率がある最多の肝疾患であり，分野を問わず多くの診療科で診療する機会が多い．肝臓以外の合併症を有することも多く，専門家との連携が重要である．どのような症例を専門医に相談すべきかを念頭において診療を行うことが望ましい．MASLDの予後規定因子は肝線維化にあり，線維化が進展した症例では，肝臓癌の合併だけでなく，多岐にわたる全身疾患を合併する可能性がある．これらのリスクを考慮した診療が必要である．

文　献

1) 日本消化器病学会，日本肝臓学会 編：NAFLD/NASH診療ガイドライン2020（改訂第2版）．（追補版）．2022
https://www.jsh.or.jp/lib/files/medical/guidelines/jsh_guidlines/nafldnash2020_add.pdf

2) Rinella ME, Neuschwander-Tetri BA, Siddiqui MS et al：AASLD Practice Guidance on the clinical assessment and management of nonalcoholic fatty liver disease. Hepatology 77：1797-1835, 2023

3) EASL-EASD-EASO Clinical Practice Guidelines on the management of metabolic dysfunction-associated steatotic liver disease (MASLD). J Hepatol 81：492-542, 2024

4) Rinella ME, Lazarus JV, Ratziu V et al：NAFLD Nomenclature consensus group：A multisociety Delphi consensus statement on new fatty liver disease nomenclature. J Hepatol 79：1542-1556, 2023

5) 米田正人，小林　貴，岩城慶大 他：脂肪性肝疾患（Steatotic liver disease: SLD）のパラダイムシフト：NAFLDからMASLDへ．肝臓 65：420-432, 2024

代謝機能障害関連脂肪性肝疾患（MASLD）　281

2. 肝疾患

肝膿瘍

川田一仁
浜松医科大学医学部附属病院 肝臓内科

POINT
● 肝膿瘍の病原菌は，細菌性，アメーバ性，真菌性が大部分を占める．
● 肝膿瘍に特異的な臨床症状は認めないが，病原菌別に比較的特徴的な患者背景や血液・画像検査所見が存在する．
● 診断早期より病原菌に応じた適切な治療介入を行いながら，全身の精査と厳重な管理を行う必要がある．

ガイドラインの現況

　現在までに肝膿瘍に対する診療ガイドラインは，本邦を含め世界的に策定されていない．肝膿瘍は病原菌や背景因子，感染経路などが多岐にわたるが，後方視的検討を中心とした臨床情報の積み重ねにより診療指針は確立している．病原菌は主に，細菌，赤痢アメーバや真菌であるが，病原菌別の至適薬剤や感染巣除去方法により一定の治療効果が得られている．しかしながら，肝膿瘍に対する診療の質のさらなる向上や均てん化のためにも，他疾患と同様に科学的根拠に基づく治療推奨が示される診療ガイドラインの策定が待たれる．

【本稿のバックグラウンド】　肝膿瘍の診療ガイドラインは存在しないため，本稿は最近のレトロスペクティブスタディの結果を参考にして，病態，検査所見，治療方法について解説した．

どういう疾患・病態か

　肝膿瘍とは，病原菌が肝臓内へ侵入して膿が貯留する疾患である．病原菌として細菌性と非細菌性に二分され，非細菌性は主に真菌性と寄生虫性に分けられる．寄生虫性の多くが赤痢アメーバ（*Entamoeba histolytica*）によるアメーバ性肝膿瘍である．

　細菌性肝膿瘍の発症平均年齢は60歳代後半であり，男性が60～88％を占め，形成部位は右葉が多く，平均膿瘍最大径は約5cmである．起因菌は *Klebsiella pneumoniae*, *Escherichia coli* が多く，ほかに *Enterococcus* spp. や *Streptococcus* spp., *Bacteroides* spp. などが検出されることもあり，半数近くに混合感染が認められる．背景因子として，糖尿病，担癌状態，肝胆膵疾患，腸管疾患，免疫抑制状態，乳頭形成術後などが挙げられる[1~3]．主な感染経路として，総胆管結石や胆膵系悪性腫瘍による胆管閉塞からの胆管炎

282　2. 肝疾患

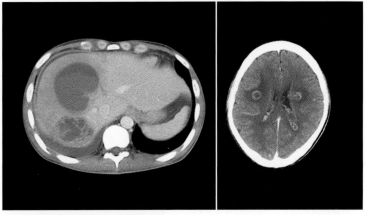

図1 細菌性肝膿瘍＋脳膿瘍（29歳，男性，起因菌：グラム陽性嫌気性球菌）
（左）肝右葉には約8cmと約6cmの腫瘤性病変を認める．病変の内部は液体と思われる低吸収域を認め，液体辺縁部は分葉状に突出し，腫瘍辺縁部には不均一な厚みの造影不良域を認める．少量の腹水が貯留している．
（右）両側大脳半球に3cmまでのリング状に造影される結節構造が多発している．周囲には浮腫と思われる低吸収域を認める．

による経胆道感染，腸管疾患や膵炎が誘因となる経門脈感染，全身感染症や菌血症による経動脈感染（図1），胆嚢炎や横隔膜下膿瘍など肝臓周囲臓器の炎症の直接的な波及が挙げられる．近年は，肝細胞癌に対する肝動脈化学塞栓療法や，局所療法による医原性肝膿瘍も報告されている（図2）．経胆道感染や経門脈感染が多いが，その一方で感染経路不明な特発性肝膿瘍も認められる．

アメーバ性肝膿瘍は腸管外アメーバ症の一種である（図3）．本邦では年間800〜1,000例のアメーバ赤痢が報告されている．その中で約10％が腸管外アメーバ症であり，多くがアメーバ性肝膿瘍である．好発年齢は50歳前後であり，細菌性よりも若い傾向にある．圧倒的に男性の罹患率が高く，発展途上国や熱帯地方からの帰国者や，男性同性間性的接触者が多い．囊子は抵抗性が強く，生体外でも数週間〜数ヵ月の感染性を保持するが，栄養型は生体外に排出されると早急に死滅する．感染経路は，囊子が汚染した飲食物からの経口感染や，性的接触による糞口感染である．囊子は小腸で脱囊して栄養型となり，大腸粘膜で潰瘍性病変を形成し大腸炎を発症させ，約5％において経門脈性に肝膿瘍が発症する．したがってアメーバ性肝膿瘍は腸管疾患の合併が高率であるが，下痢症状や粘血便など腸管症状を伴わないことも多い．膿瘍の形成部位は細菌性同様に肝右葉での発生が多く，平均最大径が約6cmと大きい傾向にある[1〜3]．五類感染症であることから，感染症法第12条に従って，診断から7日以内の届出が必要である．

真菌性肝膿瘍は，造血器悪性腫瘍合併例や化学療法施行中の顆粒球減少例など高度な免疫抑制状態で発症する．起因菌としてカンジダ属が多く，ほかにアスペルギルス属，クリプトコックス属，ムコール属などが挙げられる．カンジダ属は消化管に存在することから，化学療法による消化管粘膜障害により経門脈感染を起こしやすい．また，中心静脈カテーテル感染による経動脈感染の頻度も高い．アスペルギルス属は土壌や空気中に存在することより，気道からの経動脈感染で肝膿

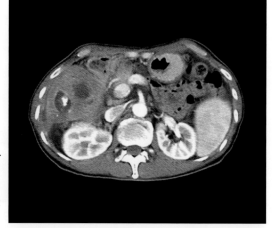

図2 細菌性肝膿瘍（69歳，男性，起因菌：*Staphylococcus epidermidis*）
肝硬変，肝細胞癌に対して肝動脈化学塞栓療法後3ヵ月．残存lipiodolの周囲と近傍に，境界不明瞭で内部は造影効果が乏しい不整な低吸収域を認める．

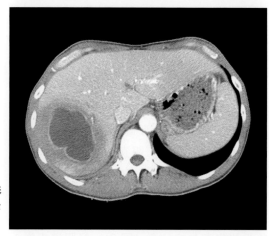

図3 アメーバ性肝膿瘍（40歳，男性）
肝右葉に巨大な内部は低吸収域，皮膜の外側に厚い造影不良域が観察される腫瘤性病変を認める．（浜松医療センター 消化器内科 影山富士人先生よりご提供）

瘍が発症する．

治療に必要な検査と診断

一般的な臨床症状として，発熱，全身倦怠感，食欲不振，肝腫大，右季肋部痛などを認めるが，肝膿瘍に特徴的な症状は認めない．膿胸や右胸膜炎併発例では咳嗽や右側胸部痛を認める．重症例では敗血症性ショックや播種性血管内凝固症候群（disseminated intravascular coagulation：DIC）を呈することがある．血液検査所見として，白血球数の増加，肝胆道系酵素の上昇，CRPの上昇がみられる．DICの併発があるときは血小板数の低下や凝固時間の延長も認める．真菌性を疑うときは，血液検査でβ-Dグルカン，カンジダ抗原，アスペルギルス抗原，クリプトコックスネオフォルマンス抗原検査も追加する必要がある．アメーバ性肝膿瘍において，血清抗赤痢アメーバ抗体の検出感度は高い．血液培養の陽性率は約40％である．

経過中に腫瘤内部の画像所見が変化することは，肝膿瘍の特徴的な所見のひとつである．腹部超音波検査では，辺縁不整で境界不明瞭，内部は発症早期では充実性の腫瘤像を呈するが，経過とともに壊死による液化領域が出現して，充実成分と液体成分が混在する腫瘤として観察される．腹部CT検査では，

辺縁不明瞭，内部不均一で正常肝実質よりも低吸収域の腫瘍性病変であり，造影後も内部は造影されず低吸収域であり，辺縁は強く濃染，その外側に造影不良域を認める．内部に泡沫状のガス像を認めることもある．腹部MRI検査では膿瘍内部はT1強調像で低信号，T2強調像で内部不均一な高信号を呈し，辺縁は炎症や浮腫を反映してT2強調像で淡い高信号を呈する．拡散強調像で著明な高信号を呈する．内部の液状化に伴い，T2強調像で強い高信号を呈する．細菌性肝膿瘍の形態は，単発・単房性，単発・多房性，多発・単房性，多発・多房性と多岐にわたる．アメーバ性肝膿瘍の多くは単発・単房性である．また，真菌性肝膿瘍は微小な単房性膿瘍が肝両葉に多発していることが多い．

膿瘍穿刺液培養の陽性率は約70％である．アメーバ性肝膿瘍の膿瘍穿刺液中の光学顕微鏡検査による *Entamoeba histolytica* 検出率は50％程度であり，鏡検で検出しないときはELISA（enzyme-linked immuno sorbent assay）法での抗原検査やPCR法による遺伝子検査も考慮する．便中や大腸粘膜組織から *Entamoeba histolytica* が検出することもある．

治療の実際

至適抗菌薬の投与と感染巣の除去を中心に治療を進めていくが，敗血症性ショックやDICも合併しているときは，抗凝固療法や補充療法を含めた厳重な全身状態の管理が必要である．原因菌が同定されるまでは広域スペクトラムの抗菌薬を投与し，アメーバ性肝膿瘍も否定できないときはメトロニダゾールも併用していく．血液培養や膿瘍穿刺液培養から原因菌が同定された後は感受性のある抗菌薬に切り替える．細菌性肝膿瘍において，

通常は抗菌薬の静脈内投与を2～3週間行い，その後経口投与を4～6週間追加し，計2ヵ月前後の抗菌薬投与を行う．膿瘍穿刺液が"アンチョビソース様"または"チョコレート様"であったときはアメーバ性肝膿瘍の可能性が高く，直ちにメトロニダゾールを投与する．アメーバ性肝膿瘍では，10日間メトロニダゾールの経口投与を行い，効果不十分であれば追加投与する．真菌性肝膿瘍では一般的に抗真菌薬の点滴静注を行うが，全身投与に伴う有害反応の回避と少量で高い治療効果を得るために，肝動脈内にカテーテルを留置して抗真菌薬を投与する動注療法を選択することがある．

経皮的膿瘍ドレナージ術は，膿瘍穿刺液培養の提出と感染巣の除去を目的に行う．持続ドレナージチューブを留置する明確な基準は定まっていない．細菌性肝膿瘍において，膿瘍径が5cm以下の場合は抗菌薬投与のみや穿刺ドレナージのみで治癒することが多いが，5cm以上の場合には抗菌薬のみでは効果不十分の可能性が高く，持続ドレナージの併用を考慮する必要がある．メタ解析の結果から，持続ドレナージは穿刺ドレナージよりも臨床学的改善や膿瘍サイズの50％縮小が早いことが報告されている[4]．サイズとは別に，肝表面に突出し腹腔内破裂の危険性が高い膿瘍は，持続ドレナージの適応となる．抗菌薬治療のみによる肝膿瘍治療の不成功予測因子として，55歳以上，多発例，悪性腫瘍合併例，内視鏡治療後症例が挙げられており，このような場合は積極的に持続ドレナージを考慮する必要がある[5]．また，腹腔内破裂例，経皮的ドレナージ困難例や経皮的ドレナージ効果不良例では，外科的ドレナージが考慮される．経胆道感染が肝膿瘍の原因のときは，早期に適切な胆道ドレナージを行う必要もある．アメーバ性肝膿瘍はメトロニダ

ゾールの治療反応性が良好であることから，早急な膿瘍穿刺やドレナージは不要である．腹腔内破裂の危険性が高いときやメトロニダゾールに治療反応性が乏しいとき，細菌性との混合感染が疑われるときに持続ドレナージを考慮する．

　稀に糖尿病合併例などで再発の報告がある．死亡率は4〜17％であり，死因として敗血症性ショックやDICだけでなく，悪性腫瘍など原病の悪化が挙げられる．

処方例

細菌性肝膿瘍

処方A　タゾバクタム・ピペラシリン（TAZ/PIPC）4.5 g/回　1日3回　点滴静注

処方B　セフトリアキソンナトリウム（CTRX）2 g/回　1日1回　点滴静注

● 2〜3週間の点滴静注後

処方　レボフロキサシン（LVFX）500 mg　1日1回　2〜5週間

アメーバ性肝膿瘍

処方　メトロニダゾール（250 mg）1回1錠　1日3回　毎食後　10日間
（効果不十分であればさらに10日間追加投与）

真菌性肝膿瘍

処方　フルコナゾール400 mg/回　1日1回　点滴静注

専門医に紹介するタイミング

　不明熱の精査中に肝膿瘍が発見されることも珍しくない．肝膿瘍は早期から集学的治療を必要とするため，発熱の原因として細菌性

肝膿瘍が疑われたときはすぐに専門医に紹介する必要がある．アメーバ性肝膿瘍に関しては腸管疾患，性感染症や後天性免疫不全症候群の精査が，真菌性肝膿瘍についても免疫抑制状態を誘導する原因疾患の精査が必要であり，総合的に対応可能な施設へ紹介するべきである．

専門医からのワンポイントアドバイス

　Klebsiella pneumoniae の莢膜型K1株が細菌性肝膿瘍の原因菌であることがある．K1株はマクロファージの貪食作用に対する抵抗性が高く，侵襲性も強いため，肝膿瘍のみならず全身性に重篤な感染症を発症しやすい．特に眼内炎を合併すると失明や眼球摘出に至ることがあり，眼科とも協力しながら感染コントロールを行う必要がある．K1株は粘稠性が高く，血液寒天培地上のコロニーから粘糸が5mm以上伸びればstring test陽性であり，K1株の可能性が高い．

文　献

1) 高橋百合美, 影山富士人, 竹平安則 他：過去10年間における当院肝膿瘍症例の検討. 肝臓 49：101-107, 2008

2) 大畑 充, 坂本和彦, 鈴木英明 他：当院における肝膿瘍40例の臨床疫学的検討—細菌性肝膿瘍とアメーバ性肝膿瘍の比較—. 胆と膵 24：371-375, 2003

3) 重福隆太, 渡邊綱正, 服部伸洋 他：過去20年間における肝膿瘍153例の臨床的検討. 肝臓 59：466-488, 2018

4) Cai YL, Xiong XZ, Lu J et al：Percutaneous needle aspiration versus catheter drainage in the management of liver abscess：a systematic review and meta-analysis. HPB（Oxford）17：195-201, 2015

5) Lo JZ, Leow JJ, Ng PL et al：Predictors of therapy failure in a series of 741 adult pyogenic liver abscesses. J Hepatobiliary Pancreat Sci 22：156-165, 2015

2. 肝 疾 患

肝良性腫瘍

林　秀樹

岐阜市民病院 消化器内科

POINT
- ●肝良性腫瘍は，典型例は画像診断可能であり，その場合は経過観察の方針となることが多い.
- ●非典型例などで画像による確定診断が困難な場合は，厳重に経過観察するか，腫瘍生検などの病理学的検索も検討する必要がある. 免疫組織学的検査が有用な場合も多い.
- ●悪性疾患が否定できない場合には外科的切除も念頭においた慎重な対応が必要である.

ガイドラインの現況

　肝の良性腫瘍は，大きく，上皮性腫瘍と非上皮性腫瘍などに分けられるが，その分類法として海外では WHO 分類[1,2] が代表的である. 上皮性のものとしては肝細胞腺腫や限局性結節性過形成，肝内胆管腺腫など，非上皮性やその他のものとしては海綿状血管腫，血管筋脂肪腫，線維腫，炎症性偽腫瘍，偽リンパ腫などがある. 我が国では，肝良性腫瘍の診断基準や診療指針についてはそれぞれ個別に定められているものの，それらを包括するガイドラインは存在していない. WHO 分類については 2010 年に第 4 版[1]，2019 年に第 5 版[2] として改訂が行われた.

【本稿のバックグラウンド】 肝良性腫瘍を包括するガイドラインはない. 悪性疾患を含む他疾患との鑑別診断が重要であるので，本稿では特にその典型的な画像所見や病理学的所見などを中心に解説した.

どういう疾患・病態か

　肝良性腫瘍は，確定診断されれば基本的には経過観察となることが多いが，悪性腫瘍との鑑別が困難な場合も多い. 特に，肝細胞性良性結節については**表1**のように臨床背景や背景肝，存在部位などの違いに着目して分類されるが，肝生検を行っても鑑別困難な症例も存在する. 以下，代表的な疾患について述べる.

1 肝海綿状血管腫

　肝に発生する良性腫瘍の中で最も多く，通常無症状である. 血管腫は海綿状と毛細血管性に大別されるが，海綿状がほとんどである. 肝内いずれの区域にも発生し，単発が多

表1 さまざまな肝良性結節の分類

	HLA	FNH	NRH	PNT	IPH	LRN
概念	肝細胞性良性腫瘍	中心瘢痕を伴う過形成結節	肝内に瀰漫性に再生性・過形成結節が形成される. 線維性隔壁を伴わない.	肝門部の過形成結節. 門脈圧亢進症を伴うことが多い.	非硬変性の門脈圧亢進症でIPHの詳細な診断基準を満たすもの.	定義により異なる. 肝癌取り扱い規約では, 肝硬変の再生結節の大型のものを指す. International Working Party分類では非硬変性の結節も含む.
結節の部位	肝内どこにでも存在しうる.	末梢部が多いといわれているが, 肝内どこにでも存在しうる.	肝全体のびまん性に存在.	肝門部	概念的には瀰漫性疾患だが, 結節形成の報告もある.	肝内どこにでも存在しうる.
結節の数	単発・(多発)	単発・(多発)	多発	単発・(多発)		多発・(単発)
結節の大きさ	数cm	数cm	多くは1.5cm以下	数cm(時に肝の2/3を占める)		数mm〜数cm
門亢症の合併	殆どない	合併は少ない	合併が多い	合併が多い	合併する	定義により異なる
肝硬変の合併	なし	なし	なし	なし	なし	定義により異なる

HCA：肝細胞腺腫 hepatocellular adenoma, FNH：限局性結節性過形成 focal nodular hyperplasia, NRH：結節性再生性過形成 nodular regenerative hyperplasia, PNT：部分的結節化 partial nodular transformation, IPH：特発性門脈圧亢進症 idiopathic portal hypertension, LRN：大型再生結節 large regeneraticenodule

(文献3より引用)

いが10%程度に多発する. 硬化性血管腫は, 海綿状血管腫が二次的に変化したことにより出現するもので, 血栓の形成と器質化, 線維化および硝子化(瘢痕化)などにより腫瘍の大部分が線維性結合性組織に置き換わってしまったものである(図1).

② 肝細胞腺腫 (hepatocellular adenoma：HCA)

発生頻度は, 欧米では3〜4/10万人程度であるが, 日本はじめアジアでの発生頻度は低い. 経口避妊薬を服用中の若年女性の正常肝に発生することが多いが, 我が国では蛋白同化ホルモン製剤服用, I型糖原病, 肥満, アルコール多飲歴のある患者に発生することがある. 無症状のことが多いが, 腫瘍径の増大

により症状が出現することがある. 腫瘍内出血や腹腔内破裂の合併が高いのが特徴であり, サイズが大きい症例, 経口避妊薬服用例で出血しやすい. 稀ではあるが癌化する症例もある.

③ 限局性結節性過形成 (focal nodular hyperplasia：FNH)

30〜40歳代の女性に好発する(男：女＝1：8)が, 小児や高齢者にもみられる. 肝良性腫瘍の中では海綿状血管腫に次いで多いとされている. 通常単発であるが, 20〜25%で多発する. 正常肝あるいは正常に近い肝に発生することが多く, 先天的あるいは長期にわたる肝血流異常との強い関連が示唆されている. 血流異常の原因としては, 動脈奇形や門

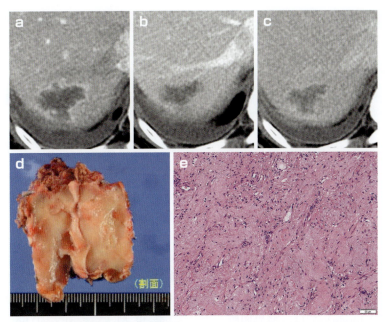

図1 硬化性血管腫（70歳代男性）
ダイナミックCT所見：肝S7に辺縁不整な腫瘤を認める．動脈相（a）で腫瘤の辺縁が造影され，門脈相（b），平衡相（c）では内部がわずかに造影されている．
病理所見：摘出標本（d）の割面は乳白色を呈しており，HE染色（e）では線維化，硝子化を伴う間質を背景に，異型の乏しい小型血管の増生像を認める．

脈血栓による二次的血管新生などが考えられており，経口避妊薬などのホルモンとの関連も示唆されている．基本的に癌化はしないとされている．

4 血管筋脂肪腫（angiomyolipoma：AML）

血管，平滑筋，脂肪の3成分から成る間質系良性腫瘍で，腎臓に好発するが，肝臓原発は比較的稀である．40〜60歳代の女性に多いとされている．報告例はほとんどが単発で，組織成分としては筋腫型が多い．悪性化は非常に稀である．

5 偽リンパ腫

リンパ濾胞形成を伴うpolyclonalなリンパ球増殖を特徴とした良性疾患であり，re-active lymphoid hyperplasia（RLH）とも呼ばれている．消化管や眼窩，皮膚，肺などに発生しやすく，肝臓由来の発生は稀である．発症要因は明らかになってはいないが，慢性肝炎や自己免疫性疾患，肝炎ウイルス，悪性腫瘍に関連して生じると考えられている．中年以降の女性に多く発生しやすく，4cm以下の単発例での報告が多い．

6 炎症性偽腫瘍

炎症細胞浸潤と線維化を主体とする炎症性腫瘍類似病変である．成因としては感染，閉塞性血管炎，自己免疫性などが考えられているものの，定かではない．男性に多く，年齢は広範囲にわたっており，38〜40℃の発熱，腹痛，体重減少などの症状を伴うことが多い．

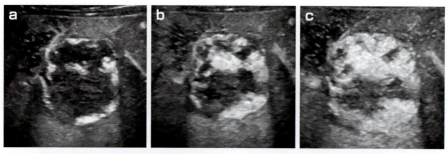

図2 海綿状血管腫の造影超音波検査所見
(a) 造影開始28秒後, (b) 36秒後, (c) 45秒後
早期では腫瘍の辺縁が結節状に染影され (peripheral nodular enhancement), 次第に内部に向かって広がる所見 (fill in pattern) を認める.

治療に必要な検査と診断

1 肝海綿状血管腫

　超音波検査 (B-mode) では, 境界明瞭, 均一の高エコー結節として描出されることが多いが, 3cm以上になると低エコー成分を含むなど非典型例が多くなる. 超音波検査における, 経時的にエコー輝度が変化する所見 (wax and wane sign), 圧迫により変化する所見 (disappearing sign), 体位変換により変化する所見 (chameleon sign), あるいはCT, MRI, 超音波のdynamic studyにおける早期に腫瘍辺縁が結節状に濃染 (peripheral nodular enhancement) し, 次第に結節中心部に向かって染まる所見 (fill in pattern, 図2) は血管腫に特徴的である. MRIでのT2強調画像で著明な高信号を呈することが悪性腫瘍との鑑別に有用なことがある. ADC (拡散強調画像) 値は変動が大きく, その評価には注意を要する. 硬化性血管腫の画像所見は通常の血管腫とは異なり, 転移性肝癌などの悪性腫瘍との鑑別が困難な場合もある (図1).

2 HCA

　病理組織学的には, 正常肝細胞に類似した異型の乏しい肝細胞の増殖からなる腫瘍である. 周囲に薄い線維性被膜を伴うものと, 被膜成分が不明で周囲の肝実質を圧排しているものがある. WHO分類第4版では遺伝子型/発現型により, ①hepatocyte nuclear factor 1α (HNF1α) 不活化型 (H-HCA), ②inflammatory型 (IHCA), ③β-カテニン活性化型 (b-HCA), ④分類不能型の4種類に分類されていたが, WHO分類第5版では, ①H-HCA, ②IHCA, ③b-HCAおよびβ-catenin mutated IHCA (b-IHCA) の3つに亜分類された (表2). IHCAのうち約10％がβ-catenin mutationを伴い, b-HCAと同様に悪性転化の高リスク群となるため, 第5版では同じ分類に入れられた. HCAの臨床的特徴は表2のようであるが, 日本での報告では男性例が多く, 経口避妊薬内服例は少ないとされる. HCAの亜型分類別の画像所見としては表3のような報告があるが, 早期肝細胞癌やFNHとの鑑別が困難となることもしばしばあり, 腫瘍生検による病理所見なども含め, 総合的に診断する必要がある.

3 FNH

　多くは5cm以下であるが, 巨大症例も報告されている. 典型例での病理学的な特徴は, ①中心瘢痕, ②Kupffer細胞の存在, 細胆管増生, ③異常な血行動態 (門脈血流の欠

表 2　肝細胞腺腫の亜型分類別の特徴

	H-HCA	I-HCA	b-HCA, b-IHCA
遺伝子学型の特徴	HNF1A 不活化型変異 90％：体細胞変異 10％：胚細胞変異	IL-6/JAK/STAT 系活性化変異 $IL6ST$/gp 130（60 ％）：FRK（10 ％）：$STAT3$（5 ％）：GNAS（5%）など	β-catenin 経路活性化型 $CTNNB1$ 変異 ・エクソン 3（non-S45）：高レベル ・エクソン 3（S45）：中レベル ・エクソン 7/8：低レベル
表現型	L-FABP 陰性	SAA，CRP 陽性	GS 陽性 　エクソン 3（non-S45）：びまん性陽性 　エクソン 3（S45）：不均一に陽性 　エクソン 7/8：弱陽性，血管周囲性
男女比	女性優位（男性はまれ）	女性優位（男性はまれ）	女性優位（他の亜分類より男性例多い）
危険因子，背景疾患	経口避妊薬，糖原病，MODY 3	経口避妊薬，肥満，飲酒，メタボリック症候群，脂肪肝	男性ホルモン，メタボリック症候群
単発/多発	単発，多発（腺腫症など）	単発，多発（腺腫症など）	単発（多発はまれ）
HCA 内での頻度	30〜35%	35〜40%	b-HCA：10% b-IHCA：10〜15%
組織学的特徴	細胞異形乏しい 著明な脂肪沈着 （背景肝に微小腺腫多発）	類洞拡張，リンパ球浸潤，細胆管反応，門脈域様構造，異常筋性血管，時に脂肪沈着	エクソン 3：細胞異型，偽胆管構造，色素（リポフスチン，胆汁） 　一部鍍銀線維脱落，脂肪沈着乏しい
合併症	すべての亜分類で 5cm 超は出血リスクが上がる		
HCC のリスク	低	低	・エクソン 3：高 ・エクソン 7/8：なし

H-HCA：HNF1α-inactivated hepatocellular adenoma, HNF1α：hepatocyte-nuclear-factor-1-α, I-HCA：inflammatory HCA, b-HCA：β-catenin activated HCA, IL-6：interleukin-6, JAK：Janus kinase, STAT：signal transducer and activator of transcription, FRK：fyn-related kinase, GNAS：guanine nucleotide binding protein, alpha stimulating, L-FABP：liver type fatty acid binding protein, SAA：serum amyloid A, CRP：C-reactive protein, GS：glutamine synthetase, MODY3：maturity onset diabetes of the young 3　　　　　（文献 4 より引用）

表 3　肝細胞腺腫の亜型分類別の画像的特徴

撮像法	H-HCA	I-HCA	b-HCA, b-IHCA
T1 強調像	等〜軽度高信号	低信号，高信号（出血例，慢性肝障害背景例）	低信号，等信号，高信号
chemical shift imaging	全体信号低下	部分的信号低下	部分的信号低下
T2 強調像	軽度高信号	T2 強調像で全体あるいは辺縁 rim 状高信号（atoll sign）	等信号，高信号（不均一）
拡散強調像	軽度高信号	高信号	等信号，高信号
ダイナミック MRI(Gd/EOB)　動脈相	軽度〜中程度造影	70％は軽度〜中等度造影 30％は高度造影	軽度〜高度造影とさまざま
門脈相，遅延相/移行期 　肝細胞相	低信号 低信号	等〜低信号（造影効果の遷延傾向） 低信号	等〜低信号 等〜高信号 b-IHCA では辺縁高信号
副所見		瘢痕を伴う場合あり	瘢痕（FNH より不規則な形状でわずか）

H-HCA：HNF1α-inactivated hepatocellular adenoma, I-HCA：inflammatory HCA, b-HCA：β-catenin activated HCA, Gd：Gadolinium, MRI：magnetic resonance imaging, EOB：ethoxybenzyl, FNH：focal nodular hyperplasia　　　　　（文献 5 より引用）

肝良性腫瘍　291

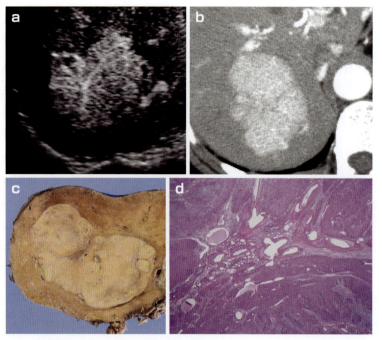

図3 限局性結節性過形成（40歳代女性）
画像所見：造影超音波検査の血管早期相（a）において，結節中心部から放射状に外に向かう血流所見（spoke-wheel appearance）を認める．ダイナミックCTの動脈優位相（b）では内部に低エコー領域を伴う濃染結節を認める．
病理所見：切除標本割面像（c）では中心瘢痕を認める．HE染色（d）では中心瘢痕に相当する領域を中心として，異常血管の増生を伴う線維化巣を認め，周囲には細胆管増生が散見される．

如，中心瘢痕から放射線状に分布する栄養動脈など）などであり，これらを画像で描出することにより診断される（図3）．超音波検査（B-mode）では低〜高エコーなどさまざまなパターンを呈するが，造影超音波検査の血管早期相での中心部から放射線状に広がる血流所見（spoke-wheel appearance）は特徴的な所見（図3a）であり，後血管相では中心瘢痕を反映して，結節中心部に低エコーを呈することがある．CT検査では，単純では低吸収域として描出されることが多く，動脈優位相では周囲組織と比して強く濃染される．この時期では中心瘢痕は低吸収域として描出され（図3b），内部に強く造影された栄養動脈が描出されることもある．Gd造影剤を用いたダイナミックMRIの造影パターンはCTと同様であり，SPIO-MRIでは，Kupffer細胞の存在を反映して，T2強調画像で信号低下を認める．FNHでは，OAT-P1B3の異常をきたすことがあり，EOB-MRIにおける肝細胞相では周囲肝と比べて等〜高信号を呈することが多い．

4 AML

画像所見は，脂肪・血管・筋が混在する割合を反映する．すなわち，ほとんどが脂肪成分で占められる場合には脂肪腫の所見を示し，血管・筋成分が多い場合には充実性多血性腫瘤の所見を示す．典型例は，超音波検査では高エコー，CT検査の単純で低吸収，造

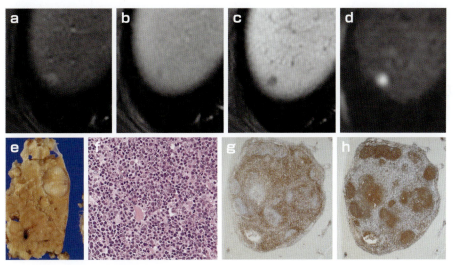

図4 偽リンパ腫（60歳代女性）
EOB-MRI検査所見：動脈相（a）では淡く造影効果を認める．後期相（b）ではわずかにwash outし，肝細胞相（c）では明瞭な取り込み欠損を示す．拡散強調画像（d）では高信号を呈する所見であり，肝細胞癌との鑑別が必要であった．
病理所見：切除標本（e）では境界明瞭で，割面は白色調の病変であった．HE染色（f）では腫瘍内部は異型の乏しいリンパ濾胞を伴うリンパ球の密な浸潤を認め，CD3陽性細胞（g），CD20陽性細胞（h）の偏りはなく，polyclonalな腫瘍である．

影では早期濃染，MRIのT1強調画像は低〜高信号，T2強調画像は高信号，血管造影では早期に腫瘍濃染，血管増生，コイル状の屈曲，蛇行を示す．特に造影検査において，異常動脈血管の描出後に続く，腫瘍周囲の肝静脈が連続して造影される所見（early venous return）は本疾患に特徴的である．病理学的にはメラノーマ特異抗体であるHMB（human melanin black）-45やmelan Aによる免疫組織学的染色は極めて特異性が高く，確定診断に有用である．

5 偽リンパ腫

超音波検査では境界明瞭な低エコー結節として描出され，単純CTでは低吸収を示し，造影CTでは早期に濃染し後期で低吸収を呈することが多い．MRI検査ではT1強調像で低信号，T2強調像で高信号，拡散強調画像で高信号を呈し，造影MRIではCTと同様の造影パターンを示し，肝細胞相では低信号を呈することが多い（図4）．PET陽性となる結節の報告例もあり，肝細胞癌などの悪性腫瘍との鑑別が困難な場合も少なくない．病理所見としては，異型に乏しいpolyclonalな成熟リンパ球の増殖と胚中心を伴ったリンパ濾胞の過形成を認めることとされ，胚中心にはCD20などが陽性のB細胞が，濾胞間領域にはCD3などが陽性のT細胞が主体として認められる例が多い（図4）．

6 炎症性偽腫瘍

腹部超音波では特異的な所見はなく，造影CTの平衡相で腫瘍の辺縁がリング状に濃染する所見を示すことが特徴的であるが，線維化の程度によって異なる所見を示す場合もある．MRIではT1強調画像で低信号，T2強調画像で高信号を示すことが多いが，特異的な所見はない．炎症性疾患のため，経過によって画像所見が変化することがある．確定診断を得るためには，IgG4，IgGなどの免疫

組織学的染色を含む病理学的探索が必要である．

治療の実際

1 肝海綿状血管腫

画像診断ができれば通常は経過観察となる．大型で症状を有する場合や凝固異常を伴うものには，肝切除術やIVRなどが行われることがある．

2 HCA

蛋白同化ホルモンや経口避妊薬などの要因がある場合，可能な限り中止する．治療方針決定のためには，先述したような画像あるいは免疫組織学的診断による亜分類を行うことが望ましい．大きさが5cm以上の場合，β-カテニンの発現や増大傾向を伴うなど癌化のリスクがある症例については切除を検討すべきである[2]．

3 FNH

典型例は画像的に診断可能であり，経過観察可能であるが，非典型例で診断困難な場合には肝生検による病理学的診断を行う．肝細胞癌など悪性疾患との鑑別が困難な場合には切除を検討する．

4 AML

画像診断あるいは生検による病理診断などにより本疾患と診断されれば経過観察となるが，診断困難症例，増大症例などは切除を検討する．

5 偽リンパ腫

生検による診断は検体量の問題などにより，異型性の評価が困難なことが多く，また悪性疾患であったときの播種のリスクなどを考慮して慎重に行うべきである．画像診断だけでは悪性腫瘍との鑑別が困難なことが多く，切除されてから診断されることが多い．

6 炎症性偽腫瘍

悪性腫瘍の可能性が否定できない場合や増大傾向を示す場合には，切除が行われる．縮小傾向を示す症例や生検で本疾患と診断された症例は経過観察可能であるが，生検については播種や感染増悪のリスクがあるため，慎重に考慮すべきである．IgG4関連疾患の場合にはステロイド療法が行われる．

処 方 例

IgG4関連の炎症性偽腫瘍の場合：ステロイド療法

一部の炎症性偽腫瘍に対して下記のような処方が行われることがある．

処方 プレドニン（5mg）1回3～4錠
1日2回　朝昼食後　2～4週間投与，以後漸減する

専門医に紹介するタイミング

肝良性腫瘍に特徴的な画像所見が得られれば，一部の疾患を除いて経過観察が可能である．しかし，特異的な所見が得られず確定診断に至らない場合には，肝生検あるいは肝切除などの病理学的検索を進めるか，経験豊富な専門医への紹介も検討すべきと考える．

専門医からのワンポイントアドバイス

肝良性腫瘍の診断方法について，画像的には従来の超音波検査（B-mode）や造影CT検査に加えて造影超音波や造影MRI検査を追加することにより，より正確な確定診断が

可能となっている．MRIの拡散強調画像や
PETを用いた悪性度評価が鑑別に有用な場
合もある．さらに，病理標本を用いた分子生
物学的所見は非常に重要視されてきており，
例えば肝細胞腺腫を免疫組織学的な亜分類で
診断することは，その後の方針決定をするう
えでも必須となってきている．

──────── 文　献 ────────

1) Bosman FT, Carneiro F, Hruban RH et al：WHO
Classification of Tumors of the Digestive Systems,
Fourth Edition, IARC Press, Lyon, 2010

2) Paradis V, Fukayama M, Park YN et al：Tumours
of the liver and intrahepatic bile ducts. In "WHO
Classification of Tumours, Fifth Edition, Vol.1" eds.
WHO Classification of Tumours Editorial Board.
IARC Press, Lyon, 2019

3) 近藤福雄，副島友莉恵，福里利夫：良性肝細胞性結
節の病理診断：新WHO分類をふまえて．肝臓54：
807-818, 2013

4) 佐々木素子，中沼安二：肝細胞腺腫の最新事情─
WHO分類2019に基づく分類と考え方．検査と技術
49：12-15, 2021

5) 原留弘樹：良性肝腫瘍─限局性結節性過形成
（FNH），肝細胞腺腫（HCA）─．画像診断41：268-
284, 2021

肝良性腫瘍　295

2. 肝疾患

転移性肝癌，肝細胞癌

宮田明典[1]，河口義邦[2]，長谷川潔[2]

[1] 国立がん研究センター中央病院 肝胆膵外科，[2] 東京大学医学部附属病院 肝胆膵外科・人工臓器移植外科

POINT
- ●転移性肝癌は原発巣により手術切除適応が異なるが，大腸癌肝転移のように肝切除を中心とした集学的治療により予後の改善が期待できる症例は，手術のタイミングを逃さないことが重要である．
- ●肝細胞癌は薬物療法の選択肢が増え，移植適応も拡大した点に注意を要する．
- ●治療選択肢が多岐にわたり，早めの専門医への紹介が望ましい．

ガイドラインの現況

　世界で初めての転移性肝がん診療ガイドラインが 2021 年 8 月に発刊された．日本人の癌死因別で上位を占める胃癌や大腸癌を含む 8 つの悪性腫瘍に関して治療戦略を詳細に検討している．転移性肝癌は日常診療で遭遇する場面が多く，本ガイドラインは医療の標準化，診療レベルの向上に寄与することが期待される．

　一方，肝細胞癌は薬物療法の進歩が目覚ましく，2021 年の第 5 版発刊時には 6 種類の薬物療法が保険収載され，「肝細胞癌薬物療法のアルゴリズム」が新たに作成され，さらに免疫チェックポイント阻害薬の保険適用追加に伴い，2023 年 5 月にアルゴリズムが改訂されている．

【本稿のバックグラウンド】 転移性肝癌は，主に「転移性肝がん診療ガイドライン」「大腸癌治療ガイドライン医師用 2024 年版」「胃癌治療ガイドライン医師用第 6 版」「胆道癌診療ガイドライン改訂第 3 版」「膵・消化管神経内分泌腫瘍（NEN）診療ガイドライン 2019 年版」「GIST 診療ガイドライン 2022 年改訂第 4 版」を参考にしている．肝細胞癌は「肝癌診療ガイドライン 2021 年版」を参考にし，最新の薬物治療，移植適応に関する情報を追加している．

どういう疾患・病態か

1 転移性肝癌

　原発巣診断時に同時に見つかる同時性肝転移と，原発巣切除後の経過観察中に診断される異時性肝転移に分けられる．肝転移の存在のみでは無症状であることも多い．他臓器癌からの血行性遠隔転移が主で，大腸癌，胃癌，膵癌，胆管癌などの消化器系腫瘍や神経内分泌腫瘍，卵巣癌，乳癌など多彩な原発巣から肝臓への転移が起こりうる．

2 肝細胞癌

　肝細胞癌は原発性肝癌の90.1％を占める[1]．以前よりB型肝炎，C型肝炎が肝細胞癌のリスク因子として知られていたが，近年肝炎ウイルスとの関連が明らかではない肝細胞癌が増えており，1991年に肝細胞癌の10％程度であった非B非C型肝細胞癌が，2015年には32.5％にまで増加している[2]．特にアルコール性肝炎，代謝機能障害関連脂肪性肝疾患（metabolic dysfunction associated steatotic liver disease：MASLD），代謝機能障害関連脂肪肝炎（metabolic dysfunction associated steatohepatitis：MASH）由来の肝細胞癌が増加している．

　多くの肝細胞癌は慢性の肝障害を背景として生じ，前癌病変である異型結節から始まりその中心部に乏血性の早期肝細胞癌，さらに多血性の進行肝細胞癌へと段階的に進展する多段階発癌が明らかになっている．一方，前癌病変である異型結節が同時性ないし異時性に複数発生し癌へ進展する多中心性発癌も知られている．

治療に必要な検査と診断

1. 腹部エコー

　腹部エコー検査は最も侵襲が少ない画像検査であり，検者の熟練度に左右される欠点はあるがスクリーニング検査として有用である．

　転移性肝癌は，辺縁に比較的幅の広い低エコーを有し中心が高エコーに描出され，Bull's eye patternやtarget signと呼ばれる．

　結節型の肝細胞癌は，辺縁に線維性被膜を有し，エコーでは幅の薄い低エコー（ハロー）として描出される．転移性肝癌でみられる幅の広い低エコー帯とは異なる点が特徴である．また，内部はモザイク状，後方陰影増強や側方陰影などが典型的であるが，早期肝細胞癌ではこれらの像を示さないことも多い．「肝癌診療ガイドライン」[3]では肝細胞癌のサーベイランスとして腫瘍マーカー測定を併用した3〜6ヵ月間隔の腹部エコー検査が推奨されている．背景肝が障害肝であることも多く，エコーでの腹水の有無，肝辺縁の形状，肝表の凹凸の有無の確認は治療方針を検討するうえで重要である．

　2007年には，超音波造影剤ペルフルブタン（ソナゾイド；GEヘルスケアファーマ）が使用可能となり，腫瘍内の血流評価も可能となった．古典的肝細胞癌の場合，ソナゾイド投与後早期の動脈相（arterial phase）で腫瘍が濃染し，その後周囲肝実質より低エコーになる様子が観察される．また，ソナゾイドは投与10〜15分以降に肝臓のKupffer細胞に取り込まれ（Kupffer phase），肝実質は高エコーになるが，Kupffer細胞をもたない腫瘍性病変は低エコーになるため，造影剤を用いることで非造影エコーよりも明瞭に病変が描出できる．

2. CT

　CT検査はエコー検査よりも客観性が高く，スクリーニングのエコー検査で肝腫瘍が指摘された場合に精査として行われることも多い．

　造影剤を用いたダイナミックCT検査は，腫瘍の質的診断に有用で，消化器系癌などの腺癌系の転移性肝癌では単純CTで低吸収，造影早期相で腫瘍辺縁がリング状に染まり，遅延相で周囲肝実質よりも低吸収に描出される．一方，神経内分泌腫瘍，腎癌などの多血性腫瘍の肝転移では，動脈相で濃染される腫瘍として描出されることが多い．

　肝細胞癌の典型的な造影パターンは，単純CTでは低吸収，造影早期相で腫瘍が濃染され，門脈相，平衡相にかけて造影剤がwash-outし周囲肝実質より低吸収となる（図1）．

転移性肝癌，肝細胞癌　　297

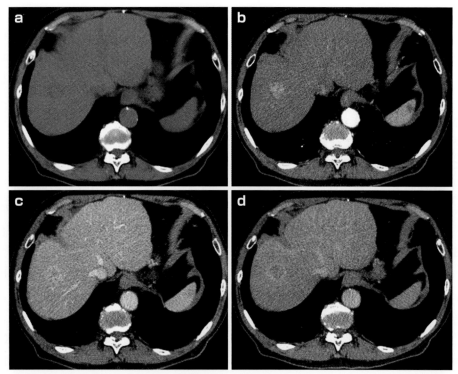

図1 肝細胞癌のダイナミックCT画像
肝S8領域に肝細胞癌を認めている．
a：単純CT．腫瘍は低濃度腫瘍として描出されている．b：動脈相．腫瘍は濃染され高濃度腫瘍として描出されている．c：門脈相．動脈相に比べ腫瘍内部が低濃度に描出されている．
d：平衡相．腫瘍はさらに低濃度腫瘍として描出され，造影剤がwashoutされている．

しかし，実際にはこのような典型的な造影パターンを示さないことも多く，「肝癌診療ガイドライン」[3]では造影パターン別の診断アルゴリズムが記載されている（図2）．

CT検査は肝腫瘍の質的診断のみならず，リンパ節転移の有無，遠隔転移の有無の検索にも有用である．

3. MRI

MRI検査はCT検査と同様，客観性の高い検査として施行されるが，T1強調像，T2強調像が基本となり，特にT2強調画像では肝嚢胞，肝血管腫は高信号となり鑑別に有用である．また，拡散強調像では悪性腫瘍は高信号を呈することが多い（図3）．

肝特異性造影剤を用いたMRI検査（Gd-EOB-DTPA造影MRI）では，造影CTと同様のダイナミック造影画像が得られるほか，肝細胞相では腫瘍が明瞭な低信号として描出されることが多い．診断能は造影CTよりも優れるため，転移性肝癌では手術を前提とした場合にMRI検査をすることが推奨され[4]，肝細胞癌でも，小病変や造影CT検査で典型的な造影パターンを示さない肝腫瘍に関しては，Gd-EOB-DTPA造影MRIが推奨されている（図2）[3]．

腎機能不良例（eGFR 30 mL/分/1.73 m^{2}未満や透析患者）では，Gd造影剤投与による腎性全身性線維症（nephrogenic systemic fibrosis：NSF）発症リスクが上昇するため超常磁性酸化鉄（super paramagnetic iron oxide：SPIO）が造影剤として推奨される[3]．

4．核医学検査

　転移性肝癌において，肝外転移巣の有無は治療方針決定に重要であり，FDG-PET 検査は造影 CT 検査で診断されなかった肝外転移を診断できる可能性がある．しかし，大腸癌での検討では予後に寄与しなかったとの報告もあり，「転移性肝がん診療ガイドライン」[5]では術前に必須の検査としては位置づけられていない．神経内分泌腫瘍ではソマトスタチン受容体を有する場合にソマトスタチン受容体シンチグラフィ（somatostatin receptor scintigraphy：SRS，オクトレオスキャン）が特異度の高い検査で，他の画像検査で同定されなかった転移巣を同定できる可能性がある．

　一方肝細胞癌では，肝外転移のリスクが高い症例（肝内病変の進行，門脈腫瘍栓，腫瘍マーカー高値）では FDG-PET 検査が推奨されているが，上記リスクのない症例では省略してよいとしている[3]．

5．上下部消化管内視鏡検査

　転移性肝癌は，消化管腫瘍からの肝臓への転移の可能性が高く，原発巣が不明な場合は上部下部の消化管のスクリーニングが必要である．

　肝細胞癌症例の場合，背景に慢性肝炎や肝硬変がある場合が多く，門脈圧亢進症に伴う静脈瘤の確認は必要である．

6．肝機能評価

　肝細胞癌では背景肝が障害肝であることが多く，AST，ALT などの肝逸脱酵素や血清ビリルビンなどの一般肝機能検査は，治療方針を決定するためにも確認が必要である．また，アルブミン，プロトロンビン時間は肝合成能を反映しており，障害肝では低下している．

　インドシアニングリーン（ICG：Indocianine Green，第一三共）を用いた肝機能検査（ICG 検査）は特に手術を考慮するうえでは肝予備能を評価する重要な検査で，「肝癌診療ガイドライン」[3]でも強く推奨されている．本邦では以前から幕内基準が広く用いられており（図 4）[4]，ICG 15 分停滞率により施行可能術式が規定されている．ICG 検査は微量なヨードが含まれており，ヨード造影剤でアレルギーのある患者には注意が必要である．また，新しい肝予備能評価方法として血清アルブミンと血清総ビリルビンのみを用いた ALBI grade が報告され，一般的な採血項目で算出できるため汎用性が高く，予後との関連性も報告されている．

7．腫瘍マーカー

　転移性肝癌の場合は，その原発腫瘍で用いられる腫瘍マーカーが有用である．

　肝細胞癌の腫瘍マーカーとしては，Alpha-fetoprotein（AFP），Lens culinaris-agglutinin-reactive fraction of AFP（AFP-L3），Protein induced by vitamin K deficiency or antagonist-Ⅱ（PIVKA-Ⅱ），が保険適用となっている．画像診断の発達により腫瘍マーカー測定は確定診断には必須ではないが，治療前に腫瘍マーカーが上昇している症例では，治療効果判定に腫瘍マーカーを測定することの有用性が示唆されている[3]．

治療の実際

1 転移性肝癌

1．手術による切除

　手術適応は原発巣により異なり，「転移性肝がん診療ガイドライン」[5]では 8 つの癌腫に関して，その切除適応に関して 5 つのグループに分けて治療フローチャートが作成された（図 5）．グループ A の卵巣癌では減量手術が基本とされ，肉眼的な癌遺残がある切

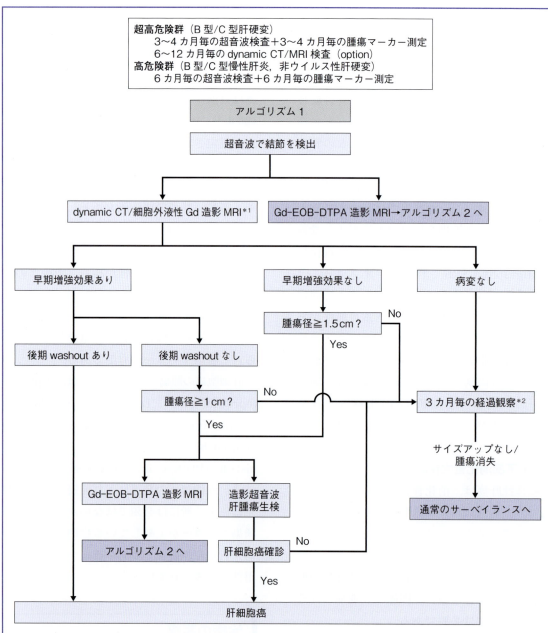

図2 肝癌サーベイランス・診断アルゴリズム

除でも適応となる．グループBの神経内分泌腫瘍（G3またはNECを除く）では，R0切除またはR0切除が不可能であっても減量手術が有効である可能性が示唆されている．2019年版の「膵・消化管神経内分泌腫瘍（NEN）診療ガイドライン」では，肉眼的治

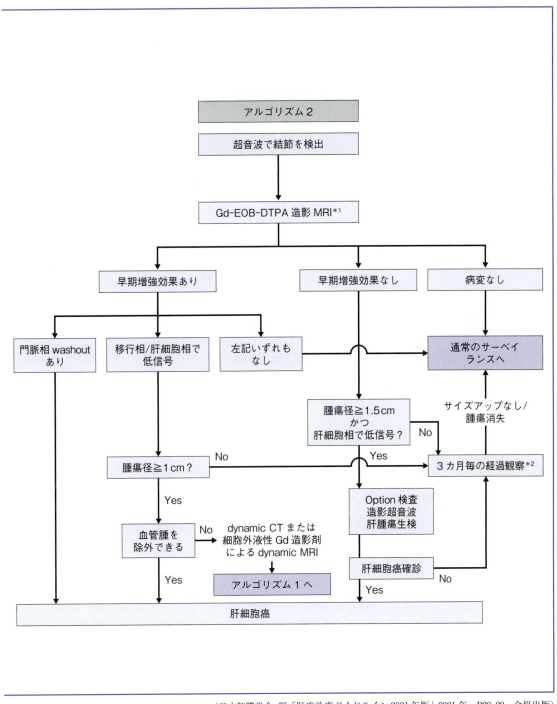

（日本肝臓学会 編「肝癌診療ガイドライン 2021 年版」2021 年，P28-29，金原出版）

癌切除可能であれば切除適応となり，根治切除不可能な場合でも 70〜90％ の切除ができれば予後を改善したとの報告も記載されてい る．グループ C には，消化管領域で遭遇することが多い大腸癌肝転移が含まれる．大腸癌肝転移は根治的切除が可能であれば切除す

転移性肝癌，肝細胞癌　301

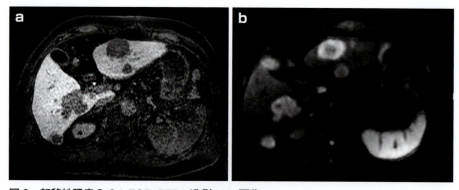

図3 転移性肝癌のGd-EOB-DTPA造影MRI画像
a：肝細胞相．腫瘍は肝内の低信号腫瘤として描出されている．b：拡散強調像．腫瘍は高信号腫瘤として描出されている．

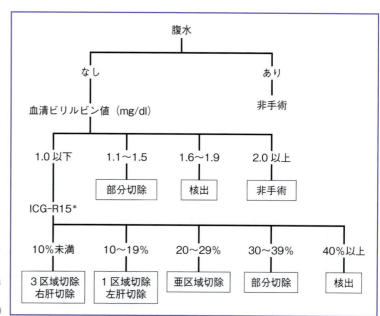

図4 幕内基準
腹水，血清ビリルビン値，ICG 15分停滞率により可能な術式を定めている．
＊ICG-R15：indocyanine green retention rate at 15 minutes
（文献4より引用）

ることで良好な予後が期待され，原発巣を含め肝臓以外にも病変がある場合は，その病変が制御されているか制御可能であることが肝切除の条件となる．また，根治切除不能と判断されても全身薬物療法が奏効して切除が可能になる場合も期待される（conversion therapy）．熱凝固療法（ラジオ波焼灼療法，マイクロ波凝固療法）は第一選択としないことが強く推奨されているが，「大腸癌治療ガイドライン医師用2024年版」には「完全切除が不能な多発肝転移巣に対する薬物療法や手術療法との併用」が弱く推奨された．

グループCにはGISTが含まれ，「転移性肝がん診療ガイドライン」[5]には「外科的切除と補助的なイマチニブ治療を行うことを弱く推奨する」と記載されているが，2022年に発刊された「GIST診療ガイドライン第4版」には，外科切除単独またはイマチニブ投与に先行して外科切除を行うことによる予後向上を示すエビデンスは得られなかったため，「初回治療としての外科切除を行わないことを弱く推奨する」と記載され，治療の第

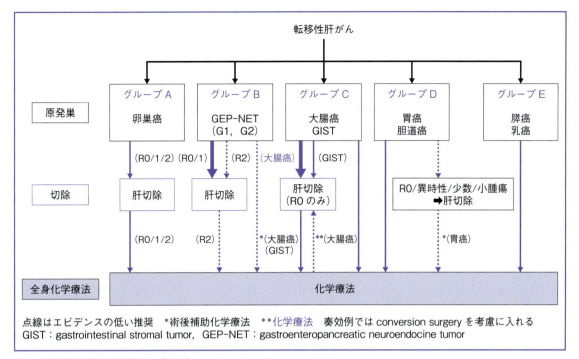

図5 転移性肝癌の治療アルゴリズム

(文献5より引用)

一選択にはイマチニブが推奨される．また，イマチニブ奏効中の肝転移や，イマチニブを含むチロシンキナーゼ阻害薬耐性の肝転移に対する肝切除に関しても切除の有効性を示す十分なエビデンスはなく，「行わないことを弱く推奨する」とされている．今後エビデンスレベルの高い報告が望まれる．グループDは胃癌，胆道癌が該当し，基本的には手術は推奨されないが，条件付きで考慮される．胃癌の場合，「胃癌治療ガイドライン医師用第6版」では，転移個数が単発で他の非治癒因子を有さない場合は外科治療が弱く推奨されている．胆道癌の場合，「胆道癌診療ガイドライン」においては，遠隔転移を伴う場合は切除不能と記載されているが，肝転移巣を切除することで予後の改善を認めることも報告もされており，今後のエビデンスの構築が必要である．グループEは乳癌や膵癌が該当し，原則肝転移に対する切除は推奨されない．

2. 全身化学療法

切除適応のない肝転移例で，performance status（PS）が保たれる場合は全身化学療法が考慮される．薬物治療の目的は腫瘍の進行を遅延させ，予後の延長と症状コントロールを行うことである．大腸癌肝転移では，薬物療法が奏効し肝転移巣が切除可能となることがあり，定期的な腫瘍マーカー，画像評価を行い，切除の可能性を検討することが重要である．使用薬剤に関しては疾患ごとに多岐にわたっており，各項を参照されたい．

2 肝細胞癌

図6に治療アルゴリズムを示す．

1. 手術による切除

手術適応は，Child-Pugh分類AまたはBで肝臓に腫瘍が限局しており，腫瘍の大きさは関係なく個数が3個以下で，門脈侵襲は門

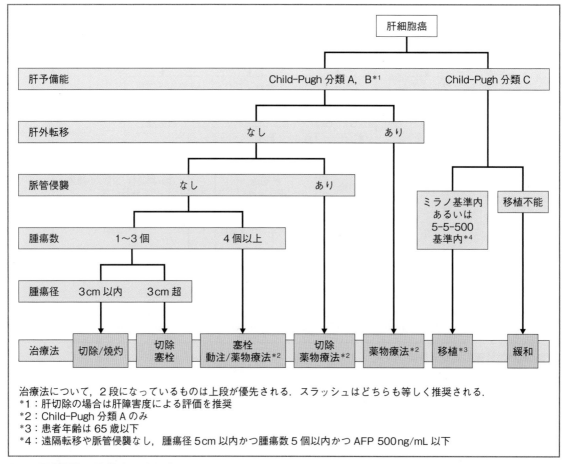

図6 肝細胞癌の治療アルゴリズム

(日本肝臓学会 編「肝癌診療ガイドライン2021年版」2021年, P76, 金原出版)

脈一次分枝まで(Vp3まで)が推奨されている[3]．肝細胞癌は経門脈的に腫瘍が肝内転移することが知られており，切除術式として，肝機能，残肝容量が許容されるのであれば，腫瘍が含まれる門脈の支配領域ごと切除する系統的切除が望まれてきたが，術式により差がないとする報告もあり，肝機能と切除容積を加味した症例ごとの術式選択が望まれる．

一方，予後改善を目的として，術前に全身化学療法や肝動脈塞栓術(transcatheter arterial embolization：TAE)，肝動脈化学塞栓術(transcatheter arterial chemoembolization：TACE)，放射線療法などの治療を行うことはガイドラインでは推奨されていないが，今後のエビデンス構築が期待される．

2．穿刺局所療法

穿刺局所療法として現在は，ラジオ波焼灼療法(radiofrequency ablation：RFA)が中心に行われている．Child-Pugh分類AまたはBで肝臓に腫瘍が限局しており，腫瘍径3cm以下，腫瘍数3個以下が適応となる[3]．RFAと手術切除の両方が適応となりえる初発の腫瘍に対して，手術切除のRFAに対する優越性を検討したSURF試験(Efficacy of Surgery vs. Radio-frequency ablation on primary hepatocellular carcinoma trial)が施行された．これは第一治療選択として手術

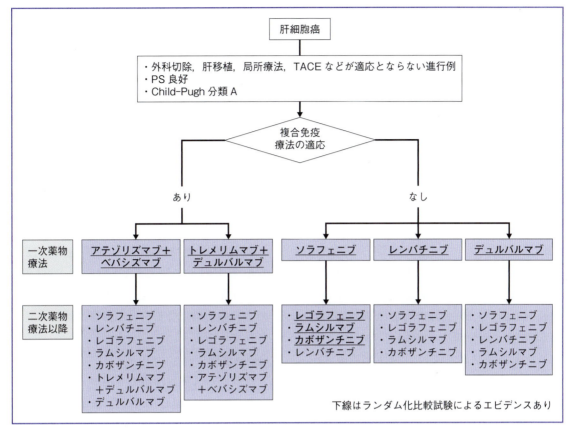

図7 肝細胞癌の薬物治療アルゴリズム

（日本肝臓学会 編「肝癌診療ガイドライン2021年版」2023年5月
https://www.jsh.or.jp/medical/guidelines/jsh_guidlines/medical/（2024年11月参照））

切除とRFAのランダム化比較試験（RCT）であり，無再発生存期間中央値は，外科切除群が2.98年，RFA群が2.76年であり，ハザード比は0.96〔95％信頼区間（CI）0.72-1.28，$p=0.793$〕，5年全生存率は外科切除群が74.6％，RFA群が70.4％（$p=0.838$）であり外科切除の優越性は示されなかった[6]．この結果から「肝癌診療ガイドライン2021年版」[3]では，上記腫瘍条件であれば切除とRFAは同等に有効であると記載されている．

3．肝動脈塞栓療法（肝動脈化学塞栓療法）

Child-Pugh分類AまたはBで，腫瘍数4個以上もしくは1～3個で腫瘍径が3cm超，手術不能でかつ穿刺局所療法の対象とならない多血性肝細胞癌に対する治療として，肝動脈塞栓術（TAE）または肝動脈化学塞栓術（TACE）が推奨されている[3]．脈管内腫瘍栓を有する症例には禁忌とする報告もあるが，治療後肝不全の頻度は1％，TACE/TAEを中心とした他治療との併用療法で，長期生存可能症例も報告されていることから，ガイドラインでも手術不能症例に対して考慮してよいと記載されている．

また，ソラフェニブとTACEの併用療法はガイドラインでも推奨があり，今後はソラフェニブ以外の分子標的薬との併用に関してもエビデンス構築が期待される．

一方，TACE不応の条件として，①2回のTACEを行っても標的病変の治療効果が不十分か，新たな肝内病変の出現，②脈管侵

襲，肝外転移の出現，③腫瘍マーカーの持続的な上昇が挙げられている[3]．このような場合は下記の薬物療法も考慮する必要がある．

4. 薬物療法

「肝癌診療ガイドライン2021年版」より「薬物療法アルゴリズム」が作成された．2021年の発刊当時6つの薬物療法が保険適用であったが，2022年12月にデュルバルマブ単剤，2023年3月にはトレメリムマブ＋デュルバルマブ併用療法が保険適用となり，2023年5月にアルゴリズムが改訂された（図7）．

薬物療法の適応は，「外科切除や肝移植，局所療法，TACEなどが適応とならない進行肝細胞癌で，PS良好かつ肝予備能が良好なChild-Pugh分類Aの症例」である．

一次薬物療法としては，2021年版ガイドライン発刊時にアテゾリズマブ＋ベバシズマブ併用療法が推奨されていたが，2023年5月のアルゴリズム改訂よりトレメリムマブ＋デュルバルマブ併用療法が一次薬物療法に追加された．両者はいずれもソラフェニブを対象とした臨床試験（IMbrave150試験，HIMALAYA試験）で優位性が示されているが，アテゾリズマブ＋ベバシズマブ併用療法とトレメリムマブ＋デュルバルマブ併用療法の直接比較はなく，現状では一次薬物療法として同等に推奨されている．アテゾリズマブ，トレメリムマブ，デュルバルマブは免疫チェックポイント阻害薬であり，有害事象として免疫関連有害事象（immune-related Adverse Events：irAE）が知られているため，自己免疫性疾患を既往にもつ患者には注意が必要である．これらの複合免疫療法が適さない場合はソラフェニブ，レンバチニブ，デュルバルマブによる治療が推奨されている．

また，高濃度の抗癌薬を経動脈的に直接肝細胞癌に投与できる肝動注化学療法も以前から施行されており，ガイドラインでも外科切除や肝移植，局所療法，TACEの適応とならない肝内進行肝細胞癌に対して行ってよいとされている．

5. 放射線療法

1〜3個の肝細胞癌において，脈管侵襲の有無にかかわらず，切除・穿刺局所療法が施行困難なChild-Pugh分類A〜B 7点，腫瘍径が5cm以下の場合，体幹部低位放射線治療が弱く推奨されている[3]．また，粒子線治療（陽子線治療，重粒子線治療）は手術による根治的な治療が困難な肝細胞癌（長径4cm以上のもに限る）について，2022年4月より保険収載された．一方，症状緩和目的の放射線治療は骨転移や脳転移に対して推奨されている．

6. 肝移植

以前から「肝癌診療ガイドライン」では，Child-Pugh分類Cでミラノ基準内（腫瘍数3個以下で腫瘍径3cm以内，および腫瘍が1個ならば腫瘍径5cm以内）で年齢が65歳以下ならば肝移植が推奨されている．2019年に2017年ガイドラインが補訂され，ミラノ基準のみならず新たに5-5-500基準（遠隔転移や脈管侵襲なし，腫瘍径5cm以内かつ腫瘍数5個以内かつAFP 500 ng/mL以下）が追加され，2019年8月より脳死肝移植適応に追加，2020年4月より生体肝移植適応に追加された．

専門医に紹介するタイミング

肝腫瘍の評価，肝機能評価ともに専門的な知識を有することが多く，腫瘍が見つかった時点で専門医へ紹介することが望ましい．特に切除可能かの判断には，腫瘍の位置と切除術式を詳細に検討する必要があり，また全身化学療法も選択肢が多義にわたるため，知識

と経験が豊富な肝臓外科医, 腫瘍内科医（消化器内科医）, 放射線科医を含む専門医による判断が望ましい.

肝細胞癌に対する移植適応も拡大され, Child-Pugh 分類 C でミラノ基準または 5-5-500 基準に合致する場合は早めの紹介が重要である.

専門医からのワンポイントアドバイス

転移性肝癌は原発巣により治療戦略が異なる. 特に大腸癌肝転移は集学的治療により成績が向上しており, 手術を選択するべきか, 化学療法を選択するべきかなどの治療戦略が重要になっている. また, 肝細胞癌でも使用可能な分子標的薬が増え, また近年の免疫チェックポイント阻害薬の登場, 移植適応の拡大もあり従来よりも治療選択肢が増え, 今後の治療成績の向上が期待される.

―――――― 文 献 ――――――

1) 日本肝癌研究会追跡調査委員会：第23回全国原発性肝癌追跡調査報告（2014〜2015）. 肝臓 64：333-381, 2023
2) Tateishi R, Uchino K, Fujiwara K et al：A nation-wide survey on non-B, non-C hepatocellular carcinoma in Japan：2011-2015 update. J Gastroenterol 54：367-376, 2019
3) 日本肝臓学会 編：肝癌診療ガイドライン 2021 年版. 金原出版, 2021
4) Makuuchi M, Kosuge T, Takayama T et al：Surgery for small liver cancers. Semin Surg Oncol 9：298-304, 1993
5) 日本肝胆膵外科学会 編：転移性肝がん診療ガイドライン. 医学図書出版, 2021
6) Takayama T, Hasegawa K, Izumi N et al：Surgery versus radiofrequency ablation for small hepatocellular carcinoma：a randomized controlled trial（SURF-Trial）. Liver Cancer 11：209-218, 2021

2. 肝疾患

肝疾患に伴うサルコペニア

堤　翼，天野恵介，川口　巧
久留米大学医学部 内科学講座 消化器内科部門

▶ はじめに（サルコペニアの疫学）

サルコペニアは，1989年にRosenbelgが，加齢と関連する筋肉量の低下をギリシャ語の「筋肉（sarx）」と「喪失（penia）」に由来する造語として提唱したことにはじまる．その後，2010年に欧州のワーキンググループ（EWGSOP）が，サルコペニアを「筋量と筋力の進行性かつ全身性の減少に特徴づけられる症候群で，身体機能障害，QOL低下，死のリスクを伴うもの」と定義した．現在，本邦の高齢化率は29.0％であり，複数の疾患とともにサルコペニアを抱える高齢者が増えている．本稿では，肝疾患におけるサルコペニアの意義について，肝硬変診療ガイドラインを中心に概説する．

▶ サルコペニアの診療コンセンサス

サルコペニアは，筋力低下と骨格筋量の減少を認める状態である（表1）．欧州のサルコペニアワーキンググループは，2018年にサルコペニアの診断基準EWGSOP2を発表した[1]．質問紙（SARC-F）や臨床症状などからサルコペニアをスクリーニングし，陽性であればその後，握力もしくは立ち上がりテストによって，筋力低下の有

表1　サルコペニアの診断基準（概要）

	骨格筋量低下	筋力低下	身体機能低下
ESWGSOP2（2018）	骨格筋量の低下もしくは筋質の低下	必須（握力もしくは立ち上がりテスト）	身体機能低下は重症サルコペニア
AWGS（2019）	必須	いずれか（筋力および歩行速度）	
日本サルコペニア・フレイル学会（2017）	必須	いずれか（握力および歩行速度またはチェアスタンドまたは簡易身体機能バッテリー）	
日本肝臓学会（2016）	必須	必須（握力）	—

ESWGSOP：European Working Group on Sarcopenia in Older People, AWGS：Asian Working Group for Sarcopenia

無を判定する．筋力低下が認められる場合には，骨格筋量もしくは骨格筋の質の評価を行い，サルコペニアを診断する．さらに，その後，歩行速度などの身体機能計測を行い重症サルコペニアの判定を行う．Asian Working Group for Sarcopenia（AWGS）によって発表されたアジアの基準 AWGS2019[2] でも，EWGSOP2 と同様の流れでサルコペニアを診断する．判定指標は，筋力，身体機能，骨格筋量であり，低骨格筋量かつ低筋力もしくは低身体機能でサルコペニアと判定する．

▶ 肝疾患におけるサルコペニアの診断ガイダンス

サルコペニアは慢性肝疾患患者に高頻度にみられ，特に肝硬変患者は飢餓状態に陥りやすいこともあり，低栄養状態や代謝異常が骨格筋量の減少を助長する．サルコペニアの合併は，肝疾患患者の performance status 低下につながるため，肝癌治療の選択肢にも影響を与える．また，患者の quality of life の悪化にもつながることから，栄養療法や運動療法によるサルコペニア対策が近年注目されている．前述の通り，サルコペニアの定義に関するコンセンサスが得られたのは比較的最近であるが，肝癌治療などに対する骨格筋量低下の影響は広く周知されており，基礎的・臨床的研究も精力的に行われてきた経緯がある．そのため，日本肝臓学会によって，「肝疾患におけるサルコペニア判定基準（第1版）」が 2016 年に作成され，その後も改訂が行われている[3]（図1）．

1 診断基準

国際的にも本邦の関連学術団体においても提唱されているサルコペニア診断基準は，加齢に伴う筋肉量と機能低下を指標として作成されている．一方，肝臓は代謝の中心臓器であり，肝疾患患者の筋力低下は肝臓の代謝異常にも起因することが特徴である．そのため，日本肝臓学会のサルコペニア判定基準では，年齢が診断基準から除外されている．また，筋力低下の評価は，歩行速度や立ち上がりテストなどの身体能力ではなく，日常臨床での測定の簡便性を考慮し，握力測定で診断することが提唱されている．握力が男性で 28 kg 未満，女性で 18 kg 未満であればサルコペニアの可能性があり，骨格筋量を CT または生体電気インピーダンス分析（bioelectrical impedance analysis：BIA）する．その結果，筋肉量が低下していた場合（CT：男性 < 42 cm^2/m^2，女性 < 38 cm^2/m^2；BIA：男性 < 7.0 kg/m^2，女性 < 5.7 kg/m^2）にサルコペニアと診断する（図2）．

2 予　後

肝硬変診療ガイドラインでは，「サルコペニアは肝硬変患者の病態・予後に影響するか？」との clinical question に対して，肝硬変患者においてサルコペニアは病態・予後に影響するので評価することを推奨することが，推奨の強さ：強（合意率 100 %），エビデンスレベル：A）として示されている[4, 5]．その根拠として，本邦肝疾患患者のサルコペニアと予後との関連について，多くの研究でサルコペニア合併例は

肝疾患に伴うサルコペニア　**309**

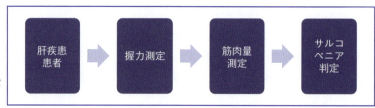

図1　肝疾患におけるサルコペニアの判定の流れ

●握力
基準値
男性：<28kg
女性：<18kg

●CT
基準値
男性：<42cm²/m²
女性：<38cm²/m²

●BIA
基準値
男性：<7.0kg/m²
女性：<5.7kg/m²

図2　肝疾患におけるサルコペニアの判定基準

非合併例より有意に生存率が低いと報告されていることや，特に肝癌に対する外科手術例において，サルコペニア合併例は術後の合併症が増加することが報告されていることが挙げられる．また，海外からの報告でも同様に，肝疾患においてサルコペニアは予後不良因子となることや，肝硬変関連の合併症のリスクを高めることが報告されている．

3 治　療

サルコペニアに対する根治的な薬物療法は確立されていないが，「肝硬変診療ガイドライン」では，運動療法と栄養療法が，推奨の強さ：弱（合意率 92％），エビデンスレベル：C）として示されている[4, 5]．ただし，国内外を問わず，サルコペニアや予後の改善のため，さまざまな治療が試みられている．具体的には，肝硬変に合併したサルコペニアへの治療介入には，①栄養療法，②運動療法，③薬物療法などが挙げられる．肝硬変診療ガイドラインによると，

①栄養療法として，分岐鎖アミノ酸（branched-chain amino acids：BCAA）製剤の投与がある．肝硬変患者では，BCAA の欠乏によって蛋白合成が低下することでサルコペニアのリスクが高まるが，BCAA 製剤投与による骨格筋量や予後の改善効果が報告されている．

②運動療法については，複数のランダム化比較試験（RCT）において 8～14 週間の運動療法によりサルコペニアは改善することが報告されている．また，我々はメタ解析によりレジスタンス運動と有酸素運動の混合運動が肝硬変患者の重篤な有害事象（死亡もしくは肝不全，腹水，感染，肝癌，肝外悪性腫瘍）の発症率を有意に低下させることを明らかにした（図3）[6]．ただし，現時点では Child-Pugh 分類 C の患者に対する運動療法を勧めるエビデンスが得られていないことや，長期的な運動療法のアウトカムが不明であること，高齢肝硬変患者における転倒リスクや，静脈瘤合併患者における瘤破裂のリスクなどがある．そのため，運動療法は，十分な病態の評価と安全性への配慮のもとで行うべきである．

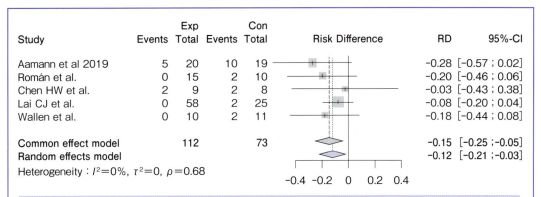

図3 レジスタンス運動と有酸素運動の混合運動が肝硬変患者の重篤な有害事象におよぼす影響
(文献6より許可を得て転載)

なお，栄養療法と運動療法の併用に関する優先度についての明確な結論は出ていないが，BCAA製剤と運動治療併用によるサルコペニア改善効果が報告されている．

③薬物療法については，L-カルニチンが高アンモニア血症の改善を通じてサルコペニアを改善するとの臨床研究や，ホルモン補充療法として男性肝硬変患者を対象としたテストステロン補充の有用性を報告したRCTがある．また，非代償性肝硬変患者における12ヵ月間のビタミンD製剤投与を行った結果，投与群でサルコペニアが有意に改善したRCTが報告されている．

肝臓学会診断ガイダンスの有用性

日本肝臓学会によるサルコペニア診断基準の有用性について，Kikuchiらは300人の肝硬変患者について3年間の前向き研究を行っている．その結果，99人（33%）がサルコペニアに該当し，サルコペニア群は非サルコペニア群より有意に死亡者数が多かった（34.3%，18.9%，$p = 0.002$）．多変量解析では，サルコペニア，非代償性肝硬変，ALBI grade，肝癌ステージ3/4が，死亡に関する独立危険因子であった．特に，サルコペニア合併肝癌群は，サルコペニア非合併の非肝癌群と比較し，有意に死亡リスクも高い（ハザード比6.665）ことが明らかになった．このように，日本肝臓学会のサルコペニア判定基準は，肝硬変患者の予後予測に有用であることが報告されている[7]．

▶ おわりに

　サルコペニアは比較的新しい概念であるが，すでに日常臨床での遭遇機会は多く，肝疾患においても例外ではない．サルコペニアは患者の予後に関わる重要な病態であるため，日本肝臓学会のサルコペニア判定基準などを活用したスクリーニングによる早期発見を行い，適切な栄養療法・運動療法による筋力・筋肉量および予後改善を目指すことが重要である．本稿が諸兄姉の診療の一助になれば幸いである．

文　献

1) Cruz-Jentoft AJ, Bahat G, Bauer J et al：Sarcopenia：revised European consensus on definition and diagnosis. Age Ageing 48：16-31, 2019

2) Chen LK, Woo J, Assantachai P et al：Asian Working Group for Sarcopenia：2019 Consensus Update on Sarcopenia Diagnosis and Treatment. J Am Med Dir Assoc 21：300-307, 2020

3) Nishikawa H, Shiraki M, Hiramatsu A et al：Reduced handgrip strength predicts poorer survival in chronic liver diseases：a large multicenter study in Japan. Hepatol Res 51：957-967, 2021

4) Yoshiji H, Nagoshi S, Akahane T et al：Evidence-based clinical practice guidelines for liver cirrhosis 2020. Hepatol Res 51：725-749, 2021

5) Yoshiji H, Nagoshi S, Akahane T et al：Evidence-based clinical practice guidelines for liver cirrhosis 2020. J Gastroenterol 56：593-619, 2021

6) Kawaguchi T, Kawaguchi A, Hashida R et al：Resistance exercise in combination with aerobic exercise reduces the incidence of serious events in patients with liver cirrhosis：a meta-analysis of randomized controlled trials. J Gastroenterol 59：216-228, 2024

7) Kikuchi N, Uojima H, Hidaka H et al：Prospective study for an independent predictor of prognosis in liver cirrhosis based on the new sarcopenia criteria produced by the Japan Society of Hepatology. Hepatol Res 51：968-978, 2021

3. 胆・膵疾患

胆石症

蘆川希帆, 坂本康成
国際医療福祉大学熱海病院 消化器内科

POINT
- 無症状で経過することもあるが, 疼痛発作や感染, 黄疸を伴い加療が必要になることがある. また, 無症状であっても結石の背景にある悪性腫瘍を見逃さないように定期的な検査が必要である.

ガイドラインの現況

2009年に日本消化器病学会から「胆石症診療ガイドライン」第1版が作成され, 2016年の第2版の出版を経て, 現在では2021年に第3版が出版されている. 第2版から第3版への改訂ポイントとしては, ①治療だけでなく診断においても胆囊結石, 総胆管結石, 肝内結石に分けて症状や検査が記載されたこと, ②肝内結石に対する治療フローチャートが胆道再建の既往の有無でそれぞれ独立したこと, ③経口胆石溶解療法の施行例の激減に伴い記載が削減されたこと, などである. 胆石症は炎症と切っても切れない関係にあり, 2018年に急性胆管炎・胆囊炎診療ガイドライン改訂出版委員会から第3版として発刊された「急性胆管炎・胆囊炎ガイドライン2018」と併せて, 実臨床に広く利用されている.

【本稿のバックグラウンド】胆石症に対するガイドラインとして広く利用されている日本消化器病学会編集の「胆石症診療ガイドライン（改訂第3版）」のほか, 2018年に急性胆管炎・胆囊炎診療ガイドライン改訂出版委員会から第3版として発刊された「急性胆管炎・胆囊炎診療ガイドライン2018」も参考に, 疫学や検査, 治療法について解説した.

どういう疾患・病態か

胆石とは胆汁成分が結晶化して胆道内に形成される結石のことであり, 生じた部位により胆囊結石, 総胆管結石, 肝内結石に分けられる. 無症状で経過することもあるが, 疼痛発作や感染, 黄疸を伴い加療が必要になることもある.

2013年度の胆石症受診者の全国調査の報告によると, 発生部位別の割合は, 胆囊結石74.5%, 総胆管結石25.6%, 肝内結石3.7%とされている. また男女比については, 胆囊結石で1:0.90, 総胆管結石で1:0.77, 肝内結石で1:0.83であり, 全体的に男性の比率が高かった（1:0.87）[1]. 胆石保有率は1993年に人口の約10%に達したとされたが, そ

の後の全国調査は行われておらず，肥満人口の増加や高齢化の傾向から，さらに増加していると推測される．

1 胆囊結石

胆汁に含まれる成分が凝縮されて結晶化することで形成されるが，構成成分によって，コレステロール胆石（純コレステロール石，混成石，混合石），色素胆石（ビリルビンカルシウム石，黒色石），稀な胆石の大きく3種類に大別される．胆囊結石においてはコレステロール結石がおよそ65％と最も多く，次いで黒色石，ビリルビンカルシウム石と続く（**表1**）．古典的な危険因子として5F〔Forty（年齢），Female（女性），Fatty（肥満），Fair（白人），Fertile（妊娠・出産）〕が有名であるが，近年では肥満人口の増加やアルコール消費量の増加など，胆石形成のリスクファクターの動向からも胆石保有率は増加傾向と推測されている．

胆囊結石の約70％は無症状で発見され，そのまま無症状にて経過することも多いが，胆石が胆囊管に嵌頓し閉塞をきたすことによって，胆石発作や胆囊炎を引き起こすとさ

れる．胆石発作時の症状は胆道収縮による胆道仙痛が特徴的であり，心窩部から右季肋部の疼痛で右肩に放散する．食後に発症することが多く，誘発因子として高脂肪食が挙げられる．重篤な合併症で最も高頻度なのは急性胆囊炎である．結石性胆囊炎では結石が嵌頓することで胆汁うっ滞が起こり，胆囊粘膜が傷害され，引き続いて炎症性メディエーターが活性化される．初期の病態においては，胆囊胆汁への細菌感染の頻度は約半数程度とされているが，時間経過により大腸菌や腸球菌などの感染をきたし，さらに炎症が増悪する．

胆囊癌患者では69〜96％と高率に胆囊結石が併存するとされている．結石が大きい例，さらに結石数が多い例，非コレステロール石，有症状例，有症状期間が長い例における胆囊癌合併リスクが高いことが報告されているが，胆囊結石が原因となり胆囊癌が発生するのか，胆囊癌の発生過程で結果として結石が形成されやすいのかの判断は難しい．無症状の胆囊結石からの胆囊癌の発症は0〜0.5％と稀であり，無症候性胆囊結石に対して胆囊癌の合併を念頭とした予防的胆囊摘出術を行うことは，胆囊癌による死亡を含めて

表1　胆囊結石の種類

コレステロール結石
　胆汁中コレステロールの過飽和，結晶化，胆囊収縮能の低下が成因として挙げられる．胆汁中の過飽和コレステロールは，胆囊内でムチンゲル・ビリルビンとともに結晶化し胆泥を形成し，結石へと成長する．胆囊収縮が良好な状態では，微細な結晶が胆囊内に存在しても腸管内に排出され停滞することはないが，収縮能が低下すると胆泥が停滞し結石が形成されやすい．

黒色石
　ビリルビンを主成分とするが感染を伴わない胆囊で形成される．黒色色素の本態はビリルビン誘導体の重合体やビリルビン金属錯体であることは判明しているが，その成因については十分に解明されていないものの，ビリルビンの過剰供給に伴う胆汁中の非抱合型ビリルビンの増加が一因と推測されている．また肝硬変でも胆汁成分の変化に伴い黒色石の合併がみられる．

ビリルビンカルシウム石
　ビリルビンカルシウム石の主な成因は胆道感染である．細菌感染により不溶性のカルシウム塩が生成され，さらに胆汁中の産生ムチンの架橋作用によって凝集し，結石が形成されると考えられている．胆道感染には十二指腸からの逆行性感染と門脈行性感染があるが，いずれも胆汁うっ滞をベースとすることが多い．

も生命予後の改善は認められず推奨されない．ただし，3cm以上の大結石，10mm以上のポリープ合併例，陶器様胆嚢，胆嚢壁肥厚，充満結石などの胆嚢癌高危険群では，胆嚢摘出術を検討することが望ましい．

2 総胆管結石

総胆管内で形成された原発結石や，胆嚢内で形成された結石が排出され総胆管内に存在する落下結石が成因である．胆嚢内ではコレステロール石や黒色石が形成されることが多い一方，総胆管内では多くが胆道感染を伴うためビリルビンカルシウム石が形成されることが多いが，落下結石も総胆管内で修飾を受けるため，実臨床では原発結石か落下結石かの鑑別は困難である．胆道感染の危険因子として胆管狭窄や傍憩室乳頭，Caroli症候群などの先天性胆道疾患などの背景を認めることもある．

無症状総胆管結石の自然史はほとんど解明されていないが，有症状胆嚢結石として手術を受ける患者の10〜20％程度に総胆管結石が合併するとの報告がある．総胆管結石の多くは黄疸や腹痛がみられ，急性胆管炎を合併することも多い．たとえ無症状であっても，急性胆管炎の合併や急性膵炎により容易に重症化し致命的になる可能性もあるため，高齢，ADL不良，重篤な基礎疾患などを認める場合を除いて，基本的には全例で治療を行うことが推奨される．

3 肝内結石

2011年の第7回全国調査によると，全胆石中の肝内結石の比率は1.8％と，2006年の第6回全国調査時の0.6％から増加している．肝内結石は肝内胆管癌合併の危険因子であり，その合併頻度は2.4〜23.3％と報告されている．特に胃切除の既往，胆道消化管再建の既往，血清CA19-9高値，遺残結石，喫煙，癌の家族歴，10年以上持続する症状，肝萎縮などがある場合はリスクが高い．症状として腹痛，発熱，黄疸を認めるが，無症状例も増加している．肝内外型より肝内型のほうが症状発現の割合が低く，また第3次分枝以上の末梢胆管内に結石が存在する末梢型のほうが中枢型より症状の発現頻度が低い．無症状かつ肝内胆管癌の合併，肝萎縮，肝内胆管の狭窄や拡張がない場合は，経過観察も可能と考えられているが，長期経過後の有症状化や発癌の可能性もあるため，画像モダリティやフォローアップの間隔などについては今後の課題である．

治療に必要な検査と診断

1 血液検査

炎症反応を含めた生化学検査，末梢血検査を行う．胆嚢炎の併発がない胆嚢結石のみでは異常が出ることは少ないが，総胆管結石では肝機能異常を伴うことが多いため，肝胆道系酵素（AST，ALT，γ-GTP，ALP，T-Bil）の測定も行う．また，胆石性膵炎なども起こりうるため膵酵素についても合わせて評価する．治療にあたり観血的処置を行う必要がある場合も多く，状態に応じて凝固能検査，感染症検査や輸血用検査なども考慮する．

2 腹部X線検査

カルシウム含有量に左右されるため，ビリルビンカルシウム石や黒色石の場合はある程度の大きさであれば検出可能な場合もあるが，コレステロール結石の場合は同定できない．X線検査のみでは不十分なことが多く，他のモダリティとの組み合わせによる画像評価が必要である．

③ 腹部超音波検査

　術者により検査精度に差を生じることはあるものの，一般的に胆嚢結石に対する診断能が高く，ベッドサイドで簡便に行え，患者への侵襲もほとんどないため非常に有用な検査である．結石嵌頓の有無や胆嚢腫大・胆嚢壁肥厚を確認し，炎症の有無を評価する．胆嚢癌合併の場合もあるため，胆嚢壁の観察は重要である．また超音波検査は経皮経肝胆嚢穿刺吸引術（PTGBA），経皮経肝胆嚢ドレナージ術（PTGBD）などの治療にも応用でき，検査時は治療適応を考慮しつつ，穿刺ルートを確認することも重要となる．一方で，肥満患者では描出されにくいことがあり，また総胆管結石においては感度 0.38，特異度 1.00 との報告があり，特異度は高いものの感度は十分といえないため，総胆管結石を疑う場合などは，そのほかの検査を施行することが望ましい．

④ CT

　X 線検査と同様に，描出はカルシウム含有量に左右されるが，純コレステロール結石（カルシウム含量 0.8％以下）を除く胆石は描出されやすい．腹部超音波検査で描出不良の場合や，結石，ポリープ，腫瘍，胆泥との評価が難しい場合にも造影 CT は有用である．総胆管結石に関しては，単純 CT では 5mm 未満の小結石診断能は 56％程度との報告があるが，排出性胆道造影を用いた CT では感度 71〜100％，特異度 88〜100％と高い診断能が報告されている．肝内結石の場合は腹部超音波や MRI のほうが CT より描出率が高いが，他モダリティで肝内結石が疑われ，かつ肝内胆管癌も疑う場合などは，外科的切除適応の判断のために thin slice でのダイナミック CT が胆管癌の進展度診断に重要となる．

⑤ MRCP（磁気共鳴胆管膵管撮影）

　造影剤，放射線，内視鏡を使用する必要がない低侵襲な検査であるが，一般的に施行する機会には制限があるため，腹部超音波や CT での診断が困難な場合に行われることが多い．しかしある程度の大きさがあれば描出も良好であるが，5mm 以下の小結石では難しいとされる．そのため総胆管結石の診断能は後述の EUS（超音波内視鏡検査）と比べてやや劣るとされる．ただし小結石でない場合の総胆管結石の診断能は感度 0.90，特異度 0.95 と報告されており，臨床的，経済的効果は後述の ERCP（内視鏡的逆行性胆管膵管造影）に比べて非常に有用である．

⑥ 超音波内視鏡検査（EUS）

　内視鏡を用いたやや侵襲的な検査ではあるものの，空間分解能が最も優れており，胆嚢結石や総胆管結石において高い診断能をもつ．感度 0.94，特異度 0.95 と良好な結果が報告されており，小結石の診断能が高いことから MRCP や ERCP より診断能が高いとされる．ただし，施行可能な施設が限られていることや，術者の技量や経験量に依存するため，十分に技術を習熟した専門医が行う必要がある．診断のみであれば比較的低侵襲であり，上部消化管内視鏡を行える状態であれば検査がほぼ施行可能である．当院では胆管結石が疑われたものの MRCP などで診断がつかない場合に，ERCP に先行して EUS を施行しており，これにより不要な診断的・治療的 ERCP を回避できる．また治療においても，急性胆管炎や閉塞性黄疸かつ，経乳頭的胆管挿管困難症例あるいは術後腸管症例で ERCP による胆管処置が困難な場合などに，EUS 下胆道ドレナージに移行することも選択可能である．

7 内視鏡的逆行性胆管膵管造影（ERCP）

診断能は比較的優れており，感度 0.83，特異度 0.99 との報告もある．小結石の診断に難があることが指摘されているが，管腔内超音波検査法（IDUS）を併用することで小結石の診断率の向上を期待できる．膵炎や出血を含めた偶発症が起こりうることやコストの問題もあり，治療への移行を前提に施行されていることが多い．

治療の実際

1 胆嚢結石

前述の通り無症状のまま経過することも多く，無症状の場合の予防的手術の意義は少ないが，定期的に腹部超音波での経過観察が推奨される．有症状の場合は，急性胆嚢炎合併例と急性胆嚢炎非合併で方針が異なり，前者の場合は絶食，輸液，抗菌薬投与による初期治療を行い，重症度に応じて胆嚢ドレナージや腹腔鏡下胆嚢摘出術が選択され，後者の場合は待機的な腹腔鏡下胆嚢摘出術が選択される（**図1**）．本邦では，腹腔鏡下胆嚢摘出術が標準的になっているが，開腹歴や炎症による癒着などで開腹手術となる場合もある．併存疾患や全身状態から手術リスクが高い症例や臓器障害を伴う重症例では胆嚢ドレナージを行い，全身状態改善後に胆嚢摘出術を行う．胆嚢ドレナージについては，経皮経肝胆嚢ドレナージ（PTGBD）が有用であるが[2]，凝固異常や抗血栓薬内服中の場合は出血リスクに注意が必要である．そのほかの治療法として，これまでのガイドラインでは胆

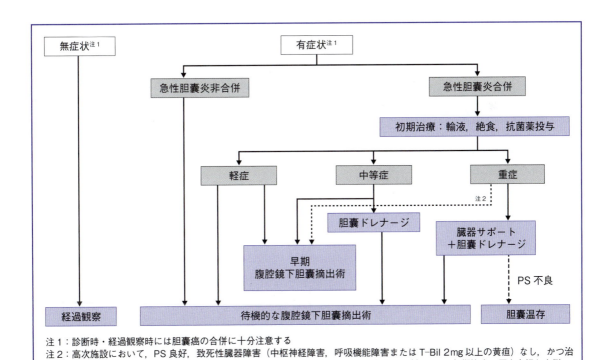

図1 胆嚢結石症治療フローチャート
（「日本消化器病学会 編：胆石症診療ガイドライン2021（改訂第3版）．p.xx，2021，南江堂」より許諾を得て転載）

石溶解療法や体外衝撃波結石破砕療法（ESWL）も選択肢に挙げられていたが，第3版のフローチャートでは記載されなかった．

2 総胆管結石

前述の通り，有症状例のみならず無症状例でも，急性胆管炎，胆石性膵炎，閉塞性黄疸など重篤な合併症を発症する可能性があり，原則的に治療適応となる．現在は内視鏡的乳頭括約筋切開術（EST）の後にバスケットカテーテルやバルーンカテーテルを用いた内視鏡的結石除去術が標準治療となっている．結石が10mm以上など比較的大きい場合は，内視鏡的乳頭大口径バルーン拡張術（EPLBD）を併用するが，バスケットで把持できないほどの巨大結石では経口胆道鏡（POCS）下のレーザー結石除去や電気水圧衝撃波結石破砕療法（EHL）を併用する．術後再建腸管例では小腸鏡を用いて内視鏡的結石除去を行うことが多く，不成功であった場合でもEUS下に順行性に結石除去を行う方法もある．なおERCP後膵炎や出血，穿孔など重篤な合併症を伴うこともあるため，処置による合併症の可能性に関して十分な説明を行い，同意を得たうえで加療を行う必要がある．また胆嚢結石合併例では内視鏡的に胆管結石を除去後に外科的胆嚢摘出術を行う方法，外科的に胆嚢摘出術と胆管結石除去術を同時に行う方法，などがある（図2）．

3 肝内結石

前述の通り胆石症の中では稀な疾患であるが，肝内胆管癌の合併リスクであるため注意が必要である．肝内結石が疑われた場合は，胆道再建術の既往がなく，胆管拡張・狭窄を伴わない症例に関しては症状出現の可能性は少ないとされており，無症状でも慎重な経過観察が必要である．経過観察の方法として

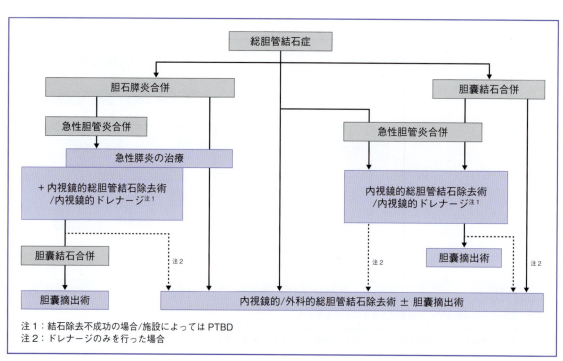

図2 総胆管結石症治療フローチャート
（「日本消化器病学会 編：胆石症診療ガイドライン2021（改訂第3版）．p.xxi，2021，南江堂」より許諾を得て転載）

は，腹部超音波，CT，MRI をスクリーニング検査として行い，血液検査にて腫瘍マーカー（CEA，CA19-9）を測定する．有症状例やスクリーニング検査で肝内結石が描出できない例は，肝内胆管癌の存在を念頭に胆道造影や胆汁細胞診，胆管生検，胆道鏡などの精査を行う．胆管癌の合併頻度が高いとされている肝萎縮や，肝内胆管癌の合併があれば根治を目的とした肝切除の対象になる．これらが否定的な場合には経口あるいは経皮的に，内視鏡による採石治療を検討する．なお肝内結石治療後も結石の遺残・再発が18.6％に認められたと報告されている．肝萎縮や胆道再建の既往といった胆管癌の危険因子をもつ症例を含め，肝内結石治療後も継続的なフォローアップが重要である（図3）．

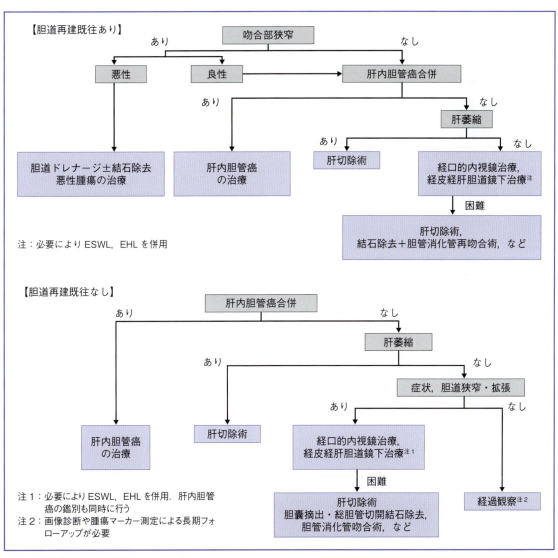

図3　肝内結石症治療フローチャート
（「日本消化器病学会 編：胆石症診療ガイドライン 2021（改訂第3版）．p.xxii, 2021, 南江堂」より許諾を得て転載）

処方例

発作の予防

処方 ウルソデオキシコール酸100mg
1回2錠　1日3回　毎食後

　　長期内服が胆道痛発作の出現率や手術以降率に関して有用であったとの報告があるが，胆嚢摘出術予定前の短期的な投与に関しては発作予防に差がないとも報告されている．

発作時の疼痛緩和

処方A ブチルスコポラミン10mg　1回1錠　1日1回　疼痛時

　　エビデンスには乏しいが実臨床では使用される場面が多いようである．

処方B ジクロフェナクナトリウム25mg
1回1錠　1日1回　疼痛時

　　プラセボや鎮痙薬と比較し，疼痛緩和や胆嚢炎への進展抑制に有用であることが報告されている．

専門医に紹介するタイミング

　無症状の胆嚢結石で胆嚢壁評価が可能な症例であれば，有症状化の可能性も十分に説明したうえで一般内科でも経過観察が可能と考える．有症状化した場合はいったん改善しても，症状再発率が高いため，専門医への紹介を考慮する．総胆管結石，肝内結石においては専門医への紹介を考慮する．

専門医からのワンポイントアドバイス

　胆石症は日常診療でしばしば遭遇する疾患であり，基本的には良性疾患であるが，時に重症な感染症を合併すると生命の危険に至る疾患である．特に胆嚢は閉鎖腔になるため，抗生剤加療のみでは治療不十分となり，厳しい全身状態での観血的処置を余儀なくされる場合もある．高齢社会となり重篤な基礎疾患をもつ例，ADL不良例への発症も増加が予想される．原則的な治療方針に加え，患者背景も考慮した治療方針の決定が望まれる．

──── 文 献 ────

1) 日本胆道学会学術委員会：胆石症に関する2013年度全国調査報告結果．胆道 28：612-617, 2014
2) Harai S, Mochizuki H, Kojima Y et al：Validation of Tokyo Guideline 2013 as treatment of acute cholecystitis by real world data. Dig Dis 37：303-308, 2019
3) 日本消化器病学会 編：胆石症診療ガイドライン2021（改訂第3版）．南江堂, 2021
4) 急性胆管炎・胆嚢炎診療ガイドライン改訂出版委員会 編：急性胆管炎・胆嚢炎診療ガイドライン2018（第3版）．医学図書出版, 2018

3. 胆・膵疾患

急性胆嚢炎

阪本　洵, 林　伸彦, 安田一朗
富山大学医学部 内科学第三講座

POINT
- 急性胆嚢炎の診断は臨床徴候, 血液検査, 画像検査をもとに行う.
- 初期治療は絶食, 輸液, 抗菌薬, 鎮痛薬の投与である.
- 軽症, 中等症では早期の腹腔鏡下胆嚢摘出術が推奨され, 中等症で耐術能がない場合に胆嚢ドレナージを行う.
- 重症で致死性臓器障害を伴わず治療反応性臓器障害が改善した場合, 高次施設で早期の腹腔鏡下胆嚢摘出術を行う.
- 重症で致死性臓器障害を伴う場合, 集中治療, 緊急胆嚢ドレナージが可能な高次施設に搬送する.

ガイドラインの現況

　2003 年に「急性胆管炎・胆嚢炎診療ガイドライン：Tokyo Guidelines (TG)」作成委員会が発足し, 2005 年 9 月に第 1 版が発刊された. それまでは診断基準や重症度診断基準が存在していなかったが, 定義, 疾患概念, 治療法を明確にして, 統一された基準が作成されたことで, 患者への適切な治療を提供することが可能となった. その後, 海外の専門家と協力しながら国際的な普及が目指された結果, TG は急性胆道炎診療の世界的な基準となった.

　2007 年に TG07, 2013 年に TG13, 2018 年に TG18 と計 3 回の改訂が行われた. TG18 は, 胆嚢炎に対する外科的治療の適応基準の改訂, 抗菌薬治療や内視鏡治療の大きな進歩に伴う最新の臨床医療の新たな知見を踏まえ, 「患者にとって安全で有効な診療」を臨床医が患者に提供できるよう改訂されたガイドラインである[1].

【本稿のバックグラウンド】　「急性胆管炎・胆嚢炎診療ガイドライン 2018」(Tokyo Guidelines 18：TG18) に基づいて, 急性胆嚢炎に対する検査, 診断の進め方, 治療方針を含めた最新の診療指針について解説した.

急性胆嚢炎　321

どういう疾患・病態か

"急性胆嚢炎"とは，胆嚢に急性炎症が生じた病態と定義される．85〜95％が胆嚢結石による胆嚢管閉塞が原因であるが，胆嚢の血流障害，化学的な傷害，細菌・原虫・寄生虫などの感染症，膠原病，アレルギー反応など，要因はさまざまである[1]．一般的な発症のメカニズムは以下の通りである．まず，胆嚢管閉塞により胆嚢内の胆汁がうっ滞し，胆嚢粘膜障害によりホスホリパーゼ A が放出される．ホスホリパーゼ A はレシチンからリソレシチンを合成し，リソレシチンの刺激により炎症性メディエーターの活性化が引き起こされることで胆嚢炎を発症する．その他特殊な病態として，黄色肉芽腫性胆嚢炎，気腫性胆嚢炎，胆嚢捻転症などがある．武藤らの病理学的分類では，急性胆嚢炎が発症すると発症後 2〜4 日で浮腫性胆嚢炎，発症後 3〜5 日で壊疽性胆嚢炎，発症 7〜10 日で化膿性胆嚢炎，その後慢性胆嚢炎へと移行するとされている[2]．一般人口の約 10％が胆石を保有しているとされ，無症候性胆石保有者の有症状化は 15.5〜51％と報告されている．また危険因子として，5F，すなわち forty（年齢），female（女性），fatty（肥満），fair（白人），fertile（多産），遺伝性球状赤血球症，プロゲステロン，オクトレオチド，エリスロマイ

シンなどの薬剤，AIDS，回虫症などが挙げられる．ただし，現在の日本では男性が女性より多く，逆転している．

治療に必要な検査と診断

1 必要な検査

1．臨床症状と身体所見

急性胆嚢炎の典型的な症状として，38〜93％で右季肋部痛を認める．その他症状として，悪心・嘔吐が多く，38℃を超える発熱は 3 割程度とされる．TG18 の急性胆嚢炎診断基準[1] において，局所の臨床徴候として Murphy's sign がある（**表1**）．Murphy's sign は検者が被検者の右肋弓下を圧迫した状態で吸気させると疼痛の増強あるいは吸気が止まる所見を陽性としている．しかし，Murphy's sign は特異度は高いが感度が低く，これによる胆嚢炎の拾い上げは困難とされている．しかし，腹部超音波で胆嚢の位置を確認しながらプローブによる胆嚢圧迫（sonographic Murphy's sign）を行うことで，特異度，感度はともに上昇し，診断の一助となるとされている[3]．

2．血液検査

TG18 の急性胆嚢炎診断基準において，全身の炎症所見として炎症反応の上昇，白血球の上昇（CRP 3mg/dL 以上および白血球

表1　Tokyo Guidelines 2018 急性胆嚢炎診断基準

A：局所の臨床徴候
（1）Murphy's sign　（2）右上腹部の腫瘤触知・自発痛・圧痛
B：全身の炎症所見
（1）発熱　（2）CRP の上昇　（3）白血球の上昇
C：急性胆嚢炎の特徴的画像検査所見
疑　診：A のいずれか＋B のいずれかを認める
確　診：A のいずれか＋B のいずれか＋C のいずれかを認める

（Yokoe M et al：New diagnostic criteria and severity assessment of acute cholecystitis in revised Tokyo Guidelines. J Hepatobiliary Pancreat Sci 19：578-585, 2012 より引用）

10,000/mm³以上が目安とされる）があるが，血液検査で診断に直結するような特異的な血液検査所見はない[1]．基本的には，肝酵素・胆道系酵素，ビリルビンの上昇はない．上昇している場合は総胆管結石の合併，Mirizzi症候群の併発，炎症による胆嚢管の圧迫，敗血症による臓器不全を考える必要がある．

3．画像検査

急性胆嚢炎の画像診断としては，腹部超音波検査，腹部CT検査が主に行われ，MRI検査も行われる[1]．腹部超音波検査は低侵襲，簡便性の面から第一選択の検査法として推奨され，胆嚢腫大（長軸径＞8cm，短軸径＞4cm），胆嚢壁の肥厚（＞4mm），sonographic Murphy's sign，胆嚢内の点状高エコー（胆泥），胆嚢内のstrong echo（胆嚢結石），胆嚢周囲浸出液貯留，胆嚢壁sonolucent layerなどが所見とされる．腹部CTは，特に臨床所見，血液検査，腹部超音波検査で確定診断が困難な場合や，胆嚢壁の穿孔，胆嚢周囲膿瘍などの局所合併症が疑われる場合に推奨される．さらにdynamic造影CTを撮像することで，胆嚢腫大，胆嚢壁肥厚，胆嚢周囲の液体貯留，脂肪識濃度の上昇，肝床実質濃染などの所見から急性胆嚢炎の診断へとつながる．また，血流障害の有無，壁内気腫，壁の造影効果の低下などから，穿孔の有無，胆嚢周囲膿瘍の有無などを評価することも可能である．ただし，胆嚢腺筋腫症，急性肝障害，肝硬変，右心不全，低蛋白血症でも胆嚢壁の肥厚は起こるため，胆嚢壁肥厚があるからといって，胆嚢炎と決めてかからないよう注意が必要である．MRI検査は，胆嚢腫大，壁肥厚，胆嚢周囲の炎症性変化の描出が可能であり，胆嚢炎の診断に有用とされる．特にT2強調画像で胆嚢周囲液体貯留，浮腫像を示唆するpericholecystic

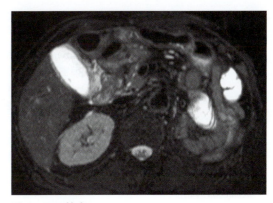

図1　MRI検査
T2強調画像でpericholecystic high signalを示している．

high signalは診断に有用である（図1）．MRI検査による結石の診断能は，感度92％，特異度97％と高く，腹部超音波検査，CT検査で検知困難であった結石も描出することが可能である．また，腹部超音波検査，造影CT検査で胆嚢癌，黄色肉芽腫性胆嚢炎などが否定できない場合や，外科的治療に移行する際に必要な胆管や胆嚢管の分岐形態などを把握するためにもMRI検査は有用である．ただし，MRI検査は撮像に長時間を要するため，疼痛やせん妄，認知症のため長時間の姿勢維持や息止めが困難な症例やペースメーカーなど体内金属がある症例では撮像が困難である．その他の検査法としてはendoscopic retrograde cholangiopancreatography（ERCP），endoscopic ultrasound（EUS）があるが，侵襲的な検査であり胆嚢炎の診断には必須でない．

2　診　断

急性胆嚢炎の診断には，TG18急性胆嚢炎診断基準[1]が用いられる（表1）．さらに診断後，TG18急性胆嚢炎重症度判定基準で重症度判定を行うが（表2），重症度は重症（GradeⅢ），中等症（GradeⅡ），軽症（Grade

表2　Tokyo Guidelines 2018 急性胆嚢炎重症度判定基準

【重症（GradeⅢ）】
・循環障害（ドパミン≧5μg/kg/min，もしくはノルアドレナリンの使用）
・中枢神経障害（意識障害）
・呼吸機能障害（PaO_2/FiO_2 比＜300）
・腎機能障害（乏尿，もしくは Cr＞2.0mg/dL）
・肝機能障害（PT-INR＞1.5）
・血液凝固異常（血小板＜10万/mm^3）
上記のいずれかを伴う場合に重症とする．
【中等症（GradeⅡ）】
・白血球＞18,000μ/mm^3
・右季肋部の有痛性腫瘤触知
・症状出現後72時間以上の症状の持続
・壊疽性胆嚢炎，胆嚢周囲膿瘍などのような顕著な局所炎症所見
上記のいずれかを伴う場合中等症とする．
【軽症（GradeⅠ）】
・中等症，重症を満たさないものを軽症とする．

（Yokoe M et al：New diagnostic criteria and severity assessment of acute cholecystitis in revised Tokyo Guidelines. J Hepatobiliary Pancreat Sci 19：578-585, 2012 より引用）

表3　Tokyo Guidelines 2018 重症度別搬送基準

【重症（GradeⅢ）】
耐術と判断された場合，集中治療を含めた全身管理が可能で，急性胆嚢炎手術に熟練した内視鏡外科医のいる高次医療機関に限定した上で腹腔鏡下胆嚢摘出術が施行できる．条件に該当しない場合，高次医療機関への搬送を考慮する．
【中等症（GradeⅡ）】
緊急胆嚢ドレナージまたは腹腔鏡下胆嚢摘出術が施行できる医療機関で治療を行う．条件に該当しない場合，治療可能な施設へ搬送を考慮する．
【軽症（GradeⅠ）】
併存疾患または全身状態により一期的手術のできない場合は，緊急胆嚢ドレナージまたは腹腔鏡下胆嚢摘出術が施行できる医療機関への搬送を考慮する．

（文献1より引用）

Ⅰ）に分類される．重症は臓器障害による全身症状をきたし，呼吸・循環管理などの集中治療を要し，原則として緊急胆嚢摘出術やドレナージ術を必要とする．中等症は臓器障害には陥っていないが，その危険性があり，重篤な局所合併症を伴い，速やかに緊急胆嚢摘出術やドレナージ術を必要とされる．このような重症度判定を行うことは，治療の緊急性，専門施設への搬送の目安となり，適切な治療を行ううえで非常に重要である（表3）．

治療の実際

　急性胆嚢炎の初期治療は，輸液，抗菌薬や

鎮痛薬の投与，絶食であるが，患者の併存疾患や全身状態を評価し耐術能があると判断された際には早期の腹腔鏡下胆嚢摘出術が推奨される．TG18の重症度判定で重症（GradeⅢ）の場合において，臓器障害は，中枢神経障害・呼吸機能障害・黄疸（T-Bil 2mg/dL以上）を致死性臓器障害と，早期に回復の期待できる腎機能障害・循環障害を治療反応性臓器障害に分類される．治療反応性臓器障害が初期治療により改善し耐術能があると判断された症例に対しては，集中治療を並行しながら熟練した内視鏡外科医のもと，早期に腹腔鏡下胆嚢摘出術を行う．致死性臓器障害が認められたり耐術能がない場合には，緊急胆嚢ドレナージを行い集中治療が可能な高次施設への搬送を行う．中等症（GradeⅡ），軽症（GradeⅠ）の場合，早期の腹腔鏡下胆嚢摘出術が推奨されるが，耐術能がないと判断されればまずは抗菌薬などの初期治療を行い，奏効しない場合に緊急または早期の胆嚢ドレナージを行う．早期手術は待機手術と比較し，手術時間や合併症には差はないとされるが，早期手術は入院期間の短縮が得られ，待機中の胆嚢炎の再燃による高度癒着を回避できる．耐術と判断できない場合は，経皮的胆嚢ドレナージ，内視鏡的胆嚢ドレナージを行う．経皮的胆嚢ドレナージが凝固異常，抗血栓薬内服，腹水やChilaiditi症候群などの解剖学的理由により困難な場合には，内視鏡的胆嚢ドレナージが有用とされている．内視鏡的胆嚢ドレナージには経乳頭的胆嚢ステント留置術（endoscopic gallbladder stenting：EGBS）と経鼻胆嚢ドレナージ（endoscopic nasogallbladder drainage：ENGBD）があるが，いずれもERCP後膵炎などの偶発症のリスクもあり，施行にあたっては十分な知識，選択的胆管挿管や繊細なガイドワイヤー操作が必要であり，胆膵内視鏡治療に精通した内視鏡医がいる施設に限られる．また近年，胆嚢炎に対して超音波内視鏡下胆嚢ドレナージ（EUS-GBD）も行われているが，高度な手技であるため，治療が行える施設は限られる．

急性胆嚢炎の血液培養の陽性率は7.7〜15.8％，胆汁培養の陽性率は29〜54％と高くはないが，培養検査を行うことは非常に重要である．原因菌を同定することで抗菌薬のdeescalationを行い，漫然とした広域抗菌薬の使用，耐性菌の発症のリスクを減らすことができる．胆汁培養，血液培養から検出される菌は，グラム陽性球菌では*Enterococcus* spp.，*Streptococcus* spp.の順に多く，グラム陰性菌では*Escherichia coli*，*Klebsiella* spp.，*Pseudomonas* spp.，*Enterobacter* spp.の順に多い．その他，嫌気性菌である*Bacteroides fragilis*が多い[4]．TG18で重症（GradeⅢ）の場合，原因菌，抗菌薬の感受性が同定できるまでは広域抗菌薬の投与が望ましい．また，*Pseudomonas aeruginosa*が20％検出されるとの報告があり，*Pseudomonas*のカバーは必須である．さらにアンピシリン耐性の*Enterococcus faecalis*や*Enterococcus faecium*を狙い，バンコマイシンの併用も推奨される．また，ESBL産生菌の割合は地域ごとで異なるが，過去の抗菌薬曝露の影響で耐性を示している場合もあり，重症例ではカルバペネム，タゾバクタム・ピペラシリンの使用が望ましい．セフェム使用の場合は，第四世代セフェムを選択することで，AmpC産生菌までカバーすることができる．中等症（GradeⅡ），軽症（GradeⅠ）の場合は，タゾバクタム・ピペラシリン，第一〜第四世代セフェム，セフォゾプラン・スルバクタムが推奨される．またメトロニダゾールの使用も保険承認され推奨されている．ただし，あくまでも推奨であり，多剤耐性緑膿菌，ESBL

急性胆嚢炎　325

産生菌など高度耐性菌が増加している近年では，抗菌薬治療の選択は，地域，施設のアンチバイオグラム，過去の血液培養，胆汁培養などを十分確認したうえで選択することが重要である．抗菌薬の投与期間は，重症（Grade Ⅲ）の場合，感染源コントロール後4〜7日間，中等症（Grade Ⅱ），軽症（Grade Ⅰ）の場合，術前・術中のみの投与とし術後投与は個別に判断する．ただし，菌血症を合併している場合は10〜14日間とする．静脈投与から経口薬への投与を行う場合は，培養結果をもとにbioavailabilityが高い抗菌薬を選択する．

処方例

重症例に対して[1, 5)]

処方A　メロペネム　1回1g　8時間ごと＋バンコマイシン　1回1g　12時間ごと

処方B　ピペラシリン・タゾバクタム　1回4.5g　6時間ごと＋バンコマイシン　1回1g　12時間ごと

処方C　セフェピム　1回1g　8時間ごと＋バンコマイシン　1回1g　12時間ごと

中等症・軽症に対して[1, 5)]

処方A　ピペラシリン・タゾバクタム　1回4.5g　6時間ごと

処方B　セフトリアキソン　1回2g　24時間ごと＋メトロニダゾール　1回500mg　6〜8時間ごと（1日1,500〜2,000mg）

処方C　セフォゾプラン・スルバクタム　1回1g　12時間ごと

専門医に紹介するタイミング

急性胆嚢炎と診断後，TG18急性胆嚢炎重症度判定基準で重症度判定を行う．重症（Grade Ⅲ）あるいは中等症（Grade Ⅱ）では集中治療あるいは緊急ドレナージが必要であるため，これらが可能で腹腔鏡下胆嚢摘出術に熟練した外科医のいる高次医療機関への搬送を考慮する．一方，軽症（Grade Ⅰ）では保存的治療あるいは一期的手術が行われるが，手術ができない症例，保存的治療に不応な症例は緊急ドレナージが必要である．そのため軽症であっても適宜治療効果判定を行い，時期を逃さず搬送を考慮しなければならない．

専門医からのワンポイントアドバイス

急性胆嚢炎は，早期の診断，適切な治療戦略を立てることで確実に救命できる疾患である．TG18に従って適切な判断を行い，個々の症例に応じて治療方針を決定する必要がある．自施設での対応が難しい場合には，適切な医療機関への搬送を行い，時期を逃すことなく緊急手術やドレナージを施行することが重要である．

文献

1) 急性胆管炎・胆嚢炎ガイドライン改訂出版委員会 編：急性胆管炎・胆嚢炎診療ガイドライン2018（第3版）．医学図書出版，2018
2) 武藤良弘：病態と病理．胆と膵 13：735-738, 1992
3) Ralls PW, Halls J, Lapin SA et al：Prospective evaluation of the sonographic Murphy sign in suspected acute cholecystitis. J Clin Ultrasound 10：113-115, 1982
4) Gomi H, Takada T, Hwang TL et al：Updated comprehensive epidemiology, micro- biology, and outcomes among patients with acute cholangitis. J Hepatobiliary Pancreat Sci 24：310-318, 2017
5) 矢野晴美：感染症まるごとこの一冊．南山堂，2011

3. 胆・膵疾患

急性胆管炎

伊佐山浩通, 石井重登, 藤澤聡郎
順天堂大学大学院医学研究科 消化器内科学

POINT

●急性胆管炎は, 胆道ドレナージが必須であり, タイミングは重症度に応じる.

●重症胆管炎では, 緊急胆道ドレナージと ICU 管理が必要となるので, 搬送も含めた体制を構築しておく必要がある.

●胆管ステント留置例, 胆管空腸吻合術後などの逆行性胆管炎では, 胆道系酵素の上昇を欠く症例があるので注意する.

ガイドラインの現況

「急性胆管炎・胆嚢炎の診療ガイドライン」[1] は定期的に改訂されており, 現在は 2018 年版が使用されている. エビデンスをまとめるだけではなく, 実臨床に即してエキスパートの意見を取り入れており, 胆道炎診療において標準的に使用されている. 日本消化器病学会による「胆石症診療ガイドライン 2021」[2] では, 胆管結石に起因する胆管炎を扱っているが, 「急性胆管炎・胆嚢炎の診療ガイドライン」と同様である. 現在内視鏡的胆道ドレナージが第一選択の手技であり, 手技の詳細について「EST 診療ガイドライン」(日本消化器内視鏡学会)[3] と「ERCP 後膵炎ガイドライン 2023」(日本膵臓学会)[4] が刊行されているので参考とされたい. また, 最近では, 抗血栓薬, 抗凝固薬を内服している患者が多いため, 実際の内視鏡治療における対応が必要となっている. これらは日本消化器内視鏡学会がまとめた, 「抗血栓薬服用者に対する消化器内視鏡診療ガイドライン」[5] と「EST 診療ガイドライン」に詳述されている.

【本稿のバックグラウンド】 「急性胆管炎・胆嚢炎の診療ガイドライン」が臨床に即しており有用である. 内視鏡的治療が必要となるので, その際には「EST 診療ガイドライン」や「抗血栓薬服用者に対する消化器内視鏡診療ガイドライン」などが有用である. 総胆管結石の取り扱いについては「胆石症診療ガイドライン」の参照が重要である.

どういう疾患・病態か

急性胆管炎は, 背景に胆汁うっ滞・閉塞性黄疸があり, そこに細菌感染が生じる病態である. このため, 多くは胆汁うっ滞の改善を必要とする. 胆汁は肝代謝で排泄された液体である. 胆管閉塞によりこの経路が働かなくなると, 腎より排泄されるようになる. 上昇した胆管内圧により, 胆汁は大循環へ流入し, ビリルビンにより黄疸を呈し, 胆汁酸に

より掻痒感を生じる．胆管炎で細菌を混じた胆汁の流入により菌血症となり，compromised host では敗血症となる．胆汁の腸管への排泄が失われると胆汁酸の腸管循環も障害され，脂肪の吸収障害を生じ，便は灰白色となる．明らかな閉塞がなくても胆管炎を生じることがあり，逆行性胆管炎と呼ばれている．胆管空腸吻合術後や胆管ステント留置例では，腸管内圧の上昇などにより胆汁うっ滞が起きると胆管炎となるときがあるが，胆道系酵素上昇は軽度，ないしは認めないことがある．急性胆管炎では総胆管結石が最も多い原因であり，悪性胆道閉塞では乳頭機能が保たれるために，胆管炎を生じることは少ない．しかし，留置された胆管ステントの閉塞による胆管炎はしばしば経験する．なお，本稿では原発性硬化性胆管炎をはじめとする特殊な胆管炎に関する記述は省く．

治療に必要な検査と診断

身体所見では，発熱，黄疸，腹痛が特徴であるが，全部揃わないことも多いので注意する．発熱は菌血症を反映して悪寒・戦慄を伴うことが多い．血液検査所見では，胆道系優位な肝胆道系酵素上昇，ビリルビン上昇，炎症所見を認める．画像診断では，胆道系拡張と結石や悪性閉塞，留置されたステントなどが重要である．最も簡便な腹部超音波検査では，肝内胆管，総肝管，総胆管上〜中部までは描出できるが，下部総胆管は難しい．結石や狭窄が描出できれば診断できるが，できない場合は胆道系拡張の有無で肝細胞性黄疸との鑑別を行い，他の modality へ進む．「急性胆管炎・胆嚢炎診療ガイドライン」では，急性胆管炎は全身の炎症反応，胆汁うっ滞所見，胆管拡張などの画像所見をもとになされている．また，重症度についても診断基準が

あり，重症は臓器障害を伴うもの，中等症は黄疸と比較的強い炎症を呈すもの，軽症は重症・中等症に入らないものと定義されている[1]．「胆石症診療ガイドライン 2021」では，総胆管結石の診断における各種画像診断 modality に関して，詳述しているので参照されたい．ダイナミック CT は，責任胆管領域が早期相で濃染されるので胆管炎の診断に役立つが，CT では X 線非透過結石は描出できないことも重要なことである．そのため，胆管炎の診断においては，X 線非透過結石，胆管狭窄の存在はわかるが，X 線透過結石の存在診断にはほかの modality を併用した総合判断が必要なことが多い．MRCP（magnetic resonance cholangiopancreatography）は結石の描出に優れ，胆管狭窄の局在，範囲，形態などが容易であるが，4 mm 以下の小結石では正診率が 8 割以下であることも覚えておきたい．超音波内視鏡は小結石の診断に優れ，狭窄の性状もわかるので積極的に施行すべきである．ERCP（endoscopic retrograde cholangiopancreatography）は治療を前提に行うべきであり，「胆石症診療ガイドライン」でもそのように記載されている．「ERCP 後膵炎ガイドライン」では，ERCP 後膵炎を減少させるために適切な症例を選択するという立場でガイドラインを作成しており，胆石症に対して ERCP を施行すべきか，という CQ に対しては「他の診断法で胆管結石が強く疑われる場合に ERCP を行う」と記載している．ERCP は最終的な診断，治療という位置づけと考えられ，また，「ERCP 後膵炎ガイドライン」では，乳頭機能不全疑い，女性，膵炎の既往は膵炎の危険因子であるので，ERCP の施行はより慎重になるべきである，とする推奨も行っている．

治療の実際

　胆管炎では，「急性胆管炎・胆嚢炎診療ガイドライン」にも示されている通り，重症度に応じたドレナージのタイミングが重要であり，重症例では緊急，中等症では速やかに，軽症では待機的に施行する．中等症以下の総胆管結石性胆管炎では一期的な結石除去が可能であり，「胆石症診療ガイドライン」では推奨されている．しかし，重症例ではドレナージのみにとどめたほうが無難である．その場合には炎症改善後に胆汁うっ滞の原因である結石を除去する．ステントの閉塞時には，留置されていたステントの種類によって対応が異なる．Plastic stent では抜去，交換するが，uncovered type の金属ステントでは抜去は不可能なので，stent in stent（ステントの内腔に他のステントを追加する）で対応する．Covered type の閉塞時には抜去・交換も可能であるが，手技の最中に胆管内圧が上昇して菌血症が増悪することがあるので，plastic stent や endoscopic nasobiliary drainage（ENBD）tube などによる stent in stent で対応し，胆管炎消退後に抜去交換するのが安全である．また，重要なのは胆汁を採取し，培養を行っておくことである．

　「急性胆管炎・胆嚢炎診療ガイドライン」では，胆道ドレナージには plastic stent が第一選択であるが，洗浄・胆汁モニタリング可能な ENBD tube はその利点を考慮して選択すべきとして，同列に推奨されている．また，胆道ドレナージ時に乳頭切開（endoscopic sphincterotomy：EST）の付加は不要と述べられているが，一期的な結石除去を行う場合にはその限りでないと述べられている．術者の熟練度にもよるので，施設ごとに対応を決めておく必要がある．「EST 診療ガイドライン」では，偶発症の頻度を 3～11.8％と記載し，出血，穿孔，膵炎，胆道炎などがある．これらの偶発症の発生を想定し，きちんとした informed consent を行い，対処法も確認しておくべきである．最近では抗血小板薬内服例が多いので，日本消化器内視鏡学会では「抗血栓薬服用者に対する消化器内視鏡診療ガイドライン」を発刊しており[5,6]，それによると EST は出血高危険手技に分類される．「EST 診療ガイドライン」では，単剤，二剤併用，抗凝固薬との併用などの場合に分けて，EST 施行時の対応をフローチャートで記載している[3]．

処 方 例

　胆管ドレナージとともに必須なのが抗菌薬投与である．起因菌がわからない段階では，broad なスペクトラムを有し，胆汁移行性がよい薬剤を選択する．菌血症を伴っているので，血液培養も必須であり，胆汁培養の結果と併せて起因菌を同定し，de-escalation する．当科で行っている処方例を示すが，「急性胆管炎・胆嚢炎診療ガイドライン」をあわせて参照されたい[1]．

軽症例

●外来の場合

処方　クラビット（レボフロキサシン 500 mg 錠）1回1錠　1日1回　朝食後

●入院の場合

処方　スルペラゾン（スルバクタム・セフォペラゾン）1回2 g　1日2回　点滴静注

中等症

処方　ゾシン（タゾバクタム・ピペラシリン）1回 4.5 g　1日3回　点滴静注

急性胆管炎

> **重症例**
>
> **処方** メロペン（メロペネム）またはフィニバックス（ドリペネム）1回1g
> 1日2回 点滴静注

専門医に紹介するタイミング

胆道ドレナージのできる施設であれば胆管炎の治療は可能であるが，緊急胆道ドレナージ，ICU管理の必要な症例では，体制の整っている施設での診療が望ましい．「急性胆管炎・胆囊炎診療ガイドライン」では，自施設で対応できないときは，可能な施設へ搬送することを推奨している．普段からこのような症例の対応を検討し，緊急時の体制，搬送先などを確認しておく必要がある．

専門医からのワンポイントアドバイス

まずは胆管炎を疑うことが重要であり，悪寒・戦慄を伴う発熱が特徴的である．また，胆囊炎との鑑別が難しいときがあり，上昇している胆道系酵素から胆管結石の存在を疑う．超音波内視鏡のできる施設，緊急胆道ドレナージができる施設，重症例のICU管理ができる施設を把握し，コンサルトができる体制を整えておくことが重要である．

文　献

1) 急性胆道炎の診療ガイドライン改訂出版委員会 編：急性胆管炎・胆囊炎の診療ガイドライン 2018. 医学図書出版, 2018
2) 日本消化器学会 編：胆石症診療ガイドライン 2021 改訂第3版. 南江堂, 2021
3) 良沢昭銘, 糸井隆夫, 渇沼朗生 他：EST 診療ガイドライン. Gastroenterol Endosc 57：2723-2759, 2015
4) 日本膵臓学会 急性膵炎調査研究委員会 急性膵炎分科会：ERCP 後膵炎ガイドライン 2023. 膵臓 39：79-158, 2024
5) 藤本一眞, 藤城光弘, 加藤元嗣 他：抗血栓薬内服者に対する内視鏡診療ガイドライン. Gastroenterol Endosc 54：2073-2102, 2012
6) 加藤元嗣, 上堂文也, 掃本誠治 他：抗血栓薬服用者に対する消化器内視鏡診療ガイドライン 直接経口抗凝固薬（DOAC）を含めた抗凝固薬に関する追補 2017. Gastroenterol Endosc 59：1549-1558, 2017

3. 胆・膵疾患

胆嚢ポリープ，胆嚢腺筋腫症

いとながまさひろ　きたのまさゆき
糸永昌弘，北野雅之
和歌山県立医科大学 内科学第二講座

POINT
- 10mm を超えるもの，表面不整，増大傾向，広基性，内部実質様エコーの胆嚢ポリープは，悪性が疑われる．
- 肥厚した胆嚢壁に明らかな Rokitansky-Aschoff sinus（RAS）が指摘されれば，胆嚢腺筋腫症と診断可能である．
- 経過観察可能と診断した症例についても，悪性である可能性を常に考え，定期的に検査を行うことが重要である．

ガイドラインの現況

　2007 年 11 月に「胆道癌診療ガイドライン」が公表され，第 3 版が 2019 年 6 月に改訂された[1]．ガイドライン上，胆嚢ポリープについては，大きさ 10mm 以上，大きさにかかわらず広基性，あるいは画像上増大傾向を認める場合，胆嚢癌を疑うべきであると記載されており，そのような症例は手術を検討すべきである．胆嚢腺筋腫症については，分節型はくびれた胆嚢の底部側に胆汁うっ滞が生じ，癌の発生につながるとする報告[1] もあるが，いまだコンセンサスが得られていない．しかし，画像上胆嚢癌との鑑別が困難な症例もあり，その場合は手術を考慮すべきである．

【本稿のバックグラウンド】胆嚢ポリープ・胆嚢腺筋腫症ともに，両疾患に特化したガイドラインはない．本稿では「胆道癌診療ガイドライン」を参考に，病態・検査・治療についてわかりやすく概説した．

どういう疾患・病態か

1 胆嚢ポリープ

　胆嚢ポリープは胆嚢隆起性病変の肉眼的・臨床的な総称であり，非腫瘍性病変として，過形成性，コレステロール，腺筋腫様過形成などが，腫瘍性病変として腺腫や腺癌などが挙げられる[2,3]．

　コレステロールポリープは最も頻繁に遭遇する胆嚢の小型良性病変で，胆嚢ポリープ病変のおよそ半数を占める．偶発的に発見されることが多い．組織学的には，胆嚢固有上皮（単層円柱上皮）で構成され，粘膜固有層にコレステロール含有の泡沫細胞が多数みられるポリープである．真の腫瘍ではなく，コレステロールの蓄積症であるため，悪性となる

胆嚢ポリープ，胆嚢腺筋腫症　**331**

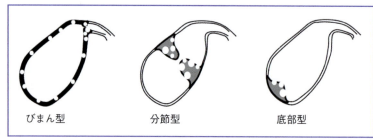

図1 胆嚢腺筋腫症の分類
（文献2を参照して作成）
びまん型　分節型　底部型

報告はない．腫瘍性病変と比較し，多発することが多く，10mm以下と小型のことが多い．近年の食生活の欧米化によって増加傾向にある．

胆嚢腺腫は比較的稀な胆嚢良性腫瘍であり，胆嚢切除例0.5％にみられると報告される．通常は無症状で，偶発的に発見されることが多い．頻度は少ないが，腺腫内癌の報告もある．組織学的には，管状，乳頭状，混合状を示し，管状腺腫が最も頻度が高い．有茎性もしくは無茎性で10mm以上となることもあり，およそ10％において多発する．

2 胆嚢腺筋腫症

胆嚢腺筋腫症は，日常よく遭遇する胆嚢の腫瘍類似病変であり，胆嚢壁のRASが増殖し，周囲の平滑筋線維の過形成によって胆嚢壁の肥厚をきたす良性疾患である．RASは正常の胆嚢壁にも存在し，胆嚢上皮が粘膜層から固有筋層〜漿膜下層まで陥入した消化管憩室や膀胱憩室に類似した胆嚢壁内の微小憩室である．通常は，超音波検査で偶発的に検出され，胆嚢癌との鑑別目的にCTやMRIが撮影されることが多い．「組織標本上で胆嚢壁1cm以内にRASが5個以上増殖し，壁が3mm以上肥厚したもの」とする武藤の基準[2]が広く認知されているが，病理学的な基準であり，臨床あるいは画像における明確な診断基準は存在しない．病因として，胆嚢内圧上昇，炎症性慢性刺激，増殖性・退行性変化などが報告されており，一般的には非腫瘍性病変と考えられている．胆嚢腺筋腫症と胆嚢癌発生との関連性については，いまだコンセンサスが得られていない．胆嚢腺筋腫症はその病変の部位，広がりによって分類され，主に胆嚢全体に存在するびまん型，頸部あるいは体部に輪状くびれ様に存在する分節型，胆嚢底部に限局性に存在する底部型に分けられる[2]（図1）．頻度としては，底部型が最も多く，分節型，びまん型の順にみられる．また，膵・胆管合流異常の胆嚢粘膜変化として，胆嚢腺筋腫症の合併が報告されており，びまん型が多いなどの特徴が指摘されている．

治療に必要な検査と診断

1 診断のポイント

胆嚢は解剖学的に直接的な内視鏡観察が困難であるため，胆嚢ポリープの診断は超音波（US），EUS，CT，MRIなどの断層像による画像診断が主体となる．USは，拾い上げから質的診断まで幅広く有用である．一方，EUS，造影CTやMRCPは精密検査として有用である．特にEUSは消化管近傍より高周波での描出が可能であり，高解像度の画像が得られ，小病変も含めた鑑別診断に有用である．

コレステロールポリープの典型例は，内部高エコーで桑実状構造を呈する．10mmを

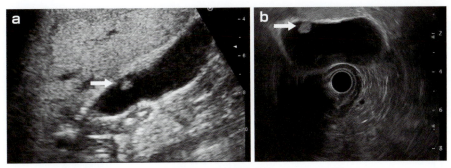

図2 胆嚢コレステロールポリープ（a：腹部超音波像　b：EUS像）
基部は不明瞭であり内部に点状高エコー斑を認める（矢印）．

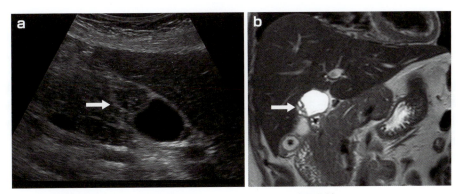

図3 胆嚢腺筋腫症〔a：腹部超音波像　b：MRI像（T2強調像）〕
肥厚した限局性壁肥厚内にRASを示す小嚢胞構造を認める（矢印）．

超えるもの，表面不整，増大傾向，広基性のもの，内部実質様エコーは癌が疑われ，精査，加療が勧められる[3]．

胆嚢腺筋腫症については，各種画像検査で，①胆嚢壁の肥厚があり，②肥厚した壁内にRAS（またはRAS内の結石）が存在することが必要条件である．本症には特徴的な各検査特有の所見があり，それを熟知することが診断の一助となるが，胆嚢癌との鑑別は時に困難である．また，本症と診断した場合でも，胆嚢癌を合併する例も存在することを念頭において慎重に診断を行う必要がある．

2 US

最も簡便で非侵襲的な検査であり，最初に行うべき検査として推奨されている．胆嚢コレステロールポリープの典型例は類球形を呈し，基部は細いが検出できないことが多い．粘膜固有層の泡沫細胞を反映し，ポリープ内部に点状の高エコー斑を認め，桑実状構造を呈する（図2a）．胆嚢腺筋腫症の典型例は，RASを表す類円形の"小嚢胞構造"（microcystic area）や"コメット様エコー"（comet-like echo）が重要な所見である（図3a）．これらが肥厚した胆嚢壁内に観察されれば，胆嚢腺筋腫症の診断が可能である．日本超音波医学会と日本消化器がん検診学会および日本人間ドック学会の連携による「腹部超音波検診判定マニュアル」[4]では，胆嚢ポリープおよび胆嚢壁肥厚の所見に対する対応方法について述べられている（表1）．

表1　腹部超音波検診判定マニュアル：胆嚢

超音波画像所見	カテゴリー	超音波所見 （結果通知表記載）	判定区分
隆起あるいは腫瘤像（ポリープ）			
有茎性			
5mm 未満	良性	胆嚢ポリープ	軽度異常
5mm 以上，10mm 未満	良悪性の判定困難	胆嚢腫瘤	要経過観察
但し，点状高エコーあるいは桑実状エコーあり	良性	胆嚢ポリープ	軽度異常
10mm 以上	悪性疑い	胆嚢腫瘍	要精密
広基性（無茎性）	悪性疑い	胆嚢腫瘍	要精密
但し，小嚢胞構造あるいはコメット様エコーを伴う	良性	胆嚢腺筋腫症	要経過観察
付着部の層構造の不整あるいは断裂を伴う	悪性	胆嚢腫瘍	要治療
壁肥厚 注）			
びまん性肥厚（体部肝床側にて壁厚 4mm 以上）	良悪性の判定困難	びまん性胆嚢壁肥厚	要精密
但し，小嚢胞構造あるいはコメット様エコーを認める	良性	胆嚢腺筋腫症	要経過観察
壁の層構造の不整あるいは断裂を伴う	悪性疑い	胆嚢腫瘍	要精密
限局性肥厚（壁の一部に内側低エコーあり）	悪性疑い	胆嚢腫瘍	要精密
但し，小嚢胞構造あるいはコメット様エコーを伴う	良性	胆嚢腺筋腫症	要経過観察

注）小嚢胞構造やコメット様エコーを伴う壁肥厚では隆起性病変の並存に注意する．
　　限局性壁肥厚については計測値の判定ではないので注意する．

（文献 4 を参照して作成）

3 EUS

　EUS は，ポリープ内部に多発する点状高エコー斑をより正確に描出することができる（図 2b）．EUS での評価が必要となるようなコレステロールポリープの非典型例（多くは10mm 以上）では，上皮の過形成性変化を反映し分葉状を呈し，内部エコーが低下する．そのため，他のポリープ（腺腫，ポリープ型胆嚢癌）との鑑別が困難なことがある．また，造影剤（ソナゾイド）を用いた良悪性鑑別の報告も散見される．Choi らは[5]，10mm 以上の胆嚢ポリープにおいて，造影ハーモニック EUS を施行し不整な血管を内部に認めるかどうかで良悪性鑑別を行い，不整な血管を認めた場合の悪性の感度が90.3％，特異度が96.6％と良好な成績であったと報告している．

　また，胆嚢腺筋腫症においては，小嚢胞構造やコメット様エコーを含む壁構造の評価に優れ，個体差や観察条件の影響が少なく，腹部 US より微細な変化を捉えることができる．胆嚢癌との鑑別に苦慮する症例では，粘膜面の性状や境界エコーの詳細な評価に有用である．

4 CT

　CT は，US，EUS に比べて空間分解能が劣るため，胆嚢ポリープや胆嚢壁肥厚の鑑別診断には限界がある．ただし，病変部の不整像や造影態度の評価が胆嚢癌との鑑別に有用なことがあり，他の検査で胆嚢癌が疑われる場合には行うべき検査である．

5 MRI，MRCP

　胆嚢ポリープの診断としては，第一選択とはならない．しかし，胆嚢腺筋腫症における

334　3. 胆・膵疾患

RASの描出に優れ，T2強調像で胆嚢内腔から憩室様に突出した小嚢胞として描出されるため（図3b），胆嚢腺筋腫症の診断として非常に有用な検査である．

6 ERCP

ERCPは，胆嚢ポリープの診断目的で行うことは少なくなったが，胆嚢造影で可動性のない透亮像として描出される．胆嚢壁肥厚例では膵・胆管合流異常を併存する場合があり，診断に有用である．さらに内視鏡的に経鼻チューブを胆嚢まで挿入胆嚢胆汁細胞診を引き続き行うendoscopic nasogallbladder drainage（ENGBD）により良悪性鑑別を行い，治療方針を決定することがある．

治療の実際

胆嚢コレステロールポリープと診断された場合は，治療を行わず経過観察を勧める．胆嚢腺筋腫症と診断された場合は，無症状例では経過観察を行うが，高率に胆嚢結石を合併しているとされ，胆石症や胆嚢炎などによる症状を有する場合は，外科手術を考慮する．また，膵・胆管合流異常の併存時は，癌の頻度が高いことが知られており，外科手術を考慮する．

専門医に紹介するタイミング

1 胆嚢ポリープ

癌との鑑別に苦慮する例が存在し，10mmを超えるもの，表面不整，増大傾向，広基性，内部実質様エコーのものは悪性が疑われ，精査・加療が勧められる．

2 胆嚢腺筋腫症

腹部US，腫瘍マーカーを含めた採血などで，肥厚した胆嚢壁の基底部に明らかなRASが証明される典型例ならば，このまま経過観察でよいと思われる．壁肥厚が厚い症例やRAS自体が確認できない場合などでは，さらに詳しいMRCP，EUSなどを行って胆嚢壁の基底部にRASの証明をする必要があり，専門医への紹介を考慮すべきである．これらの検査でもRASが証明できず，胆嚢癌の疑いがある場合には外科手術の必要があると考えられる．

専門医からのワンポイントアドバイス

胆嚢は解剖学的に直接的な内視鏡観察および生検が困難であるため，各種画像診断を組み合わせて診断する必要がある．経過観察と判断した症例についても，悪性である可能性を常に考え，定期的に検査を行うことが重要である．

文 献

1) 日本肝胆膵外科学会，胆道癌診療ガイドライン作成委員会 編：エビデンスに基づいた胆道癌診療ガイドライン 改訂第3版. 医学図書出版，2019
2) 武藤良弘：胆嚢疾患の臨床病理. pp141-160，医学図書出版，1985
3) 土屋幸浩，内村正幸：多施設集計報告 胆嚢隆起性病変（最大径20mm以下）503症例の集計成績～大きさ別疾患頻度と大きさ別癌深達度. 日消誌 83：2086-2087，1986
4) 腹部超音波検診判定マニュアル改訂版（2021年）. 日消がん検診誌 60：123-181，2022
5) Choi JH et al：Utility of contrast-enhanced harmonic EUS in the diagnosis of malignant gallbladder polyps（with video）. Gastrointest Endosc 78：484-493, 2013

3. 胆・膵疾患

胆嚢癌，胆管癌

たかはしともあき　まつやまりゅうせい　えんどう　いたる
高橋智昭，松山隆生，遠藤　格
横浜市立大学大学院医学研究科 消化器・腫瘍外科学

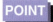

- 胆嚢癌・胆管癌に対するガイドラインとして，日本肝胆膵外科学会編集の「エビデンスに基づいた胆道癌診療ガイドライン」改訂第3版が推奨される．
- 胆嚢癌・胆管癌が疑われる所見を認めた際には，経過観察せずに精査を行う必要がある．

ガイドラインの現況

胆道癌はいまだ予後不良な疾患であり，その治療成績の向上には多くの課題が診断の面からも治療の面からも残されている．海外では cholangiocarcinoma に関する診療指針が The British Society of Gastroenterology より 2002 年に発表され，2012 年に改訂されている[1]．また，米国の National Comprehensive Cancer Network からも hepatobiliary cancer の中で胆道癌に対する診療指針が掲載されている．本邦では 2007 年に「胆道癌診療ガイドライン」[2] が初めて出版され，その後 2014 年に改訂第 2 版[3]，2019 年に改訂版第 3 版[4] が出版されている．「胆道癌診療ガイドライン」では，「胆道癌取扱い規約」[5] で扱われる胆管癌（肝外胆管癌），胆嚢癌，乳頭部癌（十二指腸乳頭部癌）について記載されており，肝内胆管癌は肝臓にできた原発性肝癌として肝細胞癌などとともに原発性肝癌取扱い規約に記載されている．本稿では，「胆道癌診療ガイドライン」で規定される胆管癌，胆嚢癌，乳頭部癌について記載する．

【本稿のバックグラウンド】 「エビデンスに基づいた胆道癌診療ガイドライン」改訂第 3 版に基づいて，胆管癌（肝外胆管癌），胆嚢癌，乳頭部癌（十二指腸乳頭部癌）の検査や診断，治療について解説した．

どういう疾患・病態か

胆管系は，肝細胞から分泌された胆汁が十二指腸に流出するまでの排出経路である．肝臓内で肝細胞の産生する胆汁は，末梢の毛細胆管より次第に太くなる胆管を経て，左肝管，右肝管に集められ，左右の肝管が肝臓外で合流して総肝管に流入する．総肝管に胆嚢から連続する胆嚢管が合流し総胆管となり，総胆管下部は膵内を走行し十二指腸乳頭部より十二指腸へ開口する．胆道癌は胆管上皮から発生する悪性腫瘍であるが，その主占拠部

位により肝内胆管癌，肝外胆管癌，胆嚢癌，十二指腸乳頭部癌に分類される．また，肝外胆管癌は胆嚢管合流部を境界に，さらに肝門部領域胆管癌と遠位胆管癌に分類される．取扱い規約では，肝内胆管癌は肝臓にできた癌として肝細胞癌とともに原発性肝癌として取り扱われており，肝外胆管癌，胆嚢癌，十二指腸乳頭部癌は胆道癌として規定されている．肝内胆管癌は肝内胆管から発生した癌と定義される一方，肝外胆管癌は肝側の境界を，左側は門脈臍部の右縁，右側は門脈前後枝の分岐点左縁までと定義されており，厳密には両癌の領域はオーバーラップしていることに注意を要する．また実臨床では，その境界部周囲に発生する癌は，その鑑別が困難であることも少なくない．

胆管癌の危険因子には，胆管拡張型の膵・胆管合流異常や原発性硬化性胆管炎が挙げられる．胆嚢癌の危険因子にも膵・胆管合流異常が挙げられるが，拡張型，非拡張型いずれも胆嚢癌を高率に合併することが知られている．胆嚢結石が胆嚢癌の危険因子であるとする疫学研究が報告されており，胆石による慢性炎症が異形成や癌化を促進すると考えられているが，無症状胆嚢結石の長期にわたる経過観察では胆嚢癌発生率は極めて低率であり，胆石と癌の直接的因果関係に関する明らかなエビデンスはない．また，胆嚢ポリープは胆嚢の限局性小隆起性病変の総称であり，腫瘍性，非腫瘍性のさまざまな病変を含むが，胆嚢癌である可能性もあるため，後述する所見を認めるものは手術適応となる．十二指腸乳頭部癌では疫学的にエビデンスのある危険因子は報告されていないが，十二指腸乳頭腺腫は前癌病変と考えられている．

胆管癌は初期には自覚症状を呈することが少ないが，腫瘍の増大により胆管閉塞が起こる．そのため，胆管癌の初発症状としては，黄疸が約90％と最も多く，続いて体重減少（約35％），腹痛（約30％）などとされている．胆嚢癌では，右上腹部痛（50～80％），黄疸（10～44％），悪心嘔吐（15～68％），体重減少（10～72％）と報告されている．黄疸例は，進行し肝外胆管浸潤を認める症例である．無黄疸例は，検診での腹部超音波検査や胆石症などに対する胆嚢摘出術で偶然発見される症例も存在する．十二指腸乳頭部癌では，黄疸が72～90％と最も多い．無黄疸で発見された症例は，発熱や腹痛（65％），全身倦怠感（13％）などの症状に続いて，腹部超音波検査で胆管拡張などの胆道系異常指摘（13％）や上部消化管内視鏡検査での乳頭部異常所見の指摘（9％）などが報告されている．

治療に必要な検査と診断（図1）

胆道癌診断のファーストステップは，低侵襲かつ簡便な検査である血液検査と腹部超音波検査が必須となる．血液検査では胆管閉塞によりビリルビンやアルカリホスファターゼ（ALP），γ-GTPなどの胆道系酵素の上昇が主であり，早期胆管癌患者の約70％でALPやγ-GTPが高値となると報告されている．胆管閉塞が遷延すると，肝細胞障害によるAST，ALTの上昇もみられる．腫瘍マーカーとしては，CEA，CA19-9が頻用される．CA19-9の上昇は69％に認められるが，CEAの上昇は18％であったと報告されている[6]．腹部超音波検査は低侵襲かつベッドサイドで施行可能であり，診断能の高い検査である．胆管癌による閉塞性肝内胆管拡張は78～98％で正診でき，肝外胆管癌の診断に関しては感度89％，正診率80～90％と報告される．胆嚢癌に関しては胆嚢腫瘍の描出能において優れており，正診率も70～90％と高

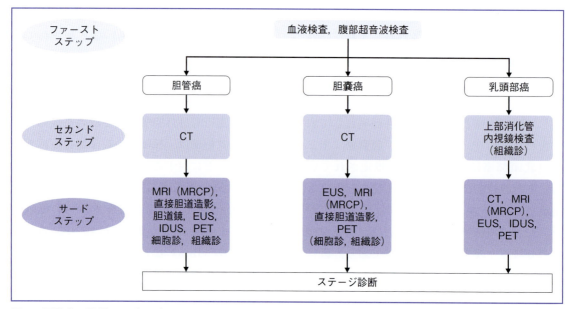

図1　胆道癌の診断アルゴリズム

(文献4より引用)

率である．胆嚢ポリープは，20mm大までの胆嚢の限局性小隆起性病変の総称であるが，大きさ10mm以上，大きさにかかわらず広基性，あるいは画像上増大傾向を認める場合は胆嚢癌を疑うべきである．乳頭部癌では93％の症例で胆管拡張を指摘しえたが，乳頭部腫瘍そのものの描出は27％と低率であった．

　血液検査や腹部超音波検査で胆道癌が疑われる症例には，次のステップとしてCT検査やMRI検査を施行する．CTは，横断像に加え冠状断像や矢状断像など多方向からの画像構築が可能であり，胆管狭窄部の描出や造影効果を有する壁肥厚所見から胆管癌の水平方向進展度診断に加えて，動脈相・門脈相の撮像により血管浸潤の評価にも有用性が高い．MRI（MRCP）も病変の局在および進展度診断に有用であり，造影剤を用いることなく胆管の描出が可能である．また，胆管狭窄や閉塞のために直接胆道造影では描出されない胆管枝まで画像化できる利点を有する．両者の併用は相補的な情報収集に役立ち，切除適応の判定の正診率は75％を超えると報告されている[7]．CTやMRIは，胆道ドレナージチューブが留置されている場合，チューブによるアーチファクトや，チューブ留置に起因する炎症，胆管拡張の改善などにより進展範囲の診断が困難になるため，胆道ドレナージ前に行うことが極めて重要である．

　乳頭部癌は上部消化管内視鏡検査からその肉眼的形態により強く疑診をもつことができ，腫瘍が疑われる場合は生検を行う．病理検査で腺腫と診断されても，癌が併存する場合もあり，前癌病変である可能性も考えられるため治療対象となる．乳頭部癌においてCT検査は進行度診断，リンパ節転移，遠隔転移診断に有用であるが，T1，T2の早期癌や小さな病変の検出や評価には十分ではなく，そのような症例ではEUS（endoscopic ultrasound）やIDUS（intraductal ultrasonography）によりOddi筋と腫瘍の関係を評価することが，後述する術式選択のうえで重

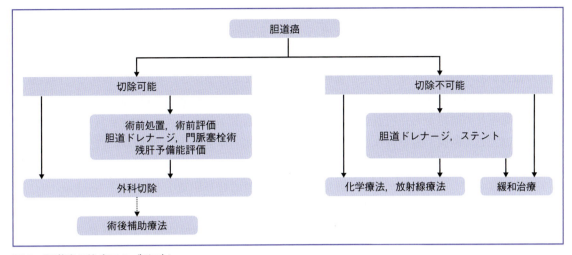

図2 胆道癌の治療アルゴリズム

（文献4を参照して作成）

要である．

　T1胆嚢癌においてもCTは感度が低く，腹部超音波検査やEUSが有用である．T1/T2の鑑別はリンパ節郭清の適応に直結するため，EUSによる深達度診断が重要である．内視鏡的逆行性胆道膵管造影（endoscopic retrograde cholangiopancreatography：ERCP）による直接胆道造影は，MRCPに比べ空間分解能に優れ，胆管狭窄に対する良悪の鑑別診断，胆管癌の水平方向進展度診断などの精密な診断に有効である．加えて，細胞診や生検が可能である．さらに，PET，PET-CTは遠隔転移やリンパ節転移診断，再発巣の診断に有用である．

治療の実際（図2）

1 術式選択

　外科切除は胆管癌・胆嚢癌における唯一の根治的治療法であり，第一に切除可能か，切除不能か評価し，切除可能であれば原則外科切除を行うことが推奨される．切除不能と判断される要因はさまざまだが，患者因子としては外科的切除に耐えられないような全身状態，肝切除を要する場合は肝予備能低下が挙げられる．腫瘍因子のうち遠隔転移を伴う胆管癌・胆嚢癌は切除不能と考えられる．しかし，局所進展による切除不能因子については明らかなコンセンサスは得られていない．また，近年は化学療法後のconversion surgeryの例も増えてきており，他治療の介入によって切除可能性が変化することを常に念頭におかねばならない．

　胆管癌の切除術式は，その局在部位により決定される．肝門部領域胆管癌では，肝外胆管切除とともに尾状葉を含む肝切除が行われる．肝切除範囲は胆管への進展程度，門脈，肝動脈浸潤の程度により肝右葉切除，肝左葉切除，肝右3区域切除，肝左3区域切除のいずれかが選択されることが基本だが，残肝容量不足や肝機能低下例では区域切除が行われることもある．また，腫瘍の進展範囲が膵内胆管まで及ぶ場合には，肝切除に加え膵頭十二指腸切除を併施することもある．遠位胆管癌では，通常，膵頭十二指腸切除術が行われる．腫瘍が肝門部まで及ぶ症例では，肝門部胆管切除や，肝切除を加えた肝膵同時切除を考慮する．

胆嚢癌の手術は，その深達度により大きく術式が異なる．粘膜内癌や固有筋層までのT1癌には胆嚢摘出術が行われる．腹腔鏡下手術の報告があるものの，癌の不完全切除，胆嚢穿孔に伴う腹腔内への胆汁漏出，ポートサイト再発などの問題から，胆嚢癌を疑う場合には原則として開腹手術を行うことが提案されている．T2以深の胆嚢癌では肝浸潤やリンパ節転移が起こる可能性があり，肝切除を付加した胆嚢摘出術とリンパ節郭清が必要である．肝切除は十分なサージカルマージンが確保できる術式（T2胆嚢癌では胆嚢床切除）を行う．

胆嚢管断端が陰性の，肝外胆管に直接浸潤を認めない胆嚢癌では，リンパ節郭清を目的とした予防的肝外胆管切除を行う必要はない．肝門部浸潤のあるいわゆるBinf陽性の胆嚢癌は，肝右葉切除＋尾状葉切除＋膵頭十二指腸切除を必要とすることが多い．しかし，その切除成績は不良である[9]．現在ではこのような症例は，術前治療を行ってからの切除が選択されることが多い．

乳頭部癌に対する標準術式は膵頭十二指腸切除術である．縮小手術として，Oddi筋に達していないT1aまでの乳頭部癌はリンパ節転移の頻度が低いことから，局所的乳頭部切除術が行われる場合があるが，深達度診断に有用とされるEUS，IDUSを行っても，術前に正確な深達度診断を行うことは困難であり，推奨されていない．

2 術前管理

胆管癌では黄疸を初期症状とすることが多いが，肝葉切除以上の肝切除を予定する胆管癌では術前胆道ドレナージを行うことが推奨されている．胆道ドレナージの方法として，経皮経肝的胆道ドレナージ（percutaneous transhepatic biliary drainage：PTBD），内視鏡的ドレナージがあるが，PTBDは穿刺時に門脈損傷をきたす可能性や，癌の瘻孔部播種性再発の危険，チューブ逸脱による腹膜炎などが懸念されるため，現在では内視鏡的ドレナージが第一選択である．ただし，内視鏡的ドレナージではERCP後膵炎や消化管穿孔・穿通などの偶発症に注意が必要である．内視鏡的ドレナージには，外瘻である内視鏡的経鼻胆道ドレナージ（endoscopic nasobiliary drainage：ENBD）と，内瘻である内視鏡的逆行性胆道ドレナージ（endoscopic retrograde biliary drainage：ERBD）の2種類がある．ENBDはERBDと比較し，経鼻留置により患者が活動制限を受けたり，ストレスを感じることにより生活の質が低下したり，胆汁の生理的な腸管循環を損なうなどのデメリットがあるものの，ドレナージの管理がしやすく，胆汁の排液量や性状を肉眼的に確認することが可能であり，ERBDに比べ閉塞率や胆管炎発症のリスクが少ない．また，胆道造影が可能であるというメリットがある．

胆管癌，特に肝門部周囲胆管癌ではその治癒切除のために広範な肝切除が必要であるが，そのような術式では術後肝不全のリスクがある．術前に肝予備能の評価や残肝容量を計算し，安全な手術術式を決定するとともに，術後肝不全予防策をとることが必要である．門脈塞栓術は，切除予定肝の門脈枝をあらかじめ塞栓することで残肝の容積の増大を図り，術後肝不全リスクを低下させる術前処置である．胆道癌肝切除における門脈塞栓術の報告は，多くがレトロスペクティブな研究でありエビデンスレベルは低いが，メタ解析の結果から，門脈塞栓術は一定の臨床効果があると推定される[10]．そのため，肝右葉系切除など広範な肝切除を予定する胆管癌症例には術前門脈塞栓術を行うべきであり，「胆道

癌診療ガイドライン」では切除率50〜60％以上の肝切除を予定する胆道癌に行うことが提案されている.

また門脈塞栓術で十分な予定残肝の増大が得られないときには，肝静脈塞栓を追加するとさらなる増大が得られるという報告がなされている[11].

3 術後補助療法

切除可能胆道癌の胆道癌切除例に対する術後補助療法として，S-1による有意な全生存期間の延長が本邦の第Ⅲ相試験，ASCOT（JCOG1202）試験の結果として報告され，S-1が術後補助療法の標準治療になると考えられている[12].また，ゲムシタビン・シスプラチン併用療法（GC療法）の有効性を検証するACTICCA-1試験が実施されており，今後この試験結果による新たなエビデンス確立も期待される.

4 切除不能胆道癌に対する薬物療法

切除不能胆道癌に対するファーストラインの化学療法として，ABC-02試験，BT22試験の結果からGC療法が，JCOG1113試験の結果からゲムシタビン・S-1併用療法が推奨されてきた.加えて，ゲムシタビン・シスプラチン・S-1併用療法（GCS療法）とGC療法を比較するランダム化第Ⅲ相試験（KHBO1401）の結果，前者の全生存期間における優越性が示され，GCS療法も選択肢のひとつとなった.さらに，GC療法に抗PD-L1抗体であるデュルバルマブを上乗せするGCD療法の有効性が国際共同無作為化二重盲検Ⅲ相試験（TOPAZ-1）[13]により報告され，2022年にデュルバルマブが保険適用となった.GC療法に抗PD-1抗体であるペムブロリズマブを上乗せするGCP療法の有効性も，国際共同無作為化二重盲検Ⅲ相試験（KEYNOTE-966）[14]でその有効性が報告され，2024年にペムブロリズマブも保険適用となったため，GCD療法，GCP療法いずれも新たな選択肢と考えられる.

セカンドラインとしてランダム化比較試験によって生存期間の延長を示したレジメンはなく，推奨できるものは存在しない.また，2021年に「FGFR2融合遺伝子陽性の治癒切除不能な胆道癌」に対し，ペミガチニブが保険適用となった.本邦での多施設共同観察研究（PRELUDE study）では，7.4％の肝内胆管癌症例に加え，3.6％の肝門部領域胆管癌でも認められたとされている[15].遠位胆管癌，胆嚢癌，乳頭部癌ではFGFR2融合遺伝子がみられた報告はほとんどないが，胆道癌の中でも肝門部領域胆管癌では，一次治療で不応となり増悪した症例に対しFGFR2融合遺伝子を調べ，陽性の場合はFGFR2阻害薬を用いることができる.2021年よりペミガチニブが承認されていたが，2023年にフチバチニブが，2024年にはFISH法がコンパニオン診断として用いることができるタスルグラチニブが承認されている.

そのほかにも，一部の胆道癌ではBRCA1/2変異症例が存在する[16].そのような症例にはPARP阻害薬が投与できる可能性もある.さらに，がん化学療法後に増悪した進行再発の高頻度マイクロサテライト不安定性（MSI-High）を有する固形癌に対して，ペムブロリズマブの保険適用が承認されている.胆道癌においてはMSI-Highは約5％程度と少ないが，標準治療が困難な場合にはゲノム検査を勧め，マイクロサテライト不安定性が高い症例ではペムブロリズマブを提案する.NTRK融合遺伝子も，MSI-Highと同様に臓器横断的にみられる遺伝子変異であり，胆道癌でも0.15〜0.18％にみられると報告されている[17].NTRK融合遺伝子陽性

胆嚢癌，胆管癌　**341**

の進行・再発固形癌に対しては，エヌトレクチニブ，ラロトレクチニブが保険収載されており，ゲノム検査の結果に応じて両薬剤も用いることができる．

5 放射線療法

放射線治療の目的は，延命（姑息的治療）あるいはステントか依存性維持，減黄，疼痛緩和（対症的治療）である．大規模なランダム化比較試験は実現していないが，小規模な臨床試験やデータベース解析から，予後の延長，ステント開存期間の延長の報告も多く，行うことを考慮してもよい．化学療法による放射線感受性増加効果や照射野以外の転移抑制を目的とした化学放射線療法に関する標準的なレジメンはなく，あくまで臨床試験として行うことが望ましい．全身状態低下や減黄不良などで化学療法などが施行できない症例には，疼痛コントロールなどの QOL 維持を目指した緩和治療を行う．

専門医に紹介するタイミング

血液検査で肝胆道系酵素の上昇を認める場合や，腹部超音波検査で胆管拡張，胆管内の占拠性病変など胆道系異常所見が疑われる場合は，まず胆道ドレナージ前に造影 CT 検査を行い，胆道系疾患であればさらなる精査が可能な施設へ紹介する．胆囊壁の不整な肥厚や腫瘍性病変が疑われる場合，胆囊ポリープでは，大きさ 10mm 以上，大きさにかかわらず広基性の場合，もしくは経過フォロー中に増大傾向を認める場合は，精査，手術が可能な施設へ紹介する．十二指腸乳頭部に腫瘍の存在を疑う場合は，EUS が可能な施設へ紹介する必要がある．また，肝胆膵外科疾患は手術死亡率が高いことが特徴であり，特に胆道再建を伴う肝切除は肝移植のレシピエント手術に匹敵する死亡率が報告されているが，日本肝胆膵外科学会高度技能専門医修練施設は非認定施設と比較し手術死亡率が低いことが明らかとなっており[18, 19]，病態によっては認定施設か否かを専門医紹介に際し参考にすべきである．

専門医からのワンポイントアドバイス

胆道系腫瘍は生検を行っても偽陰性となる症例が結構あるので，いたずらに経過観察せず，3〜6ヵ月観察して癌が検出できない場合には三次施設にセカンドオピニオンを勧める．また初診時切除不能と診断しても化学療法が著効して conversion する症例が存在する．Uncovered 金属ステントを入れてしまうと，conversion 後の切除が不可能になることがあるので，治療の最終方針が決まったのちに金属ステントを留置することをお勧めしたい．

文 献

1) Khan SA, Davidson BR, Goldin RD et al：Guidelines for the diagnosis and treatment of cholangiocarcinoma：an update. Gut 61：1657-1669, 2012

2) 胆道癌診療ガイドライン作成出版委員会 編：エビデンスに基づいた胆道癌診療ガイドライン．p.iii, 111, 医学図書出版，2007

3) 日本肝胆膵外科学会，胆道癌診療ガイドライン作成出版委員会 編：エビデンスに基づいた胆道癌診療ガイドライン 改訂第2版．p.iv, 153, 医学図書出版，2014

4) 日本肝胆膵外科学会，胆道癌診療ガイドライン作成出版委員会 編：エビデンスに基づいた胆道癌診療ガイドライン 改訂第3版．p.v, 174, 医学図書出版，2019

5) 日本肝胆膵外科学会 編：臨床・病理 胆道癌取扱い規約 第6版．p.xvi, 93, 金原出版，2013

6) 皆川紀剛，山口幸二：腫瘍マーカー──その今日的解釈（理解）と応用 膵癌・胆道癌の腫瘍マーカー．成人病と生活習慣病 41：654-660, 2011

7) Mansour JC, Aloia TA, Crane CH et al：Hilar chol-

angiocarcinoma：expert consensus statement. HPB (Oxford) 17：691-699, 2015

8) Yabushita Y, Park JS, Yoon YS et al：Conversion surgery for initially unresectable locally advanced biliary tract cancer：a multicenter collaborative study conducted in Japan and Korea. J Hepatobiliary Pancreat Sci 31：481-491, 2024

9) Mizuno T, Ebata T, Yokoyama Y et al：Major hepatectomy with or without pancreatoduodenectomy for advanced gallbladder cancer. Br J Surg 106：626-635, 2019

10) Higuchi R, Yamamoto M：Indications for portal vein embolization in perihilar cholangiocarcinoma. J Hepatobiliary Pancreat Sci 21：542-549, 2014

11) Laurent C, Fernandez B, Marichez A et al：Radiological simultaneous portohepatic vein embolization (RASPE) before major hepatectomy：a better way to optimize liver hypertrophy compared to portal vein embolization. Ann Surg 272：199-205, 2020

12) Nakachi K, Ikeda M, Konishi M et al：Adjuvant S-1 compared with observation in resected biliary tract cancer (JCOG1202, ASCOT)：a multicentre, open-label, randomised, controlled, phase 3 trial. Lancet 401：195-203, 2023

13) Oh DY, Ruth He A, Qin S et al：Durvalumab plus gemcitabine and cisplatin in advanced biliary tract cancer. NEJM Evid 1：EVIDoa2200015, 2022

14) Kelley RK, Ueno M, Yoo C et al：KEYNOTE-966 Investigators：Pembrolizumab in combination with gemcitabine and cisplatin compared with gemcitabine and cisplatin alone for patients with advanced biliary tract cancer (KEYNOTE-966)：a randomised, double-blind, placebo-controlled, phase 3 trial. Lancet 401：1853-1865, 2023

15) Maruki Y, Morizane C, Arai Y et al：Molecular detection and clinicopathological characteristics of advanced/recurrent biliary tract carcinomas harboring the FGFR2 rearrangements：a prospective observational study (PRELUDE Study). J Gastroenterol 56：250-260, 2021

16) Narayan RR, Creasy JM, Goldman DA et al：Regional differences in gallbladder cancer pathogenesis：insights from a multi-institutional comparison of tumor mutations. Cancer 125：575-585, 2019

17) Yoshino T, Pentheroudakis G, Mishima S et al：JSCO-ESMO-ASCO-JSMO-TOS：international expert consensus recommendations for tumour-agnostic treatments in patients with solid tumours with microsatellite instability or NTRK fusions. Ann Oncol 31：861-872, 2020

18) Otsubo T, Kobayashi S, Sano K et al：A nationwide certification system to increase the safety of highly advanced hepatobiliary-pancreatic surgery. J Hepatobiliary Pancreat Sci 30：60-71, 2023

19) Endo I, Hirahara N, Miyata H et al：Mortality, morbidity, and failure to rescue in hepatopancreatoduodenectomy：An analysis of patients registered in the National Clinical Database in Japan. J Hepatobiliary Pancreat Sci 28：305-316, 2021

3. 胆・膵疾患

原発性硬化性胆管炎

勝見智大，上野義之
山形大学医学部 内科学第二講座

POINT
- 原発性硬化性胆管炎は胆管周囲線維化をきたす難治性慢性胆汁うっ滞疾患であり，病因は不明である．
- PSC 診療ガイドラインでは，画像検査による特徴的な胆管所見が診断に重要であると提示している．
- 良好な生命予後はあまり望めず，早い段階で肝移植を考慮していく必要がある．

ガイドラインの現況

　我が国では原発性硬化性胆管炎（primary sclerosing cholangitis：PSC）診療ガイドラインが 2018 年に公表された[1]．このガイドラインはエビデンスに基づき作成され，特に欧米と本邦での PSC 疫学や臨床像の違いなどが記されている．PSC 診断についても，血液検査と画像検査を組み合わせてフローチャート化されている．具体的には，PSC 確定診断には胆管像が重要であるため，MRCP（magnetic resonance cholangiopancreatography）による検査をより強く推奨している．薬物治療薬としては，ウルソデオキシコール酸が主に使用されてきたが，現時点では PSC は病態進行から肝硬変に至ることにより肝移植が唯一の根治療法であるため，診断後の合併症を含めたマネジメントも記載されている．

【本稿のバックグラウンド】　PSC 診療ガイドラインは 2018 年に公表され，より診断と治療について体系化されている．これを受けて将来的なマネジメントの重要性も述べている．

どういう疾患・病態か

　PSC は，慢性炎症により肝内および肝外胆管にびまん性の線維性狭窄と胆管壁肥厚をきたし，さらに胆汁うっ滞が持続することにより肝硬変や肝不全に至る難治性肝疾患である．本邦における PSC の臨床像は，男性に多く 20 歳代と 60 歳代に発症の 2 峰性のピークがあることが特徴である．患者数は年々増加傾向にあり，2018 年全国調査によると現在の PSC 患者数は約 2,300 人であり，10 万人あたりの有病率は 1.80 と報告されている[2]．臨床症状としては初期診断時において約半数は無症状とされているが，進行することにより胆汁うっ滞に起因する皮膚掻痒，黄疸を呈し，さらに胆管狭窄が高度になると腹

痛，発熱などの急性胆管炎をきたす場合もある．肝硬変になると倦怠感，消化管出血や腹水などの症状も呈する．

PSC は，原発性胆汁性胆管炎（primary biliary cholangitis：PBC）や自己免疫性肝炎（autoimmune hepatitis：AIH）と同様に自己免疫性肝疾患の範疇に分類されており，発症機序には主に自己免疫学的機序が考えられている．現に PSC には炎症性腸疾患（inflammatory bowel disease：IBD）を合併することが多く約 40％に認められるほか，慢性甲状腺炎，シェーグレン症候群などの自己免疫疾患を合併することがある．それ以外にも遺伝的素因や細菌感染などの環境因子，虚血性血管障害，胆汁酸による細胞毒性などの関与が示唆されている．血縁者では患者の一親等血縁者 PSC 発症リスクが 100 倍であるという報告があり，遺伝的素因の関連を示唆している．

このように PSC は発症や進展にさまざまな要因が関与している多因子疾患である可能性が高く，これらが難治性肝疾患であるゆえんである．

PSC の予後は全国調査によると，診断から 10 年経過で約半数は移植あるいは死亡に至る結果であり，全体的には予後不良な疾患である．

治療に必要な検査と診断

1 血液検査

生化学検査では，胆汁うっ滞を反映して胆道系酵素（ALP，γ-GTP）が高値となる．最近では一般健診などで異常指摘され，初めて本疾患を疑われるケースが多いと思われる．進行するとさらにビリルビン値が上昇，肝硬変に至ると血小板の低下や PT 活性の低下がみられるようになる．PSC と類似した疾患である IgG4 関連硬化性胆管炎を否定するためには，血清 IgG4 値を測定する必要があり鑑別に有用であるが，PSC でも IgG4 が高値である場合もあるため，判断には注意が必要である．自己抗体は，PBC（抗ミトコンドリア抗体が感度・特異度ともに高い）とは異なり PSC に特異的な自己抗体はなく，抗核抗体の陽性率では本邦において 30％程度とされている．抗好中球細胞質抗体（p-ANCA）は欧米では半数以上に陽性になるといわれているが，本邦では数％程度とかなり低いため，診断には有用ではない．

2 画像検査

画像検査の必要性としてはまず，胆管癌などの悪性腫瘍による胆管狭窄を鑑別することにある．次に CT では胆管拡張の有無や肝形態の変化を，MRI，MRCP では胆管狭窄・拡張所見の程度を確認する（図1）．さらに胆道造影の方法として内視鏡的逆行性胆管膵管造影（endoscopic retrograde cholangiopancreatography：ERCP）にて胆管造影を行うことで胆管病変部位を精査することができる．PSC に特異的な胆管像は，帯状狭窄（band-like stricture），数珠状所見（beaded appearance），剪定状所見（pruned tree appearance），憩室様突出（diverticulum-like outpouching）である（図2）．これらの胆管病変は肝内あるいは肝外胆管いずれにも出現する非常に重要な所見である．以前は ERCP にて造影することが多かったが，近年は MRCP の画像解像度も向上しており外来検査も可能であるため，優先されることが多い（エビデンスレベル A）．ただ，ERCP では胆管生検や超音波内視鏡による胆管内精査も可能であり，必要時は内視鏡的検査も検討する（エビデンスレベル B）．

原発性硬化性胆管炎　345

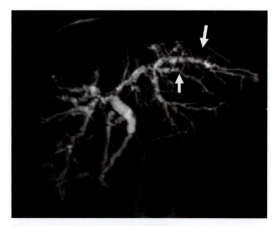

図1 MRCPによるPSC胆管像
(文献1より引用，矢印は胆管狭窄部位)

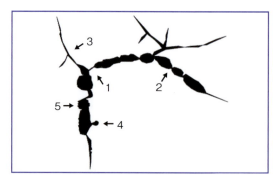

図2 PSCに特徴的な胆管像
1：帯状狭窄，2：数珠状狭窄，3：剪定状所見，4：憩室様突出，5：毛羽立ち様所見
(文献1より引用)

3 PSC診断基準

本邦において，厚生労働省の難治性肝・胆道疾患に関する調査研究班のPSCの診断基準が用いられている[3,4]．大項目としては，PSCに特徴的な胆管像所見（前述参照），アルカリホスファターゼ（ALP）値の上昇があり，小項目としては，炎症性腸疾患の合併や肝組織像としての線維性胆管炎が規定されている．これらのあてはまる項目数に応じて，確診，準確診，疑診と分類され，確診と準確診がPSCと診断される（表1）．

肝生検による病理所見としては，肝内小型胆管周囲の炎症細胞浸潤と障害胆管を取り囲むように線維化をきたす，いわゆるonion-skin lesionが典型的である（図3）．さらに胆管上皮細胞障害が高度になると細胆管増生反応が出現するようになる．線維化も高度になり架橋形成すると最終的には肝硬変に至る．ただしこのような線維性胆管炎といったPSCの肝内病変分布は不均一であるとされており，肝生検にて病理学的にPSCに特徴的な所見を確認し診断を確定させることは困難な場合もある．したがって，ALP上昇という臨床所見やMRCPにて典型的な胆管像を示す場合は，診断基準にあるように肝生検は必須ではない（エビデンスレベルC）．

治療の実際

1 薬物治療

1．ウルソデオキシコール酸

本邦ではウルソデオキシコール酸が最も使用頻度が高い．2022年に田中らがウルソデオキシコール酸の治療効果を本邦435例のPSC症例コホートでレトロスペクティブに検証しており，無肝移植生存率が有意に改善した結果を報告した．この結果によりPSC予後改善につながる治療として有効であると考えられる[5]．ウルソデオキシコール酸は，胆管狭窄が高度で閉塞が強い場合はかえって胆汁うっ滞を助長させるため，注意が必要である．

2．ステロイド

自己免疫性肝疾患の中ではPSCにおいてステロイドは有効ではない．PSCと類似する疾患であるIgG4関連硬化性胆管炎では胆管像が改善するため，両者をしっかり鑑別し治療導入する必要がある．稀にPSC-AIHオーバーラップ症候群の場合があり，その際はステロイドが有効なことがある．

表1 本邦におけるPSC診断基準

IgG4関連硬化性胆管炎，発症の原因が明らかな2次性の硬化性胆管炎，胆管癌などの悪性腫瘍を除外することが必要である．

A. 診断項目
 Ⅰ．大項目
  A．胆管像
   1）原発性硬化性胆管炎に特徴的な胆管像の所見を認める．
   2）原発性硬化性胆管炎に特徴的な胆管像の所見を認めない．
  B．アルカリフォスファターゼ値の上昇
 Ⅱ．小項目
  a．炎症性腸疾患の合併
  b．肝組織像（線維性胆管炎 / onion skin lesion）

B. 診 断

大項目	小項目	診断
A.1)	+B	確診
A.1)	+a	確診
A.1)	+b	確診
A.1)		準確診

大項目	小項目	診断
A.2)	+B+a+b	確診
A.2)	+B+a	準確診
A.2)	+B+b	準確診
A.2)	+a+b	準確診
A.2)	+a	疑診
A.2)	+b	疑診

上記による確診・準確診のみを原発性硬化性胆管炎として取り扱う．

（文献3より引用）

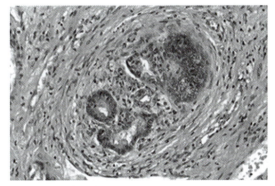

図3 PSC病理像，onion-skin lesion
（文献4より引用）

3．ベザフィブラート

ベザフィブラートは脂質異常症に対する治療薬であるが，核内レセプターであるPPARαに作用し胆汁酸の合成を阻害し，胆汁うっ滞改善効果をもつ．またIL-6などの炎症性サイトカイン発現を抑制することにより胆管の炎症を改善する効果があり，PBCではベザフィブラートの有効性が証明されており，ウルソデオキシコール酸不応例に併用されることが多い．PSCにおいてはいまだ有効性が証明されていないが，胆道系酵素が改善したという検討報告もある．現時点ではPSCに対する適応はないが，今後も大規模な比較試験次第では有効な方法となりうる．

2 胆管ドレナージ

限局した胆管狭窄に対しては，内視鏡的バルーン拡張あるいは一時的な胆管ステント留置などの内視鏡的治療が有効な場合もある（エビデンスレベルB）．胆管狭窄は総胆管で1.5mm未満，左右肝内胆管で1mm未満と定義されており，これらの病変に対し施行される．ただしPSC胆管病変は多発性である

ため，すべての胆管に対しドレナージすることは困難であり，多発狭窄がある際は適応を慎重に判断する必要がある．発熱や腹痛を伴い，胆管狭窄による胆泥貯留，胆道内感染，胆管炎の場合は，速やかなドレナージを検討する必要がある．

3 肝移植

現時点では，肝移植のみが唯一の根治治療である．

経過中に黄疸の悪化や，胆管狭窄の増悪などの PSC 病態悪化が認められる場合は，肝移植を念頭におき，専門医，専門医療機関に紹介する必要がある．一般的には肝予備能評価として Child-Pugh 分類や MELD スコアを重症度判定基準に用いる．また，Mayo Clinic からは予後予測モデルが提案されており，年齢やビリルビン値などから生存率が推定できるため，モニタリングしながら肝移植を検討することができる．

処方例

胆管狭窄が軽度の場合

処方A ウルソデオキシコール酸（100 mg）
1回2錠 1日3回 毎食後
処方B ベザフィブラート SR（200 mg）
1回1錠 1日2回 朝夕食後

専門医に紹介するタイミング

PSC の診断自体は肝生検までは必須ではなく，血液検査による胆道系酵素の上昇確認と胆管狭窄を判断できる画像検査（CT，MRI など）があれば可能である．しかし PSC は初期には軽度の胆管障害でも慢性的に進行する可能性が高い疾患であるため，特に健診などにて若年で胆道系酵素異常が指摘された場合は本疾患を疑い，今後のマネジメントを含めた目的で専門医に相談することが必要である．

専門医からのワンポイントアドバイス

PSC の診断は，血液検査と MRCP といった画像検査で十分可能である．重要なのは，将来的な肝移植を考慮し，診断の段階で専門医に相談することが必要と思われる．

--- 文 献 ---

1) Isayama H, Tazuma S, Kokudo N et al：Clinical guidelines for primary sclerosing cholangitis 2017. J Gastroenterol 53：1006-1034, 2018

2) Tanaka A, Mori M, Matsumoto K et al：Increase trend in the prevalence and male-to-female ratio of primary biliary cholangitis, autoimmune hepatitis, and primary sclerosing cholangitis in Japan. Hepatol Res 49：881-889, 2019

3) 厚生労働省難治性肝・胆道疾患に関する調査研究班：2016 年原発性硬化性胆管炎診断基準. http://www.hepatobiliary.jp/uploads/files/原発性硬化性胆管炎診断基準.pdf

4) Nakazawa T, Notohara K, Tazuma S et al：The 2016 diagnostic criteria for primary sclerosing cholangitis. J Gastroenterol 52：838-844, 2017

5) Arizumi T, Tazuma S, Isayama H et al；Japan PSC Study Group（JPSCSG）：Ursodeoxycholic acid is associated with improved long-term outcome in patients with primary sclerosing cholangitis. J Gastroenterol 57：902-912, 2022

3. 胆・膵疾患

急性膵炎

向井俊太郎，祖父尼淳，糸井隆夫
東京医科大学 臨床医学系消化器内科学分野

POINT
- 急性膵炎診療で重要なポイントをまとめた pancreatitis bundles が提唱されており，遵守により致命率低下が得られる．
- 初期には軽症でも重症化する恐れがあるため，重症度判定基準に基づいた評価を繰り返し行う．
- 胆石性膵炎で，胆管炎合併例では早期の ERCP/EST が推奨される．
- 初期輸液が治療の基本だが，モニタリングを行い過剰輸液に注意する．
- 被包化壊死に対して内視鏡的ステップアップ・アプローチが推奨される．

ガイドラインの現況

　本邦の急性膵炎の診断と治療指針として，2021年に「急性膵炎ガイドライン第5版」が公表された[1]．一般臨床医から重症急性膵炎診療に従事する医師まで，急性膵炎の診療にあたるすべての医師を対象に，EBM（evidence-based medicine，根拠に基づく医療）に基づいて作成されており，本邦の急性膵炎の礎となるものである．

　その中でも重要項目が"pancreatitis bundles"として示されており，適切な治療を適切な時間に行うことで致命率低下につながるため十分に理解しておく必要がある（表1）．また膵炎の局所合併症は改訂アトランタ分類[2]に基づいて，治療方針の決定やその後のインターベンション治療に関しての指針が示されている．特に被包化壊死（walled-off necrosis：WON）に対する推奨が詳細に示されており，ステップアップ・アプローチが推奨されている．

【本稿のバックグラウンド】 診断から治療まで「急性膵炎ガイドライン第5版」をもとにわかりやすく解説した．

どういう疾患・病態か

　急性膵炎は，本来膵内では活性化しにくい膵酵素が，過剰な膵外分泌刺激，十二指腸液の逆流，膵管閉塞，炎症などにより膵内で活性化され膵が自己消化をきたす，膵の無菌性急性炎症である．炎症が膵内にとどまり数日で軽快する軽症例から，炎症が全身に波及して遠隔臓器障害が血液凝固障害を引き起こす重症例まで多彩な重症度を示す[3]．

　日本での発生頻度は2016年の全国調査によると61.8/10万人/年で，男性の発症頻度

表1 Pancreatitis Bundles 2021

1. 急性膵炎診断時，診断から24時間以内，および，24〜48時間の各々の時間帯で，厚生労働省重症度判定基準の予後因子スコアを用いて重症度を繰り返し評価する．
2. 重症急性膵炎では，診断後3時間以内に，適切な施設への転送を検討する．
3. 急性膵炎では，診断後3時間以内に，病歴，血液検査，画像検査などにより，膵炎の成因を鑑別する．
4. 胆石性膵炎のうち，胆管炎合併例，黄疸の出現または増悪などの胆道通過障害の遷延を疑う症例には，早期のERCP＋ESTの施行を検討する．
5. 重症急性膵炎の治療を行う施設では，造影可能な重症急性膵炎症例では，初療後3時間以内に，造影CTを行い，膵造影不良域や病変の拡がりなどを検討し，CT Gradeによる重症度判定を行う．
6. 急性膵炎では，発症後48時間以内はモニタリングを行い，初期には積極的な輸液療法を実施する．
7. 急性膵炎では，疼痛のコントロールを行う．
8. 軽症急性膵炎では，予防的抗菌薬は使用しない．
9. 重症急性膵臓では，禁忌がない場合には診断後48時間以内に経腸栄養（経胃でも可）を少量から開始する．
10. 感染性膵壊死の介入を行う場合には，ステップアップ・アプローチを行う．
11. 胆石性膵炎で胆嚢結石を有する場合には，膵炎沈静化後*，胆嚢摘出術を行う．

＊：同一入院期間中か再入院かは問わない． （文献1より引用）

は女性の2倍である[4]．成因としては，アルコール（32.6％）と胆石（25.8％）が2大成因であり，男性ではアルコール性膵炎が多く，女性では胆石性膵炎が多い．その他の成因として，ERCP後，腫瘍性（膵癌・IPMN），高脂血症，遺伝性・家族性，膵管癒合不全，薬剤性，ウイルス（ムンプスやHIV）などがあるが，成因を特定できないものを特発性としている．

治療に必要な検査と診断

1 必要な検査

1. 血液検査

急性膵炎の診断では，血中の膵酵素上昇を認めることが重要とされており，迅速に測定可能で最も普及している血中アミラーゼの上昇により診断が可能である．最も感度と特異度で優れているのは血中リパーゼであり，ガイドラインでも血中リパーゼの測定が推奨されている．しかし，時間外では血中リパーゼの測定ができない施設も多いのが問題点である．また，尿中トリプシノーゲン2は特異性

が高く，発症後尿中での高値が持続するため診断に有用である．

2. 画像診断

非侵襲的な画像検査としては腹部超音波（US）があり，膵腫大や膵周囲の炎症性変化を捉えることが可能である．また腹水・胆道結石など病態や原因に関連する異常所見を描出可能である．しかし，消化管ガスや腹壁・腹腔内脂肪組織の影響を受けるため，客観的な局所画像を描出可能な造影CTが急性膵炎の診断に広く用いられている．急性膵炎の診断に有用なCT所見としては，膵腫大，周囲の脂肪織濃度上昇，液体貯留，造影不良域などがある．造影CTは，診断のみならず成因の特定にも有用であり，見逃されやすい膵腫瘍による膵管狭窄の評価を行うことが可能である．急性浮腫性膵炎と急性壊死性膵炎の鑑別は治療方針決定に重要であり，腎機能に問題がなければ積極的に造影ダイナミックCTを施行すべきである．

MRCP（MR cholangiopancreatography）は内視鏡的逆行性胆道膵管造影（endoscopic retrograde cholangiopancreatography：

350 3. 胆・膵疾患

ERCP）と異なり低侵襲に胆管・膵管を撮像することができ，またCTや超音波で指摘困難な微小な胆石，総胆管結石やX線陰性結石を描出可能である．また，MRCPは膵管癒合不全・膵腫瘍・膵胆管合流異常などの急性膵炎の原因精査に有用である．ERCPは急性膵炎を惹起するリスクがあるため診断そのものには有用でないが，胆石性膵炎の診断および引き続く治療において有用である．近年，超音波内視鏡検査（endoscopic ultrasonography：EUS）が広く普及しているため，黄疸や肝障害を有する症例で他のモダリティで胆管結石が明らかでない場合においてEUSが有用な検査となっている．

2 診 断

日本では，厚生労働省により策定された診断基準が使用されており，腹痛・膵酵素の上昇・急性膵炎の画像所見のうち2つ以上を満たし，他の膵疾患などを除外したものを急性膵炎と診断している．改訂アトランタ分類においてもこれらの3項目のうち2項目を満たすものと定義されており，国際的に確立された診断基準である．診断の際は，腹痛と血中アミラーゼが上昇する可能性がある疾患を鑑別する必要があり，胃十二指腸潰瘍穿孔・虫垂炎・上腸間膜動脈閉塞などの急性腹症に注意を要する．また，胆石性膵炎では治療方針が大きく異なるため，前述した画像所見で胆管結石や胆泥の見落としがないように注意が必要である．

本邦における急性膵炎診療は，予後因子スコアと造影CT所見を併せた厚労省重症度判定（**表2**）を用いて，原則として診断後直ちに重症度判定を行い，治療方針を決定する．その際，動脈血液ガス分析を必ず行うようにする．予後因子3点以上，または造影CTのGrade 2以上が重症と判定され，その頻度は

23.6％である．しかし重症急性膵炎はいまだに死亡率が高い疾患であり，また初期に軽症でも急激に重症化することがあるため（**図1**），経時的に予後因子スコアを計算して繰り返し重症度を判定することが推奨されている．重症化予測として，CRP値やAPACHE Ⅱスコアが用いられることが多いが，血中IL-6も重症化予測の一助となる可能性があり，臨床的に使用しやすいマーカーといえる．

治療の実際

1 治療方針

急性膵炎と診断した場合は入院治療が必要である．入室（転送）前から呼吸・循環モニタリングと初期治療を速やかに開始する．この場合のモニタリングとは，意識状態・血圧・脈拍数・体温・呼吸数・酸素飽和度・尿量などのモニタリングである．軽症例では，一般病床で初期治療を行うが，重症と診断した場合には，厳重な呼吸・循環管理が必要であり，ICUへの転床や，重症急性膵炎に対応可能な高次医療施設への転送する．初期治療として，細胞外液（乳酸リンゲル液など）を用いて十分な輸液を行う．重症例では，末梢静脈路・中心静脈路を確保するとともに，中心静脈圧（CVP）・酸塩基平衡・電解質などもモニタリングし補正に努める必要がある．また必要に応じて気管挿管・人工呼吸器管理・カテコールアミン投与・血液浄化療法などを用いて呼吸・循環管理を行う．初期には軽症を呈する例でも，72時間以内に重症化する可能性があるためモニタリングとともに経時的に重症度判定を行う．

2 輸 液

急性膵炎の初期病態では血管透過性の亢進による，いわゆるサードスペースへの血漿の

急性膵炎　351

表2 厚生労働省 重症度判定

A. 予後因子（予後因子は各1点とする）

1 Base Excess≦−3mEq/L，またはショック（収縮期血圧≦80mmHg）

2 PaO_2≦60mmHg（room air），または呼吸不全（人工呼吸管理が必要）

3 BUN≧40mg/dL（or Cr≧2mg/dL），または乏尿（輸液後も1日尿量が400mL以下）

4 LDH≧基準値上限の2倍

5 血小板数≦10万/mm³

6 総Ca≦7.5mg/dL

7 CRP≧15mg/dL

8 SIRS診断基準※における陽性項目数≧3

9 年齢≧70歳

※SIRS診断基準項目：（1）体温>38℃または<36℃，（2）脈拍>90回/分，（3）呼吸数>20回/分または $PaCO_2$<32torr，（4）白血球数>12,000/mm³ か<4,000mm³ または10%幼若球出現

B. 造影CT Grade

1 炎症の膵外進展度

前腎傍腔	0点
結腸間膜根部	1点
腎下極以遠	2点

1+2 合計スコア

1点以下	Grade 1
2点	Grade 2
3点以上	Grade 3

2 膵の造影不良域
膵を便宜的に3つの区域（膵頭部，膵体部，膵尾部）に分け判定する.

各区域に限局している場合，または膵の周辺のみの場合	0点
2つの区域にかかる場合	1点
2つの区域全体を占める，またはそれ以上の場合	2点

重症の判定
①予後因子が3点以上，または②造影CT Grade 2以上の場合は重症とする.

（武田和憲 他：厚生労働科学研究補助金難治性疾患克服研究事業難治性膵疾患に関する調査研究，平成17年度総括・分担研究報告書27-34, 2006より引用）

喪失・細静脈拡張などにより，高度の血管内脱水を呈する場合がある．脱水状態が改善されない場合，急性の循環不全から臓器障害をきたし重症化するため，急性膵炎発症当初から十分な細胞外液による輸液を行うことが重要である．脱水の程度に応じて，150～600mL/時程度の輸液速度で急速輸液する．初期輸液に関しては，来院後の初期4時間以内に1L（250mL/時）以上の積極的な初期輸液を行うと，以降の集中治療介入の必要性が低くなることが報告されている[5]．適切な

モニタリングを行いながら平均動脈圧を65mmHgに保ち，かつ尿量0.5mL/kg/時を指標として，満たせば段階的に輸液速度を下げる．この指標を維持するように1日の輸液量を決定する．特に高齢者や心不全・腎不全患者では綿密なモニタリングを行い，過剰輸液にならないように注意する．全国調査では，入院後24時間の平均輸液量は3,498±1,726mLであり，軽症3,297±1,498mL，重症4,227±2,123mLであった．漫然と急速輸液を継続すると，死亡率や人工呼吸期間や局

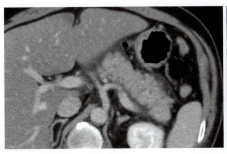
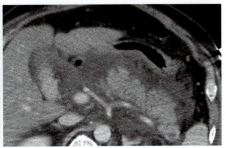

図1 症例：50歳代男性，アルコール性急性膵炎
初診時（左）は軽症の診断であったが，48時間後のCT（右）では炎症が腎下極以遠に達し，Grade2の重症急性膵炎と診断した．

所合併症のリスクが増大するため注意が必要である．

3 薬物治療

1．鎮痛薬

急性膵炎における疼痛は激しく，持続的であり臨床経過に悪影響を及ぼすため，発症早期より十分な除痛が必要である．急性腹症を対象としたランダム化比較試験（randomized controlled study：RCT）において，適切な鎮痛薬の使用は疼痛を効果的に軽減し，治療の妨げにならないことが示されている[6]．具体的にはアセトアミノフェン，NSAIDs，ペンタゾシンなどの非オピオイドの投与を行い，その後疼痛の程度に応じてオピオイドの併用や変更を考慮することが推奨されている．

2．予防的抗菌薬

予防的抗菌薬を投与することの意義は，腸内細菌群によるbacterial translocationを防ぎ，膵および膵周囲の感染性膵合併症を予防し，急性膵炎の生命予後を改善させることである．しかし詳細は後述するが，現在ではbacterial translocation対策としては，発症早期からの経腸栄養の有用性が証明されている．よって，軽症例に対しては感染症合併の発症率・死亡率が低いことから，予防的抗菌薬は必要ないとされている．重症例や壊死性膵炎に対する予防的抗菌薬も，生命予後や感染性膵合併症発症に対する明らかな改善効果は証明されていない．そのため抗菌薬を使用するのは胆石性膵炎で胆管炎を合併していたり，予防ではなく感染を伴ったときに限定されると考えられる．使用される抗菌薬としては，広域スペクトラムの抗菌薬であるカルバペネム系が多いため，漫然と投与すると耐性菌の出現や真菌感染症を惹起することがあり，注意を要する．

3．蛋白分解酵素阻害薬

急性膵炎の進展には膵酵素の活性化が関与していると考えられており，蛋白分解酵素阻害薬（ガベキサートメシル酸塩など）はその活性を抑制することから，経静脈投与が広く行われている．しかし複数のRCTで異なる結果が得られていること，さらに日本での大規模な急性膵炎を対象としたpropensity scoreを用いた研究においても有効性を示せなかったことから，現時点では明確な推奨度を決定できないとされている．また，動注療法に関しても有用性が確立されておらず，保険適用がないため臨床研究として実施する以外は推奨されていない．

4 その他の治療

1．栄養療法

急性膵炎においてはエネルギー必要量が増

加しているため，それに見合う栄養の供給が必要である．軽症膵炎においては，必要栄養量の増加が少なく，早期に経口摂取が可能となるため末梢静脈を用いた通常輸液で十分とされている．しかし重症例においては必要栄養量の増加が多いため栄養管理は非常に重要な要素である．さらに，腸管粘膜バリアを保持して，腸内細菌の bacterial translocation による感染を防ぐために経腸栄養が重要な役割を担う．複数の RCT の結果より，経腸栄養施行例は完全静脈栄養と比べて感染症発生率の低下，外科治療の必要性の低下，入院期間の短縮が認められた．したがって腸管穿孔や腸管壊死などの重篤な腸管合併症を有する場合を除いて経腸栄養の併用が推奨されている．合併症の低下と生存率の向上に寄与するため，可能であれば入院後 48 時間以内に経腸栄養を開始することが望ましいとされている．経腸栄養剤の投与方法や種類に関しては，消化態栄養剤，半消化態栄養剤，成分栄養剤のいずれかを選択し，原則として Treitz 靭帯を超えて空腸まで挿入した経腸栄養チューブを用いて経腸栄養を行う．しかし胃管による経胃栄養でも安全性や合併症に差がないとする報告があるため，空腸までチューブが挿入できない場合には誤嚥などに注意しながら，胃管より少量から経腸栄養を開始することが重要である．

2．血液浄化療法

急性膵炎では，十分な細胞外液による輸液で循環動態を維持させることが重要であるが，安定せず利尿が得られない症例にも遭遇する．大量輸液を行い続けると，体液過剰をきたし後述する腹部コンパートメント症候群（abdominal compartment syndrome：ACS）を引き起こす．体液管理の一環として持続的血液濾過／持続的血液濾過透析（continuous hemofiltration/continuous hemodiafiltra-

tion：CHF/CHDF）を導入すべきである．一方で，体液管理以外の病因物質除去を目的とした CHDF や高脂血症の治療としての血漿交換は有用性がないとされており，ルーチンでの使用は推奨されていない．

⑤ 急性膵炎の合併症に対する治療

1．胆石性膵炎に対する治療

急性胆石性膵炎のうち胆管炎合併もしくは胆汁うっ滞所見（黄疸や胆管拡張）を認め，画像検査で総胆管内に胆石・胆泥を認める症例には，早期の ERCP ならびに内視鏡的乳頭括約筋切開術（endoscopic sphinctero-tomy：EST）を施行すべきである．

しかし，胆石・胆泥が乳頭部に嵌頓し膵炎・胆管炎を発症した後に自然に十二指腸へ排出されたと考えられる場合には，早期 ERCP/EST の有用性は否定的である．ERCP の際には膵管造影を可能な限り避けるように心がける．出血リスクの高い症例に対しては定まった見解がない．胆道ドレナージのみを優先し，二期的に EST を行い結石除去することも考慮すべきである．実施に際しては十分な経験を積んだ専門設備および人員が必要である．ERCP 施行の判断に迷うような症例では EUS を先行し，不要不急な ERCP を避けるようにする．

2．膵局所合併症に対するインターベンション治療

膵炎の局所合併症の分類である改訂アトランタ分類 2012 によれば，急性膵炎の種類と発症後の時間経過で 4 つのカテゴリーに分類され，さらに感染の有無により 2 分割され，計 8 カテゴリーに分類された（図 2）．感染性膵壊死とはこの中で，急性壊死性貯留（acute necrotic collection：ANC）あるいは被包化壊死（walled-off necrosis：WON）に細菌・真菌の感染が加わったものを指す．無

図2 改訂アトランタ分類における膵炎後貯留の分類

APFC：acute peripancreatic fluid collection, ANC：acute necrotic collection, PPC：pancreatic pseudocyst, WON：walled-off necrosis

（文献1より引用）

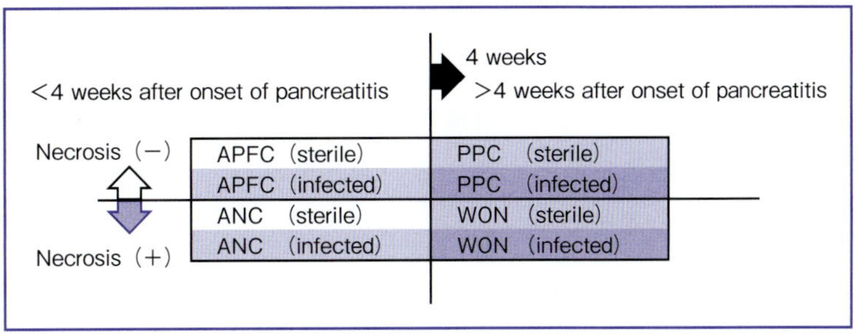

	<4 weeks after onset of pancreatitis	4 weeks ▶ >4 weeks after onset of pancreatitis
Necrosis（−）	APFC（sterile）	PPC（sterile）
	APFC（infected）	PPC（infected）
Necrosis（＋）	ANC（sterile）	WON（sterile）
	ANC（infected）	WON（infected）

症候性や非感染性であれば治療は保存的治療が原則であるが，局所の感染を疑う場合や，閉塞性黄疸や消化管閉塞，腹痛など有症候性の場合は治療適応となる．感染性膵壊死の診断のためのルーチンでの，CTもしくはUSガイド下の穿刺吸引（fine needle aspiration：FNA）は，偽陰性が多いことやFNAの結果が治療の変更に結びつかないことから，現在では推奨されておらず，臨床所見とCT所見を併せ総合的に判断し，経皮的ドレナージあるいは内視鏡的ドレナージを行うことが推奨されている．

インターベンション治療は可能であれば，壊死巣が十分に被包化される発症4週以降まで待機し治療を行うことが望ましい．しかし保存治療のみでは，臓器不全が進行し全身状態不良が持続する症例では，4週を待たずに実施する場合も許容される．近年，インターベンション治療が発展してきており，低侵襲なアプローチ（経皮または経消化管的ドレナージ）から侵襲的アプローチ（経消化管的または経後腹膜ルートからのネクロセクトミー）へと，治療効果をみながら段階的に治療の侵襲度を上げていくステップアップ・アプローチ法が普及してきた[7]．特に，解剖学的にアプローチが可能であれば，最も低侵襲な治療である超音波内視鏡下ドレナージと引き続く内視鏡的ネクロセクトミーによる内視鏡的ステップアップ・アプローチが推奨されている．インターベンション治療後にも，膵内外分泌機能障害や胆管・膵管狭窄などの晩期合併症を併発する症例もあるため，長期的なフォローアップが必要である．

3. 腹部コンパートメント症候群の診断と治療

急性膵炎では，腹腔内圧（intra-abdominal pressure：IAP）が増加することで多臓器不全を引き起こすACSが報告されている．IAP≧12mmHg以上が持続，もしくは反復する場合を腹腔内高血圧症（intra-abdominal hypertention：IAH），IAP≧20mmHgかつ，新たな臓器障害が発生した場合をACSと定義されている[8]．重症急性膵炎ではACSの発症頻度は4.4〜6.6％とされ，その死亡率は47.5％と高率であったと報告されている．そのため経時的なIAPの測定が重要であり，通常は膀胱内圧で測定される．IAHになった際は，まず内科的治療（消化管減圧，腹腔内減圧，腹壁コンプライアンス改善，適正輸液と循環管理）を開始し，IAP≦15mmHgを目標に管理する．消化管減圧として，経鼻胃管/経肛門管の挿入による胃/大腸の減圧，胃腸蠕動薬の投与，経腸栄養の減量，浣腸施行などが行われる．腹腔内減圧として，経皮的に腹水や貯留液をドレナージが行われる．腹壁コンプライアンスを改善させるためには，適切な鎮痛・鎮静が重要であり，改善がなければ筋弛緩薬の投与も考慮される．また，過剰輸液を避け，利尿薬や血液浄化療法で体液コントロールを行うこともIAPを下げるうえで重要である．これ

急性膵炎　355

らの内科的治療に抵抗性である場合には，外科的減圧術が考慮されるが，腹腔内感染症，腹壁瘢痕ヘルニア，腸管皮膚瘻などの合併症が発生する危険性があるため，その適応を慎重に判断する必要がある．

処 方 例

初期治療

処方 ラクテック　500mL
250mL/時で開始し，適宜増減する．

腹痛に対して

処方 レペタン（0.2mg）2アンプル＋生理的食塩水46mL
2mL/時で開始し，適宜増減する．

経腸栄養に関して

処方 エレンタール　300mL
胃管または経腸栄養チューブから20mL/時で開始する．

専門医に紹介するタイミング

　急性膵炎と診断した場合は，初期には軽症と判断される症例でも重症化する恐れがあるため，繰り返し重症度判定を行い，悪化傾向があれば専門医に紹介すべきである．また膵炎自体が軽症で治癒したとしても，悪性腫瘍や胆石性膵炎など，その後の治療方針が大きく異なる疾患が背景に潜んでいる場合があり，専門医に紹介することが重要である．

専門医からのワンポイントアドバイス

　初期治療の際は，まず他の膵炎と治療方針が大きく異なる胆石性膵炎を見逃さないことが重要である．膵炎のみでは説明のつかない肝機能障害を有している場合は，CTで高吸収を示す結石を認めなかったとしても，X線陰性結石の可能性もあるので，MRCPやEUSを含めたさまざまなモダリティでの評価を行うことが重要である．

--------- 文　献 ---------

1) 急性膵炎診療ガイドライン2021改訂出版委員会：急性膵炎診療ガイドライン2021 第5版. 金原出版, 2021

2) Banks PA, Bollen TL, Dervenis C et al：Classification of acute pancreatitis 2012：revision of the Atlanta classification and definitions by international consensus. Gut 62：102-111, 2013

3) 竹山宜典：急性膵炎の臨床像と病態. 日消誌 113：1345-1350, 2016

4) Masamune A, Kikuta K, Hamada S et al：Clinical practice of acute pancreatitis in Japan：an analysis of nationwide epidemiological survey in 2016. Pancreatology 20：629-636, 2020

5) Singh VK, Gardner TB, Papachristou GI et al：An international multicenter study of early intravenous fluid administration and outcome in acute pancreatitis. United European Gastroenterol J 5：491-498, 2017

6) Jakobs R, Adamek MU, von Bubnoff AC et al：Buprenorphine or procaine for pain relief in acute pancreatitis. A prospective randomized study. Scand J Gastroenterol 35：1319-1323, 2000

7) van Santvoort HC, Besselink MG, Bakker OJ et al：Dutch pancreatitis Study group：A step-up approach or open necrosectomy for necrotizing pancreatitis. N Engl J Med 362：1491-1502, 2010

8) Malbrain ML, Cheatham ML, Kirkpatrick, et al：Results from the International Conference of Experts on Intra-abdominal Hypertension and Abdominal Compartment Syndrome. I. Definitions. Intensive Care Med 32：1722-1732, 2006

3. 胆・膵疾患

慢性膵炎

山宮　知，入澤篤志

獨協医科大学医学部 内科学（消化器）講座

POINT

●本邦では「慢性膵炎臨床診断基準 2009」において世界で初めて早期慢性膵炎が提唱された．臨床診断基準の改訂に伴い，現在は「慢性膵炎臨床診断基準 2019」に基づいた「慢性膵炎診療ガイドライン 2021」が用いられている．

●慢性膵炎は膵癌の発生率が高く，早期からの医療介入が重要である．そのため，成因，活動性，重症度，病期を考慮した治療（保存的治療，インターベンション治療）が推奨される．

ガイドラインの現況

　本邦では，2009 年に「慢性膵炎臨床診断基準 2009」が公表され，従来の診断基準に代わり広く用いられてきた[1]．これは，世界で初めて早期慢性膵炎を提唱した診断基準であるが，その後の検討から，早期慢性膵炎は慢性膵炎確診・準確診の臨床像と異なっており，「慢性膵炎臨床診断基準 2009」では確診・準確診に進行するという意味での，"真"の早期慢性膵炎を十分な特異度をもって拾い上げられていない可能性も示唆された．さらには，近年提唱された慢性膵炎の発症・進展形式である「mechanistic definition」[2]，そして画像診断の進歩なども相まって，2019 年に改訂されていた（慢性膵炎臨床診断基準 2019）[3]．この改訂に伴い，2021 年に「慢性膵炎診療ガイドライン 2021」が公表され，用いられている．

【本稿のバックグラウンド】現在の診療ガイドラインとしては，「慢性膵炎診療ガイドライン 2021」が用いられている．本稿では最新のガイドラインに基づいて，慢性膵炎の診療指針について解説した．

どういう疾患・病態か

　慢性膵炎は，「遺伝的や環境要因，その他の危険因子を有し，実質への傷害やストレスに対して持続的な病的反応を生じる個人に起きる膵臓の病的線維化症候群」と定義され

る．日本での発症頻度は 37/10 万人/年であり，成因としてはアルコール性が最も多く，特発性，自己免疫性と続く．以前は，慢性膵炎は非可逆性疾患として考えられていたが，2009 年には世界に先駆けて早期慢性膵炎という概念を導入した診断基準が本邦で示さ

慢性膵炎　**357**

れ[1]，その後の研究で早期の段階であれば可逆的であることもわかってきた．また，慢性膵炎からの膵癌の発生率は年齢・性別・国を調整した予想発症数の26倍と非常に高いリスクが示されており，この点からも慢性膵炎発症早期からの医療介入の重要性は高い．

2009年以前の診断基準では，進行した慢性膵炎の病理像，臨床像について定義・診断されてきたが，2009年の改訂で早期慢性膵炎を提唱したことは世界的にも一石を投じ，早期慢性膵炎の概念を取り入れた mechanistic definition[2] と呼ばれる新しい慢性膵炎の発症・進展機序が提唱された．ここでは，慢性膵炎患者は at risk, acute pancreatitis-recurrent acute pancreatitis（AP-RAP），early chronic pancreatitis（CP），established CP，end stage CP として進行することが示され，いわゆる慢性膵炎確診例，そして準確診例は，この概念モデルにおける end stage CP と established CP に相当する．また，early CP は本邦における早期慢性膵炎に相当し，非可逆性に至る前の状態とされている．2019年に改訂された「慢性膵炎臨床診断基準 2019」[3] は，この新しい疾患概念を取り入れた基準となっている．

治療に必要な検査と診断

1 必要な検査

「慢性膵炎臨床診断基準 2019」に則り，臨床症候（血液生化学検査・遺伝子検査を含む）と画像診断を組み合わせることで慢性膵炎診断は比較的容易である（**表1**）．慢性膵炎の臨床経過は，膵内外分泌機能障害の程度から潜在期・代償期・移行期・非代償期に分けられる（**図1**）．潜在期は特に症状はなく経過するが，代償期では腹痛・背部痛などの症状が出現し，当初は膵内外分泌機能の明ら

かな障害がみられないが徐々に障害が進んでいく．病態の進行とともに膵内外分泌機能障害が進行するが腹痛・背部痛は徐々に軽減し（移行期），非代償期になると糖尿病（糖質代謝障害）や脂肪便（消化吸収障害）などの膵内外分泌機能障害が主症状となる．しかし無痛性の経過をたどる場合や膵機能が廃絶しても腹痛が遷延する場合もあり，病期の判定においては，腹痛・背部痛だけではなく，脂肪便の有無や膵内外分泌機能検査，画像検査を含めて総合的に判断する必要がある．

1. 血液・尿検査

血中尿中膵酵素異常は最も簡便な検査法である．慢性膵炎の診断における膵酵素異常とは，膵特性の高い血中酵素が複数回にわたり正常範囲を超えて上昇，あるいは正常下限未満に低下，もしくは尿中膵酵素が連続して複数回にわたり正常範囲を超えて上昇することとされる．慢性膵炎で血中膵酵素異常高値をきたすことは急性増悪時以外にはむしろ少なく，進行した慢性膵炎では腺房細胞数の減少による膵外分泌機能低下を反映し，正常より低値を示すことが多い．しかし，正常範囲内であることも多く，慢性膵炎診断の特異度は92〜98％と高いものの，感度は20〜32％と低いとされている[4]．

2. 膵外分泌機能検査

膵外分泌機能障害は，膵から十二指腸内腔への膵酵素の分泌障害によって生じる，脂肪，蛋白質，炭水化物の消化吸収障害に基づく病態である．症状としては，脂肪便，下痢，体重減少，栄養障害などが挙げられ，これらが慢性膵炎診断のきっかけになることも少なくない．また，血清アルブミン，血中総コレステロール・中性脂肪の低下は膵外分泌機能低下の指標になりうるため，これらの検査値異常を認めた場合は積極的に膵外分泌機能検査を施行すべきであろう．

表 1　慢性膵炎臨床診断基準 2019

慢性膵炎の診断項目

①特徴的な画像所見
　1）確診所見：以下のいずれかが認められる．
　　a．膵管内の結石
　　b．膵全体に分布する複数ないしびまん性の石灰化
　　c．MRCP または ERCP 像において，主膵管の不規則な拡張とともに膵全体に不均等に分布する分枝膵管
　　　の不規則な拡張
　　d．ERCP 像において，主膵管が膵石や蛋白栓などで閉塞または狭窄している場合，乳頭側の主膵管と分
　　　枝膵管の不規則な拡張
　2）準確診所見：以下のいずれかが認められる．
　　a．MRCP または ERCP 像において，膵全体に不均等に分布する分枝膵管の不規則な拡張，主膵管のみの
　　　不規則な拡張，蛋白栓のいずれか
　　b．CT において，主膵管の不規則なびまん性の拡張とともに膵の変形や萎縮
　　c．US（EUS）において，膵内の結石または蛋白栓と思われる高エコー，または主膵管の不規則な拡張を
　　　伴う膵の変形や萎縮
　3）早期慢性膵炎所見
　　a, b のいずれかが認められる．
　　a．以下に示す EUS 所見 4 項目のうち，1）または 2）を含む 2 項目以上が認められる．
　　　1）点状または索状高エコー（Hyperechoic foci；non-shadowing/Stranding）
　　　2）分葉エコー（Lobularity）
　　　3）主膵管境界高エコー（Hyperechoic MPD margin）
　　　4）分枝膵管拡張（Dilated side branches）
　　b．MRCP または ERCP 像で，3 本以上の分枝膵管に不規則な拡張が認められる．

②特徴的な組織所見
③反復する上腹部痛または背部痛
④血中または尿中膵酵素値の異常
⑤膵外分泌機能障害
⑥1 日 60 g 以上（純エタノール換算）の持続する飲酒歴または膵炎関連遺伝子異常
⑦急性膵炎の既往

慢性膵炎確診：a, b のいずれかが認められる．
　a．①または②の確診所見
　b．①または②の準確診所見と，③④⑤のうち 2 項目以上
慢性膵炎準確診：①または②の準確診所見が認められる．
早期慢性膵炎：③～⑦のいずれか 3 項目以上と早期慢性膵炎の画像所見が認められる．

付　記
1．①，②のいずれも認めず，③～⑦のいずれかのみ 3 項目以上有する症例のうち，他の疾患が否定されるものを慢性膵炎
　疑診例とする．疑診例には EUS を含む画像診断を行うことが望ましい．
2．③～⑦のいずれか 2 項目のみ有し早期慢性膵炎の画像所見を示す症例のうち，他の疾患が否定されるものは早期慢性膵
　炎疑診例として，注意深い経過観察が必要である．

（文献 3 を参照して作成）

　臨床診断基準における“膵外分泌機能障害”とは，合成基質 N-ベンゾイル-L-チロシル-p-アミノ安息香酸（BT-PABA）を用いた機能検査（pancreatic function diagnostic test：PFD 試験）で尿中 PABA 排泄率の明らかな低下（6 時間排泄率 70% 以下，複数回確認を推奨）を認めることと定義される．この検査法は BT-PABA 内服後の

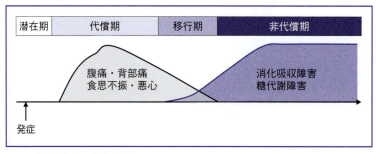

図1 慢性膵炎の臨床経過

尿中PABA測定により，キモトリプシンの十二指腸内活性を間接的に測定する方法であり，異常低値を認めれば膵外分泌機能障害ありと判定する．しかし，6時間の正確な採尿量測定が必要なことや，経口的試薬服用後のPABAの代謝経路（肝臓での抱合，腎排泄，腸管吸収）の影響を受ける点から膵特異性に問題があること，種々の内服薬剤（消化酵素含有製剤，消炎酵素薬，利胆薬剤，サルファ剤，サイアザイド利尿薬，経口糖尿薬SU剤などの芳香族アミン代謝薬剤など）の影響により異常値を示すこと，慢性膵炎以外の膵病変でも異常値を示すことなどから，「慢性膵炎診療ガイドライン2021」では単独での診断能には限界があり，補助的診断として用いるよう推奨している．

3．遺伝子検査

慢性膵炎関連遺伝子異常とは，カチオニックトリプシノーゲン（*PRSS1*）遺伝子のp.R122H変異やp.N29I変異，膵分泌性トリプシンインヒビター（*SPINK1*）遺伝子のp.N34S変異やc.194＋2T＞C変異などを指す．これは，先述した「mechanistic definition」による危険因子のアセスメントに基づき[2]，新たに2019年の診断基準に加えられている．*PRSS1*遺伝子や*SPINK1*遺伝子変異などの確立された膵炎関連遺伝子異常は，早期慢性膵炎の診断項目として採用されており，日常臨床における遺伝子検査の位置づけは大きくなっている．

4．画像検査

診断につながる画像検査としては，腹部単純X線，腹部超音波検査（US），超音波内視鏡検査（EUS），CT，MRI/胆膵管MRI検査（MRCP），内視鏡的逆行性胆道膵管造影検査（ERCP）が挙げられる．実際に，腹部単純X線による膵石や，USによる膵管内の結石・膵全体の石灰化・主膵管の不正な拡張などは診断のきっかけになりえる．

臨床診断基準に記載されている最も簡便な画像検査はUSであるが，脂肪や消化管ガスの影響を受けやすいため，観察不十分な場合は他の画像検査を考慮する．EUSは早期慢性膵炎診断から確診例に至るまで，その有用性は極めて高い[5]．「慢性膵炎臨床診断基準2019」では，EUSは早期慢性膵炎診断における重要な画像検査として位置づけられており，①点状または索状高エコー，②分葉エコー，③主膵管境界高エコー，④分枝膵管拡張，の4項目のうち2項目を認めることが条件となっている（図2）．CTは客観性が高く，脂肪・消化管ガスといった条件の影響が少なく，膵石の評価には極めて有用である．また，膵萎縮の評価にも優れ，「慢性膵炎臨床診断基準2019」の準確診所見には「CTにおいて主膵管の不規則なびまん性の拡張とと

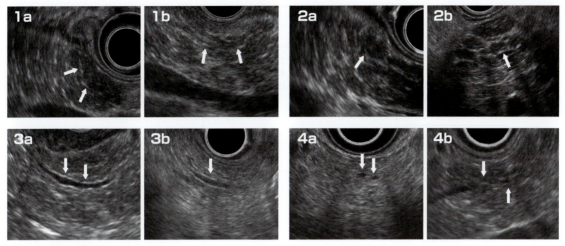

図2 早期慢性膵炎のEUS所見
1a, b：点状または索状高エコー（hyperechoic foci with non-shadowing or stranding）
2a, b：分葉エコー〔lobularity（nonhoneycombing or honeycombing type）〕
3a, b：主膵管境界高エコー（hyperechoic MPD margin）
4a, b：分枝膵管拡張（dilated side branches）

もに膵の変形や萎縮」が含まれている．MRI/MRCPに関しては，最近の画像解像度の向上によりERCPと同等の役割が期待されている．「慢性膵炎臨床診断基準2019」では，確診所見として「MRCP像における主膵管の不規則な拡張とともに膵全体に不均等に分布する分枝膵管の不規則な拡張」，準確診所見として「膵全体に不均等に分布する分枝膵管の不規則な拡張，主膵管のみの不規則な拡張，蛋白栓のいずれか」，早期慢性膵炎所見として，磁場強度3.0テスラでの撮像といった条件付きながら「3本以上の分枝膵管に不規則な拡張が認められる」が挙げられている．また，微細な膵管異常や囊胞性病変の有無などを低侵襲的に評価できることもMRI/MRCPの大きな利点である．結石の直接的診断は難しいが，膵管内の透亮像からの間接的な診断は可能である．ERCPは感度・特異度とも高い検査法であるが，現在では慢性膵炎診断のみのために行われることは少なく，膵癌との鑑別としての膵液細胞診や膵管狭窄治療のために行われることが多い．しかし，「慢性膵炎臨床診断基準2019」においては「主膵管が膵石や蛋白栓などで閉塞または狭窄している場合の乳頭側の主膵管と分枝膵管の不規則な拡張」についてはMRCPでは診断困難とされ，ERCPによる評価が必要とされている．

2 診　断

診断は「慢性膵炎臨床診断基準2019」に基づいてなされる（表1）．診断項目は，①特徴的な画像所見，②特徴的な組織所見，③反復する上腹部痛または背部痛，④血中または尿中膵酵素値の異常，⑤膵外分泌機能障害，⑥1日60g以上（純エタノール換算）の持続する飲酒歴または膵炎関連遺伝子異常，⑦急性膵炎の既往，の7項目で構成され，①と②には，確診所見と準確診所見を設け，④，⑤，⑥については具体的内容を規定している．慢性膵炎確診例は，①または②の確診所見があるもの，あるいは①または②の

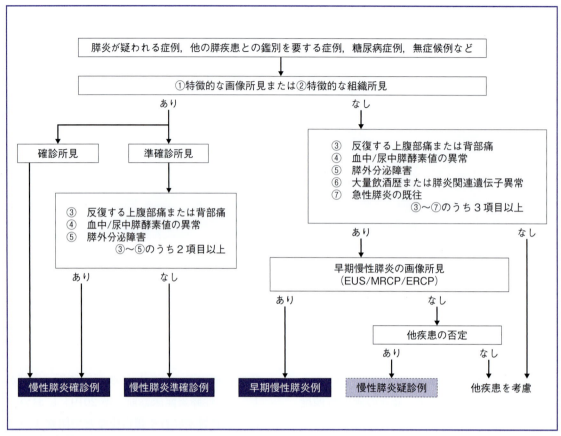

図3 「慢性膵炎臨床診断基準2019」診断フローチャート

(文献3を参照して作成)

準確診所見が得られ，臨床症候として③，④，⑤のうち2項目以上がみられるものである．①または②の準確診所見が認められるものが慢性膵炎準確診例となる．一方，③〜⑦のいずれか3項目以上が認められる症例で，早期慢性膵炎の画像所見が確認されるものを早期慢性膵炎としている．③〜⑦のいずれか3項目以上が認められるものの，早期慢性膵炎に合致する画像所見が確認されず他の疾患が否定される症例は慢性膵炎疑診例とされた．③〜⑦のいずれか2項目のみ有し早期慢性膵炎の画像所見を示す症例のうち，他の疾患が否定されるものは早期慢性膵炎疑診例として，注意深い経過観察を求めている．上記をまとめた「慢性膵炎の診断フローチャート」を図3に示した．

治療の実際

1 保存的治療

「慢性膵炎診療ガイドライン2021」では，成因，活動性，重症度，病期を考慮した治療を推奨している．特に，病期をしっかりと診断したうえで適切な治療法を考慮しなくてはならない．アルコール性慢性膵炎の治療には断酒指導は必須であり，同時に禁煙指導も推奨される．

代償期では，急性増悪の予防と腹痛などの症状への対症療法が主体であり，断酒，過度の膵刺激を避ける食事療法，脂質制限（30〜

35 g/日）が基本となる．代償期の薬物療法としては，疼痛に対する鎮痛薬（非ステロイド抗炎症薬，オピオイド系薬剤），膵外分泌刺激抑制を目的とした抗コリン薬や消化酵素薬，炎症抑制・症状緩和目的で蛋白分解酵素阻害薬が使用される．

一方，非代償期では著明な消化吸収障害が出現するため，高力価の膵消化酵素薬投与を基本としたうえで，40〜60 g/日を目安とした脂質摂取を考慮する必要がある．また，重炭酸分泌能が低下するため小腸内 pH は低下し，膵酵素活性が失活する．このため，高力価膵消化酵素薬を投与する際には，小腸内の pH を上昇（pH>4.0）させるために胃酸分泌抑制薬の併用が推奨される．また，非代償期では膵性糖尿病を併発することも多い．治療の基本は膵酵素補充療法を併用したうえでのインスリン治療であり，栄養状態の改善・維持を優先させるため，高血糖を回避したカロリー制限は行わない．また，膵性糖尿病は α 細胞機能低下により治療中に低血糖を生じやすく遷延しやすいため注意が必要である．

2 インターベンション治療

慢性膵炎の代償期から移行期にかけて膵石を発症することが多いが，主膵管内に膵石が生じると膵管内圧上昇に伴い疼痛や急性膵炎を発症し，慢性膵炎がさらに進行する．そのため，膵液の流出障害による疼痛や膵炎を繰り返す場合は膵石治療も考慮しなくてはならない．膵石に対する治療としては，体外衝撃波結石破砕療法（extracorporeal shock wave lithotripsy：ESWL）や内視鏡治療，さらには外科的治療（膵管減圧術，膵切除術）がある．内視鏡治療には，内視鏡的膵管口切開術，内視鏡的膵石除去術，内視鏡的膵管ステント留置術が含まれる．一般的には，低侵襲である ESWL・内視鏡治療から施行するが，

1 年ほどの経過でも改善に乏しい場合は積極的に外科的治療を考慮する．

慢性膵炎に合併した仮性嚢胞に関しては，感染，腹痛，消化管通過障害などの症状を呈する際には内視鏡的ドレナージ治療の対象となる（基本的には経乳頭的治療が選択されるが，炎症が高度で消化管との癒着が明らかな例では EUS 下ドレナージも考慮される）．

近年では，難治性腹痛に対する EUS 下腹腔神経叢融解術またはブロックの有用性も報告されている．

処方例

代償期（有症状）

処方　・フオイパン（100 mg）1 回 2 錠
　　　　　1 日 3 回　毎食後服用
　　　・パリエット（10 mg）1 回 1 錠
　　　　　1 日 1 回　夕食前服用
　　　＊強い疼痛時：トラムセット配合錠
　　　　　1 回 1 錠　1 日 3 回　毎食後

非代償期

処方　・リパクレオン（300 mg）1 回 2 包
　　　　　1 日 3 回　食直後服用
　　　・ネキシウム（10 mg）1 回 1 カプセル　1 日 1 回　夕食前服用

専門医に紹介するタイミング

慢性膵炎は膵癌の発生率が高く，早期からの医療介入が重要である．原因不明の腹痛・背部痛，膵酵素異常や膵外分泌機能障害を示唆する所見を認める症例では，早期慢性膵炎・慢性膵炎の可能性を疑い，MRCP や EUS を行うことができる専門医療機関へ紹介する．

専門医からのワンポイントアドバイス

　慢性膵炎発症における最大の原因は，大量の持続的な飲酒であり，その継続は病態を進展させる．断酒・禁煙といった生活指導，食事・服薬指導が生命予後の改善へとつながる．消化器医のみならず，さまざまな職種（看護師，栄養士，薬剤師など）とともに診療を進めることが重要である．また，慢性膵炎は膵癌の高リスクであることを認識し，定期的に画像診断を行うことは忘れてはならない．

文　献

1) 厚生労働省難治性膵疾患に関する調査研究班，日本膵臓学会，日本消化器病学会：慢性膵炎臨床診断基準 2009．膵臓 24：645-646，2009
2) Whitcomb DC, Frulloni L, Garg P et al：Chronic pancreatitis：an international draft consensus proposal for a new mechanistic definition. Pancreatology 16：218-224, 2016
3) 日本膵臓学会：慢性膵炎臨床診断基準 2019．膵臓 34：271-273，2019
4) Dominguez-Munoz JE, Pieramino O, Buchler M et al：Ratios of different serum pancreatic enzymes in the diagnosis and staging of chronic pancreatitis. Digestion 54：231-236, 1993
5) 入澤篤志：慢性膵炎診断基準 2009 診断基準の解説―Rosemont 分類と早期慢性膵炎 EUS 所見―．膵臓 24：685-693，2009

3. 胆・膵疾患

膵嚢胞性腫瘍

こばやしのりとし
小林規俊
横浜市立大学大学院医学研究科 がん総合医科学

POINT
- ●膵嚢胞性腫瘍のうち, 膵管内乳頭粘液性腫瘍 (IPMN) は, 「エビデンスに基づく IPMN 国際診療ガイドライン 2024 年版」が刊行されており, 実臨床での順守が推奨される.
- ●漿液性嚢胞腺腫 (SCN) 以外の膵嚢胞性腫瘍は, 低悪性度であるが, 基本的には切除を検討するべき疾患である.
- ●嚢胞を伴う膵癌の可能性を常に念頭におく必要がある.

ガイドラインの現況

　膵嚢胞性腫瘍は, 膵管内乳頭粘液性腫瘍 (intraducutal papillary mucinous neoplasm:IPMN), 粘液性嚢胞腫瘍 (mucinous cystic neoplasm:MCN), 漿液性嚢胞腺腫 (serous cystic neoplasm:SCN), 充実性腫瘍の嚢胞変性 (solid pseudopapillary neoplasm:SPN), 嚢胞を伴う充実性腫瘍として, 神経内分泌腫瘍 (neuroendocrine neoplasm:NEN) の一部なども含まれる.

　IPMN は, 2006 年に国際膵臓学会から IPMN/MCN ガイドラインが刊行され, 2012 年に改訂され, MCN は臨床上の多くの問題が整理されたことより, MCN を除き, 2017 年に IPMN 国際診療ガイドラインとして改訂された. さらに, 2024 年に「エビデンスに基づく IPMN 国際診療ガイドライン」として再改訂された. 本ガイドラインでの変更点は *high-risk stigmata* (HRS) や *worrisome feature* (WF) の改訂とその評価に超音波内視鏡 (EUS) 所見を組み込み, EUS ガイド下に細径針穿刺 (EUS-FNA) を行った場合の細胞学的分析に関して言及されたことである. また, 小さい IPMN に対して, 「経過観察終了」と「変化のない小分枝型 IPMN にも併存膵癌の発生の可能性があるので 5 年経過後も経過観察を継続する」という 2 つの選択肢を提示した点である. またこれらの提案について系統的なレビューを行い, エビデンスに基づく推奨を提示している点にある.

【本稿のバックグラウンド】膵嚢胞性腫瘍は, 形態画像をもとにした総称であり, 病理診断に基づくものではない. 良性, 悪性, 充実性腫瘍の嚢胞変性, 仮性嚢胞を併発した腫瘍など多岐にわたるため, 本稿では, 遭遇頻度の高い IPMN を中心に解説した.

膵嚢胞性腫瘍　**365**

どういう疾患・病態か

膵嚢胞性腫瘍は，粘液性腫瘍と漿液性腫瘍に大別される．粘液性腫瘍にはIPMN，MCN，漿液性腫瘍には，SCNがある．また充実性腫瘍の嚢胞変性ないし嚢胞を伴う充実性腫瘍として，SPNや一部のNEN，膵炎に伴う膵仮性嚢胞を伴う膵腫瘍なども含まれる．SCNは，リンパ節転移を認めたとする報告はあるものの一般的には良性腫瘍と考えられており，黄疸や腹痛などの臨床症状を伴わない場合は経過観察される．SCN以外は，malignant potentialをもった疾患であることより，外科的切除を検討するべき疾患群として捉える必要がある．また，嚢胞性腫瘍では，診断を行ううえで，画像検査所見が，病理検査所見とともに重視されている．これは，乳頭部からのアプローチが可能なIPMNにおいても，診断を行ううえで十分な量の腫瘍細胞の採取は技術的に困難であることや，超音波内視鏡下吸引針生検（EUS-FNA）を悪性の疑いがある膵嚢胞性腫瘍に対して施行することで腹膜播種をきたすと報告されたことにより，本邦では，EUS-FNAは積極的には施行されてこなかったことがその理由として挙げられる．

実臨床で最も多く遭遇するIPMNは，2024年に改訂された「エビデンスに基づくIPMN国際診療ガイドライン」をもとに診療を行うことが勧められる（図1）[1]．本ガイドラインの特徴は，2017年のガイドラインをもとに，以下に示す5つのテーマに沿って，体系的文献レビューを行い，それぞれの項目ごとに論文化を行い，文献検索結果に基づくガイドラインでの推奨が，そのままエビデンスとなるよう配慮された点にある．

5つの課題とは，①*high-risk stigmata*（HRS）や*worrisome feature*（WF）の見直し[2]，②非手術例の経過観察プロトコル[3]，③IPMN切除後の経過観察[4]，④病理

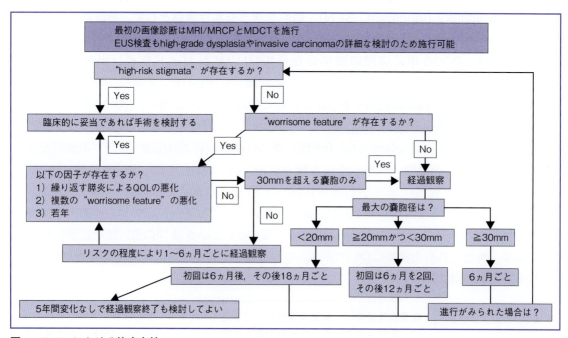

図1　IPMNにおける治療方針

（エビデンスに基づくIPMN国際診療ガイドライン2024年版を参照して作成）

表1 IPMN ガイドラインにおける high-risk stig-
mata と worrisome feature

High risk stigmata

1）閉塞性黄疸を伴う膵頭部病変
2）造影効果を伴う 5 mm 以上の壁在結節
3）主膵管径 10 mm 以上
4）細胞診を施行した場合は陽性か疑陽性

Worrisome feature

1）臨床的に膵炎と診断される
2）嚢胞径 30 mm 以上
3）過去1年間での糖尿病の新規発症や急性増悪
4）造影される壁在結節 5 mm 未満
5）造影される肥厚した嚢胞壁
6）主膵管径 5 mm 以上，10 mm 未満
7）上流膵の萎縮を伴う主膵管狭窄
8）リンパ節腫大
9）CA19-9 の高値
10）1年間に 2.5 mm 以上の嚢胞径増大

（エビデンスに基づく IPMN 国際診療ガイドライン 2024 年版
を参照して作成）

学的側面の改訂[5]，⑤嚢胞内容液の分子マーカー研究の成果[6] である．それぞれに関して，クリニカルクエスチョン（CQ）と SIGN 分類に従ってエビデンスレベルをつけた推奨が示されている．すべての CQ やエビデンスレベルを示すことはできないが，その多くはグレードBもしくはCである．以下に，代表的な指標とそのグレードを列挙する．

① "high-risk stigmata"（HRS）や "worrisome feature"（WF）の改訂

1）壁在結節と充実性成分は，画像上明確に区別は困難である．いずれも IPMN の HRS である（グレードC）．

2）造影される壁在結節 5 mm 以上は HRS である（グレードC）．

3）主膵管径は，10 mm 以上を HRS，5〜10 mm を WF とする（グレードC）．

4）嚢胞径は，30 mm 以上が WF である（グレードC）．

5）嚢胞サイズの年 2.5 mm 以上の増大を WF

とする（グレードC）．

6）High grade dysplasia や浸潤癌が疑われる場合，EUS は，必要である臨床条件がそろっていれば EUS-FNA や造影 EUS を含めて行うべきである（グレードC）．

②非手術例の経過観察プロトコル

1）最初の短期間（6ヵ月）での経過観察の後は，分枝型 IPMN（BD-IPMN）のサイズに応じて，20 mm 未満，20 mm 以上 30 mm 未満，30 mm 以上におのおの 18，12，6ヵ月ごとの経過観察を行う（グレードB）．

2）20 mm 未満の BD-IPMN の経過観察は，5年間変化がなければ患者の状態と余命を考慮しながら中止してもよい．より若い患者や家族性または遺伝性に時とともに蓄積する膵癌リスクを有する患者は，経過観察を中止しないほうがよい（グレードC）．

③ IPMN 切除後の経過観察

IPMN 切除後の経過観察に適切な間隔，期間，方法は，

1）臨床的に有意な残膵病変のリスクがあるので，患者が追加切除などによる治療を受けられる状態である限り経過観察を継続することが推奨される．リスク因子がなければ年1回の経過観察を推奨する．膵癌の家族歴あるいは切除標本に high grade dysplasia があれば，6ヵ月ごとの画像診断による経過観察が推奨される（グレードC）．

④病理学的側面

1）IPMN の組織学的亜型は予後に関係し，その異型度によって予後が想定できる．低異型度の胃型 IPMN は併存する高異型度成分の先行病変であるから，低異型度の胃型 IPMN をリスクがないものと無視することはできない（グレードC）．

2）Intraductal oncocytic papillary neoplasm

膵嚢胞性腫瘍　367

（IOPN）は，形態的にも分子的にも臨床的にも IPMN とは異なる腫瘍として分離するべきである（グレード C）.

3) ほとんどの症例で IPMN 関連膵癌と IPMN 併存膵癌は臨床病理学的に正確に区別できる．遺伝子解析の結果の一致・不一致が鑑別に役立つ可能性があり，臨床上区別を行うべきである（グレード C）.

4) IPMN の追加切除を考慮するうえで，術中の迅速組織診断は重要である．切除断端に low grade dysplasia があっても追加切除は不要である．断端に high grade dysplasia あるいは浸潤癌があれば，追加切除の臨床的な可否を判断する（グレード C）.

⑤囊胞内容液の分子マーカー研究の成果

1) *KRAS*, *GNAS*, *vHL* などの分子マーカーは膵囊胞の診断が明確でなく，経過観察の方針が変化するような場合には有用なことがある（グレード B）.

2) *TP53*, *SMAD4*, *CDKN2A*, *PIK3CA* などの遺伝子変異は high grade dysplasia や浸潤癌の存在診断に有用である（グレード B）.

治療に必要な検査と診断

1 血液検査

膵囊胞性腫瘍によって膵管が圧迫され膵液の流れが滞ることにより，膵酵素（アミラーゼ，リパーゼ，エラスターゼ1）が異常値として捉えられる可能性がある．特に粘液量が多い IPMN では，臨床症状を伴わずにこれら膵酵素上昇を契機に発見されることがあり有用性はある．しかしながら，特異度は低く，画像検査を行うための契機としての役割にすぎない．またアミラーゼは，偽陰性や偽陽性の可能性も考えられることより，比較的

半減期が長く膵特異的であるリパーゼやエラスターゼ1と組み合わせることも重要である．また悪性の膵囊胞性腫瘍では，膵癌で用いられる腫瘍マーカー（CA19-9，CEA，DUPAN-2，SPan-1）が上昇することがあるが，低悪性度の場合はその限りでなく，膵癌ほど実臨床での有用性は高いとはいえない．CA19-9 は膵癌や IPMN 浸潤癌における感度は 41 〜 74 ％，特異度 85〜96 ％ であり，「IPMN 国際診療ガイドライン 2024 年版」でも "*worrisome feature*" のひとつに挙げられている．CEA は，膵癌陽性率は低く 30〜60％程度である．また AGA ガイドラインでは，囊胞液中 CEA ≧ 192 ng/mL の場合には粘液性腫瘍が 79 ％に認められるとし，粘液性腫瘍と非粘液性腫瘍との鑑別に有用とされているが，良悪性診断とは異なることに注意が必要である．DUPAN-2 は膵癌における陽性率は 50 〜 60％程度である．しかし膵炎では値が上昇しないといわれており，他の腫瘍マーカーと組み合わせ，より診断に役立てることができる．SPan-1 は高分子ムチン様タンパク質で，膵癌における陽性率は 70 〜 80％程度と精度が高く，日本人に 5 〜 10％ 程度いるルイス抗体陰性で CA19-9 異常低値の症例でも上昇することが知られており有用といえる．最近では IPMN 患者における循環遊離 DNA を評価した 2 つの研究があり，*GNAS* 変異をおのおの 32 ％，72 ％，*KRAS* 変異を 6 ％，0 ％に認めていると報告されている．

2 画像検査

膵囊胞性腫瘍では，画像診断が最も重要な検査であり，各画像検査所見をもとに，最終的な病理診断に可能な限り迫ることが肝要である．体外式の腹部超音波（US）は診断の契機に利用されるが，精査としては，CT，

表2 膵嚢胞性腫瘍の鑑別点

	MCN	BD-IPMN	SCN	SPN
性別（女性の割合）	>95%	～55%	～70%	90%
年　齢	40, 50代	60, 70代	60, 70代	10～40代
無症状の割合	～50%	ほとんどは無症状	～50%	40%
局在（体尾部の割合）	95%	30%	50%	60%
共通被膜	あり	なし	あり	あり
石灰化	稀　被膜が曲線状	なし	30～40%　中央部	しばしばあり
肉眼的形状	オレンジ状	ブドウの実・房状	スポンジまたは蜂巣状	嚢胞と充実成分の混在，3cm以下の小病変や男性例で時に充実性
多発性	なし	20～40%	なし	稀
内部構造	cyst in cyst	cyst by cyst	microcystic が多い 稀に macrocystic	充実成分と出血，壊死による二次的な嚢胞様構造の混在
主膵管との交通	20%にあり	あり	なし	なし
主膵管の所見	正常または偏位あり	正常または拡張	正常または偏位あり	正常または偏位あり
嚢胞液の正常と分析	ムチン，CEA 高値 *KRAS* 変異あり *GNAS* 野生型	粘液性，CEA 高値 *GNAS* 変異あり *RNF43* 変異あり	漿液性，CEA 低値 *vHL* 遺伝子異常あり *KRAS/GNAS* 野生型	出血壊死など

（エビデンスに基づく IPMN 国際診療ガイドライン 2024 年版を参照して作成）

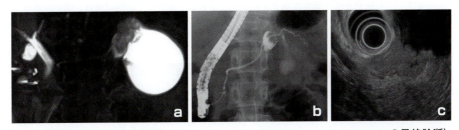

図2　分枝型 IPMN（病理診断にて carcinoma in situ, high-grade dysplasia の最終診断）
a：MRCP，b：ERCP，c：EUS
MRCP にて膵尾部に壁在結節を伴う巨大な嚢胞を認める．ERCP で嚢胞性病変は，主膵管と交通が認められる．EUS では，嚢胞内に乳頭状の隆起性病変を認める．

MRI（MRCP）と超音波内視鏡（EUS）が極めて有用である．また可能であれば，造影による検査を追加検討するべきである．これにより分枝型 IPMN の壁在結節の血流や，SCN の微細な血管構築が確認され，診断能が著しく向上する．また，内視鏡的逆行性胆道膵管造影（ERCP）も，侵襲を伴う検査であるが有用である．主膵管との交通の有無や膵管の偏位などの形態学的評価とともに，膵液細胞診を実施することも可能である．臨床上問題となる，分枝型 IPMN，MCN，SPN，SCN の画像上の特徴と鑑別ポイント，および実際の画像所見を提示する（表2，図2～5）．また非典型例として，嚢胞を伴う

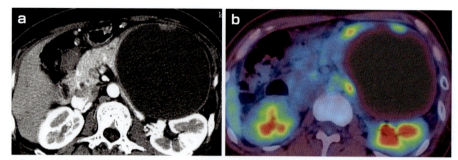

図3 MCN（病理診断にて adenocarcinoma の最終診断となった症例．術中に腹膜播種を認めている）
a：CT，b：FDG-PET
CT にて造影効果のある壁在結節を伴う巨大な単胞性の囊胞を認める．壁在結節は FDG-PET にて集積を認める．

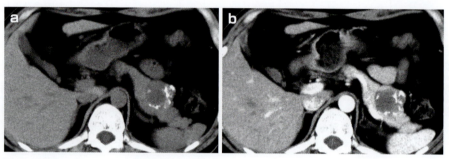

図4 SPN
a：CT（Plain），b：CT（arterial phase）
CT にて石灰化を伴う嚢胞性病変を膵尾部に認める．造影にて嚢胞辺縁は，淡い造影効果を認める．

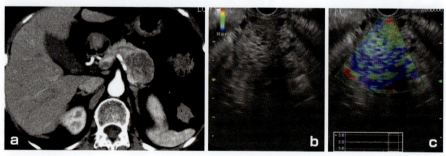

図5 SCN
a：CT（arterial phase），b：EUS，c：EUS（Doppler）
造影 CT にて，内部に造影される微細な蜂巣様の構造が認められる．EUS は，一見すると充実性腫瘍のようにも見えるが，内部に嚢胞を伴う蜂巣様構造が認められ，隔壁内の血流が Doppler にて確認される．

NEN（図6）や，膵癌をはじめとする，充実性腫瘍に嚢胞が合併していることも少なからずあることも念頭におき，嚢胞の部位以外の膵全体を評価することが肝要である．

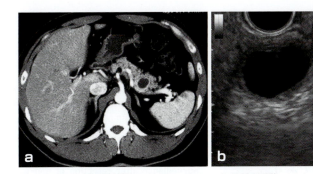
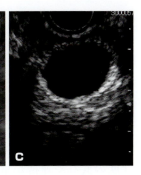

図6 NEN（病理診断にて NET grade1 と最終診断）
a：CT（arterial phase），b：EUS，c：EUS（enhance）
MEN type1 に合併した NET 症例．腫瘍の辺縁が比較的強く造影されており，造影 EUS でも均一な造影効果を認める．

3 病理検査

最終診断であるが，先述したように膵嚢胞性腫瘍は，外科的切除により初めて診断がつくことが多く，術前に病理学的に診断が確定していることは比較的稀である．IPMN で膵液細胞診を施行することもあるが，膵液細胞診の感度は低く，ERCP 後膵炎を起こすリスクもあることより，積極的に施行するべきではないとする意見もある．また EUS-FNA は実臨床では，嚢胞性腫瘍では実施されることは少なく，むしろ嚢胞性病変を伴った充実性腫瘍の場合に検討される．

治療の実際

実際の治療は外科的切除となる．定型的な膵頭十二指腸切除術，膵体尾部切除術のほかに，膵中央部分切除術や多発性においては，膵全摘術が施行されることもある．しかしながら膵嚢胞性腫瘍は，低悪性度であることより，過大な侵襲を避ける意味で腹腔鏡下膵切除術や腫瘍核出術など，低侵襲な術式も時に選択される．縮小手術を検討する場合でも，可能な限りリンパ節のサンプリングは施行し，病理学的検索を施行しておくことが勧められる．

処方例

内服薬による加療は行われていない．

専門医に紹介するタイミング

膵嚢胞性腫瘍は，嚢胞を伴う膵癌を発見する契機となることも稀ではなく，初回診断時は，CT，MRI，EUS などの精密検査が施行可能な施設での十分な画像検査を行う必要があることから，まずは専門医への紹介を検討する．精査の結果，経過観察になった場合も，定期的に，また長期にわたる専門医による経過観察が必要と思われる．

専門医からのワンポイントアドバイス

膵嚢胞性腫瘍の鑑別は，専門医でも時に判断に迷うことがあり，侵襲を伴う各種画像検査を施行することや時には診断を含めた外科的切除が施行されることもあり，患者への十分な説明と同意が必要である．また経過観察も長期にわたることから，患者の精神的負担にも十分留意する必要がある．また膵臓に対する外科的切除が，比較的高侵襲な手術であることにより，高齢者や重篤な併存疾患を

もっている症例では経過観察を行わざるを得ないこともある．その際は，疑っている疾患名，経過観察を行っている理由やリスクの程度など，病状を可能な限り患者や家族と共有する必要があると思われる．また高齢であることや併存疾患により，専門医での経過観察が継続できないケースでは，かかりつけ医と疾患や悪性度の共有や連携が重要であり，個々の症例ごとに，適切な対応を検討するべきである．

文　献

1) Ohtsuka T, Fernandez-del Castillo C, Furukawa T et al：International evidence-based Kyoto guidelines for the management of intraductal papillary mucinous neoplasm of the pancreas. Pancreatology 24：255-270, 2024

2) Ohno E, Balduzzi A, Hijioka S et al：Association of high-risk stigmata and worrisome features with advanced neoplasia in intraductal papillary mucinous neoplasms（IPMN）：a systematic review. Pancreatology 24：48-61, 2024

3) Kazmi SZ, Jung HS, Han Y et al：Systematic review on surveillance for non-resected branch-duct intraductal papillary mucinous neoplasms of the pancreas. Pancreatology 24：463-488, 2024

4) Correa-Gallego C, Miyasaka Y, Hozaka Y et al：Surveillance after resection of non-invasive intraductal papillary mucinous neoplasms（IPMN）. A systematic review. Pancreatology 23：258-265, 2023

5) Wood LD, Adsay NV, Basturk O et al：Systematic review of challenging issues in pathology of intraductal papillary mucinous neoplasms. Pancreatology 23：878-891, 2023

6) Pflüger MJ, Jamouss KT, Afghani E et al：Predictive ability of pancreatic cyst fluid biomarkers：a systematic review and meta-analysis. Pancreatology 23：868-877, 2023

3. 胆・膵疾患

膵 癌

水間正道，海野倫明
東北大学大学院医学系研究科 消化器外科学分野

POINT

●腹痛，腰背部痛，黄疸，体重減少，糖尿病の新規発症・増悪などがある場合は膵癌の可能性を考える．

●膵癌が疑われた場合は，造影 CT を行う．

●膵癌は EUS-FNA などで，組織学的に確定診断を得てから治療を開始することが望ましい．

●切除可能性分類（切除可能，切除可能境界，切除不能）に基づいて治療方針を立てる．

●切除可能膵癌や切除可能境界膵癌に対しては術前治療を行うことが提案されている．

ガイドラインの現況

　「膵癌診療ガイドライン」は 2006 年に日本膵臓学会から初版が発行され，その後 5 回ほど改訂がなされ，最新のものは 2022 年版である．2022 年版は，総論と各論に大別され，各論は診断法と治療法に分けて記載されている．各論では，膵癌診療に関連したクリニカルクエスチョンと，それに対するステートメントが簡潔な文章で記載されている．各ステートメントは，最新の文献検索によるシステマティックレビューに基づいて記載されており，ステートメントが導かれるに至った根拠について文献を紹介しながら解説する構成となっている．治療法においては，外科的治療法や化学療法，放射線療法のほかに，支持・緩和療法も取り上げられている[1]．本稿では，膵癌診療のポイントについて「膵癌診療ガイドライン」の記載に沿って解説する（図 1）．

【本稿のバックグラウンド】　「膵癌診療ガイドライン 2022 年版」の記載内容に従い，膵癌診療のポイントについて診断から治療までわかりやすく解説した．

どういう疾患・病態か

1 疫　学

　日本では膵癌の死亡数は年々増加してお

り，国立がん研究センターがん情報サービス「がん登録・統計」によると，日本における 2020 年 の 膵 癌 死 亡 数 は 37,677 人（男性 18,880 人，女性 18,797 人）であり，臓器別

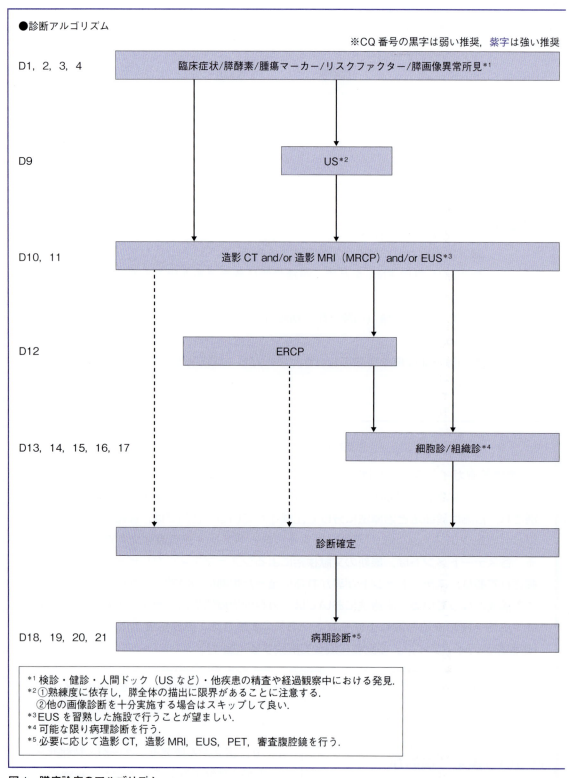

図1 膵癌診療のアルゴリズム

●治療アルゴリズム

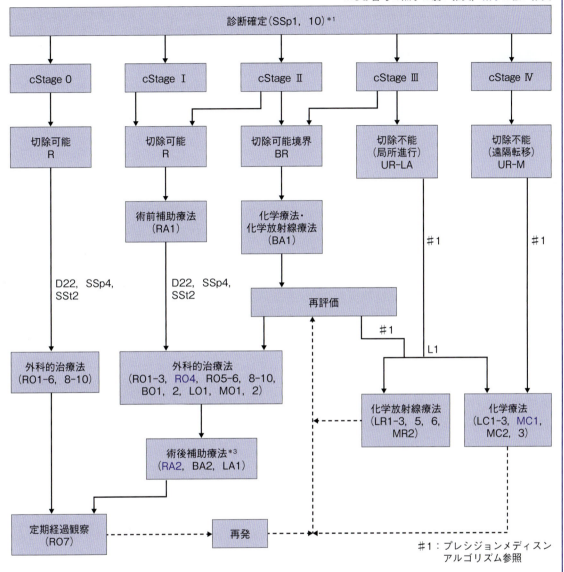

(日本膵臓学会膵癌診療ガイドライン改訂委員会 編:膵癌診療ガイドライン2022年版 第6版. p73-74, 金原出版, 2022より引用)

表1　膵癌のリスクファクター

家族歴	散発性膵癌，家族性膵癌家系
遺伝性	遺伝性膵癌症候群（ポイツ・ジェガース症候群，遺伝性膵炎，家族性異型多発母斑黒色腫症候群，遺伝性乳癌卵巣癌，リンチ症候群，家族性大腸腺腫症）
嗜　好	喫煙，飲酒
生活習慣病	糖尿病，肥満
膵疾患・膵画像所見	慢性膵炎，膵管内乳頭粘液性腫瘍（IPMN），膵嚢胞，膵管拡張
その他	胆石・胆嚢摘出術，血液型（非 O 型），感染症（ピロリ菌，B 型肝炎，C 型肝炎）

では，肺，大腸，胃に次いで第 4 位となっている．また，2019 年の膵癌罹患数は 43,865 人（男性 22,285 人，女性 21,579 人）であったと報告されている．5 年相対生存率は男性 8.9％，女性 8.1％，10 年相対生存率は男性 4.6％，女性 4.8％であり，膵癌は他臓器と比較して最も予後不良である[2]．

② リスクファクター（表 1）

「膵癌診療ガイドライン」では，膵癌のリスクファクターについて解説している．

膵癌患者の 5〜10％に第一度近親者の膵癌家族歴があり，近親者に膵癌患者が多いほど膵癌の発生リスクは増加する．第一度近親者に 2 人以上の膵癌患者がいる家系を家族性膵癌家系と定義するが，家族性膵癌家系では膵癌の発生リスクが特に高い．特定の原因遺伝子によって家系内で膵癌が多発する疾患群を遺伝性膵癌症候群と総称するが，膵癌の発生リスクはポイツ・ジェガース症候群では 132〜140 倍，遺伝性膵炎では 67〜87 倍と非常に高い．

慢性膵炎の膵癌発生リスクは 13.3〜16.2 倍と高く，禁酒や外科的治療で膵癌の発生は減少する．膵管内乳頭粘液性腫瘍（intraductal papillary mucinous neoplasm：IPMN）は，IPMN 自体が浸潤癌へ進行する可能性があるが，一方で IPMN でない膵臓から IPMN 併存膵癌が発生する可能性があり，分枝型 IPMN における併存膵癌の発生頻度は年率 0〜1.1％とされている．

生活習慣病としては，2 型糖尿病では膵癌の発生リスクは 1.7〜1.9 倍とされ，肥満もリスクファクターのひとつとされている．喫煙による膵癌の発生リスクは 1.7〜1.8 倍，大量飲酒による膵癌の発生リスクは 1.1〜1.3 倍と報告されている．また，胆石・胆嚢摘出術，非 O 型の血液型，*Helicobacter pylori* 感染，B 型・C 型肝炎ウイルス感染，職業性発がん物の曝露（塩素化炭化水素），で膵癌の発生リスクが高いことが報告されている．

③ 症　状

膵癌の初発症状としては，腹痛，黄疸，腰背部痛，体重減少などがあるが，特異的な症状に乏しい．78％が頭部に，22％が体尾部に発生し，患者の 25％は半年前から腹部違和感を自覚していると報告されている．日常診療では，糖尿病の新規発症や増悪を契機に膵癌が発見される場合があることを認識しておく必要がある．

治療に必要な検査と診断

① 存在・確定診断

膵癌を疑った場合に行う検査法としては，

腹部超音波検査，造影CT，造影MRI，超音波内視鏡検査（endoscopic ultrasound：EUS）が挙げられるが，中でも中心となるのが造影CTである．EUSは，他の画像検査よりも高感度に膵癌を検出することができ，小膵癌の検出に有用であるが，侵襲的検査であることから適応は慎重に決定する必要がある．

「膵癌診療ガイドライン」では，内視鏡的逆行性胆管膵管造影（endoscopic retrograde cholangiopancreatography：ERCP）は，他の画像診断法で炎症性病変との鑑別困難な膵管狭窄や，早期膵癌の可能性がある膵管狭窄に対して行うことを提案している．その一方で，膵癌と診断するための存在・質的診断目的のFDG-PETは行わないことを提案している．各種メタ解析の結果から，FDG-PETは腹部CT，腹部MRI，EUSなどと比較して膵癌の存在・質的診断に優れているとはいえないことなどがその理由である．

確定診断においては，細胞診や組織診の病理診断を可能な限り行うことが重要である．「膵癌診療ガイドライン」では，膵腫瘤を認める場合，病理診断法として超音波内視鏡下穿刺吸引法（endoscopic ultrasound-guided fine needle aspiration：EUS-FNA）を行うことが提案されている．ERCPを用いた膵液細胞診は，腫瘤像としては捉えられないが膵管の異常所見を認める場合，すなわち膵上皮内癌の診断において重要性が非常に高い．しかし，ERCP後の急性膵炎などのリスクには注意する必要がある．

❷ 病期・切除可能性診断

膵癌の治療は，画像所見に基づいた切除可能性分類に従ってなされることが前提となっているため，切除可能性の評価は非常に重要である．CTを中心とした画像所見から切除可能，切除可能境界，切除不能のどれに該当するのかを判断する．切除可能性分類は，「膵癌取扱い規約 第8版」や米国のNCCN（National Comprehensive Cancer Network）ガイドラインで定義されており，両者には共通点が多いが同一ではない．「膵癌診療ガイドライン」では，「膵癌取扱い規約 第7版」の切除可能性分類に従っている（最新の膵癌取扱い規約は第8版であるが，切除可能性分類は第7版から変更なし）（**表2**）．遠隔転移があるか，門脈系静脈への接触・浸潤があるか，肝動脈，腹腔動脈，上腸間膜動脈への接触・浸潤があるか，これら門脈系静脈や主要動脈への接触・浸潤が半周以上か否か，といった点が切除可能性を評価するポイントとなる[3]．

病期・切除可能性診断のためには，造影CTが推奨される．また，Gd-EOB-DTPAによる造影MRIは肝転移の検出に有用であり，「膵癌診療ガイドライン」では造影MRIを施行することを提案している．EUSは，CTよりもT因子，N因子，血管浸潤の診断能に優れることから，造影CTで病期・切除可能性が確定できない場合にEUSを追加することが提案されている．FDG-PETは，遠隔転移の診断においてはCTより特異度が高いため，遠隔転移が疑われる場合に行うことが提案されている．

治療の実際

膵癌の治療は，上述した検査法で切除可能性を評価し，その切除可能性に従って行うのがゴールドスタンダードである．

❶ 切除可能膵癌

切除可能膵癌に対する治療は切除が基本であるが，その前後に術前補助化学療法と術後補助化学療法を行うことが勧められている．

表2 膵癌切除可能性分類（膵癌取扱い規約 第8版）

切除可能性		門脈系静脈	動脈
R：切除可能（Resectable）		SMV/PV に腫瘍の接触を認めない．もしくは接触・浸潤が180度未満で閉塞を認めない．	SMA，CA，CHA に腫瘍の接触・浸潤を認めない．
BR：切除可能境界（Borderline resectable）	BR-PV（門脈系への浸潤のみ）	SMV/PV に180度以上の接触・浸潤あるいは閉塞を認める．その範囲が十二指腸下縁をこえない．	
	BR-A（動脈系への浸潤あり）		SMA あるいは CA に180度未満の接触・浸潤を認める．狭窄・変形は認めない．CHA に接触・浸潤を認めるが，固有肝動脈や CA への接触・浸潤を認めない．
UR：切除不能（Unresectable）	UR-LA（局所進行）	SMA/PV に180度以上の接触・浸潤あるいは閉塞を認め，かつその範囲が十二指腸下縁をこえるもの．	SMA あるいは CA に180度以上の接触・浸潤を認める．CHA に腫瘍の接触・浸潤を認め，かつ固有肝動脈あるいは CA に接触・浸潤が及ぶもの．大動脈に腫瘍の接触・浸潤を認めるもの．
	UR-M（遠隔転移あり）	遠隔転移を認める．領域リンパ節をこえるリンパ節への転移を有する場合も含む．	

CA：腹腔動脈，CHA：総肝動脈，PV：門脈，SMA：上腸間膜動脈，SMV：上腸間膜静脈
切除可能性分類に関しては第7版から変更なし

（文献3をもとに著者作成）

以前から術後補助化学療法にはエビデンスがあり，S-1 単独療法が推奨されている．最近，切除可能膵癌に対する術前補助療法の有用性が臨床試験で示されたことに基づき，術前補助療法としてゲムシタビン塩酸塩＋S-1 併用療法を行うことが提案されている．

「膵癌診療ガイドライン」では，術前・術後補助療法のほかにも日常診療の参考になる提言がいろいろとなされており，専門家に紹介する側として参考になるものを概説する．施設ボリュームに関しては，膵癌では手術例数の多い施設で外科的治療を行うことが提案されている．文献のメタ解析の結果，手術例数の多い施設での手術は全死亡率と在院死亡率が有意に低く，手術関連合併症発生率も低

く，術後在院期間も短かったと報告されている．一方，患者因子に関しては，治癒切除のための門脈合併切除や膵全摘出術を行うことを提案しており，また，80歳以上の治癒切除が可能である高齢者膵癌では，外科的治療を行うことを提案している．門脈浸潤や膵全摘を要する進展範囲，80歳以上の高齢者といった因子のみでは非切除とは必ずしもならないことは知っておきたい．

2 切除可能境界膵癌

切除可能境界膵癌においても手術先行ではなく，術前補助療法を行った後に治療効果を再評価し，治癒切除可能か否かを検討したうえで外科的治療を行うことが提案されてい

る．術前治療の具体的なレジメンについては
ステートメントとして言及されていないところが切除可能膵癌とは異なる点である．術前治療として化学療法あるいは化学放射線療法の選択，至適レジメン，至適治療期間についてなど今後明らかにしていく必要がある．外科的治療においては，腹腔動脈合併切除や肝動脈合併切除は行うことを提案しており，これらの動脈に進展している場合でも切除適応となる可能性がある．一方で，上腸間膜動脈の合併切除は行わないことが提案されている．

③ 局所進行切除不能膵癌

「膵癌診療ガイドライン」では，局所進行切除不能膵癌に対しては，一次治療として，化学放射線療法，あるいは化学療法単独を行うことを提案している．どちらの治療法が優れるのかは一定のコンセンサスが得られていない．化学放射線療法を行う場合には，フッ化ピリミジン系抗がん薬あるいはゲムシタビン塩酸塩との併用を提案している．一方で，一次化学療法としては，FOLFIRINOX療法，ゲムシタビン塩酸塩＋ナブパクリタキセル併用療法，ゲムシタビン塩酸塩単独療法，S-1単独療法の4つのレジメンが並列して提案されているが，現状ではパフォーマンスステータスが良好であればFOLFIRINOX療法あるいはゲムシタビン塩酸塩＋ナブパクリタキセル併用療法のどちらかが優先的に選択されている．一次治療に不応となった場合は，二次化学療法を行うことが提案されている．ゲムシタビン塩酸塩関連レジメン後では，フルオロウラシル＋(レボ)ホリナートカルシウム＋イリノテカン塩酸塩水和物 リポソーム製剤併用療法や，フルオロウラシル関連レジメン（FOLFIRINOX療法，S-1単独療法を含む）が提案される．一方，フルオロウラシル関連レジメン後の場合は，ゲムシタビン

塩酸塩関連レジメン（ゲムシタビン塩酸塩＋ナブパクリタキセル併用療法やゲムシタビン塩酸塩単独療法）が提案される．また，高頻度マイクロサテライト不安定性（MSI-High）や腫瘍遺伝子変異量高スコア（TMB-High）を有する場合はペムブロリズマブ単独療法が提案される．*NTRK*融合遺伝子を有する場合はエヌトレクチニブ単独療法あるいはラロトレクチニブ単独療法が提案される．

最近では化学療法の進歩に伴い，初診時局所進行切除不能膵癌と診断されるも化学療法が奏効し原発巣切除（コンバージョン切除）が可能となる症例が増えてきている．「膵癌診療ガイドライン」においても，コンバージョン切除は長期予後が期待される治療法であり，治療選択肢のひとつとして提案されている．しかしながら，コンバージョン切除術後早期に再発・死亡する患者も一定の割合で存在していることから，その恩恵を享受できる患者選別が臨床的課題である．

④ 遠隔転移を有する膵癌

遠隔転移を有する膵癌に対する標準治療は化学療法である．一次治療としてはFOLFIRINOX療法あるいはゲムシタビン塩酸塩＋ナブパクリタキセル療法を選択することが推奨されている．全身状態や年齢でこれらの治療が不適の場合は，ゲムシタビン塩酸塩単独療法，あるいはS-1単独療法が提案されている．一次治療に不応となった場合は，局所進行切除不能膵癌と同様に，二次化学療法を行うことが提案されており，二次化学療法のレジメン選択については局所進行切除不能膵癌のものと同様である．二次化学療法の候補として提案されているペムブロリズマブの適応はMSI-HighやTMB-Highが検出された場合に限られ，エヌトレクチニブやラロトレクチニブの適応は*NTRK*融合遺伝

子が確認された場合に限られる．最近，がん遺伝子パネル検査が保険適用となったが，「膵癌診療ガイドライン」では，切除不能膵癌患者に対して，腫瘍組織や血液検体を用いたがん遺伝子パネル検査を行うことを提案している．がん遺伝子パネル検査の実施の際は保険適用の条件に留意されたい．

処方例

癌性疼痛に対して

処方A カロナール錠（500 mg） 1回1錠 1日4回 食後・眠前服用

処方B （投与開始時） オキシコンチン錠（5 mg） 1回1錠 1日2回 12時間ごと
レスキューとして，オキノーム（2.5 mg） 1回1包 頓服

処方C （投与開始時） ナルサス錠（2 mg） 1回1錠 1日1回 眠前
レスキューとして，ナルラピド錠（1 mg） 1回1錠 頓服

オピオイドによる嘔気に対して

処方A ノバミン錠（5 mg） 1回1錠 1日3回 食後

処方B プリンペラン錠（5 mg） 1回1錠 1日3回 食後

オピオイドによる便秘に対して

処方A スインプロイク錠（0.2 mg） 1回1錠 1日1回 朝食後

処方B アミティーザカプセル（24 μg） 1回1カプセル 1日2回 朝・夕食後

がん悪液質に対して

処方 エドルミズ錠（50 mg） 1回2錠 1日1回 空腹時に頓用

専門医に紹介するタイミング

腹部超音波検査やCT，MRIで膵癌が少しでも疑われる，あるいは膵癌が否定できない所見を認める場合は，経過観察とはせずに速やかに精査目的に専門医を紹介すべきである．その理由は，膵癌ではしばしば急速な経過をたどることがあるからである．専門医への紹介なしに経過観察とすることは，後に病勢の増悪により切除不能の状態で膵癌が発見されるリスクがあるということに注意が必要である．

専門医からのワンポイントアドバイス

腹痛，腰背部痛，黄疸，体重減少，糖尿病の新規発症・増悪などがある場合は膵癌の可能性を考え，血中膵酵素・腫瘍マーカー測定，腹部超音波検査を行い，膵癌が疑われる場合は，造影CT，造影MRI，超音波内視鏡などを追加する．膵癌は組織診や細胞診で病理学的に確定診断を得てから治療を開始することが望ましい．膵癌は画像所見，特に造影CTで切除可能性（切除可能，切除可能境界，切除不能）を評価し，切除可能性に基づいて治療する．

—————————— 文 献 ——————————

1) 日本膵臓学会膵癌診療ガイドライン改訂委員会編：膵癌診療ガイドライン2022年版. 金原出版, 2022
2) 国立がん研究センターがん情報サービス「がん登録・統計」
https://ganjoho.jp/reg_stat/statistics/stat/summary.html
3) 日本膵臓学会 編：膵癌取扱い規約 第8版. 金原出版, 2023

3. 胆・膵疾患

膵・消化管神経内分泌腫瘍(NEN)

山重大樹, 肱岡 範
国立がん研究センター中央病院 肝胆膵内科

POINT
- 神経内分泌腫瘍（neuroendocrine neoplasm：NEN）は希少がんに該当する．
- NENの治療方針の決定には正確な診断と悪性度評価が重要である．

ガイドラインの現況

　日本神経内分泌腫瘍研究会（Japan NeuroEndocrine Tumor Society：JNETS）が主導し，本邦で初めて「膵・消化管神経内分泌腫瘍（NET）診療ガイドライン」が2015年に刊行された．その後，神経内分泌腫瘍の診断および治療に関して，臨床に大きく関与する多くの新たな動向があった．

　特に，2011年まではソマトスタチンアナログしか選択肢のなかった薬物療法において，分子標的治療薬や細胞傷害性抗がん薬に加え，ペプチド受容体放射性核種療法（peptide receptor radionuclide therapy：PRRT）も治療選択肢となった．また，WHOの分類も2017（膵NET），2019（消化器NET）と改訂された．

　このように初版刊行後に多くのエビデンスが集まったことを受けて，診療ガイドラインの改訂が必要となり，2018年1月に診療ガイドライン改訂委員会が発足し，第1版，続いて2019年9月に第2版[1]の出版となった．さらに，2025年の第3版の出版へ向けて，現在改訂作業が進められている．

【本稿のバックグラウンド】　「膵・消化管神経内分泌腫瘍（NET）ガイドライン」は，診断から治療まで広範囲に網羅されている．本稿では，これに加えESMOのガイドラインも踏まえて解説した．

どういう疾患・病態か

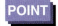 総論/疫学

　NENは神経内分泌細胞に由来する腫瘍の総称で，神経内分泌細胞は全身に分布するため，腫瘍も全身の臓器（呼吸器，消化器，生殖器，泌尿器，感覚器など）に発生する．このうち，消化器に発生するものを膵・消化管神経内分泌腫瘍（gastroenteropancreatic neuroendocrine neoplasm：GEP-NEN），肺気管支胸腺に発生するものを肺気管支神経内分泌腫瘍（brochopulmonary neuroendocrine neoplasm）と呼称する．全NENのうち，前者が約60%，後者が30%を占める．NENの多くは非常におとなしく，増殖速度の遅い腫瘍が多いが，NENはスペクトラムの広い疾

表1 WHO分類 2019（膵・消化管）

分化度	項　目	Ki-67 LI（%）	核分裂数（/10HPF）
高分化	NET G1	<3	<2
	NET G2	3〜20	2〜20
高分化	NET G3	20<	20<
低分化	NEC G3	20<	20<

患であり，比較的おとなしい高分化型神経内分泌腫瘍（neuroendocrine tumor：NET）と，予後が極めて不良な低分化型神経内分泌癌（neuroendocrine carcinoma：NEC）の2つに大きく分類される．

全国がん登録（https://ganjoho.jp/reg_stat/can_reg/national/public/about.html）における本邦のGEP-NENの1年間の新規発症者数（2016年）は6,735人で，人口10万人あたり膵NET 0.7人，消化管NET 2.84人と報告されており，希少がん（人口10万人あたり6人未満）に該当する．また世界的に増加傾向にあり，本邦においても，5年間で有病患者数は膵NETでは1.2倍に，消化管NETでは約1.8倍に増加している．これは，検診機会の増加や超音波内視鏡検査を含む画像検査機器の進歩とともに，NETの認識が普及してきたことが大きく影響していると考えられる．

希少がんであるゆえ，診断自体が遅れることが問題である．切除不能NENに対しては薬物療法が中心となるが，2010年以降，ソマトスタチンアナログしか選択肢のなかった薬物療法において，分子標的治療薬や細胞傷害性抗がん薬に加え，ペプチド受容体放射性核種療法（PRRT）も選択肢となり，さまざまな治療の選択肢が生まれつつある．

2 分　類

GEP-NENは，膵と消化管に分けられる

が，現在，膵，消化管NENはともにWHO分類2019（Tumours of the Digestive System）（表1）に基づいて悪性度が評価されている．NENは，カルチノイド（Carcinoid）と命名されていた．これは“がんもどき”の意味であり，他の悪性腫瘍と比べて，比較的おとなしい腫瘍という特徴をよく捉えたものであったが，臨床的には，生命予後を規定することもあり，誤った認識を与えるとの懸念から，最初の命名から約1世紀を経てWHO分類2000（Tumours of the Digestive System）にてNETと総称され，概念の統一が図られた．

さらにWHO分類2010において，NETからNENに変更され，さらに悪性度がKi-67標識率（labeling index：LI），核分裂数の2項目に基づき，NET Grade1（G1），NET Grade2（G2），NEC（低分化型神経内分泌癌），腺癌成分との混合型である複合型腺神経内分泌癌（mixed adenoneuroendocrine carcinoma：MANEC）に大きく分類された．しかし，WHO分類2010（Tumours of the Digestive System）においては，形態学的な分化度が悪性度の規準から外れたため，高分化なNENであってもKi-67 LI>20%は，低分化型の含意をもつNECに分類されてしまっていた．

そのため，WHO分類（Endocrine Organs）では膵NENを，これまでのNET G1とNET G2に加え，高分化でKi-67 LI>20%

表2　代表的な機能性 NET とその症状

	主な症状	関連ホルモン
インスリノーマ	低血糖症状（冷汗，動悸，意識障害，記憶力低下，異常行動）	インスリン
ガストリノーマ	再発性消化性潰瘍，逆流性食道炎，下痢	ガストリン
グルカゴノーマ	移動性紅斑，糖尿病，体重減少，貧血	グルカゴン
VIP オーマ	水様性下痢，低カリウム血症	VIP
セロトニン産生腫瘍	皮膚潮紅，下痢，喘息，心疾患	セロトニン，アミン

表3　膵消化管神経内分泌腫瘍の原因となる遺伝性疾患の一覧

多発性内分泌腫瘍症 1 型（Multiple Endocrine Neoplasia type 1：MEN-1）
フォンヒッペル・リンドウ病（von Hippel-Lindau disease：VHL）
神経線維腫症 1 型（type 1 neurofibromatosis：NF1）
結節性硬化症（tuberous sclerosis complex：TSC）

を示す腫瘍を NET G3 に，低分化で Ki-67 LI＞20％を示す腫瘍を NEC G3 に分類・定義した．さらに WHO 分類 2019（Tumours of the Digestive System）で，消化管 NEN においても NET G3 の概念が組み込まれ，膵・消化管とも同じ悪性度分類に統一された（表1）．

一方，NEC-G3 は形態学的に small cell NEC（SCNEC）と large cell NEC（LCNEC）に分類される．いずれも低分化で，増殖活性が高く，早期から転移をきたし，NEN の中で最も予後不良な疾患群である．

治療に必要な検査と診断

GEP-NEN の場合には，一般的な病診診断，Ki-67 LI に基づく悪性度診断および進行度のみでなく，原発部位やホルモン産生症状の有無，遺伝性疾患を背景に有しているか否かなどさまざまな観点から分類され，治療方針を決定するうえで考慮される．

1 ホルモン産生症状の有無

NET の中には産生ホルモンによる症状を呈する一群があり，「機能性（functional）」と呼ばれる．消化性潰瘍や下痢を呈するガストリノーマ，低血糖発作を呈するインスリノーマ，遊走性壊死性紅斑や耐糖能障害を呈するグルカゴノーマ，水様性下痢を呈する VIP（vasoactive intestinal polypeptide）オーマなどである（表2）．一方，そのようなホルモン過剰分泌による症状を有さない一群は，「非機能性」と分類される．

2 遺伝性疾患の有無

GEP-NET の 90％以上は孤発性に発生するが，中には，生殖細胞系遺伝子の病的変異に伴って発生するものがある（表3）．NET を生じ得る遺伝性疾患にはさまざまなものがあり，多発性内分泌腫瘍症 1 型（multiple endocrine neoplasia type 1：MEN1），フォンヒッペル・リンドウ病（von Hippel-Lindau disease），神経線維腫症 1 型／フォンレックリングハウゼン病（neurofibromatosis type 1／von Recklinghausen disease），およ

表4 MEN1 を積極的に疑う膵・消化管神経内分泌
腫瘍

①多発性膵・消化管神経内分泌腫瘍
②再発性膵・消化管神経内分泌腫瘍
③ガストリノーマ（年齢を問わない）
④若年のインスリノーマ
⑤高カルシウム血症の合併
⑥MEN1 関連腫瘍の合併
⑦MEN1 関連腫瘍の家族歴

び結節性硬化症／プリングル病（tuberous sclerosis／Bourneville-Pringle disease）が知られている．これらのうち，MEN1 型が最も GEP-NET の発症頻度が高く，剖検例ではほぼ全例で GEP-NET が認められるとされるが，微小病変にとどまるものが多く，臨床的に診断されるのは 50～60％程度である．GEP-NET の発生部位はさまざまであるが，膵 NET が最も多く，膵内に多発することが特徴的である．ほか主要病変の罹患率は，副甲状腺約 90％以上，下垂体 30～60％とされる．

　ガイドラインにおいても GEP-NET の診断の時点から MEN1 を疑うこと，除外を行うことを強調している．MEN1 を疑うべき GEP-NET の特徴を表4にまとめた．

3 組織診断

　近年の上下部内視鏡や超音波内視鏡を用いた検査の普及により，機能性疾患だけでなく，偶発的に見つかる非機能性 NET が増加している．特に，膵 NEN に対しては超音波内視鏡下組織採取（endoscopic ultrasound-guided tissue acquisition：EUS-TA）を用い組織診断が行われる（図1）．WHO 分類に基づく悪性度評価は，経過観察や外科切除などのように治療方針に関わるため，NEN における EUS-TA を用いた組織診断では正確な病理診断だけでなく，Ki-67 LI による

悪性度評価の精度も求められる．また，インスリノーマやガストリノーマなどの機能性 NEN や MEN1 を背景とする多発性 NEN は，非常に小さくて見つかりにくいことがあり注意が必要である．

4 画像診断

　一般的な画像検査のほか，NEN に特異的なソマトスタチン受容体シンチグラフィ（somatostatin receptor scintigraphy：SRS）がある（図2）．高分化 NET はソマトスタチン受容体（somatostatin receptor：SSTR）の発現増加が大きな特徴であり，約 95％に発現しているとされる．その特徴を利用したものが SRS である．SSTR に親和性の高いソマトスタチンアナログを放射性同位元素で標識させた検査法である．本邦で使用可能な SRS は，ペンテトレオチドを，111In で標識させた検査薬（オクトレオスキャン）である．全身の NET の存在部位の診断のほか，SSTR を利用したソマトスタチンアナログ製剤や PRRT などの治療適応を考慮する際にも用いられる．

治療の実際

1 経過観察

　治療の基本は外科切除であるが，悪性度によっては緩徐な発育を示すものも多く，膵 NEN の場合，European Society for Medical Oncology（ESMO）[4] や National Comprehensive Cancer Network（NCCN）ガイドラインでは，小さい非機能性 NET，特に 1cm 以下の場合は経過観察も選択肢として提案されている．また，本邦において膵 NEN の外科的切除例を対象とした大規模後ろ向き研究の結果から，NET G1 であれば腫瘍径 2cm 未満，NET G2 であれば 1cm 未満の場合は経

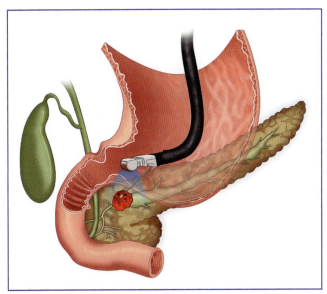

図1 EUS-TA（endoscopic ultrasound-guided tissue acquisition）
胃もしくは十二指腸よりEUS（endoscopic ultrasound）を用いて膵腫瘍を観察し，19G-25G針にて組織を採取する方法．

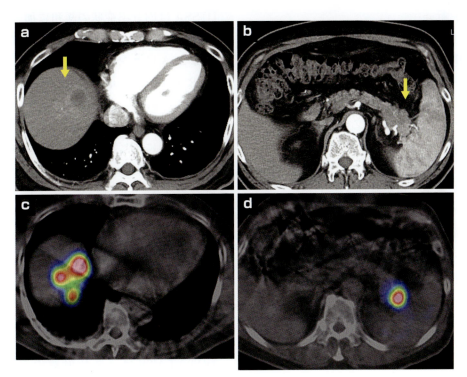

図2 造影CTとオクトレオスキャン
症例：膵NET G2 肝転移（Ki67：3％）
a，b：造影CT 原発巣および肝転移．
c，d：オクトレオスキャンにより集積が明瞭に確認できる．

過観察が選択肢となることが提案されている[2]．症例ごとの適切な治療方針の決定のためには，EUS-TAによる組織診断だけでなく正確な悪性度診断が必要であり，これにより正しい治療方針を組み立てることが可能となる．

表5 NEN に対する薬物/放射線治療法

	NET G1～3		NEC G3
	膵原発	消化管原発	原発を問わない
機能性に対する症状緩和：ソマトスタチンアナログ	オクトレオチド ランレオチド		オクトレオチド ランレオチド
腫瘍制御：ソマトスタチンアナログ	ランレオチド	オクトレオチド ランレオチド	—
腫瘍制御：分子標的治療薬	エベロリムス スニチニブ	エベロリムス （原発を問わない）	—
腫瘍制御：細胞傷害性抗がん薬	ストレプトゾシン テモゾロマイド（本邦未承認）		エトポシド＋シスプラチン イリノテカン＋シスプラチン
腫瘍制御：放射線	放射線［骨転移，脳転移］ PRRT		放射線［骨転移，脳転移］

② 外科手術

切除可能な NEN の場合，本邦においては外科的切除が標準治療である．また，遠隔転移例であっても遠隔転移巣も含めて切除可能な場合には，外科的切除も考慮される．近年 ESMO より，転移を有する場合の外科的切除の治療方針についてのアルゴリズムが提唱されている[3]．また，機能性の場合には症状緩和目的に減量手術が検討される．

再発例の場合も，膵 NEN では外科的切除により症状や予後改善が見込まれる場合には適応となる．なお，これまでに周術期の薬物療法に関するランダム化比較試験（RCT）は報告されておらず，術前後の補助療法としての薬物療法は行われていない．

③ 薬物療法

切除不能な NEN の治療は全身薬物療法が主体であるが，肝転移に対しては肝動脈化学塞栓術なども選択される．

切除不能 NET に対する抗腫瘍効果が期待される薬剤としては，①ソマトスタチンアナログ（SSA），②分子標的治療薬，③細胞傷害性抗がん薬，④ PRRT の4種類がある．

① SSA は内分泌症状の緩和に加えて，腫瘍増殖抑制効果も示されている．本邦で使用可能な SSA はランレオチドとオクトレオチド LAR（long acting release）である．②分子標的薬では，エベロリムスとスニチニブの2種類が使用可能であり，スニチニブは膵 NEN のみにエビデンスを認めており，保険適用となっている．また，PRRT を含む治療歴のある NET に対して，プラセボと比較してカボザンチニブの PFS における優越性が示されており[4]，今後治療選択肢となりうる（2024年11月現在　本邦未承認）．③細胞傷害性抗がん薬ではストレプトゾシン（STZ）単剤や 5-FU との併用で用いられることが多い．④ PRRT はソマトスタチンアナログに放射性同位元素を標識した 177Lu-DOTATATE による放射線内用療法であり，中腸原発 NET を対象とした RCT（NETTER-1 試験）[5]で有意な PFS の延長を示したことから，本邦でも 2021年6月にソマトスタチン受容体陽性の根治的切除不能な NEN が適応である．また，消化器原発 NET（Ki-67 LI＞10％の G2，G3）に対する「一次治療」としての PRRT の有用性が RCT

（NETTER-2試験）[6] によって示されたことから，early line での PRRT が推奨されるようになってきた．今後のエビデンスの集積により大きく変化する可能性があるため注視していく必要がある．

NEC に対しては，小細胞肺癌に準じた治療が推奨され，初回治療としてはシスプラチンとイリノテカン併用療法（IP），またはシスプラチンとエトポシド併用療法（EP）が使用可能である．IP 療法と EP 療法のランダム化第Ⅲ相試験[7] では，切除不能もしくは再発 NEC の一次治療として全生存期間（OR），無増悪生存期間（PFS），全奏効率（ORR）のいずれにおいても有意差は認められず，両治療ともに標準治療であると考えられている（**表5**）．

❹ 内視鏡治療

近年，膵 NEN の小病変に対して EUS 下にエタノールを注入する EUS-ethanol injection（EUS-EI）の有効性および安全性に関して報告された[8]．また，国外では EUS 下でラジオ波焼灼術（RFA）を行う EUS-RFA に関する報告もあり，今後治療選択肢のひとつとなる可能性がある．

処方例

ソマトスタチンアナログの場合

処方 ソマチュリン（120mg）またはオクトレオチド LAR（30mg）皮下注 1回/月

分子標的治療薬の場合

処方A アフィニトール（5mg）1回2錠 1日1回 食後 連日服用（口内炎，高血糖，間質性肺炎などの有害事象に注意が必要）

処方B スーテント（12.5mg）1回3錠 1日1回 食後 連日服用（倦怠感，食思不振，手足症候群，甲状腺機能低下症，心不全などの有害事象に注意が必要）

細胞傷害性抗がん薬の場合

daily，weekly 投与法の2つのレジメンから選択可能．

● weekly レジメン

処方 ザノサー 1,000mg/m^2 毎週（12週までの忍容性が良好であれば 1,250mg/m^2 へ，18週目までの忍容性が良好であれば 1,500mg/m^2 に増量することが可能）

● daily レジメン

処方 ザノサー 500mg/m^2 5日間投与 6週間ごと（5FU やドキソルビシンの併用も可能）

専門医に紹介するタイミング

NEN は希少疾患であり，治療方針（経過観察/外科的切除/薬物療法）や，一次治療として選択すべき薬剤や使用順序に関する明確なエビデンスに乏しく，NEN と診断された時点で，専門医へ紹介するのがよいと考える．

専門医からのワンポイントアドバイス

機能性 NET の中でも，インスリノーマ，ガストリノーマは症状の顕在化が早く，小病変であることが多いため，診断が困難となる場合があり，まずは各種臨床所見からその疾患を疑うことが重要である．治療方針は，原発部位や腫瘍径，WHO 分類に基づいた悪性度分類，進行度（stage），機能性疾患，遺伝性疾患の有無など非常に多面的な病態を把握

したうえで，治療方針が決定されるので，これらすべての情報を入手するように心がけるべきである．

──────────── 文　献 ────────────

1) 日本神経内分泌腫瘍研究会 編：膵・消化管神経内分泌腫瘍（NET）診療ガイドライン2019年 第2版．金原出版，2019

2) Hijioka S, Yamashige D, Esaki M et al：Factors affecting nonfunctioning small pancreatic neuroendocrine neoplasms and proposed new treatment strategies. Clin Gastroenterol Hepatol 22：1416-1426.e5, 2024

3) Pavel M, Öberg K, Falconi M et al：Gastroenteropancreatic neuroendocrine neoplasms：ESMO Clinical Practice Guidelines for diagnosis, treatment and follow-up. Ann Oncol 31：844-860, 2020

4) Chan JA, Geyer S, Zemla T et al：Phase 3 trial of cabozantinib to treat advanced neuroendocrine tumors. N Engl J Med, 2024. doi：10.1056/NEJMoa2403991（online ahead of print）

5) Strosberg J, El-Haddad G, Wolin E et al：Phase 3 trial of ^{177}Lu-Dotatate for midgut neuroendocrine tumors. N Engl J Med 376：125-135, 2017

6) Singh S, Halperin D, Myrehaug S et al：[^{177}Lu]Lu-DOTA-TATE plus long-acting octreotide versus high-dose long-acting octreotide for the treatment of newly diagnosed, advanced grade 2-3, well-differentiated, gastroenteropancreatic neuroendocrine tumours（NETTER-2）：an open-label, randomised, phase 3 study. Lancet 403：2807-2817, 2024

7) Morizane C, Machida N, Honma Y et al：Effectiveness of etoposide and cisplatin vs irinotecan and cisplatin therapy for patients with advanced neuroendocrine carcinoma of the digestive system：the TOPIC-NEC phase 3 randomized clinical trial. JAMA Oncol 8：1447-1455, 2022

8) Matsumoto K, Kato H, Itoi T et al：Efficacy and safety of endoscopic ultrasonography-guided ethanol injections of small pancreatic neuroendocrine neoplasms：a prospective, multicenter study. Endoscopy, 2024. doi：10.1055/a-2452-4607（online ahead of print）

3. 胆・膵疾患

自己免疫性膵炎，IgG4 関連硬化性胆管炎

滝川哲也，正宗 淳
東北大学大学院医学系研究科 消化器病態学分野

POINT
- 自己免疫性膵炎と IgG4 関連硬化性胆管炎は，全身性疾患である IgG4 関連疾患の膵病変，胆管病変と考えられている.
- 両疾患とも，画像所見，血清学的所見（高 IgG4 血症），病理組織所見，膵・胆管外病変，グルココルチコイド治療の効果などの所見を総合して診断する.
- グルココルチコイドが著効し予後は良好と考えられているが，膵癌や胆管癌といった悪性腫瘍との鑑別が極めて重要である.

ガイドラインの現況

　自己免疫性膵炎に関して，2009 年に 1 型自己免疫性膵炎を対象とした「自己免疫性膵炎診療ガイドライン 2009」が作成され，2013 年に 1 回目の改訂作業が行われた.「自己免疫性膵炎診断基準 2018」の発表を受けて，診療ガイドラインに関しても 2 回目の改訂作業が行われ，2020 年に「自己免疫性膵炎診療ガイドライン 2020」が公表された．IgG4 関連硬化性胆管炎に関しては，2019 年に「IgG4 関連硬化性胆管炎診療ガイドライン」が初めて作成された.

　両疾患ともに関連文献のエビデンスレベルが乏しいため，専門家のコンセンサスに基づくガイドラインとなっているが，概念，診断，膵癌や胆管癌といった類似疾患との鑑別，治療，予後などについて述べられており，本邦ではこれらのガイドラインに沿って基本的な診療が行われる.

【本稿のバックグラウンド】 最新の診療ガイドラインである「自己免疫性膵炎診療ガイドライン 2020」,「IgG4 関連硬化性胆管炎診療ガイドライン」(2019 年) の内容を中心に，それぞれの診療指針について解説した.

どういう疾患・病態か

1 自己免疫性膵炎

　自己免疫性膵炎 (autoimmune pancreatitis：AIP) は本邦から発信された疾患概念であり，膵腫大や腫瘤を形成する特殊な膵炎である．血清 IgG4 の上昇と IgG4 陽性形質細胞の著しい浸潤を伴う線維化が特徴的であり，全身性疾患である IgG4 関連疾患の膵病変と考えられている．病因は不明だが自己免疫機序の関与が考えられており，グルココルチコイドが著効する[1]．病理組織像や臨床像の違

いから1型と2型に分類されるが，本邦では1型が大部分を占めており，診療ガイドラインは1型AIPが対象となっている．そのため，本稿でも主に1型AIPについて述べる．

AIP患者数は増加傾向にあり，2016年の全国疫学調査[2]によると1年間の推計年間受療者数は13,436人，10万人あたりの有病者数は10.1人と報告されている．平均診断年齢は64.8歳で，男性に多い（男女比2.94：1）．症状としては閉塞性黄疸が最も頻度が高く，次に腹痛・背部痛が多いが，急性膵炎のような激しい痛みは稀である．糖尿病の新規発症や増悪が発見契機になることもある．また，IgG4関連硬化性胆管炎（IgG4-related sclerosing cholangitis：IgG4-SC）による黄疸，IgG4関連後腹膜線維症による水腎症など，膵外病変による症状が先行することもある．無症状で診断される症例も少なくない．

生命予後は良好であるが，一部の症例では再燃を繰り返し慢性膵炎へ移行することが報告されている．また，膵癌との鑑別が極めて重要で，膵癌が否定できない場合は超音波内視鏡下穿刺吸引生検法（endoscopic ultrasound-guided fine needle aspiration：EUS-FNA）などによる病理学的な検索が必須である．

2 IgG4関連硬化性胆管炎

IgG4-SCはIgG4関連疾患の胆管病変と考えられており，血清IgG4の上昇，胆管壁への多数のIgG4陽性形質細胞浸潤と著しい線維化を特徴とし，IgG4関連疾患の胆管病変と考えられている．さまざまな形態の胆管狭窄像，胆管壁肥厚を呈するため，原発性硬化性胆管炎，胆管癌との鑑別が難しい．グルココルチコイドが著効するため肝硬変・肝不全の進展を回避でき，長期予後は良好である[3]．

2018年の全国疫学調査[4]によると，1年間の年間受療者数は2,742人，10万人あたりの有病者数は2.18人と推計されている．平均診断年齢は67.0歳，79.5％が男性であり，中高年の男性に多い疾患である．症状は黄疸が最も多いが，無症状で診断される症例も少なくない．鑑別すべき疾患を念頭において，胆管像は4つのTypeに分類される（**図1**）．Type 1は下部胆管にのみ狭窄を呈し，下部胆管癌や膵癌との鑑別が重要である．Type 2は肝内外の胆管に多発狭窄をきたすため原発性硬化性胆管炎との鑑別を要し，狭窄末梢の

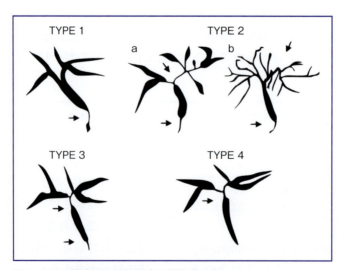

図1　IgG4関連硬化性胆管炎の胆管像分類

（文献3より引用）

肝内胆管が単純拡張する Type 2a と，拡張しない Type 2b に分類され，Type 3 は下部胆管と肝門部胆管，Type 4 は肝門部胆管にのみ狭窄を呈し，胆管癌との鑑別が必要となる．

治療に必要な検査と診断

1 自己免疫性膵炎

本邦で大部分を占める 1 型 AIP を対象とした「自己免疫性膵炎臨床診断基準 2018」[1]に基づいて診断を行う．画像所見（膵腫大，主膵管の不整狭細像），血清学的所見（高IgG4 血症），病理組織所見，膵外病変の有無，グルココルチコイド治療の効果を総合して診断する（表 1）．

1．血液検査

肝胆道系酵素，膵酵素，糖尿病関連検査の異常値が発見契機になることがあるが，これらの検査の疾患特異性は低い．高 IgG4 血症（≧135 mg/dL）は約 68〜92％と高率で陽性となり，最も診断価値が高いと考えられている．膵癌との鑑別においても有用とされており，感度 0.73，特異度 0.93 と報告されているが，IgG4 陰性の 1 型 AIP や，高 IgG4 血症を示す膵癌も存在するため，画像所見や病理所見なども含めて総合的に判断する必要がある[1]．

2．画像検査

びまん性腫大を呈するびまん型（図 2a）と，限局性腫大もしくは腫瘤像を呈する限局型（図2b）に分類される．びまん型は腹部超音波や超音波内視鏡（endoscopic ultrasonography：EUS）では，"ソーセージ様"と呼ばれる膵全体の低エコー像を呈する．限局型では低エコー腫瘤像として認識され膵癌との鑑別が難しい場合があるが，内部に散在する高エコースポットは 1 型 AIP をより考える所見である．CT・MRI では可能な限り造影剤急速静注によるダイナミック撮像が推奨される．膵実質相での斑点状/点状濃染（speckled/dotted enhancement）や膵周囲被膜様構造（capsule-like rim），後期相での均一な遅延性増強パターン，膵腫大部の主膵管貫通像（duct-penetrating sign）は膵癌との鑑別に有用なことがある[1]．

主膵管の不整狭細像は，1 型 AIP に特徴的な所見と考えられている．不整狭細像とは，ある程度広い範囲に膵管径が通常より細くかつ不整を伴っている像とされ，膵癌や慢性膵炎で認める閉塞や狭窄像とは区別される．典型例では狭細像が全膵管長の 1/3 以上を占め，限局性でも狭細像の上流側の主膵管は著しい拡張を認めないことが多い．主膵管狭細部からの分枝膵管の派生や，非連続性の複数の狭細像（skip lesions）は膵癌との鑑別に有用とされる．「自己免疫性膵炎臨床診断基準 2018」[1]では，狭細像を評価するモダリティとして magnetic resonance cholangiopancreatography（MRCP）が追加されたが，その解像度は内視鏡的逆行性胆管膵管造影（endoscopic retrograde cholangiopancreatography：ERCP）に劣るため，現時点では膵癌との鑑別が重要な限局型では ERCPによる評価が望ましいとされている[1]．

3．病理検査

病理組織学的には，①著しいリンパ球および形質細胞の浸潤，②特徴的な花筵状線維化，③閉塞性静脈炎，④多数の IgG4 陽性形質細胞浸潤（>10個/高倍率視野）を特徴とする，lymphoplasmacytic sclerosing pancreatitis（LPSP）と呼ばれる病理組織所見を呈する．また，「自己免疫性膵炎臨床診断基準 2018」[1]では，⑤EUS-FNA で腫瘍細胞を認めない，の項目も追加された．しかし，EUS-FNA は膵癌の否定に重要だが，腫

表 1　自己免疫性膵炎臨床診断基準 2018

【診断基準】
A．診断項目
Ⅰ．膵腫大
　a．びまん性腫大（diffuse）
　b．限局性腫大（segmental/focal）
Ⅱ．主膵管の不整狭細像
　a．ERP
　b．MRCP
Ⅲ．血清学的所見
　高 IgG4 血症（≧135 mg/dl）
Ⅳ．病理所見
　a．以下の①〜④の所見のうち，3つ以上を認める．
　b．以下の①〜④の所見のうち，2つを認める．
　c．⑤を認める．
　① 高度のリンパ球，形質細胞の浸潤と，線維化
　② 強拡1視野当たり10個を超える IgG4 陽性形質細胞浸潤
　③ 花筵状線維化（storiform fibrosis）
　④ 閉塞性静脈炎（obliteratIVe phlebitis）
　⑤ EUS-FNA で腫瘍細胞を認めない
Ⅴ．膵外病変：硬化性胆管炎，硬化性涙腺炎・唾液腺炎，後腹膜線維症，腎病変
　a．臨床的病変
　　臨床所見および画像所見において，膵外胆管の硬化性胆管炎，硬化性涙腺炎・唾液腺炎（Mikulicz 病），
　　後腹膜線維症あるいは腎病変と診断できる．
　b．病理学的病変
　　硬化性胆管炎，硬化性涙腺炎・唾液腺炎，後腹膜線維症，腎病変の特徴的な病理所見を認める．
Ⅵ．ステロイド治療の効果
　　専門施設においては，膵癌や胆管癌を除外後に，ステロイドによる治療効果を診断項目に含むこともでき
　　る．悪性疾患の鑑別が難しい場合は超音波内視鏡下穿刺吸引（EUS-FNA）細胞診は必須で（上記Ⅳc），
　　病理学的な悪性腫瘍の除外診断なく，ステロイド投与による安易な治療的診断は避けるべきである．した
　　がってⅥはⅣc を包括している．

B．診断
Ⅰ．確診
　① びまん型
　　Ⅰa+＜Ⅲ/Ⅳb/Ⅴ（a/b）＞
　② 限局型
　　Ⅰb+Ⅱa+＜Ⅲ/Ⅳb/Ⅴ（a/b）＞の2つ以上
　　または
　　Ⅰb+Ⅱa+＜Ⅲ/Ⅳb/Ⅴ（a/b）＞+Ⅵ
　　または
　　Ⅰb+Ⅱb+＜Ⅲ/Ⅴ（a/b）＞+Ⅳb+Ⅵ
　③ 病理組織学的確診
　　Ⅳa
Ⅱ．準確診
　限局型：Ⅰb+Ⅱa+＜Ⅲ/Ⅳb/Ⅴ（a/b）＞
　　　　　または
　　　　　Ⅰb+Ⅱb+＜Ⅲ/Ⅴ（a/b）＞+Ⅳc
　　　　　または
　　　　　Ⅰb+＜Ⅲ/Ⅳb/Ⅴ（a/b）＞+Ⅵ
Ⅲ．疑　診*
　びまん型：Ⅰa+Ⅱ（a/b）+Ⅵ
　限局型：Ⅰb+Ⅱ（a/b）+Ⅵ

疑診*：わが国では極めてまれな2型の可能性もある．＋；かつ，/；または

（文献1より引用）

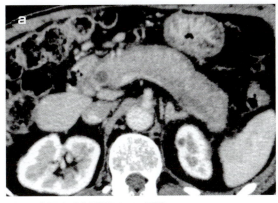 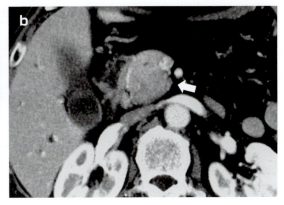

図2 自己免疫性膵炎のCT画像
　a：びまん型の症例．膵全体にびまん性腫大を認め，辺縁にcapsule-like rimも認める．
　b：限局型の症例．膵頭部の乏血性腫瘤として認識され，膵癌との鑑別が重要である．

瘍細胞を認めないことが必ずしも癌の否定にはつながらないため，他の検査結果や病歴を総合的に判断することが重要である[1]．

4．膵外病変

1型AIPは多様な膵外病変を伴い，IgG4-SCの合併頻度が最も高い．IgG4-SC，IgG4関連涙腺・唾液腺炎，IgG4関連後腹膜線維症，IgG4関連腎臓病の合併は，診断基準の項目にも含まれている．膵外病変を診断する際は，IgG4関連疾患包括診断基準または臓器別診断基準を用いて正確に診断する必要がある．また，各臓器特有の疾患との鑑別も十分に行うことが求められる[1]．

2 IgG4関連硬化性胆管炎

IgG4-SCは「IgG4硬化性胆管炎臨床診断基準2020」[5]により診断される．画像所見（胆管狭窄，胆管壁肥厚），血清学的所見（高IgG4血症），病理組織所見，胆管外病変の有無，グルココルチコイド治療の効果の所見を総合して診断する（表2）．

1．血液検査

肝胆道系酵素の上昇をほとんどの症例で認め，特異性は低いが診断契機になることが多い．高IgG4血症（≧135 mg/dL）は約90％の症例で陽性となり診断価値は高いが，IgG4陰性の症例も存在するため単独で診断することはできない．また，鑑別が求められる胆管癌や原発性硬化性胆管炎でも，それぞれ8～14％，9～22％の症例で高IgG4血症を伴うことが報告されており，画像所見や病理所見などを含めた総合的な判断が必要である[3]．

2．画像検査

IgG4-SCでは，肝内・肝外胆管にびまん性あるいは限局性の胆管狭窄と壁肥厚が認められる．狭窄部は比較的長く，狭窄部末梢に単純拡張を伴うことが多い．腹部超音波検査は下部胆管の描出が難しく，他疾患との鑑別は困難であるが，簡便で非侵襲的であるため拾い上げに有用である．CTおよびMRI/MRCPは客観的に胆道系全体を評価でき，胆管外病変評価も可能であるため重要な検査である．IgG4-SCの所見として，同心円状の壁肥厚，長軸方向の長い壁肥厚，平滑なinner/outer margin，病変部での胆管内腔の視認性と軽度の胆管拡張などが報告されている．EUSや管腔内超音波検査（intraductal ultrasound：IDUS）は胆管狭窄，肥厚像を詳細に評価できるモダリティで，IgG4-SC

表2　IgG4 関連硬化性胆管炎診断基準 2020

【診断基準】
A. 診断項目
Ⅰ. 肝内／肝外胆管狭窄：
　a. ERC
　b. MRCP
Ⅱ. 胆管壁肥厚像：
　a. EUS/IDUS
　b. CT/MRI/US
Ⅲ. 血清学的所見
　　高 IgG4 血症（≧135 mg/dl）
Ⅳ. 病理所見
　a. i），ii），v）を認める.
　b. v）を認める.
　c. i），ii），v）のすべてと iii），iv）の少なくとも一つを認める.
　i) 高度のリンパ球，形質細胞の浸潤と，線維化
　ii) 強拡 1 視野当たり 10 個を超える IgG4 陽性形質細胞浸潤
　iii) 花筵状線維化（storiform fibrosis）
　iv) 閉塞性静脈炎（obliterative phlebitis）
　v) 腫瘍細胞を認めない
Ⅴ. 胆管外病変：
　a. 1 型自己免疫性膵炎
　b. IgG4 関連涙腺・唾液腺炎（Mikulicz 病），IgG4 関連後腹膜線維症，IgG4 関連腎臓病
Ⅵ. ステロイド治療の効果
　　専門施設においては，膵癌や胆管癌を除外後に，ステロイドによる治療効果を診断項目に含むこともできる．悪性疾患の鑑別が難しい場合胆管生検や胆汁細胞診は必須で，病理学的な悪性腫瘍の除外診断なく，ステロイド投与による安易な治療的診断は避けるべきである．したがってⅥはⅣb を包括している．ステロイド治療開始後 2 週間以内に ERC または MRCP にて 1 回評価を行い，効果が得られなければ，病理診断を含めて再検査を考慮する.

B. 診　断
　　確診・準確診を IgG4 関連硬化性胆管炎とする.
Ⅰ. 確　診
　① Ⅴa あり
　　胆管像分類 Types 1, 2　　　　　Ⅰa/b＋Ⅱa/b＋Ⅲ/Ⅵ
　　胆管像分類 Types 3, 4　　　　　Ⅰa＋Ⅱa＋Ⅳb＋Ⅲ/Ⅵ
　② Ⅴa なし
　　胆管像分類 Types 1, 2, 3, 4　　Ⅰa＋Ⅱa＋Ⅲ＋Ⅳa/Ⅵ
　③ 病理組織学的確診
　　Ⅳc を認める
Ⅱ. 準確診
　① Ⅴa あり
　　胆管像分類 Types 1, 2　　　　　Ⅰa/b＋Ⅱa/b
　　胆管像分類 Types 3, 4　　　　　Ⅰa＋Ⅱa＋Ⅳb
　　　　　　　　　　　　　　　　　Ⅰa/b＋Ⅱb＋Ⅵ
　② Ⅴa なし
　　胆管像分類 Types 1, 2, 3, 4　　Ⅰa＋Ⅱa＋Ⅳa
　　　　　　　　　　　　　　　　　Ⅰa＋Ⅱa＋Ⅲ＋Ⅳb
　　　　　　　　　　　　　　　　　Ⅰa＋Ⅱa＋Ⅲ＋Ⅵ
Ⅲ. 疑　診
　③ Ⅴa あり
　　胆管像分類 Types 3, 4　　　　　Ⅰa/b＋Ⅱa
　　　　　　　　　　　　　　　　　Ⅰb＋Ⅱb＋Ⅲ
　④ Ⅴa なし
　　胆管像分類 Types 1, 2, 3, 4　　Ⅰa＋Ⅱa＋Ⅲ/Ⅴb/Ⅵ
　　　　　　　　　　　　　　　　　Ⅰb＋Ⅱb＋Ⅲ＋Ⅵ

＋；かつ，/；または

（文献 5 より引用）

の特徴とされる．胆管狭窄部～非狭窄部にかけて全周性，平滑な内側・外側縁，内部エコーが均一な壁肥厚といった所見は，胆管癌や原発性硬化性胆管炎との鑑別にも有用である．ERCP は侵襲的な検査であるが，胆管狭窄部の詳細な評価に続いて IDUS や病理学的検索を行うことが可能である．特に限局性の胆管狭窄の場合は，胆管癌との鑑別のため病理学的検索が必須である[3]．

3．病理検査

IgG4-SC の病理組織像は，1型 AIP 同様に LPSP を特徴とする．しかし，ERCP 下の経乳頭的生検では病変主座がある間質の十分な検体採取が難しいため，確定診断は困難な場合が多い．病理学的な検索は胆管癌除外の観点から必須であるが，腫瘍細胞を認めないことが必ずしも癌の否定にはつながらないため，血液検査や画像検査なども総合して判断する．悪性疾患の除外が困難な場合は，病理学的検索を繰り返し行うことも検討すべきである[3]．

4．胆管外病変

IgG4-SC の多くの症例で，全身にさまざまな IgG4 関連疾患を合併する．したがって，全身を検索することは重要であり，1型 AIP，IgG4 関連涙腺・唾液腺炎，IgG4 関連後腹膜線維症，IgG4 関連腎臓病の合併については診断基準の項目に含まれている．特に1型 AIP を高率に合併することが特徴であり，その有無を検索することが診断への近道となる[3]．

治療の実際

1型 AIP，IgG4-SC の標準治療はグルココルチコイドであり，奏効率は極めて高い．しかし，副作用リスクや自然寛解例も一定の割合で存在することから，1型 AIP において

は無症状例には経過観察を行い，有症状例に対して治療を考慮する．具体的には閉塞性黄疸例，持続する腹痛例，臨床的に問題となる膵外病変を合併する例などが治療適応となる．IgG4-SC では自覚症状がなくても肝胆道系酵素異常を伴うことが多く，治療適応になる症例が多い．閉塞性黄疸合併例では，内視鏡的胆道ドレナージを行ったうえでの治療開始が推奨される[1,3]．

寛解導入には経口グルココルチコイド 0.6 mg/kg/日を2～4週間投与を行い，症状や検査所見を参考に1～2週ごとに5mg ずつ漸減，開始2～3ヵ月後を目安に維持量まで減量する．維持量は5～10mg/日とすることが多く，維持療法の期間は3年程度を目安とする．以降は，治療によるメリットと副作用リスクを考えながら，個々の症例に応じて継続の必要性を判断する（図3）．注意点として通常はグルココルチコイド投与後1～2週間で血液・画像所見で改善を認めるはずであり，反応が悪い場合は悪性腫瘍の有無について再評価を行う必要がある[1,3]．

再燃例ではグルココルチコイドの再投与，増量を行う．ステロイド抵抗例，依存例ではアザチオプリンなどの免疫抑制薬やリツキシマブが有用との報告はあるが，本邦での有効性は明らかではなく保険適用外使用となるため安易な投与は推奨されない[1]．

処方例

初期治療

処方 プレドニゾロン（5mg）錠 1回2～4錠 1日2回 朝昼食後
＊初期投与量は 0.6mg/kg/日を目安とする

自己免疫性膵炎，IgG4 関連硬化性胆管炎　395

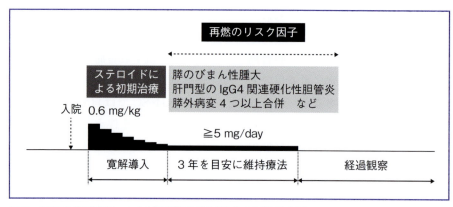

図3 自己免疫性膵炎，IgG4関連硬化性胆管炎の標準治療法

(文献1より引用)

維持療法
処方　プレドニゾロン（5mg）錠　1回1錠　1日1回　朝食後

専門医に紹介するタイミング

1型AIP，IgG4-SC診療は高い専門性が求められ，膵癌や胆管癌といった悪性腫瘍との鑑別が必要であるため，基本的には疑われた段階で専門医への紹介を検討するべきである．また，ERCP，EUS，EUS-FNAといった専門的な検査が必要となる場合が多いので，これらの検査が実施できる施設への紹介が望ましい．

専門医からのワンポイントアドバイス

1型AIP，IgG4-SCは典型例では診断は比較的容易であり，グルココルチコイドが著効し疾患特異的な予後も良好である．しかし，悪性腫瘍との鑑別やグルココルチコイド管理など，専門医でも診療方針に悩むことも少なくない．ガイドラインの内容を参照にしつつ，専門医と連携しながら診療にあたる必要がある．

―――― 文　献 ――――

1) 日本膵臓学会・厚生労働省IgG4関連疾患の診断基準並びに治療指針を目指す研究班：自己免疫性膵炎診療ガイドライン2020．膵臓 35：465-550，2020
2) Masamune A, Kikuta K, Hamada S et al：Nationwide epidemiological survey of autoimmune pancreatitis in Japan in 2016. J Gastroenterol 55：462-470, 2020
3) 神澤輝実，中沢貴宏，田妻　進 他：IgG4関連硬化性胆管炎診療ガイドライン．胆道 33：169-210，2019
4) Tanaka A, Mori M, Kubota K et al：Epidemiological features of immunoglobulin G4-related sclerosing cholangitis in Japan. J Hepatobiliary Pancreat Sci 27：598-603, 2020
5) 中沢貴宏，神澤輝実，岡崎和一 他：IgG4関連硬化性胆管炎臨床診断基準2020（IgG4関連硬化性胆管炎臨床診断基準2012改定版）．胆道 35：593-601，2021

3. 胆・膵疾患

膵・胆管合流異常

田中浩敬，大野栄三郎，廣岡芳樹

藤田医科大学 消化器内科

POINT

- ●膵・胆管合流異常は，膵管と胆管が十二指腸壁外で合流する先天性の形成異常である．
- ●胆汁と膵液の流出障害や相互逆流を引き起こし，胆道癌の危険因子となる．
- ●膵・胆管合流異常には，胆管に拡張を認める例（先天性胆道拡張症）と胆管に拡張を認めない例（胆管非拡張型）とがある．
- ●治療の原則は，膵液と胆汁の相互逆流を遮断する外科的切除となる．

ガイドラインの現況

　2012年に日本膵・胆管合流異常研究会と日本胆道学会より「膵・胆管合流異常診療ガイドライン」の第1版が出版された．その後，2013年に日本膵・胆管合流異常研究会により「膵・胆管合流異常の診断基準」が改訂され，2015年には「先天性胆道拡張症の定義」が発表され，2016年には「先天性胆道拡張症診療ガイドライン」が発刊された．その後，膵・胆管合流異常と先天性胆道拡張症の双方のガイドラインをまとめた「膵・胆管合流異常／先天性胆道拡張症診療ガイドライン 改訂第2版」が，Minds2020に準拠して作成され，2024年9月に出版された．第1版のCQを見直し，システマティックレビューを行い，推奨度をつけることによって，第1版よりも一般診療においてより活用しやすいようになっている．

【本稿のバックグラウンド】　本稿では2024年9月に出版された「膵・胆管合流異常／先天性胆道拡張症診療ガイドライン 改訂第2版」を参考にした．

どういう疾患・病態か

　膵・胆管合流異常は，解剖学的に膵管と胆管が十二指腸壁外で合流する先天性の形成異常（奇形）である．その発生機序はまだ解明されていない．欧米人に比べ東洋人に多いとされる．男性に比べ約3倍女性に有意に発症

し，特に20歳代までの若年女性で多く診断される．本邦では0.1％程度の有病率との報告がある[1]．

　正常の十二指腸乳頭部では，Oddi括約筋が胆管末端部から膵胆管合流部を取り囲み，胆汁の流れを調節したり，膵液の胆管への逆流を防止したりしている．膵・胆管合流異常

膵・胆管合流異常　**397**

では，共通管が長く括約筋作用が膵胆管合流部に及ばないため，膵液と胆汁が相互に逆流する．特に膵液の胆道内への逆流（膵液胆道逆流現象）は，胆道粘膜に持続する炎症と再生が生じるため，過形成・異形成から高率に胆道癌を発生させる（hyperplasia-dysplasia-carcinoma sequence）．膵・胆管合流異常には，胆管拡張を伴う例（先天性胆道拡張症）と胆管に拡張を認めない例（胆管非拡張型）とがある．胆管拡張型は胆囊癌と胆管癌がともに多く，胆管非拡張型は胆囊癌に比べて胆管癌は明らかに少ないとされる．先天性胆道拡張症は戸谷分類によりⅠa型，Ⅰc型，Ⅳ-A型に分類される[2]．胆管拡張が総肝管より上流に及ぶものがⅣ-A型で，総肝管までに拡張がとどまるⅠ型のうち囊胞状拡張がⅠa型，紡錘状拡張がⅠc型である．また，膵・胆管合流異常に合併する良性の膵胆道合併症には，蛋白栓，胆道結石，急性膵炎または高アミラーゼ血症，慢性膵炎，胆管炎，胆道穿孔が挙げられる[1]．

治療に必要な検査と診断

本症を疑う臨床症状は，成人例では腹痛，嘔吐，黄疸，白色便であり，小児例では黄疸，繰り返す腹痛や嘔吐，高アミラーゼ血症などである[1]．

本症が疑われたら腹部超音波検査，造影CT，磁気共鳴胆管膵管撮影（magnetic resonance cholangiopancreatography：MRCP）などで診断をする．膵・胆管合流異常の証明には超音波内視鏡検査（endoscopic ultrasonography：EUS）または，内視鏡的逆行性胆道膵管造影（endoscopic retrograde cholangiopancreatography：ERCP）などの直接胆道造影検査が有用である．併存する胆道癌の診断には，胆管生検・胆汁細胞診や

18F-FDG-PET 検査なども追加する必要がある．

1 腹部超音波検査

腹部超音波検査は簡便で非侵襲的であり，スクリーニング法として有用である．著しい胆管拡張を認めた際は，先天性胆道拡張症の可能性があり，追加精査を行うきっかけになりえる．膵・胆管合流異常では，胆囊壁内側の低エコー層の肥厚像が特徴的である（図1）．

2 CT 検査

CT 検査では，胆管拡張を認め乳頭部側に閉塞機転が認められない場合に先天性胆道拡張症を疑うきっかけとなる．Ⅰ型・Ⅳ-A型ではその胆管の特徴的な拡張所見から，先天性胆道拡張症を診断できる例もある．DIC-CT（drip infusion cholecystocholangiography；点滴静注胆道造影法）を行えば，さらに胆道の形態を明らかに描出できるようになる．

3 MRCP 検査

MRCP 検査は高い診断能と低侵襲性を備えており，膵・胆管合流異常の診断において行うことが推奨されている（推奨の強さ：強い）[1]．MRCP での膵・胆管合流異常の描出率は成人で 75～100％と高いのに対し，小児では 38～100％とやや劣るといわれている[1]．

4 EUS 検査

EUS 検査では十二指腸壁外での膵管と胆管の合流を確認できるので，膵・胆管合流異常の診断に役立つ（図2）．膵・胆管合流異常の診断に引き続いて胆管や胆囊の詳細観察が可能であり，胆道癌の診断にも有用であるが，診断能は術者に依存するため，習熟した

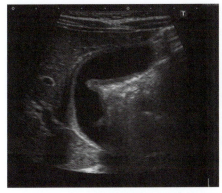
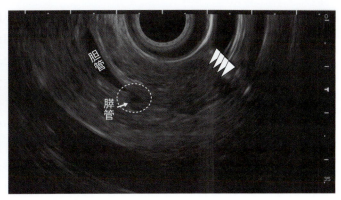

図1（左） 膵・胆管合流異常の超音波所見
　　　　 特徴的な胆嚢壁内側の低エコー層の肥厚像を認める．
図2（右） 膵・胆管合流異常の超音波内視鏡所見
　　　　 胆管と膵管は十二指腸壁（矢頭）外で合流している（円）ことが確認できる．

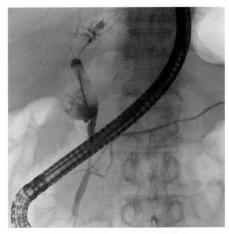

図3　胆管拡張型膵・胆管合流異常（先天性胆道拡張症）に胆管癌が併存した成人例
　　　長い共通管を認め，拡張胆管には不整な陰影欠損像を認める．胆管造影に引き続き行った経乳頭的胆管生検と胆汁細胞診で腺癌を検出した．

専門医が行う必要がある．

5 ERCP検査

　ERCP検査は，膵・胆管合流異常の長い共通管を直接胆道造影にて確認できる有用な検査である．MRCPやCTにて合流異常の判定が困難な場合でも，共通管を描出することが可能となることが多い．ERCP検査中に胆汁を採取することで胆汁中アミラーゼを測定できる．胆汁中アミラーゼ値の膵・胆管合流異常診断における一定の基準値はないものの，8,000 IU/L 以上が診断に有用といわれている．ERCPに引き続いて細径の超音波プローブを膵管あるいは胆管内に挿入して走査する管腔内超音波検査（intraductal ultrasonography：IDUS）も可能である．IDUSでは，十二指腸筋層を良好に描出できるため，膵・胆管合流異常では十二指腸壁外で合流することが確認できる[3]．欠点としては，ERCPによる膵炎の問題が挙げられる．また胆道癌の併存が疑われる症例には，ERCP検査中に胆管生検や胆汁細胞診の採取が可能となる（図3）．

治療の実際

　本症は前述の通り胆道癌発癌リスクの観点から，早期の手術が推奨され，症状の有無にかかわらず手術適応と考えられ，無治療経過観察は行わないことが推奨されている（推奨の強さ；強い）[1]．
　術式としては，胆管非拡張型では胆嚢癌の発症頻度が高いため胆嚢摘出術を基本とし，

胆管拡張型（先天性胆道拡張症）では拡張胆管内の癌発生が高率であることから胆囊を含めた拡張胆管全切除と胆道再建が基本となる．胆管非拡張型に対して，胆管切除を行うことの有用性は明確ではないため，胆囊摘出術のみを行うのか，胆管切除を併施するのかに関しては一定の見解はなく，各施設の判断に委ねられる．先天性胆道拡張症の手術においては，膵内遺残胆管における術後発癌や遺残胆管結石・膵石の発生を予防するため，膵内胆管切除まで行うことが提案されている．また先天性胆道拡張症に先天的な肝門部または肝内胆管の胆管狭窄を認める頻度は高く，術後の胆管炎や肝内結石の原因になりえるので，初回手術時に狭窄部切除または形成をすることが推奨されている．

従来は各術式が開腹手術で行われていたが，近年ではより侵襲度の低い腹腔鏡下手術も選択可能となり，術後入院日数の短縮や術中出血量減少などに寄与しうるものと期待されている．

治療後の予後に関しては，遺残胆管に胆道癌が発生しない限り良好である．胆道癌の発症率は0.7〜5.4％と報告されている[1]．

処方例

本病態は前述の通り外科的治療の対象であり，処方による治療は行われない．

専門医に紹介するタイミング

初期評価として，腹部超音波検査，CT，MRCPなどで胆管の拡張や形状を確認し，本症が疑われた際は，EUSやERCPが施行可能な医療機関への紹介を考慮する必要がある．また，診断後は外科的治療が必要となる

ため専門的な外科医や小児外科医のいる施設への紹介が必要となる．

また，術後であっても残存胆管より胆道癌が発生する危険性があるため，一生涯のフォローアップに対応可能な施設で画像検査をするのが望ましく，その他にも肝内結石や逆行性胆管炎・吻合部狭窄などの合併を認めることも少なくないため，適宜専門の内科医・内視鏡医・外科医に紹介することが望ましい．

専門医からのワンポイントアドバイス

胆囊疾患の質的診断に対する胆囊壁血流（gallbladder wall blood flow：GWBF）測定の有用性が報告されており[4]，胆道癌発生前の膵・胆管合流異常の胆囊でもGWBFが高値であることがわかっている．GWBFのカットオフ値を25cm/sとすると，膵・胆管合流異常診断に対するGWBF測定のsensitivityは86.7％で，specificityは87.3％と良好であり，通常の腹部超音波検査時に追加するだけで侵襲もなく，胆囊壁肥厚症例に強く二次検査を勧める根拠になるといえる．

───────文　献───────

1）日本膵・胆管合流異常研究会，日本胆道学会 編：膵・胆管合流異常／先天性胆道拡張症診療ガイドライン 改訂第2版．医学図書出版，2024

2）戸谷拓二：先天性胆道拡張症の定義と分類．胆と膵 16：715-717, 1995

3）伊藤彰浩，後藤秀実，廣岡芳樹 他：EUS・IDUSによる膵胆管合流部の診断．消化器画像5：221-228, 2003

4）Kawashima H, Hirooka Y, Itoh A et al：Use of color Doppler ultrasonography in the diagnosis of anomalous connection in pancreatobiliary disease. World J Gastroenterol 11：1018-1022, 2005

トピックス

3. 胆・膵疾患

AI による超音波内視鏡の膵腫瘍診断

桑原崇通[1]，原　和生[1]，清水泰博[2]
[1] 愛知県がんセンター 消化器内科部， [2] 同 消化器外科部

▶人工知能（AI）とは

大腸ポリープの検出や診断など，人工知能（AI）を用いた画像診断法が近年薬事承認され，日常臨床で AI が使用されはじめている．AI は明確な定義はないが，画像や，採血・臨床所見，遺伝子データなど何かしらのデータを入力することで，検出・鑑別などを行うプログラムで，それを開発するために多量のデータを用いて「学習」させる必要があるプログラムを指すことが多い[1]．AI のアルゴリズムは，ここ10年で急速に進化している機械学習のひとつである deep learning が用いられることが多い．機械学習と deep learning の大きな違いは，特徴量抽出の有無である．特徴量とは，入力データが有している「情報」のことで，その情報を何かしらの数学的処理（histogram 解析や texture 解析など）を行って特徴量を抽出し，それを機械学習アルゴリズムに学習させる．それに比し deep learning は特徴量抽出が不要で直接アルゴリズムにデータを学習させることが可能である（**図1**）．しかしながら deep learning を学習させるためには機械学習に比してアノテーション（データに部位や疾患名などの意味づけをすること）された多量のデータが必要であり，AI 開発において最大の障壁となっている[2]．

▶AI による膵腫瘍診断の現状

消化管領域の AI は，大腸ポリープ検出や鑑別，炎症性腸疾患の評価などさまざまなタイプが薬事承認されているが，本邦において膵疾患診断を行う AI は薬事承認されていない．研究段階では preliminary 段階の AI 開発が報告されており，この中から10年以内には薬事承認までたどり着く AI が出てくると考えられる．AI の入力データとしては，CT，MRI や超音波内視鏡（EUS）画像や臨床・採血所見などが用いられ，腫瘍の鑑別や検出，予後予測や遺伝子発現予測などを行う AI が報告されている．しかしながら，ほとんどの報告は内的検証だけであったり外的検証を行っていても少数例の報告であったり，現状では質の高い膵腫瘍領域 AI の報告は少ない[1]．

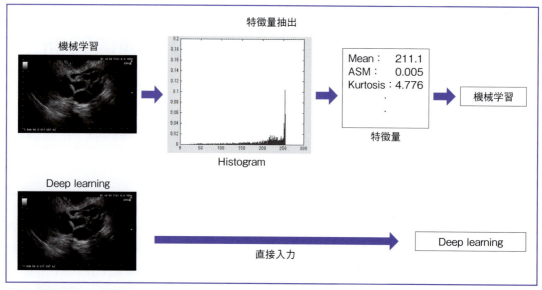

図1 機械学習と deep learning の違い
機械学習の場合，画像に前処理（例：histogram 解析）を行って特徴量を抽出，その特徴量を機械学習に入力する．それに比して deep learning は画像を直接アルゴリズムに入力することが可能である．

▶AIによる超音波内視鏡の膵腫瘍診断の現状

　EUS画像を入力情報として開発された膵腫瘍診断AIは複数報告されている．殿塚らが報告したAIは，convolutional neural networks（CNN）をベースの検出モデルを使用しており，EUS画像から膵腫瘍を検出することが可能である．その検出精度はAUROCが0.94あり，今後期待されるAIである[3]．筆者らは膵腫瘍鑑別AIを開発し，今後薬事承認へ向けて研究を続けている[4]．膵腫瘍鑑別AI開発にはさまざまな問題が存在する．一番の問題は疫学的な問題である．膵疾患は膵管癌や腺房細胞癌，神経内分泌腫瘍などの腫瘍性病変だけではなく，自己免疫性膵炎や慢性膵炎など多岐にわたる．しかしながら，疫学的には膵腫瘍の7割が膵管癌であり，他疾患の比率が低いというAIにとっては学習が難しい不均衡データであるので，AIの学習には特殊な前処置が必要となる．筆者らはその是正のために前処置としてDCGAN（deep convolutional generative adversarial networks）を用いて希少疾患の画像を生成し，その画像を学習に使用したこと（**図2**），学習にスーパーコンピュータを用いることで高精度・大規模AIモデルを使用することが可能になったことで，外的検証でaccuracy 0.91と高精度な診断モデルの開発に成功した（**図3**）．筆者らの開発したAIは，現時点では癌/非癌の鑑別しか行うことができないが，今後多クラスの分類が可能なAIを開発する予定である．

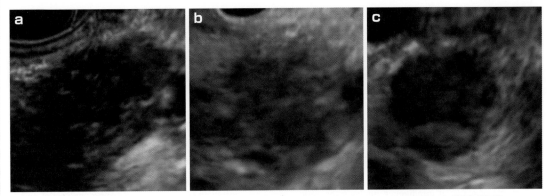

図2 DCGAN(deep convolutional generative adversarial networks)によって生成した膵腫瘍画像
DCGANにより生成した,実世界では存在しないa:自己免疫膵炎,b:慢性膵炎,c:膵神経内分泌腫瘍の超音波内視鏡画像.

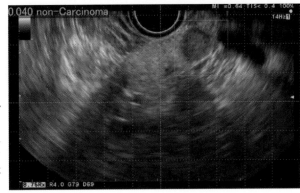

図3 膵腫瘍鑑別を行うAIを搭載したリアルタイム判定ソフトウェアデモ画像
筆者らが開発した膵腫瘍診断AIを搭載したリアルタイム判定が可能なソフトウェア画像.疾患は膵神経内分泌腫瘍で,AIはnon-carcinomaと診断.

▶ 胆膵領域AIの課題と今後の展望

　現時点で,本邦において薬事承認され日常臨床で使用可能な胆膵領域診断AIは存在しない.AIをはじめとしたプログラム医療機器は,基本的に薬事承認を得られなければ販売・日常臨床で使用することが不可能である.また,薬事申請の際,学習時や検証時に使用した症例全員からの同意が必須とされている.そのため,悪性疾患の多い胆膵領域において後ろ向きに同意を取ることが難しく,前向きにデータを収集するしか方法がない.胆膵領域診断AI開発にはさらに問題が存在する.それは有病率の問題である.胆膵領域疾患は消化管疾患に比して有病率が低く,消化管領域AI開発と同様の規模の研究計画では,必要なデータを収集することが困難であり,時間的にも費用面においても多大なコストを必要とする.以上の問題を乗り越えるためには,薬事承認を前提に企業と協業し多施設で前向き研究を計画するしか方法がないと考える.しかしながら,大規模な試験を組むことが可能なグループだけがAIの開発をするだけでは,AIの発展は望めない.個々の医療者がさまざまなタイプのAIを

開発し，薬事承認を目指し企業に働きかけるという医師主導の AI 開発という形も必要であると考える．また，現時点では疾患検出や鑑別が主な用途で AI が開発されているが，将来 AI の劇的な進歩に伴い，ERCP や EUS-FNA など intervention 時のナビゲーションやサポートを行う AI が開発されていくと考えられる．

文　献

1) 桑原崇通，原　和生：胆膵領域 AI の現状と今後の展望．日消誌 119：610-625, 2022
2) Kuwahara T, Hara K, Mizuno N et al：Current status of artificial intelligence analysis for endoscopic ultrasonography. Dig Endosc 33：298-305, 2021
3) Tonozuka R, Itoi T, Nagata N et al：Deep learning analysis for the detection of pancreatic cancer on endosonographic images：a pilot study. J Hepatobiliary Pancreat Sci 28：95-104, 2021
4) Kuwahara T, Hara K, Mizuno N et al：Artificial intelligence using deep learning analysis of endoscopic ultrasonography images for the differential diagnosis of pancreatic masses. Endoscopy 2022［online ahead of print］

トピックス

3. 胆・膵疾患

超音波内視鏡によるドレナージ

石井重登, 藤澤聡郎, 伊佐山浩通
順天堂大学大学院医学研究科 消化器内科学

▶ はじめに

　超音波内視鏡（endoscopic ultrasound：EUS）を用いたドレナージ術は，コンベックスタイプの EUS を用いて消化管を経由して隣接した管腔，囊胞，膿瘍を穿刺し，ドレナージする手技であり，interventional endoscopic ultrasonography/endosonography と総称される．Interventional EUS はこれまで同じ手技であってもさまざまな呼び方が用いられ用語の統一がなされていなかったため，日本消化器内視鏡学会の Interventional EUS 関連用語小委員会が中心となり，EUS 関連手技をカテゴリー別に分類して用語の整理がなされた．この分類で EUS 関連手技は，① EUS-guided sampling，② EUS-guided through-the-needle examination，③ EUS-guided drainage/anastomosis（EUS-D/A），④ trans-endosonographically/EUS guided created route procedures（trans-ESCR procedures），⑤ EUS-guided delivery という 5 つのカテゴリーに分類された．この中で本稿の EUS によるドレナージに関連するのは③ EUS-D/A，④ trans-ESCR procedures である．

　③の EUS-D/A は drainage/anastomosis の対象別に分けられており，[i] 胆管（EUS-biliary drainage：EUS-BD），胆囊（EUS-guided gallbladder drainage：EUS-GBD），膵管（EUS-guided pancreatic duct drainage：EUS-PDD），afferent loop（EUS-guided afferent loop drainage：EUS-ALD）など臓器のドレナージを対象としたもの，[ii] 膵周囲液体貯留（EUS-guided peripancreatic fluid drainage：EUS-PFD），囊胞（EUS-guided cyst drainage：EUS-CD），膿瘍（EUS-guided abscess drainage：EUS-AD）など液体貯留のドレナージを対象としたもの，[iii] 胃と空腸の吻合（EUS-guided gastrojejunostomy：EUS-GJS）など消化管同士の吻合の 3 つに分けられている．さらに，EUS-BD や EUS-PD は，どの消化管からどこを穿刺するのかにより手技名が異なり，EUS-BD を例にとると，胃から肝内胆管を穿刺する EUS-guided hepaticogastrostomy（EUS-HGS），空腸から肝内胆管を穿刺する EUS-guided hepaticojejunostomy（EUS-HJS），十二指腸から肝内胆管を穿刺する EUS-guided hepaticoduodenostomy（EUS-HDS），十二指腸から総胆管を穿刺する EUS-guided choledocoduodenostomy（EUS-CDS）に分けられている.

　今回の用語の整理の中で,「瘻孔（fistula）」という言葉は炎症などによって生じた異常な管状の孔であり, interventional EUS で意図して作成した経路を指す言葉として用いないこととなった. Interventional EUS で作成した経路は病的にできた瘻孔ではなく, 意図して作成した経路であり, endosonographically/guided created route（ESCR）と総称されることとなった. ESCR には吻合（anastomosis）と経路（tract）があり, 2 つの管腔臓器同士をつなぐ部分は吻合（anastomosis）と呼ぶこととなった. 例えば EUS-HGS において胃と肝臓をつなぐ部分は吻合（anastomosis）であり, 肝実質内の部分は tract である. また狭窄拡張を

目的とした ERCP とは異なり, EUS-D/A で用いるステントは ESCR を維持するために使用されるため, EUS-D/A で用いるステントは transluminal drainage/anastomosis stent（TDAS）と呼ばれることとなった.

　④の Trans-endosonographically/guided created route procedures（Trans-ESCR procedures）は, ③の EUS-D/A で作成した吻合, 経路である ESCR を利用して行う結石の除去, 胆道鏡・膵管鏡による精査, walled-off necrosis のネクロゼクトミー, endoscopic ultrasound-directed transgastric ERCP（EDGE）などの手技を含んでいる.

　このようにこれまで混乱して用いられてきた interventional EUS 関連用語が統一された. 詳細については原著を参照されたい.

▶ 保険収載とガイドラインの現況

　2012 年に超音波内視鏡下瘻孔形成術として保険収載された. 現状では「腹腔内の膿瘍形成に対し, コンベックス型超音波内視鏡を用いて瘻孔形成術を行った場合に算定する. この際の超音波検査及び内視鏡検査の費用は所定点数に含まれる. なお, 膵仮性嚢胞, 膵膿瘍, 閉塞性黄疸又は骨盤腔内膿瘍に対し, コンベックス型超音波内視鏡を用いて瘻孔形成術を行った場合についても本区分で算定する.」（K682-4）とされている. EUS-BD においては 2014 年に日本消化器内視鏡学会, 日本消化器病学会, 日本胆道学会, 日本膵臓学会の 4 学会合同で出された「超音波内視鏡下瘻孔形成術による閉塞性黄疸治療に関する提言」[1]

に加え, 2019 年には安全に施行するための診療ガイドライン "Clinical practice guidelines for safe performance of EUS-BD：2018"[2] が発表されている. EUS を用いたドレナージ術は EUS-BD が基本となっており穿刺, ガイドワイヤー（GW）の誘導, 拡張, ステント留置という手順がすべて組み込まれている. EUS-CD, EUS-PDD においても基本的手順は同様であり, EUS-BD の診療ガイドラインを十分に把握したうえで, 初期導入時には高難度新規医療技術評価委員会に必ず申請したうえで EUS 関連手技は施行されるべきである. 日本胆道学会主導で医療ニーズの高い医療機器などの早期導入に各種デバイス

が申請され，GW，ダイレーター（ブジー，通電），カテーテルに加え，2024 年 10 月時点において穿刺針として EZ shot3（オリンパス社），バルーンダイレーターとして REN（カネカメディックス社），ステントとして Niti-S Stent（Taewoong Medical 社），Spring Stopper Stent（Taewoong Medical 社），HG01（ゼオンメディカル社）が承認された．

▶ 本稿のバックグラウンド

EUS を用いたドレナージ術は，2001 年 Giovannini らにより EUS を用いた胆道ドレナージが初めて報告された[3]．ERCP や経皮経肝胆道ドレナージ（PTBD）と比較するとまだ歴史は浅く，専用デバイスの開発が近年盛んに行われている発展途上の状況である．EUS-BD 診療ガイドラインの中でも ERCP，EUS-FNA 両方の関連手技に熟練した内視鏡医，あるいはその監督下の内視鏡医が施行することが提案されており，手技を実際に行ううえでの環境整備，準備，手技の流れ，スタッフの役割などを理解させることの必要性が示されている．本稿では EUS を用いたドレナージ術の中で，EUS-HGS に焦点をあて当科における治療の実際について概説する．

▶ EUS-HGS

1 どういう疾患・病態を対象とするか

切除不能な悪性胆道狭窄が主な対象となり，ERCP による胆管挿管不成功例，十二指腸狭窄のため内視鏡到達が困難例，十二指腸ステント留置後で乳頭アプローチ困難例，術後再建腸管例などに対して施行することが多い．どの消化管からどの胆道を穿刺するかは病態によって考える必要がある．肝門近傍の閉塞であれば，総胆管や総肝管を穿刺する CDS は適応とならず，HGS が選択される．下部胆管閉塞であれば HGS，CDS ともに可能であるが，腫瘍の十二指腸浸潤により gastric outlet obstruction（GOO）をきたしている場合は，CDS では食残や消化管液の逆流による逆行性胆管炎が危惧されるために，HGS が適応となる．このように EUS-BD を行う際には，食事の流れと胆汁の流れを総合的に判断して最適なルートを選択する必要がある．

2 治療前に必要な検査

診療ガイドラインで，出血傾向を有する症例や多量の腹水を有する症例などは禁忌とされ，抗血栓薬内服歴の確認や採血での血小板数や凝固能の確認，CT などで腹水の有無などを確認する必要がある．当科では造影 CT に加え必ず MRCP を施行するようにしている．遠位胆管閉塞の症例であっても，転移や播種などにより予期せぬ部位の閉塞を伴っている場合があり，EUS-HGS 前に MRCP により胆管全体像を把握しておくことは重要である．

3 治療の実際

EUS-HGSの実際の手技について概説する．手技は大きく，①穿刺，②GW挿入，③拡張，④ステント留置の4つのパートに分けられる．

1. 胆管穿刺（図1a, b）

コンベックスタイプの超音波内視鏡を用いてB2またはB3を描出する．穿刺には19GのEUS-FNA針を用いることが多いが，胆管拡張に乏しい症例においては22Gを用いることもある．胆管の走行上，B2のほうがGW誘導，拡張などが容易となるが，B2穿刺は食道穿刺になりやすく，穿刺部位が食道となった場合には縦隔炎のリスクとなる．そのため当院ではB3穿刺を第一選択としているが，B3穿刺が難しい場合には食道穿刺にならないように注意をしながらB2を穿刺している．穿刺前に内視鏡画面で食道穿刺になっていないかを確認するが，スコープの構造として，内視鏡画面で見えている画像よりも頭側（食道側）から針が出る点に注意が必要である．胃食道接合部にクリップを打ち，透視画面で先端の位置を確認したうえで穿刺をする方法も有用である．

2. GWによるseeking

EUS-BDで難渋するポイントはseekingと拡張である．19G針で穿刺した場合には，0.025インチまでのGWを使用可能である一方，22Gの場合には0.018インチの

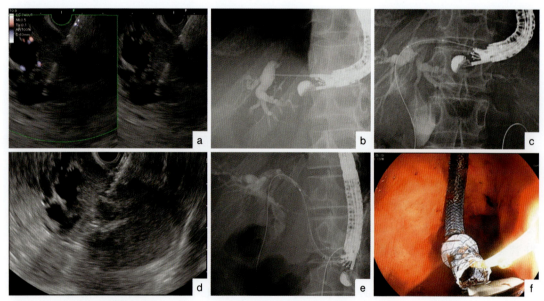

図1　EUS-HGSの実際の手技
　a：超音波像．ドプラを併用し，血管を避けながら拡張したB3を穿刺する．
　b：透視像．胃内から強くupアングルをかけた状態で穿刺している．
　c：透視像．バルーンダイレーターで胆管壁を拡張している．
　d：超音波像．消化管壁をバルーンダイレーターで拡張している．
　e：透視像．肝側1.5cmがアンカバーのSpring Stopper Stentを留置している．
　f：内視鏡像．胃側端はバネ状のストッパー構造をしており，逸脱予防に有用である．

GW を用いる必要がある．Seeking の方法は ERCP と異なる点に注意する．ERCP の seeking は，クルクルと素早く回転させながら前後に出し入れする方法がよく行われるが，EUS-BD では穿刺針から GW が出た状態であり，素早く GW を動かすと，穿刺針の先端で GW が傷つき離断の危険がある．ゆっくり GW 先端の方向を変えるように少しずつ操作し，前後に動かす際にも穿刺針の先端との抵抗がないかを確認しながら操作する必要がある．穿刺針との抵抗を感じた際には穿刺針の先端を肝実質内まで戻し，GW のみが胆管内に入った状態で操作するようにしている．穿刺針を肝実質内に戻しても GW 操作に抵抗がある場合には，いったん穿刺針ごと抜いて穿刺からやり直したほうが安全である．

3．拡張（図 1 c, d）

拡張は機械的拡張と呼ばれる非通電の拡張と，通電ダイレーターを用いた拡張に分けられる．機械的拡張のほうが安全であり，通電ダイレーターは機械的拡張が不成功の際に使用するが，デバイスの進化に伴い使用機会は減っている．当院ではまずブジーダイレーター，バルーンダイレーターを使用し胆管壁と消化管壁を拡張する．これらのデバイスは過度に押してしまうと，スコープが胃壁から離れスコープの位置がずれてしまう可能性があるため慎重に行う必要がある．近年販売されたドリル式ダイレーターは，消化管壁に押し当てた状態で助手が時計回りに回転させるだけでねじ回しのように進んでいくため，消化管とスコープが離れるということが起こりにくく，拡張操作が安全に施行可能である[4]．このような EUS 専用デバイスの開発，改良により EUS-BD は安全に施行できるようになってきている．

4．ステント留置（図 1 e, f）

ステントは大きく，プラスチックステント（plastic stent：PS）と金属ステントに分けられる．基本的に良性疾患には PS を，悪性疾患には金属ステントを用いている．良性疾患としては術後吻合部の瘢痕狭窄や結石症例が多く，ドレナージというよりもアクセスルート作りという目的に EUS-HGS は行われる．胃と肝臓の間の腹腔内にあたる部分は，胆汁金属ステントの場合には，fully covered type もしくは肝側の一部が uncovered である partially covered type が用いられるが，当院では分枝の閉塞性胆管炎，肝側の腹腔内逸脱のリスクを回避する目的で，partially covered type を用いている．金属ステントを用いた際の重篤な偶発症としては，ステントの腹腔内逸脱が挙げられる．逸脱予防策として当院では，胃と肝臓を押し付けた状態でステントをスコープ内で展開した後に押し出すように留置する方法，さらには長いステントを用いて胃側を 5 cm 以上とすることで対策している[5]．しかし，もともと胃と肝臓は離れて存在している臓器であり，留置時に胃と肝臓を密着させながら展開しても胃は元の位置に戻る力が働き，逸脱が惹起されると考えられる．この点を改良すべく，近年では胃側にアンカー機能が付加されたステントである Spring Stopper Stent が開発（図 1）され，薬事承認を得ている．このステントを用いてから逸脱は当院で経験しておらず，逸脱防止に非常に有用であると考えている．

▶ 専門医からのワンポイントアドバイス

EUS 関連手技は近年デバイスの改良も著しく，以前よりも安全に施行できる環境が整いつつある．しかし，偶発症は重篤となりえるため，外科や放射線科などを含め予測される偶発症に対するマネジメントも含めて，術前にプランニングしておく必要がある．

文 献

1) EUS-BD 診療に関する提言策定委員会：超音波内視鏡下瘻孔形成術による閉塞性黄疸治療に関する提言.
http://www.jges.net/index.php/member_submenu/archives/356

2) Isayama H, Nakai Y, Itoi T et al：Clinical practice guidelines for safe performance of endoscopic ultrasound/ ultrasonography-guided biliary drainage：2018. J Hepatobiliary Pancreat Sci 26：249-269, 2019

3) Giovannini M, Moutardier V, Pesenti C et al：Endoscopic ultrasound-guided bilioduodenal anastomosis：a new technique for biliary drainage. Endoscopy 33：898-900, 2001

4) Okuno N, Hara K, Haba S et al：Novel drill dilator facilitates endoscopic ultrasound-guided hepaticogastrostomy. Dig Endosc 35：389-393, 2023

5) Nakai Y, Sato T, Hakuta R et al：Long-term outcomes of a long, partially covered metal stent for EUS-guided hepaticogastrostomy in patients with malignant biliary obstruction (with video). Gastrointest Endosc 92：623-631, 2020

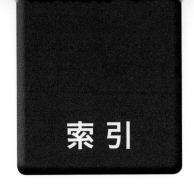

索引

【 和文 】

あ

亜鉛欠乏症　243
悪性腫瘍　202
握力　309
アコチアミド　36
アザチオプリン　255
アバトロンボパグ　243
アメーバ性肝膿瘍　282
アモキシシリン　46
アラームサイン　34
アルコール関連肝疾患　265, 266
アルコール使用障害　266
アルコール性肝炎　269
アルコール性肝炎重症度スコア　267
アルコール性肝障害　265
アンジオテンシンII　280
アンモニア　243

い

胃X線検査　173
胃潰瘍　40
胃癌　43, 52
胃がん検診　173
胃静脈瘤　23
胃食道逆流症　1, 13
胃切除　52
一次除菌　42
一過性下部食道括約筋弛緩　2
溢流性便失禁　146
遺伝性膵癌症候群　376
胃内視鏡検査　173

イマチニブ　170
医薬品医療機器総合機構　258
イリノテカン塩酸塩水和物 リポソーム製剤　379
医療連携　270
イレウス　60
飲酒量低減治療　271
飲酒量低減治療薬　271
インスリノーマ　383
インフリキシマブ　212

う

ウイルス性腸炎　84
ウルソデオキシコール酸　245, 255, 263, 344
運動療法　310

え

栄養療法　310, 353
壊死型虚血性大腸炎　98
エヌトレクチニブ　379
エラストグラフィ　277
遠隔転移　52
炎症性偽腫瘍　289
炎症性狭窄　201
炎症性腸疾患　118, 345
炎症性ポリープ　49

お

黄疸　259, 337, 373
オークランドスコア　128
オーバーラップ　247
悪寒・戦慄　328

か

潰瘍　201
潰瘍性大腸炎　110
潰瘍性大腸炎診断　111
潰瘍性大腸炎治療指針　112
化学放射線療法　20
化学療法　52
核酸アナログ　225, 227
拡大観察　50

過形成性ポリープ　49, 133
ガストリノーマ　383
ガストログラフィン　60
画像強調内視鏡　182
家族性膵癌家系　376
家族性腺腫性ポリポーシス　49
家族性大腸腺腫症　134, 159
カタル性虫垂炎　95
過鎮静　191
過敏性腸症候群　116
下部消化管穿孔　62
下部食道括約部　9
カモスタット　38
カリウムイオン競合型アシッドブロッカー　1
カルニチン欠乏症　243
簡易介入　270
肝移植　249, 306, 348
肝海綿状血管腫　287
肝関連死　276
肝硬変　238
肝細胞癌　296
肝細胞腺腫　288
肝生検　277
肝性脳症　240
肝切除　339
肝線維化　238
感染性膵壊死　354
感染性腸炎　82
感染性腸炎後IBS　117
肝動脈化学塞栓術　305
肝動脈化学塞栓療法　305
肝動脈塞栓術　305
肝動脈塞栓療法　305
肝内結石　315
肝内胆管癌　315
肝膿瘍　282
カンピロバクター腸炎　83
漢方薬　259
緩和療法　58

き

機械的拡張　409

411

機能性下痢症　122
機能性消化管障害　118
機能性ディスペプシア　31，32
機能性腹痛症候群　122
機能性腹部膨満　122
機能性便秘症　122
機能性胸やけ　1
逆流過敏性食道　1
逆流性食道炎　1
急性壊死性貯留　354
急性肝炎　215
急性肝不全　215
急性偽結腸閉塞　67
急性下痢症　85
急性膵炎　349
急性胆管炎　327
急性胆嚢炎　321
急性虫垂炎　91，92
急性腹症　59，91
虚血再灌流臓器障害　97
虚血性大腸炎　97
鋸歯状ポリープ　131
巨大結腸症　65
偽リンパ腫　289
菌血症　328
筋力　309

く

クラリスロマイシン　46
グリセリン浣腸　150
グリチルリチン注射剤　263
グルカゴノーマ　383
グルココルチコイド　395
クローン病　106，200
クローン病診断　107
クローン病治療指針　108
クローン病の主要所見　107

け

経頸静脈肝内門脈大循環シャント
　術　242
経口内視鏡的筋層切開術　9
警告徴候　34，154

憩室炎　125
憩室出血　126
経乳頭的胆嚢ステント留置術
　325
経鼻胆嚢ドレナージ　325
ケーゲル体操　148
血液・血清線維化マーカー
　233
血管筋脂肪腫　289
血小板減少症　243
結腸通過時間正常型便秘　153
結腸通過時間遅延型便秘　153
ゲムシタビン　378
下痢　208
下痢型 IBS　116
原因不明消化管出血　73
限局性結節性過形成　288
健康食品　259
健康に配慮した飲酒に関するガイ
　ドライン　270
顕性脳症　243
原発性硬化性胆管炎　337，344
原発性小腸癌　73，78
原発性胆汁性胆管炎　245，256
減量・代謝改善手術　280

こ

高 IgG4 血症　393
抗アルドステロン薬　241
抗うつ薬　120
高感度 HCV コア抗原検査
　232
抗菌薬投与　94
抗好中球細胞質抗体　345
好酸球性胃腸炎　186
好酸球性食道炎　186
好酸球増多　262
高頻度マイクロサテライト不安定
　性　379
高分子重合体　120
抗ミトコンドリア抗体　246
肛門括約筋　146
肛門括約筋形成術　150

肛門括約筋不全　145
肛門失禁　145
肛門周囲皮膚炎　148
肛門随意収縮圧　146
肛門静止圧　146
肛門内圧検査　147
絞扼性腸閉塞　60
コールドスネアポリペクトミー
　179
呼吸抑制　190
骨格筋量　309
骨粗鬆症　249
骨盤底筋訓練　145，149
コメット様エコー　333
コレステロールポリープ　331
混合運動　310
混合型 IBS　116
混合性便失禁　145

さ

サーベイランス　165，204
細菌性肝膿瘍　282
細菌性腸炎　84，208
細菌性腹膜炎　62
再投与　263
サルコペニア　241，308
三次除菌　42

し

シェーグレン症候群　246
痔核　139
シカゴ分類　12
自己免疫　245
自己免疫性肝炎　251，260
自己免疫性膵炎　389
脂肪肝炎　260
斜走筋の温存　14
就寝前軽食　241
縦走潰瘍　98
重篤副作用疾患別対応マニュアル
　258
十二指腸潰瘍　40
十二指腸乳頭部癌　337

十二指腸非乳頭部腫瘍　178
数珠状所見　345
術前化学療法　20
腫瘍遺伝子変異量高スコア　379
腫瘍マーカー　54, 233
循環抑制　190
漿液性嚢胞腺腫　365
消化管運動機能調節薬　120
消化管間質腫瘍　167
消化管蠕動障害　66
消化性潰瘍診療ガイドライン　39
症候性非合併症型憩室症　123, 128
小腸カプセル内視鏡　74
小腸狭窄　200
小腸腫瘍　78
小腸内細菌異常増殖　67
小嚢胞構造　333
上部消化管穿孔　62
上部消化管内視鏡検査　40
除菌療法　45
食後愁訴症候群　32
食道アカラシア　9
食道亜全摘　21
食道癌　16
食道静脈瘤　23
食道内圧検査　11
食道裂孔ヘルニア　2
食物過敏性　118
痔瘻　139
新アルコール・薬物使用障害の診断治療ガイドライン　270
心窩部痛症候群　32
真菌性肝膿瘍　282
神経内分泌腫瘍　365, 381
心・血管系イベント　273
人工知能　184, 401
身体機能低下　308
心代謝系危険因子　275
深達度　52
心理療法　121

す

膵炎関連遺伝子異常　359
膵外病変　393
膵外分泌機能障害　358
膵癌　365, 373
膵癌切除可能性分類　378
膵管内乳頭粘液性腫瘍　365
膵局所合併症　354
膵腫瘍　401
膵・胆管合流異常　335, 337, 397
膵嚢胞性腫瘍　365
スタチン　280
ステロイド　266, 271
ステント　409
ストーマ造設術　150
スニチニブ　170

せ

生体電気インピーダンス分析　309
成分栄養剤　203
赤痢アメーバ　282
積極的大腸ポリープ切除術　136
切迫性便失禁　145
「説明と保証」　35
セリンクロ錠　271
線維性狭窄　201
仙骨神経刺激療法　150
全死亡率　276
腺腫　197
全大腸内視鏡検査　204
先天性胆道拡張症　398

そ

早期肝移植　271
早期慢性膵炎　37, 358
桑実状構造　333
総胆管結石　315
ソマトスタチンアナログ　381

た

大建中湯　150
代謝機能障害アルコール関連肝疾患　266
代謝機能障害関連脂肪性肝疾患　273
大腸 cold polypectomy ガイドライン　195
大腸癌　159
大腸癌肝転移　296
大腸がんスクリーニング　196
大腸虚血　97
大腸憩室　124
大腸憩室出血　126
大腸憩室症　123
大腸腺腫　131
大腸ポリープ　131
大腸ポリポーシス　132
多核白血球　267
多発性内分泌腫瘍症 1 型　383
ダブルスコープ法　13
胆管癌　336, 398
胆管穿刺　408
胆汁うっ滞　245, 327
胆汁性下痢　118
単純性憩室炎　125
胆石　337
胆石性膵炎　354
胆道癌　336
胆道ドレナージ　340
胆嚢癌　314, 332, 336, 398
胆嚢結石　314
胆嚢腺筋腫症　332
胆嚢腺腫　332
胆嚢摘出術　340
胆嚢ポリープ　331, 338
蛋白エネルギー低栄養　240
蛋白分解酵素阻害薬　353

ち

地中海食　279
虫垂炎　91

虫垂切除術　91，94
腸炎　208
超音波エラストグラフィ　239，278
超音波内視鏡　402，405
超音波内視鏡下吸引針生検　366
超音波内視鏡下穿刺吸引法　377
超音波内視鏡下組織採取　384
超音波内視鏡下胆嚢ドレナージ　325
超音波内視鏡検査　37，360，377
腸管気腫　99
腸管出血性大腸菌腸炎　83
腸管循環　328
腸間膜静脈硬化症　104
腸重積　62
腸内細菌叢　33
腸閉塞　60，203
直接作用型抗ウイルス薬　233
直腸感覚過敏　146
直腸感覚低下　146
直腸肛門機能異常　153
直腸指診　154
直腸脱　139
鎮静薬　190
鎮痛薬　190

つ

通過障害　99
通電ダイレーター　409

て

低用量アスピリン潰瘍　39
転移性肝癌　296

と

動画 MRI　68
糖尿病の新規発症　373
特発性細菌性腹膜炎　62
トリプシン　37

トルバプタン　242
ドレナージ　405

な

内視鏡 AI　176，185
内視鏡診療における鎮静　190
内視鏡切除　196
内視鏡的逆流防止粘膜切除術　7
内視鏡的逆行性胆道膵管造影　369
内視鏡的静脈瘤結紮術　23
内視鏡的静脈瘤硬化療法　23
内視鏡的膵管ステント留置術　363
内視鏡的膵石除去術　363
内視鏡的切除　54
内視鏡的バルーン拡張術　200
内臓知覚過敏　33
ナブパクリタキセル　379
難治性腹水　242

に

二次除菌　42
妊婦　95

ね

粘液性嚢胞腫瘍　365
粘膜上皮機能変容薬　120

の

脳腸相関　33，117
膿瘍　201
膿瘍合併大腸憩室炎　126
ノロウイルス　84

は

バイオフィードバック療法　145，149，154
バイオマーカー　54
敗血症　328
排便困難症状　155
バソプレシン受容体拮抗薬　29

発熱　262
羽ばたき振戦　243
バルーン内視鏡　74，200
バルーン閉塞下逆行性経静脈的塞栓術　23
パンクレリパーゼ　38
バンコマイシン　88

ひ

非アルコール性脂肪性肝疾患　273
皮疹　262
非選択的 β ブロッカー　25
ビタミン D　311
ビタミン E　280
非チフス性サルモネラ腸炎　83
非びらん性逆流症　1
皮膚搔痒感　248
被包化壊死　354
ピミテスピブ　170
表在性非乳頭部十二指腸上皮性腫瘍　178

ふ

フィダキソマイシン　88
フィブロスキャン　278
風船化　267
フォンヒッペル・リンドウ病　383
腹腔鏡下胃切除術　56
腹腔−静脈シャント　242
腹腔内高血圧症　355
複雑性憩室炎　125
複雑性虫垂炎　95
腹水　240
腹水濾過濃縮再静注法　242
腹部コンパートメント症候群　355
腹膜炎　62
腹膜播種　53
不顕性脳症　243
フチバチニブ　341

ブリストル便形状スケール　155
フルオロウラシル　379
プロテアーゼ活性化受容体2（PAR2）　33
プロトンポンプ阻害薬　1, 29, 101
プロバイオティクス　120
分岐鎖アミノ酸製剤　241, 310
分枝型 IPMN　367
分類不能型 IBS　117

へ

閉塞性黄疸　327
ベザフィブラート　245, 347
ペプシノゲン検査　175
ペミガチニブ　341
ペムブロリズマブ　379
ヘリコバクターピロリ抗体検査　175
ヘルニア　62
便移植　122
便失禁　145
便排出障害型便秘　153
便秘型 IBS　116

ほ

ポイツ・ジェガース症候群　376
包括的がんゲノムプロファイリング　164
放射線療法　57
拇指圧痕像　99
ポリエチレングリコール　149
ポリカルボフィルカルシウム　149

ポリポーシス　132

ま

慢性偽性腸閉塞症　65
慢性膵炎　357
慢性膵炎臨床診断基準　357
慢性便秘症　152
マントル細胞腫　46

み

ミラノ基準内　306

め

メトロニダゾール　47, 88, 285
免疫関連有害事象　260
免疫チェックポイント阻害薬　53, 208
免疫チェックポイント阻害薬関連腸炎　103

も

盲腸憩室炎　125
門脈圧亢進症　239
門脈ガス像　99
門脈－肺静脈吻合　27

や

薬剤関連スプルー様疾患　104
薬物性肝障害　258
薬物によるリンパ球刺激試験　262
薬物療法　310
矢野・山本分類　76

ゆ

有酸素運動　279, 310

ら

ラジオ波焼灼療法　304
ラモセトロン塩酸塩　150
ラロトレクチニブ　379

り

リスク層別化　176
リツキシマブ　47
六君子湯　36
リンチ症候群　159
リンパ節転移　17, 52

る

類洞　238
ループ利尿薬　241
ルストロンボパグ　243

れ

レゴラフェニブ　170
レジスタンス運動　279
（レボ）ホリナートカルシウム　379

ろ

瘻孔　201
漏出性便失禁　145
ロサンゼルス分類　2
ロペラミド塩酸塩　150
濾胞性リンパ腫　46
ロボット手術　56

【 欧 文 】

A

acute-on-chronic liver failure （ACLF） 215
AI 184, 401
AIP 390
alcoholic hepatitis （AH） 269
Alvarado scoring system 92
autoimmune hepatitis （AIH） 251

B

bacterial translocation 353
balloon assisted enteroscopy （BAE） 200
ballooning 267
BCAA 241
BD-IPMN 367
b-HCA 290
b-IHCA 290
BLI 182
BLI-bright 183
Blumberg 症状 93
brain-gut interactions 117
Bristol 便形状尺度 116
B-RTO 23
B 型慢性肝炎 222

C

CADe 185
CADx 185
capsule-like rim 391
Celiac 病 118
cell-free and concentrated ascites reinfusion therapy （CART） 242
CF 療法 20
chameleon sign 290
Child-Pugh 分類 239, 247
chronic intestinal pseudo-obstruction （CIPO） 65

Clostridioides difficile （CD） 関連腸炎 83, 208
CMV 腸炎 208
cold snare polypectomy （CSP） 136, 197
collagenous colitis 103
computer aided diagnosis （CAD） 184
Cowden 症候群 135
C 型肝炎 231
C 型代償性肝硬変 235
C 型非代償性肝硬変 235

D

DCF 療法 20
deep learning 401
direct acting antiviral agent （DAA） 233
disappearing sign 290
DSM-V 266

E

early venous return 293
EIS 23
endocytoscopy 184
EBD 200
EMR 160
ENBD tube 329
EoE 186
ERCP 317, 369
ERCP 後膵炎 328
ESD 161
EUS 316, 359, 377
EUS-BD 405
EUS-ethanol injection （EUS-EI） 387
EUS-FNA 366, 377
EUS-HJS 405
EUS-TA 384
EVL 23
extracorporeal shock wave lithotripsy （ESWL） 363

F

familial adenomatous polyposis （FAP） 134
FIB-4 index 278
fill in pattern 290
FOLFIRINOX 療法 379
functional gastrointestinal disorder （FGID） 118

G

GAPPS （gastric adenocarcinoma and proximal polyposis of the stomach） 132
GCS 療法 341
GC 療法 341
GERD 1, 13
GIST 167
Goligher 分類 140
GSRS （Gastrointestinal Symptom Rating Scale） 33

H

HBV キャリア 222
HBV 再活性 229
HCV-RNA 検査 232
HCV 抗体検査 232
Helicobacter pylori 173
Heller 筋層切開術 12
H-HCA 290
high amplitude propagating contractions （HAPC） 119
high-risk stigmata （HRS） 365, 366
HMB （human melanin black）-45 293
H. pylori 40
H. pylori 関連ディスペプシア 35

I

IFN 製剤 227
IFRT 48

IgG4-SC　390
IgG4 関連硬化性胆管炎　389
IgG4 関連疾患　294, 389
IHCA　290
image-enhanced endoscopy
　（IEE）　182
inflammatory bowel disease
　（IBD）　345
intensive downstaging
　polypectomy（IDP）　136
interface hepatitis　254
intersphincteric resection（ISR）
　161
Interventional EUS　405
intraductal papillary mucinous
　neoplasm（IPMN）　365
irAE 腸炎　208
irritable bowel syndrome（IBS）
　116
i-scan OE　183

J

Japan Alcoholic Hepatitis Score
　（JAS）　267
JNET 分類　132

K

Kaplan Criteria　85

L

late evening snack（LES）
　241
LES の弛緩不全　11
Linked Color Imaging（LCI）
　176
LiverTox　258, 261
lower esophageal sphincter
　（LES）　2, 9
lymphocytic colitis　103
lymphoplasmacytic sclerosing
　pancreatitis（LPSP）　391
L-カルニチン　311

M

magnetic response elastography
　（MRE）　239
MALT リンパ腫　45
MASLD　273, 275
McBurney の圧痛点　92
mechanistic definition　357
melan A　293
MELD スコア　248
metabolic dysfunction-associated
　steatohepatitis（MASH）
　274
metabolic dysfunction-associated
　steatohepatitis（MASLD）and
　increased alcohol intake
　（MetALD）　268
MetALD　274
modified Fletcher 分類　168
MRCP　316
MR エラストグラフィ　278
MSI-High　379
mucinous cystic neoplasm
　（MCN）　365
Murphy's sign　322

N

NAFLD　273
NBI　50, 182
NERD　1
neuroendocrine neoplasm（NEN）
　365, 381
Non-EoE EGIDs　186
non-occlusive mesenteric
　ischemia（NOMI）　98
normal transit constipation
　153
NSAIDs 潰瘍　41
NSAIDs 性腸炎　102
NTRK 融合遺伝子　379
NUDT15 遺伝子多型　255
NUDT15 遺伝子変異　113
N-アセチルシステイン　263

O

obscure gastrointestinal bleeding
　（OGIB）　73
occult OGIB　73
onion-skin lesion　346
On-line HDF　219
outlet obstruction　153
overt OGIB　73

P

p-ANCA　345
pancreatitis bundles　349
P-CAB　1, 46
PEG-J　70
peptide receptor radionuclide
　therapy（PRRT）　381
pericholecystic high signal
　323
peripheral nodular enhancement
　290
perivenular fibrosis　267
peroral endoscopic myotomy
　（POEM）　9
Peutz-Jeghers 症候群　79,
　134
PFD 試験　359
PMDA　258
PNPLA3　275
post-colonoscopy colorectal
　cancer（PCCRC）　207
post-infectious functional
　dyspepsia　33
post-infectious IBS（PI-IBS）
　117
PPI による腸炎　103
PPI 潰瘍　41
primary biliary cholangitis（PBC）
　256
primary sclerosing cholangitis
　（PSC）　344
protein energy malnutrition
　（PEM）　240

417

proton pump inhibitor（PPI）
　1，29，101
PSC-AIH オーバーラップ症候群
　346
PTEN hamartoma tumor
　syndrome（PHTS）　135
PTEN 過誤腫症候群　135

R

radiofrequency ablation（RFA）
　304
R-CHOP　48
RDI　183
RECAM-J 2023　260
Rokitansky-Aschoff sinus（RAS）
　331
Rome IV 基準　4，32，116

S

S-1　341，378
SB チューブ　23
seeking　408
sequential 療法　220
serous cystic neoplasm（SCN）
　365

serrated polyposis syndrome
　（SPS）　135
sessile serrated lesion（SSL）
　132，133
slow transit constipation　153
SNADET　178
solid pseudopapillary neoplasm
　（SPN）　365
sonographic Murphy's sign
　322
speckled／dotted enhancement
　391
spoke-wheel appearance　292
steatotic liver disease（SLD）
　274
SURF 試験　304
symptomatic uncomplicated
　diverticular disease（SUDD）
　123，129
S 状結腸過長症　68
S 状結腸軸捻転症　65

T

TACE　305
TAE　305

TMB-High　379
total colonoscopy（TCS）　204
transjugular intrahepatic
　portosystemic shunt（TIPS）
　242
T 細胞リンパ腫　46

U

underwater EMR（UEMR）
　179

W

wax and wane sign　290
WHO 分類　287
worrisome feature（WF）
　365，366

数字・その他

5-5-500 基準　306
5-HT$_{1A}$ 刺激薬　120
5-HT$_3$ 拮抗薬　120
β-カテニン　294

総合医学社の好評シリーズ

ガイドライン・診療指針 シリーズ

消化器診療 最新ガイドライン 第5版

2025年3月新刊

編集：中島 淳
横浜市立大学大学院医学研究科
肝胆膵消化器病学教室 主任教授

- 国内外の最新ガイドラインの要点と，改訂点を判りやすく解説！
- ガイドラインに則った専門医の診療の実際と処方を解説！
- 消化器疾患診療に携わるすべての医師に必携の一冊！

B5判／本文432頁／予価11,100円（本体10,000円＋税）
ISBN978-4-88378-485-1

皮膚疾患診療 最新ガイドライン 第2版

2025年4月新刊

編集：石河 晃
東邦大学医学部 皮膚科学講座 教授

- 国内外の最新ガイドラインの要点と，改訂点を判りやすく解説！
- ガイドラインに則った専門医の診療の実際と処方を解説！
- 皮膚疾患診療に携わるすべての医師に必携の一冊！

B5判／約370頁／予価11,000円（本体10,000円＋税）
ISBN978-4-88378-480-6

最新ガイドラインに基づく 呼吸器疾患 診療指針 第6版

編集：弦間 昭彦
日本医科大学 学長

- 国内外の最新ガイドラインの要点と，改訂点を判りやすく解説！
- ガイドラインに則った専門医の診療の実際と処方を解説！
- 好評の「呼吸器疾患 診療指針 2023-'24」が大幅改訂．新たにトピックス6本を加え，最新の知見にアップデート！

B5判／本文516頁／定価14,300円（本体13,000円＋税）
ISBN978-4-88378-467-7

救急・集中治療 最新ガイドライン 2024-'25

編著：土井 研人
東京大学大学院医学系研究科
救急・集中治療医学 教授

- 救急・集中治療に必須の「診療ガイドライン」110項目を網羅！
- 要点をまとめ，最新の情報がひと目で判る！
- Emergency&Intensive Care 必携の1冊！

B5判／本文440頁／定価15,400円（本体14,000円＋税）
ISBN978-4-88378-478-3

小児科診療 ガイドライン —最新の診療指針— 第5版

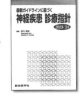

編集：加藤 元博
東京大学大学院医学系研究科 小児医学講座 教授

- 4年ぶりの改訂！
- この一冊に，小児科疾患診療のゴールデンスタンダードが満載！
- 臨床で遭遇するほとんどの疾患について，7つの視点からエキスパートが簡潔に解説！

B5判／本文848頁／定価18,700円（本体17,000円＋税）
ISBN978-4-88378-470-7

最新ガイドラインに基づく 循環器疾患 診療指針 2024-'25

編集：安斉 俊久
北海道大学大学院医学研究院
循環病態内科学教室 教授

- 国内外のガイドラインの要点と，改訂点を判りやすく解説！
- ガイドラインに則った専門医の診療の実際と処方を解説！
- 循環器疾患診療に携わるすべての医師に必携の一冊！

B5判／本文420頁／定価12,100円（本体11,000円＋税）
ISBN978-4-88378-935-1

最新ガイドラインに基づく 神経疾患 診療指針 2023-'24

編集：鈴木 則宏
湘南慶育病院 院長
慶應義塾大学 名誉教授

- 国内外の最新ガイドラインの要点と，改訂点を判りやすく解説！
- ガイドラインに則った専門医の診療の実際と処方を解説！
- 神経疾患診療に携わるすべての医師に必携の一冊！

B5判／本文588頁／定価16,500円（本体15,000円＋税）
ISBN978-4-88378-938-2

最新ガイドラインに基づく 腎・透析 診療指針 2023-'24

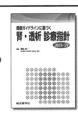

編集：岡田 浩一
埼玉医科大学医学部 腎臓内科 教授

- 「エビデンスに基づくCKD診療ガイドライン2023」をはじめ，国内外の最新ガイドラインの要点と，改訂点をわかりやすく解説！
- ガイドラインに則った専門医の診療の実際と処方を解説！
- 腎・透析疾患診療に携わるすべての医師に必携の一冊！

B5判／本文316頁／定価11,000円（本体10,000円＋税）
ISBN978-4-88378-939-9

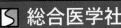
総合医学社 〒101-0061 東京都千代田区神田三崎町1-1-4
TEL 03(3219)2920 FAX 03(3219)0410 https://www.sogo-igaku.co.jp

総合医学社の好評シリーズ

レビュー シリーズ

最新主要文献とガイドラインでみる
整形外科学レビュー 2025-'26

2025年4月刊行予定

監修
竹下 克志　自治医科大学 整形外科学教室 教授

- 直近 2 年間に発表された整形外科領域の重要論文を厳選して解説！
- 整形外科各領域のエキスパートによって，各論文の位置づけとコメントも掲載！

AB 判／本文 320 頁／予価 14,300 円（本体 13,000 円＋税）
ISBN978-4-88378-481-3

集中治療医学レビュー 2025-'26
最新主要文献と解説

2025年2月 新刊

監修 岡元 和文　**編集** 大塚 将秀
　　　　　　　　　　　　佐藤 直樹
　　　　　　　　　　　　松田 直之

- 直近 3 年間の最新文献を渉猟し，約 1,200 編を抽出！
- 各領域における進歩と論点を第一人者がレビュー！
- 待望の 2025-'26 年度版が出来上がりました！

AB 判／本文 360 頁／定価 13,200 円（本体 12,000 円＋税）
ISBN978-4-88378-483-7

最新主要文献とガイドラインでみる
循環器内科学レビュー 2025-'26

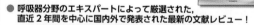

監修
坂田 泰史　大阪大学大学院医学系研究科 循環器内科学 教授
家田 真樹　慶應義塾大学医学部 循環器内科 教授

- 循環器内科学のエキスパートによって厳選された，直近 2 年間を中心に国内外で発表された最新の文献レビュー！
- 広く循環器内科関連の最近のトピックスを把握でき，循環器内科医だけでなく，専門医を目指す方にも役立つ 1 冊！

AB 判／本文 432 頁／定価 15,400 円（本体 14,000 円＋税）
ISBN978-4-88378-479-0

最新主要文献でみる
脳神経外科学レビュー 2025-'26

監修
新井　一　順天堂大学 名誉教授
若林 俊彦　名古屋大学 名誉教授

- 脳神経外科学分野のエキスパートによって厳選された，直近に国内外で発表された最新の文献レビュー！
- 広く脳神経外科学関連の最近のトピックスを把握でき，専門医だけでなく，専門医を目指す方にも必携の 1 冊！

AB 判／本文 448 頁／定価 19,800 円（本体 18,000 円＋税）
ISBN978-4-88378-475-2

最新主要文献とガイドラインでみる
脳神経内科学レビュー 2024-'25

総監修
鈴木 則宏　湘南慶育病院院長／慶應義塾大学名誉教授

編集
永田 栄一郎　東海大学医学部内科学系脳神経内科 教授
伊藤 義彰　大阪公立大学大学院医学研究科脳神経内科 教授

- 直近 1～2 年に発表された脳神経内科領域の重要論文を厳選して解説！
- 脳神経内科各領域のエキスパートによって，各論文の位置づけとコメントも掲載！

AB 判／本文 488 頁／定価 19,800 円（本体 18,000 円＋税）
ISBN978-4-88378-477-6

最新主要文献とガイドラインでみる
呼吸器内科学レビュー 2024-'25

監修
弦間 昭彦　日本医科大学 学長

- 呼吸器分野のエキスパートによって厳選された，直近 2 年間を中心に国内外で発表された最新の文献レビュー！
- 広く呼吸器内科関連の最近のトピックスを把握でき，呼吸器内科専門医だけでなく，専門医を目指す方にも役立つ 1 冊！

AB 判／本文 360 頁／定価 14,300 円（本体 13,000 円＋税）
ISBN978-4-88378-476-9

最新主要文献とガイドラインでみる
麻酔科学レビュー 2024

監修
山蔭 道明　札幌医科大学医学部麻酔科学講座 教授
廣田 和美　青森県立中央病院 病院長

- 麻酔科学領域の最新文献 約 1,200 編を渉猟し，各領域における進歩と論点を，第一人者がわかりやすくレビュー！　待望の 2024 年度

AB 判／本文 376 頁／定価 15,400 円（本体 14,000 円＋税）
ISBN978-4-88378-482-0

最新主要文献でみる
眼科学レビュー 2023-'24

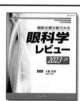

監修
大鹿 哲郎　筑波大学 教授

- 直近 2 年間に発表された眼科領域の重要論文を厳選して解説！
- 眼科各領域のエキスパートによって，各論文の位置付けとコメントも掲載！
- 広く眼科関連の最近のトピックスを把握でき，眼科医だけでなく，専門医を目指す方にも役立つ 1 冊！

AB 判／本文 324 頁／定価 13,200 円（本体 12,000 円＋税）
ISBN978-4-88378-473-8

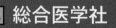 総合医学社　〒101-0061　東京都千代田区神田三崎町 1-1-4
TEL 03(3219)2920　FAX 03(3219)0410　https://www.sogo-igaku.co.jp

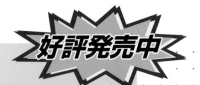

救急・集中治療 2024 Vol.36 No.3

救急・集中治療が必要な 消化器病態 Q&A

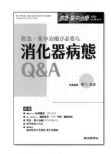

B5判／本文192頁
定価（本体7,000円＋税）
ISBN978-4-88378-583-4

特集編集　真弓　俊彦

クリティカルケアの総合誌「救急・集中治療」リニューアル第3弾！
今号の特集では「消化器病態」に長年携わっている各領域のエキスパートが，それぞれの病態での対処方法について，コアとなる知識を幅広く解説．各病態での今後解決すべき課題など，有用な情報を網羅しており，集中治療医・救急医のみならず，関連するスタッフにも必携の一冊です．

目 次

特集

I．消化管
1. 上部消化管穿孔
2. 下部消化管穿孔
3. 胃食道静脈瘤破裂
4. 上部消化管出血
5. 下部消化管出血
6. 非閉塞性腸管虚血（NOMI）
7. 腸間膜動静脈閉塞症
8. 虚血性腸炎
9. 腸閉塞
10. イレウス
11. 便　秘
12. 下　痢
13. 経腸栄養が進まない
14. Abdominal compartment syndrome（ACS）

II．肝胆膵
15. 急性肝不全
16. 肝細胞癌破裂
17. 肝膿瘍
18. 急性胆管炎
19. 急性胆嚢炎
20. 急性膵炎

連載

徹底ガイド 医療機器・デバイス
　第3回 呼吸器・モニタリング Update

知っておきたい！ 臓器提供・ドナー管理・臓器移植
　第3回
　Donor detection，適応判断・禁忌，法的脳死判定について

救急・集中治療とサイトカイン
　第3回 Interleukin-6

医学研究の方法
　第3回 臨床疫学研究とは

施設紹介
　藤田医科大学病院 集中治療部

総合医学社　〒101-0061　東京都千代田区神田三崎町1-1-4
TEL 03(3219)2920　FAX 03(3219)0410　https://www.sogo-igaku.co.jp

＊本書籍の訂正などの最新情報は，当社ホームページ（https://www.sogo-igaku.co.jp）をご覧ください．

消化器診療 最新ガイドライン 第5版

| 2006年1月31日発行 | 第1版第1刷 |
| 2025年3月25日発行 | 第5版第1刷Ⓒ |

編 集　中島　淳（なかじま あつし）

発行者　渡辺　嘉之

発行所　株式会社　総合医学社
　　　　〒101-0061　東京都千代田区神田三崎町1-1-4
　　　　電話 03-3219-2920　FAX 03-3219-0410
　　　　URL：https://www.sogo-igaku.co.jp

Printed in Japan　　　　　　　　　　　　　　日本ハイコム株式会社
ISBN978-4-88378-485-1

・本書に掲載する著作物の複製権・翻訳権・上映権・譲渡権・公衆送信権（送信可能化権を含む）は株式会社総合医学社が保有します．

・JCOPY ＜出版者著作権管理機構 委託出版物＞
本書の無断複写は著作権法上での例外を除き禁じられています．複写される場合は，そのつど事前に，出版者著作権管理機構（電話 03-5244-5088，FAX 03-5244-5089, e-mail：info@jcopy.or.jp）の許諾を得てください．